【中医珍本文库影印点校】珍藏版

临证笔记 论医集

合集

恽树珏 撰

《临证笔记》系作者忆及十余年来所诊治较大病案数十则，以笔记形式追记著录而成。书中包括伤寒、温热、食积、流产、心房病、喉痧等病证治验，涉及内、妇、儿、五官诸科；既有拯救危重险症成功之经验，也有坏病不愈之记载，反映其「不打诳语……，以备后人取法之纂集参阅。

《论医集》内分书信呈文及医论方治两部分。书信呈文有『呈中央国医馆意见书』、『对于统一病名建议书之商榷』、『呈上海国医分馆书』、『创办函授学校宣言』等文献和答门生、患者信函等，医论方治等杂论部分收载其晚年有关惊风、痧症、脑炎救治经验及安胎丸、回天再造丸等方药应用心得。

山西出版传媒集团
山西科学技术出版社

总目录

临证笔记

导言……………………………………………………………………5
家眉卿子案………………………………………………………………6
家四太爷子误服香药病案……………………………………………8
嘉兴刘小姐病温案 ……………………………………………………10
张锦宏女伤寒病案 ……………………………………………………13
王君依仁伤寒病案 ……………………………………………………18
周君志禹热病案 ………………………………………………………21
陶希丈女公子伤寒病案 ………………………………………………23
金姓妇热病案 …………………………………………………………26
陆小姐外感食积案 ……………………………………………………31
庄氏流产案 ……………………………………………………………38
心房病治验案 …………………………………………………………40
喉痧治验案 ……………………………………………………………50
自己欬嗽肠病治效 ……………………………………………………62
陶小姐食积不愈症 ……………………………………………………72
痧子坏病三则 …………………………………………………………76

论医集

呈中央国医馆意见书 …… 95
对于统一病名建议书之商榷 …… 99
呈上海国医分馆书 …… 113
创办函授学校宣言 …… 116
医学平议 …… 128
人生意味 …… 166
惊风经验谈 …… 200
痧子调护法 …… 213
致严独鹤书 …… 227
论血压致庄百俞先生书(一) …… 237
论血压致庄百俞先生书(二) …… 239
答张仲纯君殇女函(附张君来函) …… 246
苦笑 …… 256
医学盛衰之关系 …… 263
脑炎救治法 …… 271
安脑丸 …… 274
回天再造丸 …… 279
丙种宝月丹 …… 283

附 一、古今重量换算 …… 285
二、古今容量换算 …… 286

临证笔记

恽树珏 著

临证笔记目次

导言 …………………… 一
家眉卿子案 ………… 二
家四太爷子误服香药病案 ………… 四
嘉兴刘小姐病温案 …………………… 六
张锦宏女伤寒病案 …………………… 九
王君依仁伤寒病案 …………………… 一四
周君志禹热病案 …………………… 一七
陶希丈女公子伤寒病案 ………… 一九
金姓妇热病案 …… 二二

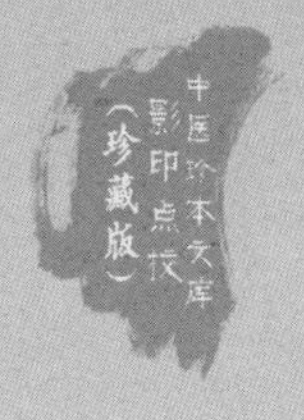

臨證筆記目次

導言 …………………… 一
家眉卿子案 …………………… 二
家四太爺子誤服香藥病案 …………………… 四
嘉興劉小姐病溫案 …………………… 六
張錦宏女傷寒病案 …………………… 九
王君依仁傷寒病案 …………………… 一四
周君志禹熱病案 …………………… 一七
陶希丈女公子傷寒病案 …………………… 一九
金姓婦熱病案 …………………… 二二

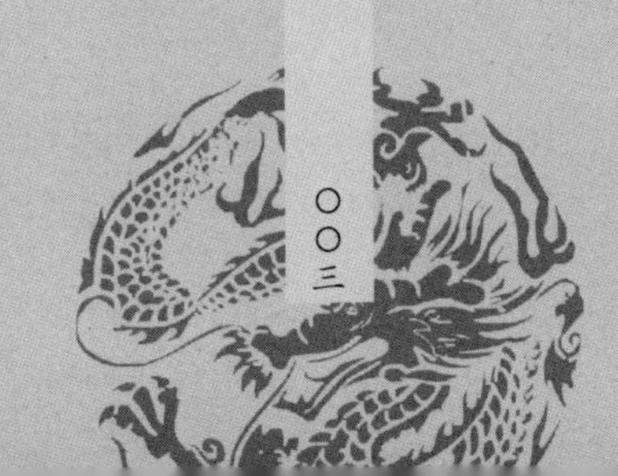

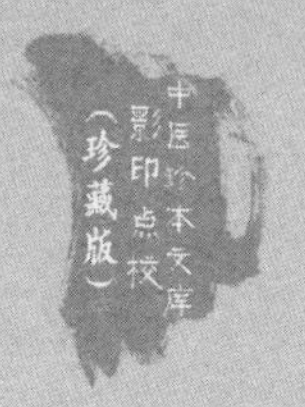

臨證筆記 目次

陸小姐外感食積案……二七
莊氏流產案……三四
心房病治驗案……三六
喉痧治驗案……四六
自己咳嗽腸病治效……五八
陶小姐食積不愈症……六八
痧子壞病三則……七二

陆小姐外感食积案……二七
庄氏流产案……三四
心房病治验案……三六
喉痧治验案……四六
自己咳嗽肠病治效……五八
陶小姐食积不愈症……六八
痧子坏病三则……七二

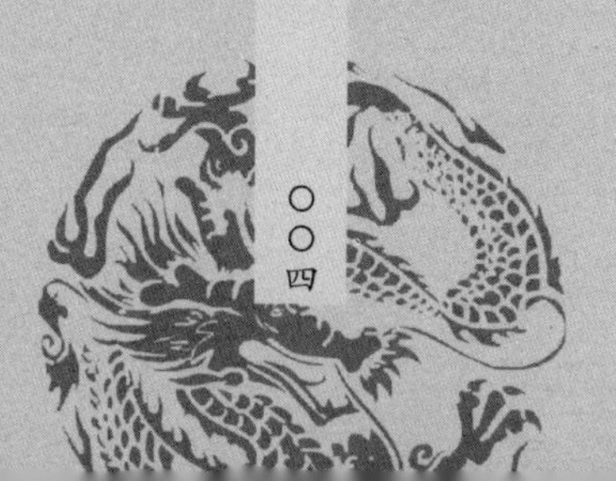

临证笔记

武进恽铁樵著
受业江阴章巨膺参校

导 言

自来医案鲜有佳者，徐灵胎《洄溪医案》颇佳，然药无分量；俞震东所辑《古今医案按》，为最详备，贤于《名医类案》正续编。然集古人医案，既非我自己用药，便不免多所隔膜。喻嘉言《寓意草》乃其手所自定，观其自叙，可谓自负不可一世。然有一事令人大惑不解，《寓意草》中每至至危极险之时，辄以旋覆代赭奏奇效。后人多踵而用之，然吾已数十次见人用此，无一效者，甚且败事。故余迄未敢一用，毕竟效颦者皆非欤。抑《寓意草》尚有不尽不实者在耶。近人余听鸿先生诊余集，则较为鞭擗近果，章太炎先生颇赏之。然就中孩食碎磁一案，谓语邻

臨證筆記

武進惲鐵樵著　受業江陰章巨膺參校

導言

自來醫案鮮有佳者。徐靈胎洄溪醫案頗佳。然藥無分量。俞震東所輯古今醫案按。爲最詳備。賢於名醫類案正續編。然集古人醫案。既非我自己用藥。便不免多所隔膜。喻嘉言寓意草乃其手所自定。觀其自敘。可謂自負不可一世。然有一事令人大惑不解。寓意草中每至至危極險之時。輒以旋覆代赭奏奇效。後人多踵而用之。然吾已數十次見人用此。無一效者。甚且敗事。故余迄未敢一用。畢竟效顰者皆非歟。抑寓意草尚有不盡不實者在耶。近人余聽鴻先生診餘集則較爲鞭擗近裏。章太炎先生頗賞之。然就中孩食碎磁一案。謂語鄰

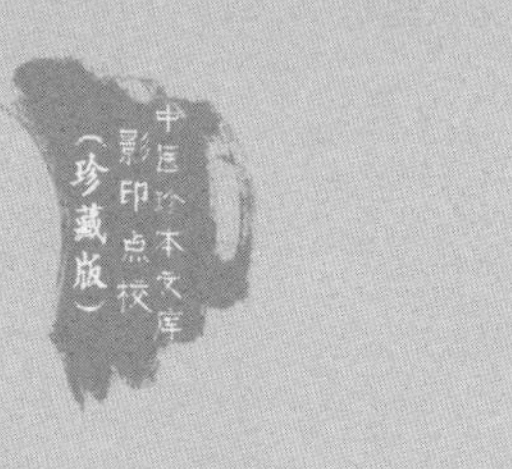

誇誕。審視良是。該書付印時。其世兄非常審慎。且曾由不佞審查一過。不圖猶有此白圭之玷。則醫案豈易言哉。此編別無他長。只是不打誑語。後人可以取法。惜吾十餘年來所診病。不留底稿。今所憶者。僅較大數案。餘都不復省記。近來各案因留底稿。故較詳細。然如前此之用大方者。反不多覯。若論後來取法。自以普通者為佳。大病本少。大方亦難用也。

家眉卿子案

余最初為人診病。為家七太爺眉卿之第五子。七太爺住北城都路貞吉里。其五少爺當時生纔十四個月。壯熱、不啼、不乳。亦無涕淚便溺。延醫診視。予以普通應酬方之豆豉豆卷等。服後無效。神色則愈昏迷。亙兩日夜。了無變動。乃惶急無措。專足至商務編譯所延診。七太爺所以急而招我者。因聞小女慧男生才七個月患傷寒。中西醫均束手。而吾以麻黃湯自療之也。（此案載入拙著

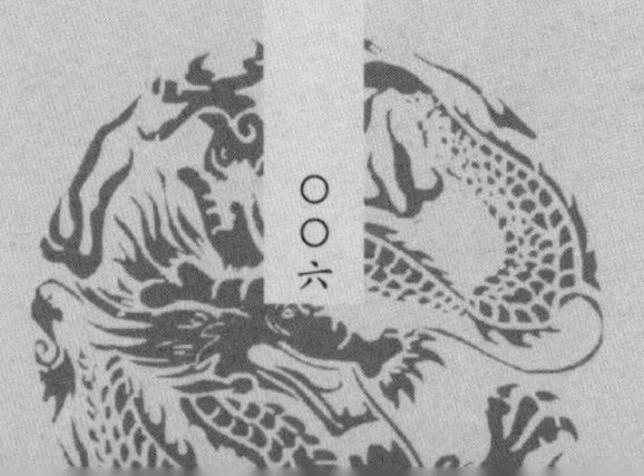

夸诞，审视良是，该书付印时，其世兄非常审慎，且曾由不佞审查一过，不图犹有此白圭之玷。则医案岂易言哉，此编别无他长，只是不打诳语，后人可以取法。惜吾十余年来所诊病，不留底稿，今所忆者，仅较大数案，余都不复省记。近来各案因留底稿，故较详细，然如前此之用大方者，反不多觏。若论后来取法，自以普通者为佳，大病本少，大方亦难用也。

家眉卿子案

余最初为人诊病，为家七太爷眉卿之第五子，七太爷住北城都路贞吉里，其五少爷当时生才十四个月，壮热、不啼、不乳，亦无涕泪便溺，延医诊视，予以普通应酬方之豆豉、豆卷等，服后无效。神色则愈昏迷，亘两日夜，了无变动，乃惶急无措，专足至商务编译所延诊。七太爷所以急而招我者，因闻小女慧男生才七个月患伤寒，中西医均束手，而吾以麻黄汤自疗之也（此案载入拙著

《伤寒研究》中）。余视其病证，脉数肢温，热甚壮，微有汗意，舌苔不绛不糙，唇亦不干，惟目光无神，目珠微向上，按其腹部不鞕，按胸部则眉蹙。其时为七月，余思时虽盛暑，却与暑湿无关，是食停上膈证。经云：在上者因而越之，是可吐也，因为书瓜蒂散。生豆豉三钱，生山栀三钱，甜瓜蒂五个。因方中无贵药，嘱其仆即近处小药店中购之。既而购药者归，谓无甜瓜蒂，仅有南瓜蒂。余思南瓜蒂甚大，五个殊太多，乃改用两枚，并谓病家：药后如不吐，可以鸡羽探喉。归后殊不放心，翌晨自往探视。据云：药后吐泻并作，已能啼矣。亟往视之，才入室，见病儿目灼灼向余审视。余喜曰：愈矣。视其所下皆黄粪成块者甚多甚多，此症停积虽多，舌无黄苔，用表药既非其治，用攻药亦不能一药而愈，以承气证未具也。当时用瓜蒂散，只欲其吐，不虞其泻，嗣后乃知此儿以食物太多，上、中、下三焦皆满，府气不通，故不啼不乳。矢未燥，故腹部不拒按，栀豆有升降作用，故吐

傷寒研究中）余視其病證。脈數、肢温。熱甚壯。微有汗意。舌苔不絳不糙。脣亦不乾。惟目光無神。目珠微向上。按其腹部不輭。按胸部則眉蹙。其時爲七月。余思時雖盛暑。却與暑濕無關。是食停上膈證。經云。在上者因而越之。是可吐也。因爲書瓜蒂散。生豆豉三錢。生山梔三錢。甜瓜蒂五個。因方中無貴藥。囑其僕卽近處小藥店中購之。既而購藥者歸。謂無甜瓜蒂。僅有南瓜蒂。余思南瓜蒂甚大。五個殊太多。乃改用兩枚。并謂病家。藥後如不吐。可以鷄羽探喉。歸後殊不放心。翌晨自往探視。據云。藥後吐瀉並作。已能啼矣。亟往視之。纔入室。見病兒目灼灼向余審視。余喜曰。愈矣。視其所下皆黃糞成塊者甚多甚多。此症停積雖多。舌無黃苔。用表藥既非其治。用攻藥亦不能一藥而愈。以承氣證未具也。當時用瓜蒂散。祇欲其吐。不慮其瀉。嗣後乃知此兒以食物太多。上中下三焦皆滿。府氣不通。故不啼不乳。矢未燥。故腹部不拒按。梔豆有升降作用。故吐

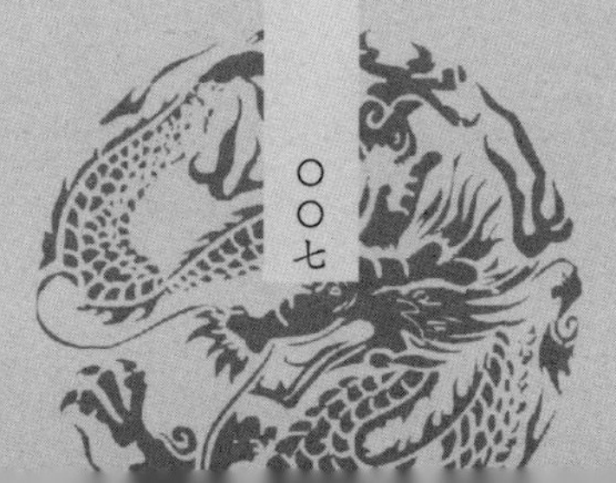

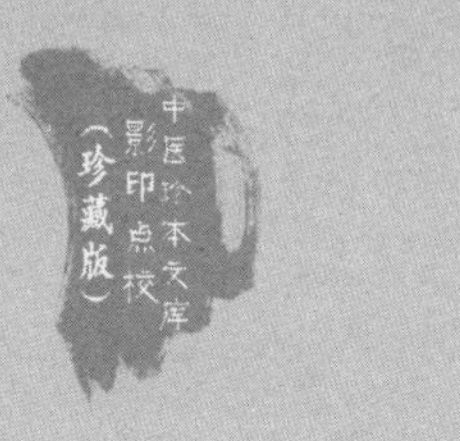

瀉並作。抑梔豉之力不是去積。其所以能升降。全賴瓜蒂。上口開則下口亦開也。然則因食停上膈而用吐。可謂知其一。未知其二。此病用此方。不可謂是幸中。而此方與此病。絲絲入扣。實非余當時能力所及。乃由事後反復思索者悟得者。實不可謂非幸中。嗣是此五少爺者。竟不復病。直至八歲時。始以小感冒延診一次。今十二齡矣。此可見仲景方之高絕。非其他方藥所可幾及。余每用傷寒大方愈病。其人必亙七八年始以小病就診者甚多。不僅此一症爲然也。

家四太爺子誤服香藥病案

是年九月。家四太爺延診其第六子病孩。爲六個月嬰兒。壯熱。脈數。無汗。不啼。不乳。兩日夜。氣促鼻扇。目光無神。病家恐出痧子。以紙捻醮油燃燭。照其面部。余以紙捻向東西移。其目珠乃不隨光轉動。試以電燈亦然。視前方。不過豆豉枳殼。初起發熱。至是凡六日。第四日陡增重。則因是日曾服金鼠矢半粒。藥後

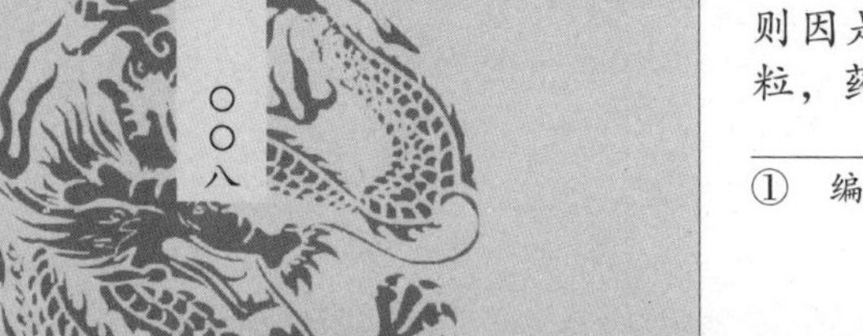

泻并作。抑栀豉之力不是去积，其所以能升降，全赖瓜蒂，上口开则下口亦开也。然则因食停上膈而用吐，可谓知其一，未知其二。此病用此方，不可谓是幸中，而此方与此病，丝丝入扣，实非余当时能力所及，乃由事后反复思索者悟得者，实不可谓非幸中。嗣是此五少爷者，竟不复病，直至八岁时，始以小感冒延诊一次，今十二龄矣。此可见仲景方之高绝，非其他方药所可几及。余每用伤寒大方愈病，其人必亘七八年始以小病就诊者甚多，不仅此一症为然也。

家四太爷子误服香药病案

是年九月，家四太爷延诊其第六子，病孩为六个月婴儿，壮热、脉数、无汗，不啼、不乳两日夜，气促鼻扇，目光无神。病家恐出痧子，以纸捻醮（蘸）[1]油燃烛，照其面部。余以纸捻向东西移，其目珠乃不随光转动，试以电灯亦然。视前方，不过豆豉、枳壳，初起发热，至是凡六日，第四日陡增重，则因是日曾服金鼠矢半粒，药后

① 编者加，下同。

下青色粪，遂不啼不乳。初服金鼠矢，热势略杀，是日复壮热，始惊惶。余有两儿一女，皆因发热，时医予以香药而殇者，而此孩才六个月，且气促鼻扇，目不能瞬，计已无望，因不敢处方。家四太爷固强之，乃逐层推敲，久之，忽有所悟，因用生麻黄四分，葛根一钱，黄芩八分，炙甘草六分，仅四味，嘱尽剂。翌日覆诊，诸恙悉瘥。目能动，啼且乳，微汗出热且发退矣。原方去麻黄，加枳实、竹茹，霍然而愈。此病之机刮，全在初服金鼠矢热略减，既而热复壮，须知初时之热减，非热退乃热陷也。金鼠矢一名万应锭，为秘方，在北京甚有名，亦回春丹之类，仅服米粒大，便能奏效，使病孩下青色粪及痰，可知药中必有甚猛烈之品。如甘遂、牵牛之类，热陷为误下。太阳误下则为结胸，胸结则体温集表者反而内攻，而表热乃不壮，药中麝香奇重，麝本能开闭，热既内攻，麝乃不达表而窜里，麝能蚀脑，既不达表而窜里，斯无有不引热入脑，引热入脑，则热之在表者反低，而脉

下青色糞。遂不啼不乳。初服金鼠矢。熱勢略殺。是日復壯熱。始驚惶。余有兩兒一女。皆因發熱。時醫予以香藥而殤者。而此孩纔六個月。且氣促鼻扇目不能瞬。計已無望因不敢處方家四太爺固强之。乃逐層推敲。久之。忽有所悟。因用生麻黃四分。葛根一錢。黃芩八分。炙甘草六分。僅四味。囑盡劑。翌日覆診。諸恙悉瘥目能動。啼且乳。微汗出熱且退矣。原方去麻黃加枳實竹茹。霍然而愈。此病之機刮。全在初服金鼠矢熱略減。既而熱復壯。須知初時之熱減。非熱退乃熱陷也。金鼠矢一名萬應錠爲祕方。在北京甚有名。亦回春丹之類。僅服米粒大。便能奏效。使病孩下青色糞及痰。可知藥中必有甚猛烈之品。如甘遂。牽牛之類。熱陷爲誤下。太陽誤下則爲結胸。胸結則體温集表者反而內攻。而表熱乃不壯。藥中麝香奇重。麝本能開閉。熱既內攻。麝乃不達表而竄裏。麝能蝕腦。既不達表而竄裏。斯無有不引熱入腦者。引熱入腦。則熱之在表者反低。而脈

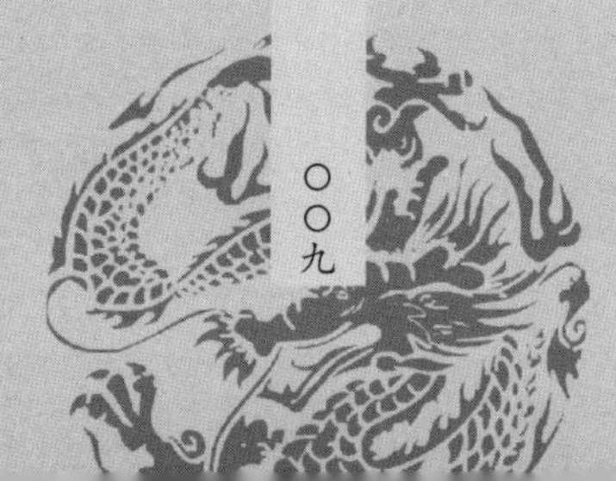

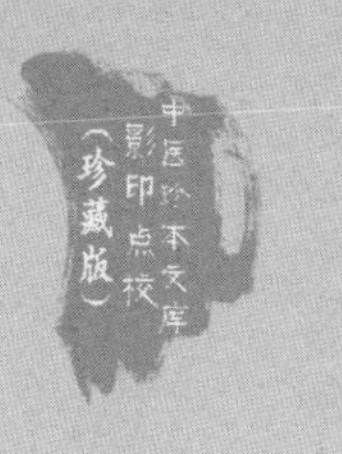

反遲。腦脊髓炎之險證見矣。故兒科用香藥。於熱病即多不救。不必見險證敗象而後知之。吾初見病孩目光不隨燭光轉移。以爲熱已入腦。六個月嬰兒。熱既入腦。法在不救。故不敢用藥。繼思熱既復壯。是仍有外出之機。因勢利導。當仍可達之向外。使從外解。其目不能瞬。確是胃氣爲藥力所抑。胃神經起變化。影響後腦。間接及於目珠之滑車神經。若後腦發熱。即成一往不返之局。今表熱既復壯。生機自在。所謂忽有所悟者此也。

嘉興劉小姐病溫案

吾鄉先輩劉少寅先生。光緒中爲嘉興知府。後即入嘉興籍。其所居曰保忠埭。民五少寅先生之女公子病。由其孫問籌世兄來滬延診。病者二十二歲。尚未出閣。其病證初起發熱。醫謂是溫病。服藥不效。前後易五六醫。延時兩月。愈病愈重。舊方紙厚寸許。略一審視。初起豆豉豆卷。其後均鮮石斛爲主藥。共四十

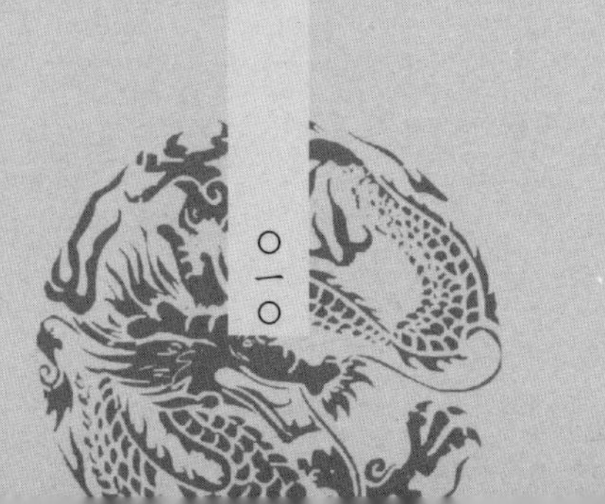

反迟，脑脊髓炎之险证见矣。故儿科用香药，于热病即多不救，不必见险证败象而后知之。吾初见病孩目光不随烛光转移，以为热已入脑，六个月婴儿，热既入脑，法在不救，故不敢用药。继思热既复壮，是仍有外出之机，因势利导，当仍可达之向外，使从外解。其目不能瞬，确是胃气为药力所抑，胃神经起变化，影响后脑，间接及于目珠之滑车神经。若后脑发热，即成一往不返之局，今表热既复壮，生机自在，所谓忽有所悟者此也。

嘉兴刘小姐病温案

吾乡先辈刘少寅先生，光绪中为嘉兴知府，后即入嘉兴籍，其所居曰保忠埭，民五少寅先生之女公子病，由其孙问筹世兄来沪延诊。病者二十二岁，尚未出阁，其病证初起发热，医谓是温病，服药不效，前后易五六医，延时两月，愈病愈重。旧方纸厚寸许，略一审视，初起豆豉、豆卷，其后均鲜石斛为主药，共四十

余纸，每纸石斛三钱，有五钱者，最后则为霍山石斛，综计所服，各种石斛至少当有十二两。又其后则为羚羊、犀角；又其后旋覆花、代赭石；其后紫雪丹；最后则为穞豆衣、糯稻根须。嗣是五日无方，盖已谢不敏矣。视病人，则不能动，不能言，肉削殆尽，热不退而脉数，遍身无汗，日进粥汤一两羹匙，舌色厚腻灰润，热百零四度，溲有而甚少，气短，不蜷卧，似寤似寐，目尚能瞬而已。病家问如何？余曰：此坏病也，纯为药误，恐不可救。病家固请挽回。余思既远道来此，亦断无不用药之理，乃为处方。此方已不记忆，仅忆是麻黄、附子为主，炙麻黄五分，制附块一钱，书方已。由问筹偕往游鸳鸯湖，时为八月既望，烟雨楼中，光线绝佳，楼外烟云，湖中舟楫，水面菱芡，界为方卦，如铺绿茵，款乃时闻，光景清绝，为之流连竟日。问筹意在尼吾行，游兴既阑，复往饭店晚餐，延至九钟，当日已无火车可行，乃偕归。因病人不能言，亦不能动，故药后无所表见。余诊其脉，其数度如

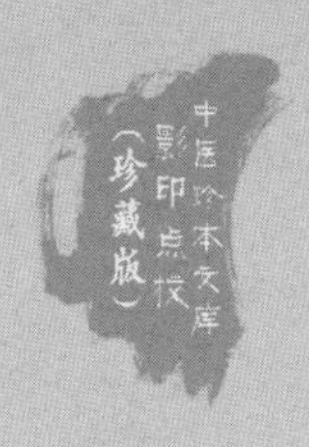

餘紙。每紙石斛三錢。有五錢者。最後則爲霍山石斛。綜計所服。各種石斛至少當有十二兩。又其後則爲羚羊犀角。又其後旋覆花代赭石。其後紫雪丹。最後則爲穞豆衣糯稻根鬚。嗣是五日無方。蓋已謝不敏矣。視病人。則不能動。不能言。肉削殆盡。熱不退而脈數。徧身無汗。日進粥湯一兩羹匙。舌色厚膩灰潤。熱百零四度。溲有而甚少。氣短。不蜷臥。似寤似寐。目尚能瞬而已。病家問如何。余曰。此壞病也。純爲藥誤。恐不可救。病家固請挽回。余思既遠道來此。亦斷無不用藥之理。乃爲處方。此方已不記憶。僅憶是麻黃附子爲主。炙麻黃五分。製附塊一錢。書方已。由問籌偕往游鴛鴦湖。時爲八月既望。烟雨樓中。光線絕佳。樓外烟雲。湖中舟楫。水面菱芡。界爲方罫。如鋪綠茵。款乃時聞。光景清絕。爲之流連竟日。問籌意在尼吾行。遊興既闌。復往飯店晚餐。延至九鐘。當日已無火車可行。乃偕歸。因病人不能言。亦不能動。故藥後無所表見。余診其脈。其數度如

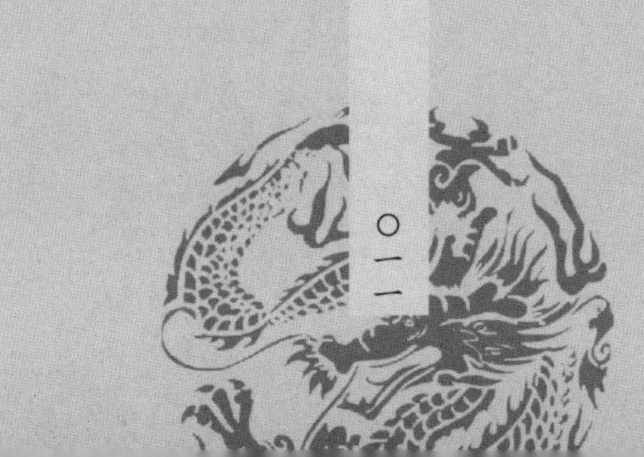

梨園中之板鼓。驟如急雨不可數。急以熱度表量之得百零五度零六。爲之大驚失色。病家問如何。余撟舌不能答也。乃至其家廳事中屏人獨處。深長以思。已而復入診視。按病人之胸脘。覺鳩尾骨下軟膛中板然而硬。復四邊按之察其有無邊際。則硬處大如五寸徑碟子。儼如癥瘕。乃處方如下。製附片三錢。柴胡一錢半。薑半夏錢半。吳萸錢半。薤白三錢。炙甘草一錢。雲苓三錢。煎成已十二鐘。卽予服十之七。尋思藥已入腹。更無推敲餘地。苟不予藥。寗有幸者。雖冒險不悔也。乃屬問籌四鐘時醒我。是夜竟得酣寐。黎明時。更入診。脈已軟緩。以熱度表測之。得百零一度。心爲釋然。乃將頭煎餘藥幷二煎予服。至八鐘能言矣。將原方去柴胡。減附子爲一錢。吳萸半之。其餘副藥略相稱。囑服四劑。以十點鐘車返滬。越四日。復延診。他無所苦。惟腹脹不得大便。乃以半硫丸下之。計每次一錢。服兩次而便行。嗣後竟弗藥。僅以糜粥調理。至翌年五月。始完全復

梨园中之板鼓，骤如急雨下可数，急以热度表量之，得百零五度零六，为之大惊失色。病家问如何？余挢舌不能答也。乃至其家厅事中，屏人独处，深长以思，已而复入诊视，按病人之胸脘，觉鸠尾骨下软膛中板然而硬，复四边按之，察其有无过际，则硬处大如五寸径碟子，俨如癥瘕，乃处方如下：制附片三钱，柴胡一钱半，姜半夏钱半，吴萸钱半，薤白三钱，炙甘草一钱，云苓三钱。煎成已十二钟，即予服十之七，寻思药已入腹，更无推敲余地。苟不予药，宁有幸者，虽冒险不悔也。乃属问筹四钟时醒我，是夜竟得酣寐。黎明时，更入诊，脉已软缓，以热度表测之，得百零一度，心为释然，乃将头煎余药并二煎予服，至八钟能言矣。将原方去柴胡，减附子为一钱，吴萸半之，其余副药略相称，嘱服四剂，以十点钟车返沪。越四日，复延诊，他无所苦，惟腹胀不得大便，乃以半硫丸下之，计每次一钱，服两次而便行。嗣后竟弗药，仅以糜粥调理，至翌年五月，始完全复

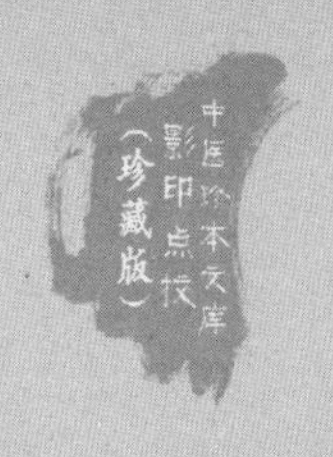

原。遍身肌肉再生，可谓绝处逢生也。按此病本是伤寒系之温病，医者误认以为暍病，而以叶天士医案之法治之，遂致误入歧路。夫暍病是暑温，在伤寒范围之外，通常所谓风温温热，乃伤寒类之热病，在伤寒范围之内。此古人所未明者，且叶天士、顾景文等，仅知暑温不可用伤寒法，而不自知其石斛、羚羊、犀角杀人反掌，即暑温亦不可用。后人复漫不加察，谬种流传，滔滔皆是，固不必为嘉兴医生咎也。以上所说，温病明理详之，至吾所用之方，为变相真武汤，为舒驰远所常用者，其半硫丸则宋窦材、扁鹊心书法，此两法若何可用，若何不可用，说详后案。

张锦宏女伤寒病案

凡病未经误治者，纵险可挽回者多，既经误治而见败象者，则十死八九。因藏气扰乱，反应之救济易穷故也。余治张锦宏掌珠一案，其病之险，尤甚于嘉兴

原。徧身肌肉再生。可謂絕處逢生也。按此病本是傷寒系之温病。醫者誤認以爲暍病。而以葉天士醫案之法治之。遂致誤入歧路。夫暍病是暑温。在傷寒範圍之外。通常所謂風温温熱。乃傷寒類之熱病。在傷寒範圍之內。此古人所未明者。且葉天士顧景文等。僅知暑温不可用傷寒法。而不自知其石斛羚羊犀角殺人反掌。卽暑温亦不可用。後人復漫不加察。謬種流傳。滔滔皆是。固不必爲嘉興醫生咎也。以上所說。温病明理詳之。至吾所用之方。爲變相眞武湯。爲舒馳遠所常用者。其半硫丸則宋竇材扁鵲心書法。此兩法若何可用。若何不可用。說詳後案。

張錦宏女傷寒病案

凡病未經誤治者。縱險可挽回者多。既經誤治而見敗象者。則十死八九。因藏氣擾亂。反應之救濟易窮故也。余治張錦宏掌珠一案。其病之險。尤甚於嘉興

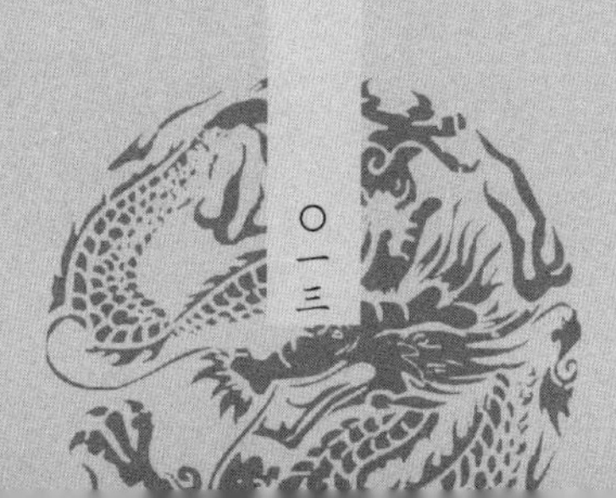

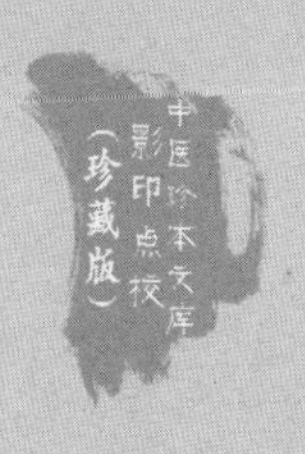

劉氏。張錦宏者。常州奔牛人。與丁君仲英爲襟兄弟。向在丁處。民六歲暮。其掌珠患傷寒。初由余繼鴻兄診治。予以豆卷梔豉等不效。病漸內傳。張延余診。其病爲陽明府證。予以調胃承氣。熱不解。更予小承氣。時已逼歲除。病仍不解。除夕初一未復診。初二則病變。舌潤、汗多、胸悶、肢冷。神志不清楚。脈數微硬。蓋少陰證見矣。問所以致此之由。因連進承氣不效。仲英予以銀花、連翹、竹葉、蘆根等藥。初意以爲甚平穩之藥。恣服無害。不圖寒涼過當。遂見陰證也。余曰。今則非附子不可。時座上賀年戚友。强半醫生。聞附子無不談虎色變。仲英欲余負責。余曰。彼此稍有交誼。故略盡綿薄。余豈欲酖之耶。時有竊笑於旁者。余不顧。處方用附子錢半。柴胡一錢。卽診嘉興劉姓所用方。第分量較輕耳。仲英留余雀戰。其意蓋不能釋然於附子。余鬥牌技至劣。是日負至四十餘元。然附子之藥效則良佳。病者得酣寐竟日。醒而熱退矣。既而十日不大便。復有微熱。余以

刘氏。张锦宏者，常州奔牛人，与丁君仲英为襟兄弟，向在丁处，民六岁暮，其掌珠患伤寒，初由余继鸿兄诊治，予以豆卷、栀、豉等不效，病渐内传。张延余诊，其病为阳明府证，予以调胃承气，热不解，更予小承气，时已逼岁除，病仍不解。除夕初一未复诊，初二则病变，舌润、汗多、胸闷、肢冷，神志不清楚，脉数微硬，盖少阴证见矣。问所以致此之由，因连进承气不效。仲英予以银花、连翘、竹叶、芦根等药，初意以为甚平稳之药，恣服无害，不图寒凉过当，遂见阴证也。余曰：今则非附子不可，时座上贺年戚友，强半医生，闻附子无不谈虎色变，仲英欲余负责。余曰：彼此稍有交谊，故略尽绵薄，余岂欲酖之耶。时有窃笑于旁者。余不顾，处方用附子钱半，柴胡一钱，即诊嘉兴刘姓所用方，第分量较轻耳。仲英留余雀战，其意盖不能释然于附子。余斗牌技至劣，是日负至四十余元。然附子之药效则良佳，病者得酣寐竟日，醒而热退矣。既而十日不大便，复有微热，余以半

半硫丸下之，得干粪，精神爽慧，从此慎摄，可以逐渐复元，余亦不复往。二月初，忽以急足来迓，谓病有变。余莫明其故，姑往诊视，则目上视，环唇汗出，两手无脉，一手脉仅两至，问所以致此之由？因服半硫丸得大便后，又便闭半月，鉴于前此用药之难，不敢予药，以灌肠皮带导之，不图遂有此变。锦宏请处方挽救，余谢不敏，仲英谓此时若更能挽救，其技始真足以服人。余哂之曰：凡事成之至难，败之至易，治病较之寻常事件尤甚，此病所以不能挽回者，因伤寒之变化，至中阴溜府止，前此便闭，用半硫丸，即是溜府，自尔日得大便后，又半月不更衣，其生机即在此处，何以故？以阴病变阳也，今以涤肠法隳其自复之脾阳，吾疑公等之不欲其生也，奈何复言挽救？锦宏声泪俱下，锦之环境甚窘，而爱女如此。余亦爱怜女儿甚于儿子者，且余之儿女多死于医。不觉为之下同情之泪，寻思凡败象之见，其来渐者，不可救，暴者，拟乱反正，却有可愈之理。因令

半硫丸下之得乾糞。精神爽慧。從此慎攝。可以逐漸復元。余亦不復往。二月初。忽以急足來迓。謂病有變。余莫明其故。姑往診視。則目上視。環脣汗出。兩手無脈。一手脈僅兩至。問所以致此之由。因服半硫丸得大便後。又便閉半月。鑒於前此用藥之難。不敢予藥。以灌腸皮帶導之。不圖遂有此變。錦宏請處方挽救。余謝不敏。仲英謂此時若更能挽救。其技始眞足以服人。余哂之曰。凡事成之至難。敗之至易。治病較之尋常事件尤甚。此病所以不能挽回者。因傷寒之變化。至中陰溜府止。前此便閉。用半硫丸。卽是溜府。自爾日得大便後。又半月不更衣。其生機卽在此處。何以故。以陰病變陽也。今以滌腸法隳其自復之脾陽。吾疑公等之不欲其生也。奈何復言挽救。錦宏聲淚俱下。錦之環境甚窘。而愛女如此。余亦愛憐女兒甚於兒子者。且余之兒女多死於醫。不覺爲之下同情之淚。尋思凡敗象之見。其來漸者。不可救。暴者、擬亂反正。却有可愈之理。因令

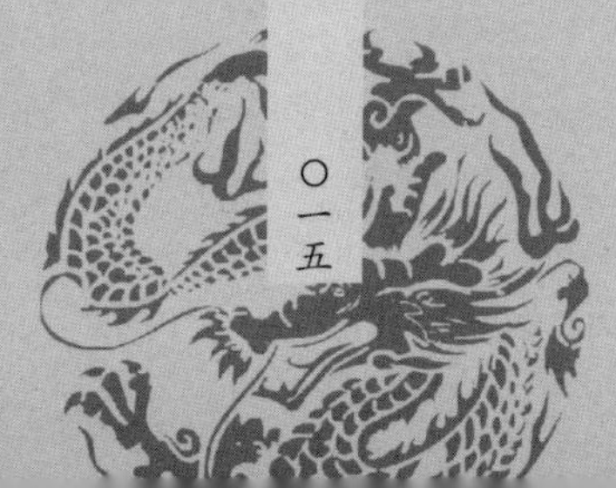

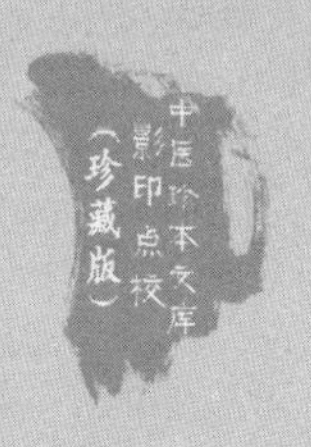

購艾絨於關元穴灸之。至八九壯。毫無影響。余曰。此當以五十壯爲期。業已目上視而無脈。灸與不灸。均之是死。計無復之。遂不返顧。至九十壯、汗歛、脈起。乃以大劑參附頻頻予服。一面繼續再灸。至七十餘壯。病者呼痛始止。是日薄暮至夜半。盡附子、人參各三錢。兩鐘時再灸。至黎明又五十餘壯。脈見緩滑。余曰可矣。止艾炷。以千搥膏蓋灸創處。飲以米湯。病者得美睡。從此不敢妄予藥。病亦竟不復變。至七月間。肌肉充盈。病乃全除。精氣全復。

自西法盛行後。向患便閉者。始無不知有灌腸皮帶及打密唧筒。因中國古法僅有蜜煎導。而藥肆中又不備。其物誠不如西法之靈捷便利也。然有兩種病不可用。爲余目擊其害。至數十次無一或爽者。一爲傷寒之陽明經症。二爲痢疾。傷寒最喜化燥。最忌漏底。化燥則一清可愈。漏底則陰症立惟。見陽明府證。當然可用。其非傷寒大便燥結者亦可用。至於痢疾。裏急後重。所苦者卽是糞

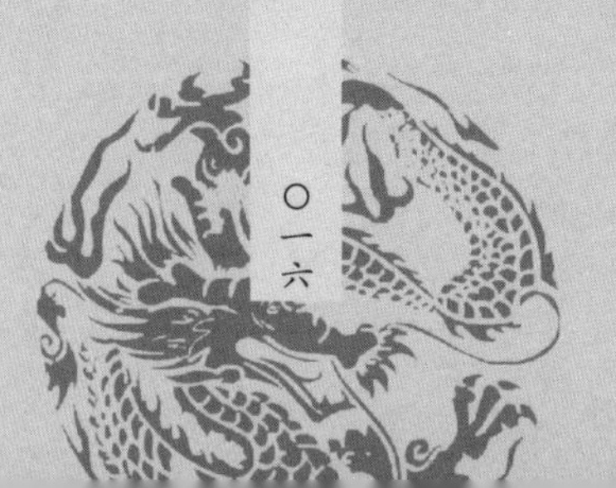

购艾绒，于关元穴灸之，至八九壮，毫无影响。余曰：此当以五十壮为期，业已目上视而无脉，灸与不灸，均之是死，计无复之，遂不返顾，至九十壮汗敛，脉起，乃以大剂参附频频予服。一面继续再灸，至七十余壮，病者呼痛始止。是日薄暮至夜半，尽附子、人参各三钱，两钟时再灸，至黎明又五十余壮，脉见缓滑。余曰可矣。止艾炷，以千捶膏盖灸创处，饮以米汤，病者得美睡。从此不敢妄予药，病亦竟不复变。至七月间，肌肉充盈，病乃全除，精气全复。

自西法盛行后，向患便闭者，始无不知有灌肠皮带及打密唧筒，因中国古法仅有蜜煎导，而药肆中又不备，其物诚不如西法之灵捷便利也。然有两种病不可用，为余目击其害，至数十次无一或爽者。一为伤寒之阳明经症；二为痢疾。伤寒最喜化燥，最忌漏底，化燥则一清可愈，漏底则阴症立惟。见阳明府证，当然可用，其非伤寒大便燥结者亦可用。至于痢疾，里急后重，所苦者即是粪

不得出。西医往往涤肠，即非医生，亦往往有此感想，以为涤肠总无大害，不知病理不如是简单也。痢疾之滞下，初起什九属湿热，其有从洞泄变痢者，亦在化热之后。以故太阴腹满症，往往有用理中，遽变滞下者，故初步皆用寒凉攻下。《伤寒论》之白头翁汤，用连、柏、秦皮，即是此理。舒驰远长于用温，短于用凉，因疑白头翁汤非仲景方，其意盖以凉药为疑，不知痢疾初步之无寒症也。然痢疾之后重，在肛门之闭结，而其病毒则在肠胃。又肛门之所以闭，由于气坠，故用枳实、大黄攻其胃肠之积热，会病热差减；用升麻、川芎升举其下坠，则病势更减。若用灌肠法，胃肠之积，绝不因此荡涤，而下坠之气，则因涤肠而更甚。用一次，虽不能愈病，尚能减热而稍松。用多次，则大肠由热变冷。白头翁汤之阳症，变为桃花汤之阴症，甚且有亡阳而大汗肢冷，非附子大剂不能挽救者。张女之病，从前后药效推断，其为灌肠败事，丝毫无疑，是今日治医者不可不知

不得出。西醫往往滌腸。即非醫生。亦往往有此感想。以爲滌腸總無大害。不知病理不如是簡單也。痢疾之滯下。初起什九屬濕熱。其有從洞泄變痢者。亦在化熱之後。以故太陰腹滿症。往往有用理中。遽變滯下者。故初步皆用寒涼攻下。傷寒論之白頭翁湯。用連、柏、秦皮。即是此理。舒馳遠長於用溫。短於用涼。因疑白頭翁湯非仲景方。其意蓋以涼藥爲疑。不知痢疾初步之無寒症也。然痢疾之後重。在肛門之閉結。而其病毒則在腸胃。又肛門之所以閉。由於氣墜。故用枳實大黃攻其胃腸之積熱。會病勢差減。用升麻川芎升舉其下墜。則病勢更減。若用灌腸法。胃腸之積。絕不因此盪滌。而下墜之氣。則因滌腸而更甚。用一次。雖不能愈病。尚能減熱而稍鬆。用多次。則大腸由熱變冷。白頭翁湯之陽症。變爲桃花湯之陰症。甚且有亡陽而大汗肢冷。非附子大劑不能挽救者。張女之病。從前後藥效推斷。其爲灌腸敗事。絲毫無疑。是今日治醫者不可不知

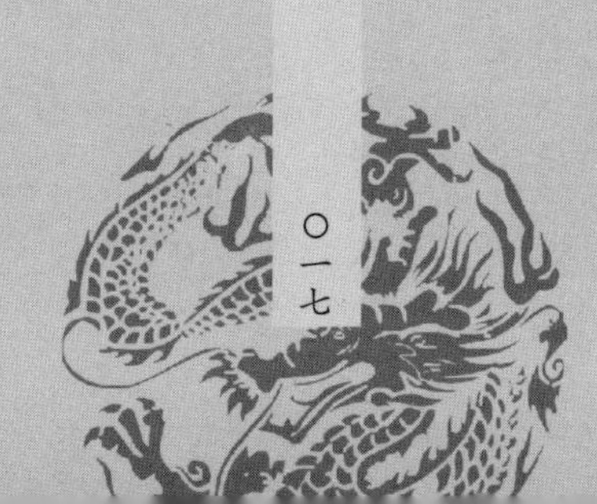

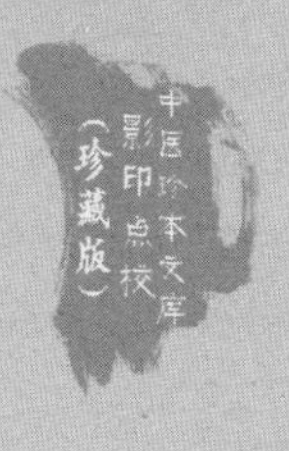

也。

王君依仁傷寒病案

王君依仁丁甘仁君之門人也。住上海小東門。由甘仁之世兄仲英延診。病可兩候。發熱有汗不解。曾吐血。氣急脈帶硬。自言夾陰。曾用麝香鴿子。問曾服瀉藥否。曰無之。脈硬發熱。最懼氣急。因脈硬爲無陽。氣急則大有出入。假使曾服瀉藥。是下後息高不治。下後息高所以不治者。爲不當下而下。藏氣亂。故使氣急。王之氣急。固不甚劇。然使是藏氣亂。則當以次增劇。又問吐血如何症狀。則因舊有此病。近日固未發。視前方。大半涼藥。病人自始小腹不痛。余思雖非夾陰。卻是腎虛之體。夾陰指房後受涼而言。則小腹必痛。寒在下。藥力不及。當用麝香鴿子。不痛即用麝。反嫌虛虛。是當從治。以附子補火無疑。因用附子一錢半。佐以歸芍甘草。以護其陰。寫方既畢，仲英乃示我以乃翁之方。則附子八分。

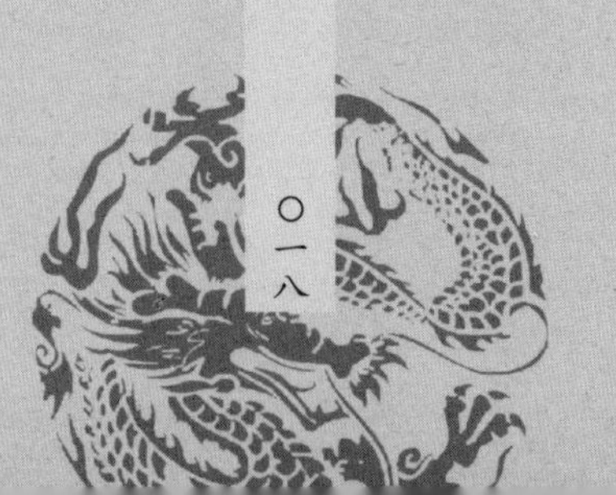

也。

王君依仁伤寒病案

王君依仁，丁甘仁君之门人也，住上海小东门，由甘仁之世兄仲英延诊，病可两候，发热有汗不解，曾吐血，气急脉带硬，自言夹阴，曾用麝香鸽子，问曾服泻药否？曰：无之。脉硬发热，最惧气急，因脉硬为无阳，气急则大有出入。假使曾服泻药，是下后息高不治，下后息高所以不治者，为不当下而下，藏气乱，故使气急。王之气急，固不甚剧，然使是藏气乱，则当以次增剧。又问吐血如何症状？则因旧有此病，近日固未发，视前方，大半凉药，病人自始小腹不痛。余思虽非夹阴，却是肾虚之体，夹阴指房后受凉而言，则小腹必痛，寒在下，药力不及，当用麝香鸽子，不痛即用麝，反嫌虚虚，是当从治，以附子补火无疑。因用附子一钱半，佐以归、芍、甘草，以护其阴。写方既毕，仲英乃示我以乃翁之方，则附子八分，

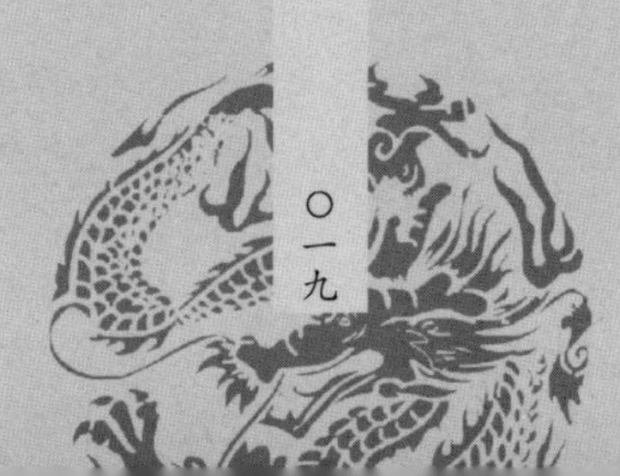

参须八分，他佐药今已不复省忆。余曰：此与拙方用意略同，不过分量较轻耳。仲英谓病家见是附子不敢服，故延阁下。余曰：既尊大人已处方，自当即服，犹且犹豫，则拙方更不敢服矣。仲谓家严今日往苏州诊病，彼等恐无以善后，故不敢服。今请君负责，吾当立主服尊方。余曰：诺。时为上午十一钟，余乃辞去。是时余尚在商务书馆，馆课既毕，傍晚五钟许，至福州路丁氏医寓，仲英出诊未归。余向西餐店购小食，食顷，仲英来，一见即叹曰：王依仁已矣。余曰：何如？曰：殆已绝望。余曰：既未死，便不尔，请姑言病状。曰：已昏不知人，且动风。余沈吟为间曰：嘻！是不可以不往。仲英似惊怖余言，曰：若敢往乎？余曰：如此时不即往，其人乃真死矣。仲英亦神王，曰：然则吾当陪君一行。即街头雇人力车驰而往，抵王寓门前，陈冥器，纸制肩舆一，又一纸制包车，下衬亲以禾藁，其家人方燃火也。仲英制余衣角。余曰：是不死，当速入。入则室中无虑数十人，余挤至病榻前，则帐

參鬚八分。他佐藥今已不復省憶。余曰。此與拙方用意略同。不過分量較輕耳。仲英謂病家見是附子不敢服。故延閣下。余曰。既尊大人已處方。自當卽服。猶且猶豫。則拙方更不敢服矣。仲謂家嚴今日往蘇州診病。彼等恐無以善後。故不敢服。今請君負責。吾當立主服尊方。余曰諾。時爲上午十一鐘。余乃辭去。是時余尚在商務書館。館課既畢。傍晚五鐘許。至福州路丁氏醫寓。仲英出診未歸。余向西餐店購小食。食頃。仲英來。一見卽嘆曰。王依仁已矣。余曰。何如。曰。殆已絕望。余曰。既未死。便不爾。請姑言病狀。曰。已昏不知人。且動風。余沈吟爲間曰。嘻。是不可以不往。仲英似驚怖余言。曰。若敢往乎。余曰。如此時不卽往。其人乃眞死矣。仲英亦神王。曰。然則吾當陪君一行。卽街頭雇人力車馳而往。抵王寓門前。陳冥器紙製肩輿一。又一紙製包車。下襯以禾藁。其家人方燃火也。仲英掣余衣角。余曰。是不死。當速入。入則室中無慮數十人。余擠至病榻前。則帳

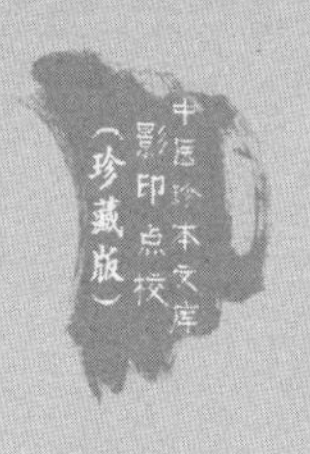

幃已撤去。病人仰臥。口中狂呼如唱歌。數女人執其手。余不暇他顧。急從人叢中。伸手按其脈。脈乃緩軟。因搖手止彼等勿號哭及叫喊。且曰。是決能安全。倘有不測。惟我是問。衆聞言皆愕眙。余且診脈。且語衆曰。室中宜靜。人宜少。須臾當得寐。更兩鐘可神志清楚。談話如常人。衆自將信將疑。余不復申辯。就醫室中坐。是時人雖多。余相識者絕少。僅與仲英談話。詢知其尊人尚未歸。因問曾延某君否。曰。彼於五鐘時曾來。問服其方否。曰尚未。余曰。險哉。余之疾馳而來。正爲此也。仲英曰。是誠怪事。君未見其方。何以知不可服。余笑曰。彼所開之藥方。第一味當爲羚羊角四分。倘所測誤者。則余此來爲多事矣。即有人啓抽屜出其方。其首列之藥。果爲羚羊片八分也。余曰。何如。衆乃相顧而嘻。余因言羚羊不可服。談可一鐘許。病者神志已清。診脈之頃。問答如平人。且自言徧身舒適。從此平劑調理漸愈。翌年遇於友人席上。壯健過於未病時。血症竟不復作。

帏已撤去，病人仰卧，口中狂呼如唱歌，数女人执其手。余不暇他顾，急从人丛中，伸手按其脉，脉乃缓软，因摇手止彼等勿号哭及叫喊。且曰：是决能安全，倘有不测，惟我是问。众闻言腭眙。余且诊脉，且语众曰：室中宜静，人宜少，须臾当得寐，更两钟可神志清楚，谈话如常人。众自将信将疑。余不复申辩，就医室中坐，是时人虽多，余相识者绝少，仅与仲英谈话，询知其尊人尚未归，因问曾延某君否？曰：彼于五钟时曾来，问服其方否？曰尚未。余曰：险哉！余之疾驰而来，正为此也。仲英曰：是诚怪事，君未见其方，何以知不可服。余笑曰：彼所开之药方，第一味当为羚羊角四分，倘所测误者，则余此来为多事矣。即有人启抽屉出其方，其首列之药，果为羚羊片八分也。余曰：何如？众乃相顾而嘻。余因言羚羊不可服，谈可一钟许，病者神志已清，诊脉之顷，问答如平人，且自言遍身舒适。从此平剂调理渐愈。翌年遇于友人席上，壮健过于未病时，血症竟不复作。

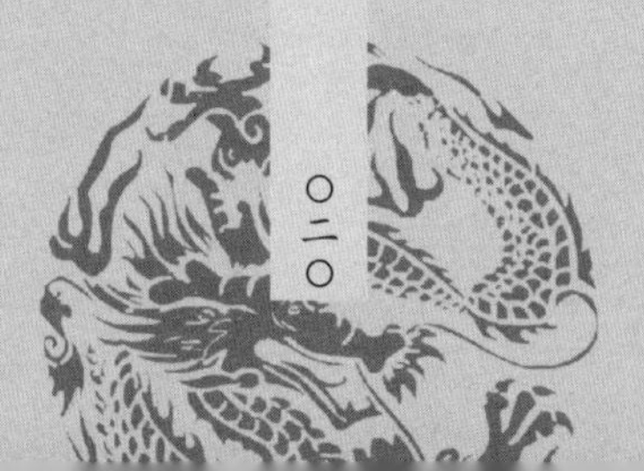

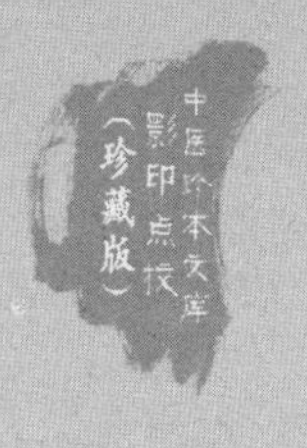

此病所以用附，其标准在脉硬而有汗。凡有汗者，脉当缓，纵不缓，亦不硬，硬却是阴证。至其手脚痉挛而发狂，乃上热下寒，药本当冷服，避去上焦之热，因事先未虑及此，习惯药皆热服，热遇热，遂起剧变。然毕竟是瞑眩，不是药误，故表面虽发狂，里面已阳回，脉之硬者转为缓和。附子之性质，辛温而下降，热既下行，浮火自敛，至药力达于下焦，其狂自止。此本非甚棘手之症，因焚冥器，撤帏帐，遂若病者已在大渐之顷，此全由于病家神经过敏，病者又是医生，不佞反因此浪得虚名，其实较之张锦宏君之掌珠，其难易不可以道里计矣。

周君志禹热病案

承天英华学校校长周志禹君，于民九秋杪，由缪子彬君介绍延诊。其病为发热不解，脉数带滑，胸脘痞闷，不能食，大便不行，可三数日，病约五六日，舌润、苔白、口腻，别无败象，亦能寐，不气急。惟晚间热加壮，有谵语，有溲，有汗，如此而已，

此病所以用附。其標準在脈硬而有汗。凡有汗者。脈當緩。縱不緩。亦不硬。硬卻是陰證。至其手腳痙攣而發狂。乃上熱下寒。藥本當冷服。避去上焦之熱。因事先未慮及此。習慣藥皆熱服。熱遇熱。遂起劇變。然畢竟是瞑眩。不是藥誤。故表面雖發狂。裏面已陽回。脈之硬者轉爲緩和。附子之性質。辛溫而下降。熱既下行。浮火自斂。至藥力達於下焦。其狂自止。此本非甚棘手之症。因焚冥器。撤幃帳。遂若病者已在大漸之頃。此全由於病家神經過敏。病者又是醫生。不佞反因此浪得虛名。其實較之張錦宏君之掌珠。其難易不可以道里計矣。

周君志禹熱病案

承天英華學校校長周志禹君。於民九秋杪。由繆子彬君介紹延診。其病爲發熱不解。脈數帶滑。胸脘痞悶。不能食。大便不行。可三數日。病約五六日。舌潤、苔白、口膩。別無敗象。亦能寐。不氣急。惟晚間熱加壯。有譫語。有溲。有汗。如此而已。

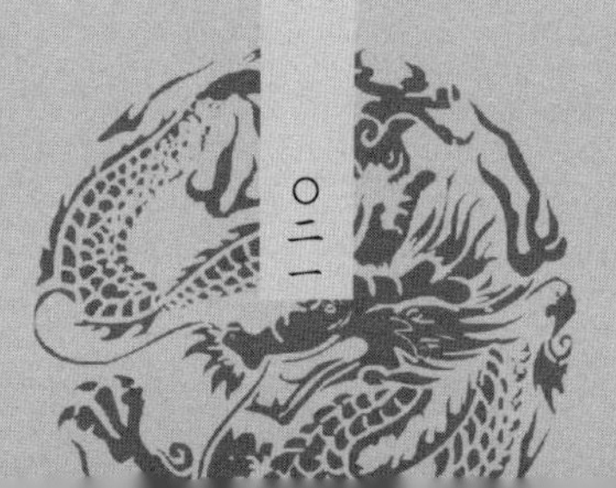

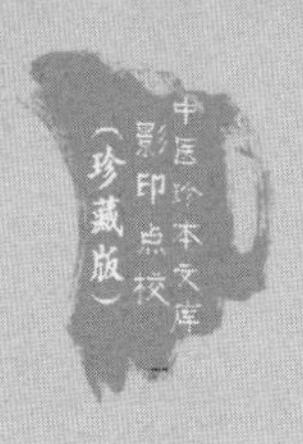

而其家人則異常驚惶。叩其故。向服西藥。因晚間熱度臻至百零五度零六。西醫欲用冰。而其家人猶豫未決。西醫兩人咸謝不敏辭去。以故合家驚惶失措。余思譫語是熱高神經受炙所致。然氣不喘。脈不亂。規矩權衡不壞。總無死法。觀其舌色是溫熱病之夾濕者。熱有起落。可以從少陽治。舌潤而白。胸脘痞悶。若從少陽治。卽柴胡檳朴乃對症之藥也。因用吳又可達原飲。藥後熱勢頓減。胸悶亦寬。明日復診。已無復危險可言。僅予歸芎養營。然神志雖清。體力卻不健。舌色仍潤。又明日已全無熱度。三數日後。忽見迷睡、脈微、肢涼、微汗。其見證純屬陽虛。乃於歸芎方中加附子八分。兩劑霍然起矣。

此病實不曾費力。而病家至今以爲中醫有時神效。有不可思議如此者。周君之戚某君。本有名西醫。旣稱道拙技。偶值疑難熱病。輒約余會診。是余第二次浪得虛名也。十餘年來。三次值熱度百零五度零六。第一次卽嘉興劉女士之

而其家人则异常惊惶，叩其故，向服西药，因晚间热度臻至百零五度零六，西医欲用冰，而其家人犹豫未决，西医两人咸谢不敏辞去，以故合家惊惶失措。余思谵语是热高神经受炙所致，然气不喘，脉不乱，规矩权衡不坏，总无死法。观其舌色是温热病之夹湿者，热有起落，可以从少阳治。舌润而白，胸脘痞闷，若从少阳治，即柴胡、槟、朴乃对症之药也。因用吴又可达原饮，药后热势顿减，胸闷亦宽，明日复诊，已无复危险可言。仅予归、芎养营，然神志虽清，体力却不健，舌色仍润。又明日已全无热度，三数日后，忽见迷睡、脉微、肢凉、微汗，其见证纯属阳虚，乃于归芎方中加附子八分，两剂霍然起矣。

此病实不曾费力，而病家至今以为中医有时神效，有不可思议如此者。周君之戚某君，本有名西医，既称道拙技，偶值疑难热病，辄约余会诊，是余第二次浪得虚名也。十余年来，三次值热度百零五度零六，第一次即嘉兴刘女士之

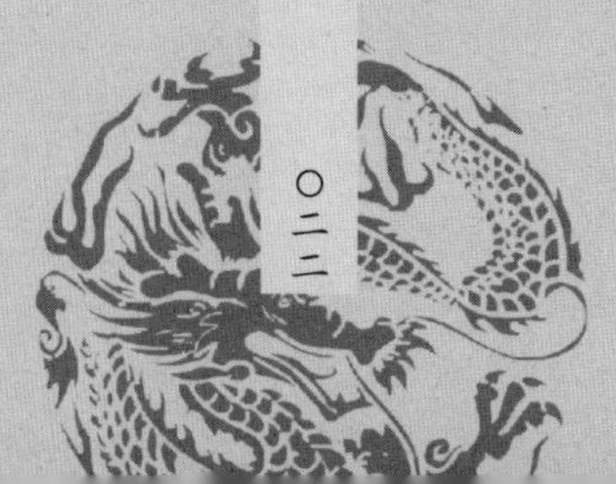

病，又一次为友人余继鸿君约至上海城中会诊一男子，其人可四十余岁，体肥而喘甚，脉乱，余谢不敏，未书方。嗣闻当夜即逝，是百零五度零六之热度，固非易与者。

陶希丈女公子伤寒病案

陶希泉姻丈之第三女公子，今九龄矣，当其初生才四个月时，病伤寒，初延余诊，见其发热呕乳，与以荆、防、二陈，热不解。第二日余往外埠诊病，遂延某君，亦陶宅向来延诊之熟人，药后仍无出入。第三日壮热，不啼不乳，第四日复然，余归。陶宅已两次急足来探询，急往。则某君方为之针十指，云是肺闭，其法如刺疟遍刺十指螺门，每刺令出血，以纸拭之，纸方尺拭血斑斓满之，而小孩不啼，某君谓是闭证。希丈之夫人，余族祖姑也，儿时又曾从余受业，以此因缘，两家往来颇频，祖姑问余何如？余曰：此病不可服香药。又问如何是香药？余曰：如太

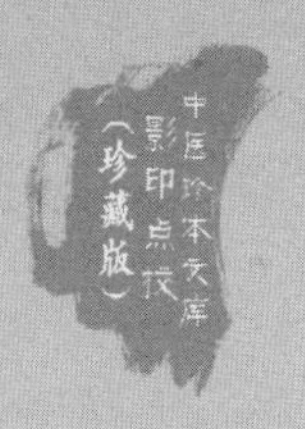

病。又一次爲友人余繼鴻君約至上海城中會診一男子。其人可四十餘歲。體肥而喘甚。脈亂。余謝不敏。未書方。嗣聞當夜卽逝。是百零五度零六之熱度。固非易與者。

陶希丈女公子傷寒病案

陶希泉姻丈之第三女公子。今九齡矣。當其初生纔四個月時。病傷寒。初延余診。見其發熱嘔乳。與以荆防二陳。熱不解。第二日余往外埠診病。遂延某君。亦陶宅向來延診之熟人。藥後仍無出入。第三日壯熱不啼不乳。第四日復然。余歸。陶宅已兩次急足來探詢。急往。則某君方爲之針十指。云是肺閉。其法如刺瘧徧刺十指螺門。每刺令出血。以紙拭之。紙方尺拭血斑斕滿之。而小孩不啼。某君謂是閉證。希丈之夫人。余族祖姑也。兒時又曾從余受業。以此因緣。兩家往來頗頻。祖姑問余何如。余曰。此病不可服香藥。又問如何是香藥。余曰。如太

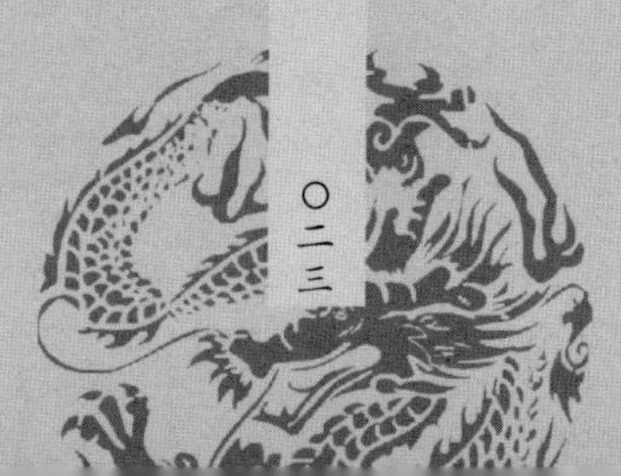

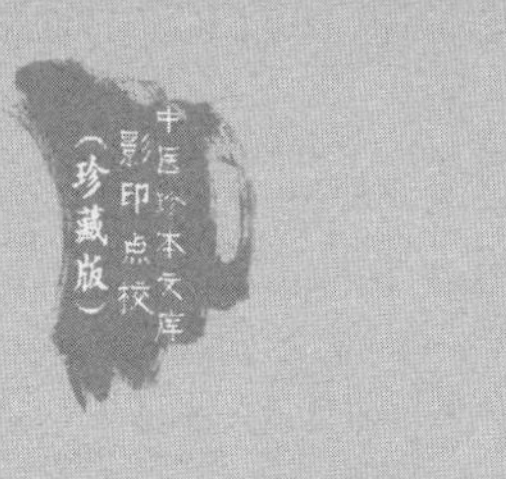

乙紫雪萬應回春各丹。凡有麝香者皆是。某君聞余言。似不謂然。默然辭去。祖姑殊惶急。不知所可。余袒然曰。此病吾能愈之。希丈曰。如此甚佳。請閣下下榻此間。不但醫藥惟命。且借重看護何如。余亟首肯其語。曰。良佳。苟非余躬自看護。則不能操必愈之券。乃爲處方。第一劑用麻黃三分。黃芩六分。杏仁二錢。枳實八分。炙草四分。藥一次盡服。時爲黃昏八鐘。越兩鐘視之。不得汗。十鐘時繼進一劑。更越兩鐘視之。仍不得汗。不啼不乳。亦不寐。形神頗躁擾。加麻黃爲四分。黃芩八分。杏仁三錢。更予服。仍一次盡劑。越兩鐘視之。仍不得汗。諸恙如故。躁擾之外。亦別無敗象。余思仲景總不欺人。所以不汗者。必此病不當服麻黃湯。然麻黃湯爲大方。嬰兒僅四個月。倘施之不當。安有不變者。況壯熱無汗。不用麻黃解表。將更用何藥乎。已而忽悟潔古謂葛根是陽明藥。經云。傷寒三日。陽明脈大。蓋熱壯而脈不大。惟痓病爲然。若傷寒則脈無不大者。王樸莊於陽

乙紫雪万应回春各丹，凡有麝香者皆是。某君闻余言，似不谓然，默然辞去。祖姑殊惶急，不知所可。余袒然曰：此病吾能愈之。希丈曰：如此甚佳，请阁下下榻此间，不但医药惟命，且借重看护何如？余及首肯其语，曰：良佳，苟非余躬自看护，则不能操必愈之券，乃为处方。第一剂用麻黄三分，黄芩六分，杏仁二钱，枳实八分，炙草四分，药一次尽服，时为黄昏八钟。越两钟视之，不得汗；十钟时继进一剂，更越两钟视之，仍不得汗，不啼不乳，亦不寐，形神颇躁扰。加麻黄为四分，黄芩八分，杏仁三钱，更予服，仍一次尽剂。越两钟视之，仍不得汗，诸恙如故，躁扰之外，亦别无败象。余思仲景总不欺人，所以不汗者，必此病不当服麻黄汤，然麻黄汤为大方，婴儿仅四个月，倘施之不当，安有不变者。况壮热无汗，不用麻黄解表，将更用何药乎？已而忽悟洁古谓葛根是阳明药。经云：伤寒三日，阳明脉大，盖热壮而脉不大，惟痉病为然。若伤寒则脉无不大者。王朴庄于阳

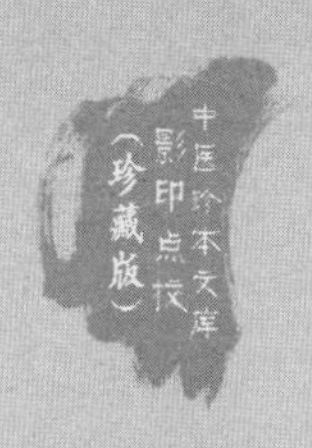

明脉大之下注云，此义未详，鄙意则以为此节经文当于阳明字断句，伤寒三日，若已传阳明者，其脉则大。换言之，即伤寒二日，若脉大者，即可定其为已传阳明。夫但恶热不恶寒，脉缓而汗出者，尽人可知其为阳明也。若已传阳明而仍无汗，又值不能言自觉证之婴儿，则将于何辨之。故经文又出三日脉大四字，以教人识证之法，今病已第四五日之交，而热壮无汗，此非用麻黄汤之候，乃用葛根汤之候也。沈思至此，瞿然而起，曰：愈矣。即于前方加葛根一钱半，再予之尽剂，药后可半钟许，颜额、两手、胸背、足部均蒸蒸得微汗，向之懆扰者，至此遽静，热亦渐杀，至黎明竟沈沈睡去。候其颜额，热渐退矣。余乃就榻假寐，至八点钟起，早膳毕，视婴儿，仍酣寐，诫乳妈弗无故醒之，听其尽量酣睡，余则出而应诊。至下午四钟始毕事，复赴陶宅，则病孩仍未醒，余甚以为奇，亟趋视之，才揭帐帏，嗷然啼矣。乳妈喂以乳，儿饥甚，大口咽有声，乃属勿多予。嗣后

明脈大之下注云。此義未詳。鄙意則以爲此節經文當於陽明字斷句。若曰。傷寒三日。若已傳陽明者。其脈則大。換言之。卽傷寒二日。若脈大者。卽可定其爲已傳陽明。夫但惡熱不惡寒。脈緩而汗出者。盡人可知其爲陽明也。若已傳陽明而仍無汗。又値不能言自覺證之嬰兒。則將於何辨之。故經文又出三日脈大四字。以教人識證之法。今病已第四五日之交。而熱壯無汗。此非用麻黃湯之候。乃用葛根湯之候也。沈思至此。瞿然而起。曰。愈矣。卽於前方加葛根一錢半。再予之盡劑。藥後可半鐘許。顏額兩手胸背足部均蒸蒸得微汗。向之懆擾者。至此遽靜。熱亦漸殺。至黎明竟沈沈睡去。候其顏額。熱漸退矣。余乃就榻假寐。至八點鐘起。早膳畢。視嬰兒仍酣寐。誡乳媽弗無故醒之。聽其儘量酣睡。余則出而應診。至下午四鐘始畢事。復赴陶宅。則病孩仍未醒。余甚以爲奇。亟趨視之。纔揭帳幃。嗷然啼矣。乳媽喂以乳。兒饑甚。大口咽有聲。乃屬勿多予。嗣後

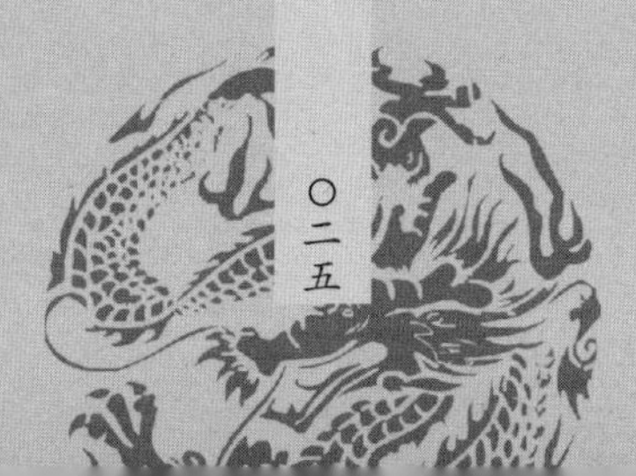

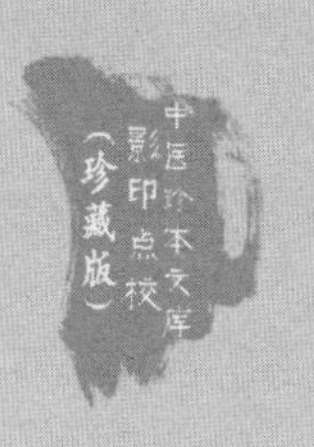

仍小有潮熱。更三日。出痧疹。得大便。然後霍然而愈。當時某君聞余言不可服香藥。默然辭去。其意蓋以爲如此閉證。不用紫雪至寶等丹開之。更無治法。此非余之淺測。時下兒科手筆大都如此。豈知苟予香藥。必然不救。余之兒女。以類此之病。經時醫投辛涼輕劑。失表於前。復用玉樞紫雪。誤開於後。以致夭折者兩人。近十餘年來。見類此之病。誤用香藥致不可救藥者。更指不勝屈。假使不詳言此中曲折。公佈於天下後世。總覺如骨鯁在喉。不吐不快。

金姓婦熱病案

有住英租界南京路逢吉里金姓者延診。不知其爲何許人也。病者爲三十餘婦人。其病至重。發熱可二十餘日。肢寒。脈軟。熱不退。昏不知人。舌色灰膩而潤。不能食。大便如水。不能起而更衣。糞溺皆壅以敗絮。臭穢殊甚。其最可怕者。徧身均微見痙攣。手指瞤動。而譫語時作。目直視。自言自語。省其所言。皆鬼話。謂

仍小有潮热，更三日，出痧疹，得大便，然后霍然而愈。当时某君闻余言不可服香药，默然辞去，其意盖以为如此闭证，不用紫雪至宝等丹开之，更无治法，此非余之浅测，时下儿科手笔大都如此，岂知苟予香药，必然不救。余之儿女，以类此之病，经时医投辛凉轻剂，失表于前，复用玉枢紫雪，误开于后，以致夭折者两人。近十余年来，见类此之病，误用香药致不可救药者，更指不胜屈。假使不详言此中曲折，公布于天下后世，总觉如骨鲠在喉，不吐不快。

金姓妇热病案

有住英祖界南京路逢吉里金姓者延诊，不知其为何许人也，病者为三十余妇人，其病至重，发热可二十余日，肢寒，脉软，热不退，昏不知人，舌色灰腻而润，不能食，大便如水，不能起而更衣，粪溺皆壅以败絮，臭秽殊甚。其最可怕者，遍身均微见痉挛，手指瞤动，而谵语时作，目直视，自言自语，省其所言，皆鬼话，谓

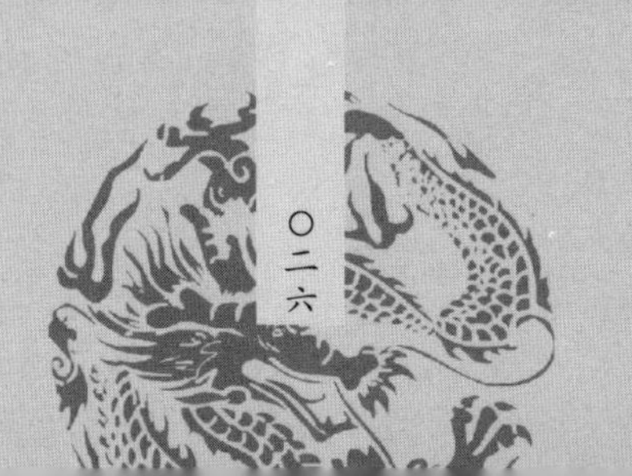

堂中有某某人在其床前碰麻雀，床上更有某姊妹邀彼至某处，据其所言，几乎满室皆鬼，按其胸腹，不知痛，亦不见蹙额，手拒诸反应动作，而前板齿则燥。视前方计二十余纸，皆上海著名高价之中医，而某甲之方最多，近二十纸，每纸皆石斛三钱，有五钱者，石斛之名称不一。曰鲜石斛、曰金钗石斛、曰铁皮石斛、曰风斛、曰霍山斛、曰耳环石斛，每方之药价，从一元四五角起，其最高价一剂药可二十元。余因注意病者之生活程度，病者所居，仅一楼面，所谓楼面者，一楼一底之房屋，仅租赁楼房前半间之谓，上海四五等贫家之居处也。此半间屋中，破旧藤椅一，板桌一，旧红木橱一，旧铁床一，床上蚊帐补缀如衲衣，观此陈设与其住楼面之经济程度恰相称。再注意研究其病情，发热三候，神昏谵语，益以自利，不问可知是伤寒，伤寒之误治，曰误下、误汗、误清、误温，无不可以原谅，独无用甘凉之石斛，遏热不出之理，即让一步说，照叶派治法，亦自有

堂中有某某人在其床前碰麻雀。床上更有某姊妹邀彼至某處。據其所言。幾乎滿室皆鬼。按其胸腹。不知痛。亦不見蹙額手拒諸反應動作。而前板齒則燥。視前方計二十餘紙。皆上海著名高價之中醫。而某甲之方最多。近二十紙。每紙皆石斛三錢。有五錢者。石斛之名稱不一。曰鮮石斛、曰金釵石斛、曰鐵皮石斛、曰風斛、曰霍山斛、曰耳環石斛。每方之藥價。從一元四五角起。其最高價一劑藥。可二十元。余因注意病者之生活程度。病者所居僅一樓面。所謂樓面者。一樓一底之房屋。僅租賃樓房前半間之謂。上海四五等貧家之居處也。此半間屋中。破舊籐椅一。板桌一。舊紅木櫥一。舊鐵床一。床上蚊帳補綴如衲衣。觀此陳設與其住樓面之經濟程度恰相稱。再注意研究其病情。發熱三候。神昏譫語。益以自利。不問可知是傷寒。傷寒之誤治曰誤下、誤汗、誤清、誤溫。無不可以原諒。獨無用甘涼之石斛。遏熱不出之理。即讓一步說。照葉派治法。亦自有

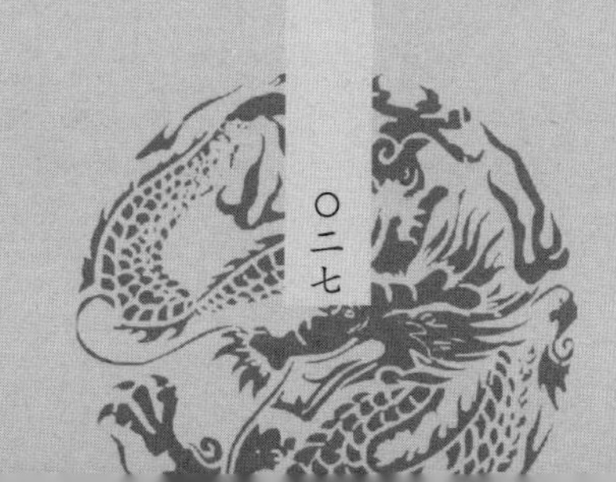

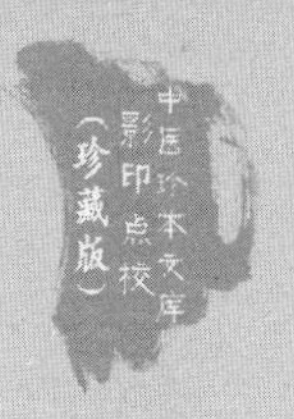

變換。斷無一味石斛。自始至終。三候不變之理。夫能生死肉骨。自是良醫。苟其動輒殺人。爲害猶非甚烈。在病家聞此醫之多殺。將裹足不前。在醫者因營業之不振。將發奮而研究。是醫而殺人。其結果則爲演進。始而爲庸醫。其後來猶有不庸之時。若其用藥既不能活人。復不能殺人。則將終身爲庸醫。近人且展轉效尤。習醫者專門以不死不活爲目的。而病家之受禍乃酷矣。若此病者。本屬窶人。但因求愈心切。忍痛出高價以延醫。更忍痛出高價以買藥。殘喘僅延。債臺已築。天下吃虧事。甯有過於此者。余於是對於某醫。深惡痛恨。後年餘偶值此醫於病家。渠又出其慣技。風斛霍斛鐵皮斛。塗鴉滿紙。而病者則爲一出痧子之小孩。已拜石斛之賜。昏不知人矣。余恨極。幾欲飽以老拳。其實兩人前此且不識面。無論恩怨。此醫見余以盛氣凌之。亦自莫名其妙。此殊堪噴飯者也。今姑置此而言金姓之病。此病爲傷寒。已不待言。所當攷慮者。是傷寒之陽

变换，断无一味石斛，自始至终，三候不变之理。夫能生死肉骨，自是良医，苟其动辄杀人，为害犹非甚烈。在病家闻此医之多杀，将裹足不前，在医者因营业之不振，将发奋而研究，是医而杀人。其结果则为演进，始而为庸医，其后来犹有不庸之时。若其用药既不能活人，复不能杀人，则将终身为庸医。近人且展转效尤，习医者专门以不死不活为目的，而病家之受祸乃酷矣。若此病者，本属窭人，但因求愈心切，忍痛出高价以延医，更忍痛出高价以买药，残喘仅延，债台已筑，天下吃亏事，宁有过于此者。余于是对于某医，深恶痛恨，后年余偶值此医于病家，渠又出其惯技，风斛、霍斛、铁皮斛，涂鸦满纸，而病者则为一出沙子之小孩，已拜石斛之赐，昏不知人矣。余恨极，几欲饱以老拳，其实两人前此且不识面，无论恩怨，此医见余以盛气凌之，亦自莫名其妙，此殊堪喷饭者也。今姑置此而言金姓之病，此病为伤寒，已不待言，所当考虑者，是伤寒之阳

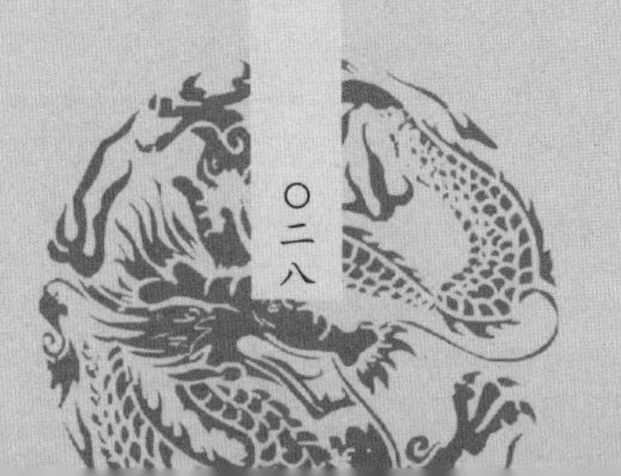

明府症，抑是少阴症，少阴有自利，俗称漏底伤寒，阳明亦有热结旁流之症，少阴自利是粪水，热结旁流亦为粪水，绝相似而至难辨。又阳明矢燥则谵语，少阴亦有谵语，自来医家分谵语为两种：一种曰郑声；一种曰谵语。谵语者，语无伦次，其人如狂；郑声者，语音细微，言而再言。郑声为虚；谵语为实。实者阳明，虚者少阴。然纸上言之了了，施之实际，仍不能无疑义。所以然之故，病情变动不居，绝不能与印板文字恰恰吻合。病有弃衣疾走，登高而呼者，实之极端也。有仅仅唇吻辟阖，恍恍惚惚，若有所见者，虚之极端也，走极端者易辨，邻疑似者难知，古人又以小便之清赤辨虚实，舌苔之润燥辨虚实。其言则是，而事实上则全非，少阴证有舌燥溲赤，得大剂附子、吴萸，后舌转润而溲清长者，《内经》所谓阳扰于外，阴争于内，则九窍不通，舌无津，溲短赤，即九窍不通之谓也。古人又以脉辨虚实，谓脉任按者为实，沈微者为虚，则更不然，脉缓软而沈，沈而弱，

明府症。抑是少陰症。少陰有自利。俗稱漏底傷寒。陽明亦有熱結旁流之症。少陰自利是糞水。熱結旁流亦爲糞水。絕相似而至難辨。又陽明矢燥則譫語。少陰亦有譫語。自來醫家分譫語爲兩種。一種曰鄭聲。一種曰譫語。譫語者。語無倫次。其人如狂。鄭聲者。語音細微。言而再言。鄭聲爲虛。譫語爲實。實者陽明。虛者少陰。然紙上言之了了。施之實際。仍不能無疑義。所以然之故。病情變動不居。絕不能與印板文字恰恰脗合。病有棄衣疾走。登高而呼者。實之極端也。有僅僅脣脗闢闔。恍恍惚惚。若有所見者。虛之極端也。走極端者易辨。鄰疑似者難知。古人又以小便之清赤辨虛實。舌苔之潤燥辨虛實。其言則是。而事實上則全非。少陰症有舌燥溲赤。得大劑附子吳萸。後舌轉潤而溲清長者。內經所謂陽擾於外。陰爭於內。則九竅不通。舌無津。溲短赤。即九竅不通之謂也。古人又以脈辨虛實。謂脈任按者爲實。沈微者爲虛。則更不然。脈緩軟而沈。沈而弱。

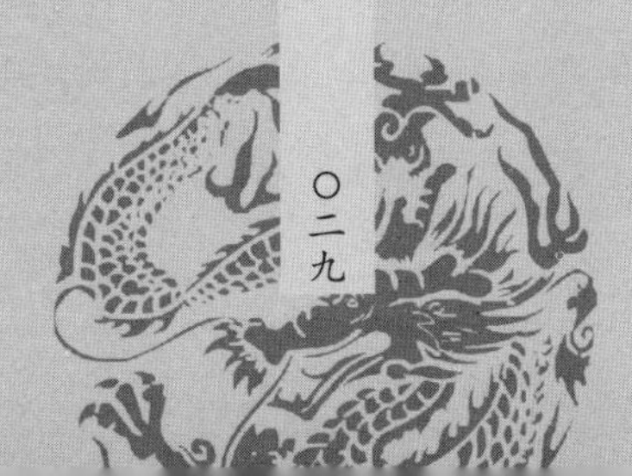

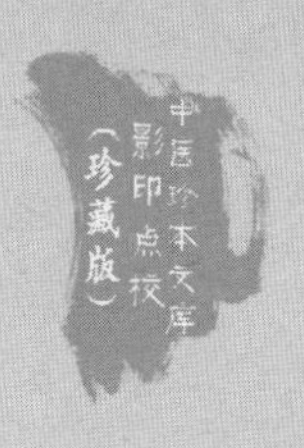

沈弱而至於伏。皆陽明府證所有者。以大劑承氣攻之。其脈始出。正是習見不鮮之事。理由詳脈學發微。少陰證脈數。數而硬。硬而忤指者。比比皆是。予以大劑附子。其脈轉和。所謂脈有陽和之氣。卽指此也。此外又有肝陽胆火載痰逆行。神經劇變。笑啼並作者。此病與傷寒迥殊。而醫者不察。往往混施醫藥。多致不救者。此當於他日詳之。今祗言傷寒。傷寒之陰陽虛實。既如此難辨。則將奈何。曰醫學所以貴乎根本解決也。讀者知脈之所以鞕。由於纖微神經起反應之故。則陽明證不能濫於少陰。知腸胃廓張過當。手足可以見抽搐。則少陰不能濫於陽明。何以故。因陽明證是陽盛而熱。第二步事。少陰證是陽虛而寒。陰虛而熱。第三第四步事。就種種方面推考。灼然可見。不致有混淆也。金姓婦之病。脈軟舌苔灰潤而膩。卽此二端。便可知非第三第四步事。非陽虛或陰虛之證。然則非大承氣不爲功。假使其家而富有者。則處方之後。更無其他問題。今

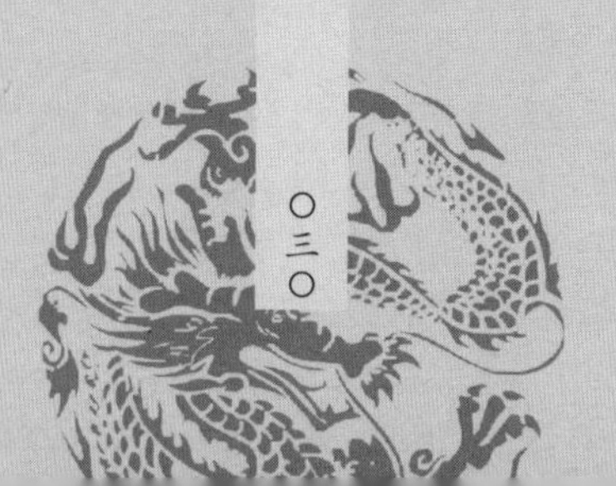

沈弱而至于伏，皆阳明府证所有者，以大剂承气攻之，其脉始出，正是习见不鲜之事。理由详《脉学发微》，少阴证脉数，数而硬，硬而忤指者，比比皆是，予以大剂附子，其脉转和，所谓脉有阳和之气，即指此也。此外又有肝阳胆火载痰逆行，神经剧变，笑啼并作者，此病与伤寒迥殊，而医者不察，往往混施医药，多致不救者，此当于他日详之。今只言伤寒，伤寒之阴阳虚实，既如此难辨，则将奈何？曰医学所以贵乎根本解决也，读者知脉之所以鞕，由于纤微神经起反应之故，则阳明证不能滥于少阴。知肠胃廓张过当，手足可以见抽搐，则少阴不能滥于阳明。何以故？因阳明证是阳盛而热，第二步事，少阴证是阳虚而寒，阴虚而热，第三、第四步事，就种种方面推考，灼然可见，不致有混淆也。金姓妇之病，脉软，舌苔灰润而腻，即此二端，便可知非第三、第四步事，非阳虚或阴虚之证，然则非大承气不为功。假使其家而富有者，则处方之后，更无其他问题，今

病家贫如此，而承气之用极有出入，药力太重，将伤及元气，太轻则药不及彀，最好用轻剂，药后六点钟，如无动静，斟酌情形继进一剂，此即仲景一剂药分数次服之法也。吾因其贫为之节费，因语之曰：病诚危，药后必须再诊，吾当自来，不必更送诊金也。乃为处方：生大黄一钱，元明粉六分，朴四分，枳实一钱，属一次尽剂。六钟后更往，谵语略少，别无动静，脉软如故，属更进一剂。明日复诊，已得大便，鬼物悉不复见，神志清楚，热亦渐退矣，更调理五六日竟愈。自第二次覆诊至于全愈，其家不复送诊金，余亦置之。嗣知其家固不贫，病家之夫，曰金楢声，在汇中西饭店管帐，年入二千元，逢吉里之楼面，乃其母家也。是年中秋，金君赠予以甚丰盛之礼物，且登报道谢，又广为介绍。鄙谚有云，君子落得为君子，余固不敢以君子自居，然虽俚语，亦耐人寻味也。

陆小姐外感食积案

病家貧如此。而承氣之用極有出入。藥力太重。將傷及元氣。太輕則藥不及彀。最好用輕劑。藥後六點鐘。如無動靜。斟酌情形繼進一劑。此即仲景一劑藥分數次服之法也。吾因其貧爲之節費。因語之曰。病誠危。藥後必須再診。吾當自來。不必更送診金也。乃爲處方。生大黃一錢。元明粉六分。朴四分。枳實一錢。屬一次盡劑。六鐘後更往。譫語略少。別無動靜。脈軟如故。屬更進一劑。明日復診。已得大便。鬼物悉不復見。神志清楚。熱亦漸退矣。更調理五六日竟愈。自第二次覆診至於全愈。其家不復送診金。余亦置之。嗣知其家固不貧。病家之夫曰金楢聲。在滙中西飯店管帳。年入二千元。逢吉里之樓面。乃其母家也。是年中秋。金君贈予以甚豐盛之禮物。且登報道謝。又廣爲介紹。鄙諺有云。君子落得爲君子。余固不敢以君子自居。然雖俚語。亦耐人尋味也。

陸小姐外感食積案

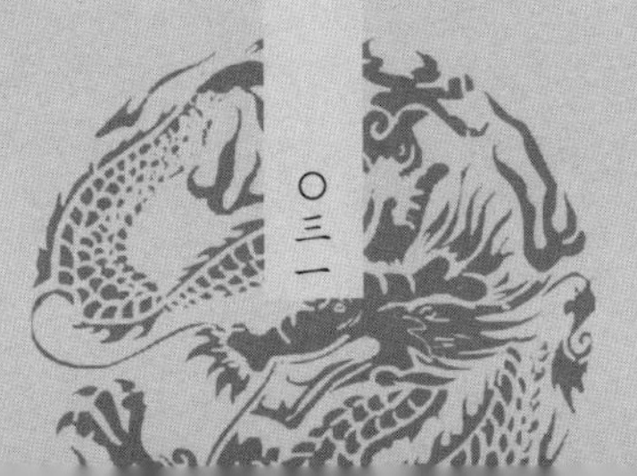

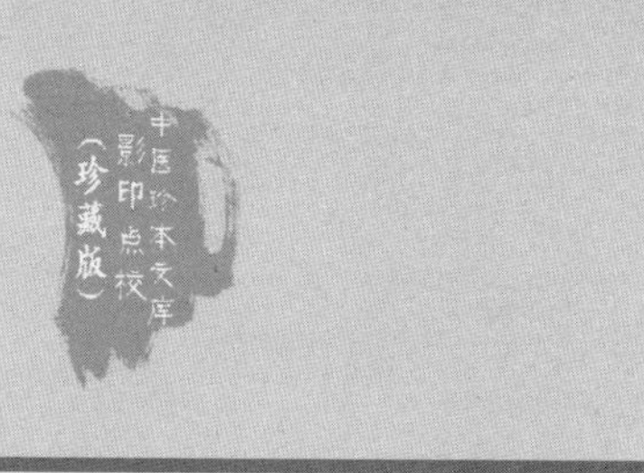

吾因汪星伯而識陸君稼孫。陸夫婦皆知識階級中人。不可謂無常識。而其子女不病則已。病則必死。三五年中曾兩次至其家診小孩皆不救今爲第三次矣。其故由於多財。病則中西醫並延。中西藥並進。吾感於醫學中西皆不澈底。故記之。病家如陸君夫婦。猶且小疾釀成大病。則財力知識不如陸君者。又當何如。陸小姐九歲。病八日。發熱、腹痛、泄瀉。舌潤而紅。手掌乾熱尙不甚。頭熱與掌熱相等。水瀉日五六次。胸脘腹部皆痛皆拒按。惟須深按之始覺痛。淺按則否。有汗。口味淡。脈尙無敗象。如此病象。不可謂甚劣。然以余測之。此病有危險在後。亦許竟不救。所以然之故。余查前方爲豆豉三錢檳榔錢半凡三劑。前一日曾灌腸。此皆誤也。何以用豆豉。爲發熱也。然觀其舌色。此病爲新涼伏暑。乃暑溫。不可汗。汗之熱不退。再汗之熱反高。至百零四度。醫者不悟。不思易轍。三汗之遂虛。此掌熱之所由來也。何以用檳榔又灌腸。病家告余。病前曾吃山芋。

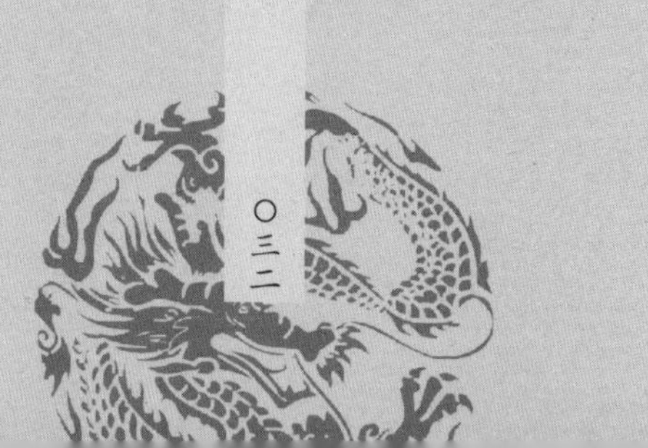

吾因汪星伯而识陆君稼孙，陆夫妇皆知识阶级中人，不可谓无常识，而其子女不病则已，病则必死。三五年中曾两次至其家诊小孩皆不救，今为第三次矣。其故由于多财，病则中西医并延，中西药并进，吾感于医学中西皆不澈底，故记之。病家如陆君夫妇，犹且小疾酿成大病，则财力知识不如陆君者，又当何如。陆小姐九岁，病八日，发热、腹痛、泄泻，舌润而红，手掌干热尚不甚，头热与掌热相等，水泻日五六次，胸脘腹部皆痛皆拒按，惟须深按之始觉痛，浅按则否，有汗，口味淡，脉尚无败象，如此病象，不可谓甚劣，然以余测之，此病有危险在后，亦许竟不救。所以然之故，余查前方为豆豉三钱，槟榔钱半，凡三剂，前一日曾灌肠，此皆误也。何以用豆豉，为发热也，然观其舌色，此病为新凉伏暑，乃暑温，不可汗，汗之热不退，再汗之热反高，至百零四度，医者不悟，不思易辙，三汗之遂虚，此掌热之所由来也。何以用槟榔，又灌肠，病家告余，病前曾吃山芋，当有积，余亦谓是必有积，积固当攻，此所以用槟榔也。用槟榔腹部仍拒按，乃以灌肠法佐之，此所以用灌肠，灌肠无物，遂利不止，病家因曾受多次创痛之教训。故改延余，表面尚镇定，然已心惊胆战，可想而知，明医吴又可善用攻下者也。然彼有一甚有价值之议论，谓温邪未到胃，不可攻，其标准在舌苔之黄否，苔黄者为已到胃，不黄者为未到胃，已到胃者可下，以大黄为主；未到胃者不可下，以消导为主。消导之主药，即槟榔也。吴氏创方有达原饮，即重用槟榔者，前医之用槟榔，是根据吴氏，吾尝试之，吴氏说甚确。然而今兹陆小姐病，何以知其误，盖从形能上考察，肠胃确与皮毛相应，无外感则胃肠消化不生障碍。若有表证，发热形寒，消化工作便不能循常轨，故凡自觉有感冒，立刻节食带饿，其病往往易愈。如其已感不适，仍复强进油腻，则病之传变必凶。若当壮热之顷，误食或误药，伤其内部，则病必日深，往往不救。论病之险夷固如此，而

當有積。余亦謂是必有積。積固當攻。此所以用檳榔也。用檳榔腹部仍拒按。乃以灌腸法佐之。此所以用灌腸。灌腸無物。遂利不止。病家因曾受多次創痛之教訓。故改延余。表面尚鎮定。然已心驚胆戰。可想而知。明醫吳又可善用攻下者也。然彼有一甚有價值之議論。謂溫邪未到胃。不可攻。其標準在舌苔之黃否。苔黃者爲已到胃。不黃者爲未到胃。已到胃者可下。以大黃爲主。未到胃者不可下。以消導爲主。消導之主藥。即檳榔也。吳氏創方有達原飲。即重用檳榔者。前醫之用檳榔。是根據吳氏。吾嘗試之。吳氏說甚確。然而今茲陸小姐病。何以知其誤。蓋從形能上考察。腸胃確與皮毛相應。無外感則胃腸消化不生障礙。若有表證。發熱形寒。消化工作便不能循常軌。故凡自覺有感冒。立刻節食帶餓。其病往往易愈。如其已感不適。仍復強進油膩。則病之傳變必凶。若當壯熱之頃。誤食或誤藥。傷其內部。則病必日深。往往不救。論病之險夷固如此。而

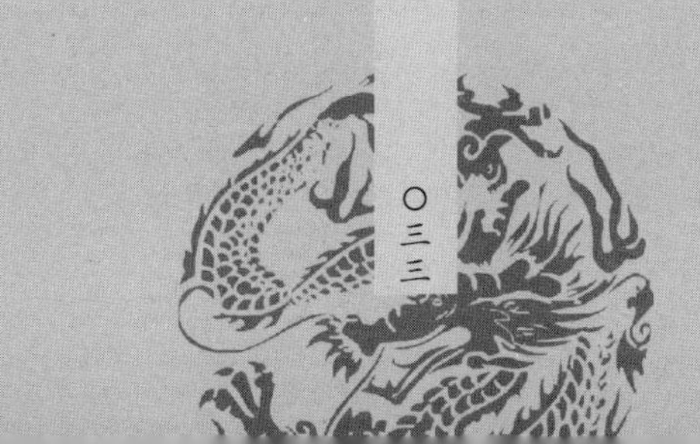

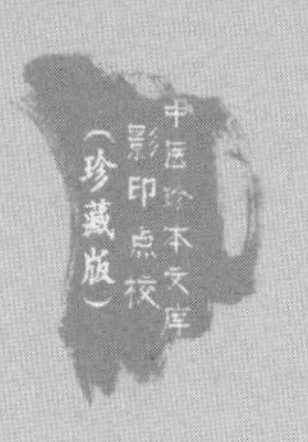

成病之因緣亦是如此。所以單絲不成線。必有外因之外感。復有內因之食積。然後成病。故不必病家說病前曾食何物。然後知有積也。胃之下口曰幽門。有括約筋。司啓閉。食物在胃中。爲第一次消化。在小腸爲第二次消化。第一次消化工作未竟。幽門之括約筋照例不許此未化之食物通過。第二次消化未竟。闌門之括約筋亦顯同樣作用。舌面之味蕾其中藏有味覺神經。假使食物與腸胃不相宜。則胃中起反感而嘔吐。故知舌與胃有特殊關係。吾嘗戲謂鼻黏膜是肺之第一道防線。舌面之味覺神經。爲胃之第一道防線。似尚不背事實。惟其如此舌色。可以候胃消化。胃中寒。則口中和。胃中熱。則舌面乾。舌面無味蕾者。必其胃中消化失職者。味覺不靈敏者。必其胃中分泌神經鈍麻者。由此可以推知胃中之變化。必著於舌。胃中濕熱蘊蒸。口中舌苔必膩。胃中乾燥而又有當去不去之宿積。則舌必黃厚而燥。反是明明有食積。而舌苔不黃厚者。

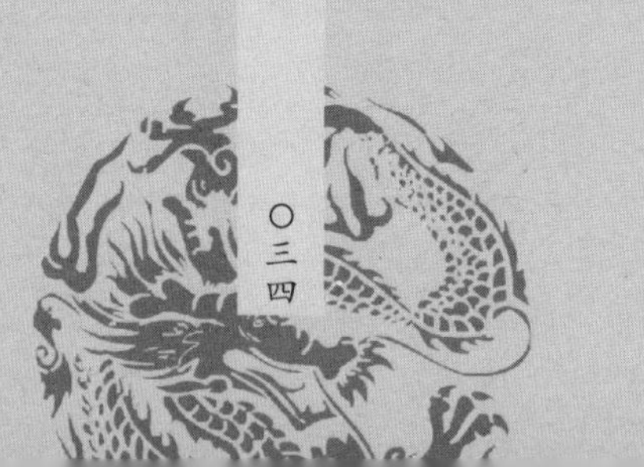

成病之因缘亦是如此。所以单丝不成线，必有外因之外感，复有内因之食积，然后成病，故不必病家说前曾食何物，然后知有积也。胃之下口曰幽门，有括约筋，司启闭，食物在胃中，为第一次消化，在小肠为第二次消化。第一次消化工作未竟，幽门之括约筋照例不许此未化之食物通过。第二次消化未竟，阑门之括约筋亦显同样作用。舌面之味蕾，其中藏有味觉神经，假使食物与肠胃不相宜，则胃中起反感而呕吐，故知舌与胃有特殊关系。吾尝戏谓鼻黏膜是肺之第一道防线，舌面之味觉神经，为胃之第一道防线，似尚不背事实，惟其如此舌色，可以候胃消化。胃中寒，则口中和，胃中热，而舌面干，舌面无味蕾者，必其胃中消化失职者。味觉不灵敏者，必其胃中分泌神经纯麻者，由此可以推知胃中之变化，必著于舌。胃中湿热蕴蒸，口中舌苔必腻，胃中干燥而又有当去不去之宿积，则舌必黄厚而燥。反是明明有食积，而舌苔不黄厚者，乃消化工作未竟，故并无何等标著。是其病之重心不在胃也，重心不在胃，即《伤寒论》所谓表邪未罢，不可攻下，亦即吴又可所谓温邪未到胃。仲景指伤寒说，又可指温病说，病虽不同，其理一也。未可攻下而强攻之，小攻则小变，大攻则大变，在真伤寒表邪未罢而误攻之，则胸痞、利不止，但头汗出，蜷卧，但欲寐，息高，等等。凡《伤寒论》中救逆诸方，除误汗外，几于什九皆是，病温而误攻之，则仲景又可所未言。庸手且有下不厌早之说，从前文人无不治八股，八股家喜为对偶文字，彼持下不厌早之说者，不过与伤寒下不厌迟，成为对待文字。犹之吴鞠通谓温病邪从口鼻入，与伤寒邪从肌表入为对待文字，此外别无真确之理由。此岂足以知病，兹就吾经验所得，记忆所及，约略计之，温病而误下，其变有四：其一，利不止，乃温病所常见者，所泻皆粪水，日行四五次，腹部拒按，甚似伤寒之旁流，然递攻之而递剧，温之不可，止之不应，热不退，泻不止，虚象

乃消化工作未竟。故並無何等標著。是其病之重心不在胃也。重心不在胃。卽傷寒論所謂表邪未罷。不可攻下。亦卽吳又可所謂溫邪未到胃。仲景指傷寒說。又可指溫病說。病雖不同。其理一也。未可攻下而强攻之。小攻則小變。大攻則大變。在眞傷寒表邪未罷而誤攻之。則胸痞、利不止。但頭汗出。踡臥。但欲寐、息高、等等。凡傷寒論中救逆諸方。除誤汗外。幾於什九皆是。病溫而誤攻之。則仲景又可所未言。庸手且有下不厭早之說。從前文人無不治八股。八股家喜爲對偶文字。彼持下不厭早之說者。不過與傷寒下不厭遲。成爲對待文字。猶之吳鞠通謂溫病邪從口鼻入。與傷寒邪從肌表入爲對待文字。此外別無眞確之理由。此豈足以知病。茲就吾經驗所得。記憶所及。約略計之。溫病而誤下。其變有四。其一。利不止。乃溫病所常見者。所瀉皆糞水。日行四五次。腹部拒按。甚似傷寒之旁流。然遞攻之而遞劇。溫之不可。止之不應。熱不退。瀉不止。虛象

臨證筆記　三一

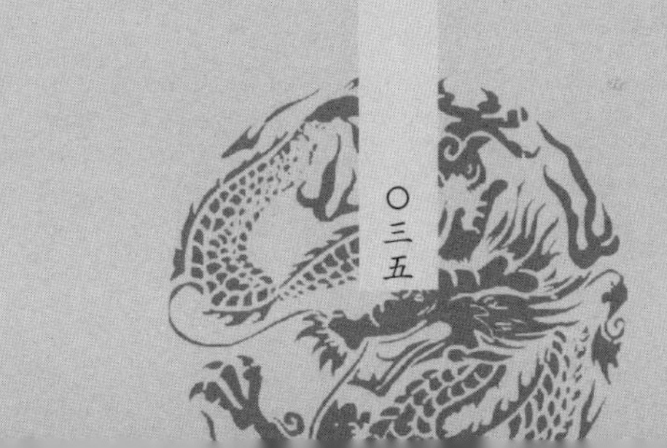

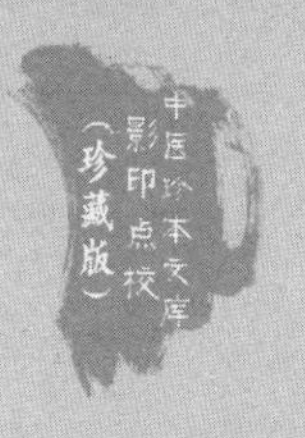

日增。自汗、盜汗、白痦、紅疹。層出不窮。直至於死。其二。是呃逆。胸脘如窒。且痛拒按。亙數晝夜不止。予輕藥如瀉心小陷胸之類。非但不應。轉增不適。予丁香柿蒂則隨手而變。熱深厥深。謂是食積呃逆。再攻之則呃不止。而增泄瀉嘔吐。或者轉屬痙病。或者嘔青綠水。醫者不知其故。用種種藥嘗試。病則日進。變化疊出。以致於死。其三曰痙。痙有兩種。其一從胃神經起。胃部受創爲其原因。其二從腸神經起。腸部受創爲其原因。胃部受創者。因用重藥攻其胃。如檳榔是也。腸部受創者。因用滌腸盪其積。胃神經腸神經所以起變化者。卽因幽門與闌門之括約筋。凡食物未化者。此括約筋不許通過。以悍藥攻之。相持則痛。反應起。則嘔逆。或口中甜。藥量重。進之頻。體工不勝藥力之壓迫。則神經起痙攣。此所以痙也。呃逆爲橫膈膜痙攣。其病雖異。其理亦同。吾皆曾遇之。且什九是重用檳榔。所以有呃逆、嘔吐、泄瀉、發痙諸差異者。則因攻藥藥量之差與進藥之

日增，自汗、盗汗、白痦、红疹，层出不穷，直至于死。其二，是呃逆，胸脘如室，且痛拒按，亘数昼夜不止，予轻药如泻心、小陷胸之类，非但不应，转增不适，予丁香、柿蒂则随手而变，热深厥深，谓是食积呃逆，再攻之则呃不止，而增泄泻呕吐，或者转属痉病，或者呕青绿水，医者不知其故，用种种药尝试，病则日进，变化叠出，以致于死。其三曰痉，痉有两种：其一从胃神经起，胃部受创为其原因；其二肠神经起，肠部受创为其原因。胃部受创者，因用重药攻其胃，如槟榔是也。肠部受创者，因用涤肠荡其积，胃神经、肠神经所以起变化者，即因幽门与阑门之括约筋。凡食物未化者，此括约筋不许通过，以悍药攻之，相持则痛，反应起，则呕逆，或口中甜，药量重，进之频，体工不胜药力之压迫，则神经起痉挛，此所以痉也。呃逆为横隔膜痉挛，其病虽异，其理亦同，吾皆曾遇之，且什九是重用槟榔，所以有呃逆、呕吐、泄泻、发痉诸差异者，则因攻药药量之差与进药之

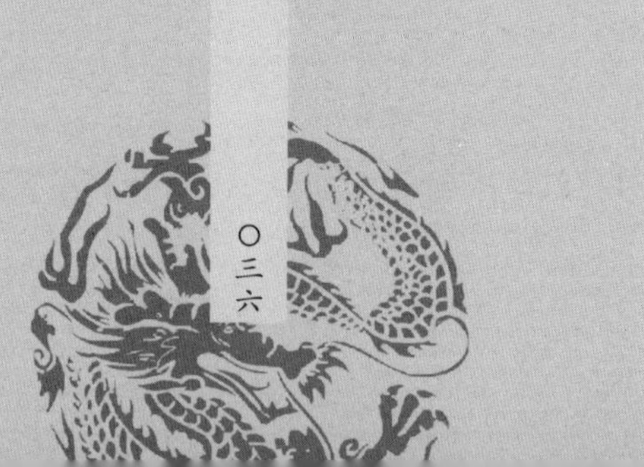

疾徐，病候之久暂，种种不同故也。明乎以上种种，然后知陆小姐之病，确为内伤，不是食积。惟其是内伤，所以轻按之不痛，重按始痛。假使是食积，不必重按即已痛也，凡理论须圆满，固然尤重要者，在能与事实相合符，否则虽圆满，亦非真确之论。余认定此病为虚热，不用清热药，其痛为内伤，不用攻下药，只予培养本元，听体工自复之，治之四日，痛止热减，五日神气爽慧，惟寐不长，且醒时常叫号，以为是神经关系。予以弛缓神经之品，遂日见瘥可。此事实告我以所持见解为不误也。阅两月，陆君以盛筵见饷，其女公子已嬉戏如常矣。按时下治此病则有三种：其一是通套药，豆豉、豆卷；其二是伤寒药，凉膈双解，葛根、芩连；其三温病药，石斛甘凉。而此三种皆无标准，无理由，以其人所学为主，甲医不效，则易乙医，乙医不效，则易丙医，既以所学为主，病决不自起变化。以就医之所学，不死何待。三种治法均不效，则乞灵于附子、硫黄，甲、乙、丙、丁四种医

疾徐。病候之久暫。種種不同故也。明乎以上種種。然後知陸小姐之病。確爲內傷。不是食積。惟其是內傷。所以輕按之不痛。重按始痛。假使是食積。不必重按卽已痛也。凡理論須圓滿。固然。尤重要者。在能與事實相合符。否則雖圓滿亦非眞確之論。余認定此病爲虛熱。不用淸熱藥。其痛爲內傷。不用攻下藥。只予培養本元。聽體工自復之。治之四日。痛止熱減。五日神氣爽慧。惟寐不長且醒時常叫號。以爲是神經關係。予以弛緩神經之品。遂日見瘥可。此事實告我以所持見解爲不誤也。閱兩月。陸君以盛筵見餉。其女公子已嬉戲如常矣。按時下治此病則有三種。其一是通套藥。豆豉豆卷。其二是傷寒藥。涼膈雙解葛根芩連。其三溫病藥。石斛甘涼。而此三種皆無標準。無理由。以其人所學爲主。甲醫不效。則易乙醫。乙醫不效。則易丙醫。既以所學爲主。病決不自起變化。以就醫之所學。不死何待。三種治法均不效。則乞靈於附子硫黃甲乙丙丁四種醫

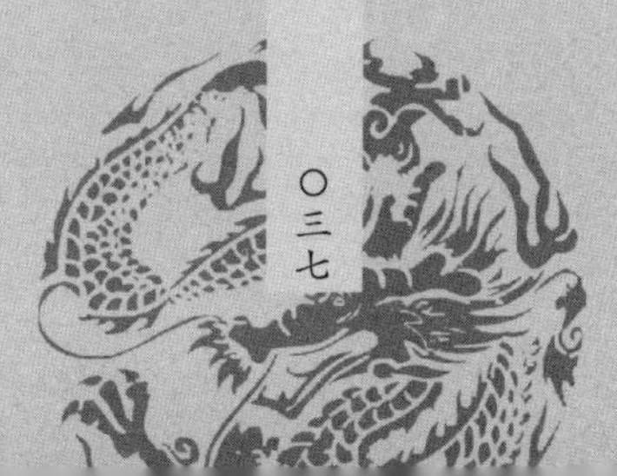

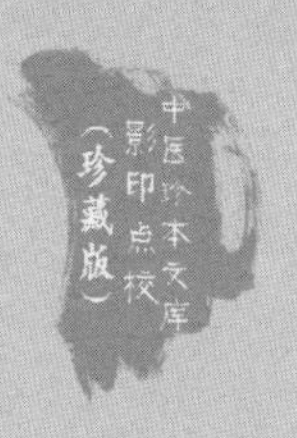

生皆自以爲是。以他人爲非。而此四人者。亦皆有其成績。不過不能必愈。可以幸中。此之謂盲人瞎馬。夜半深池。至灌腸之非是。可參觀張錦宏女病案。（此病有方案見藥盦醫案中。）

莊氏流產案

同鄉老友莊子深君之如夫人壽春。懷妊五月。一日早起。驟然腹痛劇作。胞破放水甚多。以電話見招。急往診視。此將流產。原因不可知。胞漿既破。胎不得長。照例不能安胎。固知其胎必死。然胎之地位尚高。與母體未完全脫離關係。姑事培元。及傍晚再診。自覺胎元下移至少腹。不動。其胎已死。灼然無疑。舌尚未黑。決其不可留。以參耆歸地等藥予之。二劑後。胎與胞衣并下。安全經過。予所用藥。皆補氣補血。無一味攻下之品。所以能下胎之理由。純粹是利用體工之自然。蓋胎既與母體脫離關係。卽屬應去之廢物。爲生活力所不容。下移而不

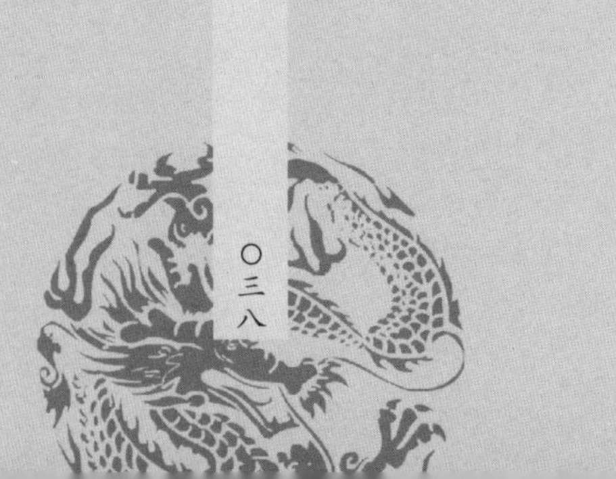

生皆自以为是，以他人为非，而此四人者，亦皆有其成绩，不过不能必愈，可以幸中，此之谓盲人瞎马，夜半深池。至灌肠之非是，可参观张锦宏女病案（此病有方案见药盦医案中）。

庄氏流产案

同乡老友庄子深君之如夫人寿春，怀妊五月，一日早起，骤然腹痛剧作，胞破放水甚多，以电话见招，急往诊视，此将流产，原因不可知，胞浆既破，胎不得长，照例不能安胎，固知其胎必死。然胎之地位尚高，与母体未完全脱离关系，姑事培元，及傍晚再诊，自觉胎元下移至少腹，不动，其胎已死，灼然无疑。舌尚未黑，决其不可留，以参、蓍、归、地等药予之，二剂后，胎与胞衣并下，安全经过，予所用药，皆补气补血，无一味攻下之品，所以能下胎之理由，纯粹是利用体工之自然。盖胎既与母体脱离关系，即属应去之废物，为生活力所不容，下移而不

动者，欲去之而未能也。舌不黑者，胎死而未冷也，冷即血凝，脉络不通，组织受累，腹痛而舌黑矣。及其未冷，用大剂补气血之药，扶助生活力，以祛除此大块废物，为最适当之时期。过此以往，即不免大费周折，方中重要药为归身、炙芪、潞党，倘三物缺一，可以不效。所谓大补气血者，全恃此也。浅人于此，必用朴消以去死胎，其意以为消石能堕胎，且能攻下，故是必用之药。岂知适与事实相反，本草经谓消石能堕者，以其能坏胎也。若胎已死，死体照例不受药，受药者乃无病之各组织，是死胎而用朴消及类似朴消之药，乃诛伐无罪。且胎死生活力欲驱去之而不能，此时全体均感不足，若复以悍药攻之，是犯虚虚之禁，此理岂不甚明。今试以食积为喻，回肠间有燥矢，当下者也。然而仅适宜于阳明府证，有两种类似证而治法适相反者：一种为少阴自利，其病为寒闭，误用大黄则死，用大剂萸附温之，胶秽并下。照例温性药并不能泻大便，所以然之

動者。欲去之而未能也。舌不黑者。胎死而未冷也。冷卽血凝。脈絡不通。組織受累。腹痛而舌黑矣。及其未冷。用大劑補氣血之藥。扶助生活力。以祛除此大塊廢物。爲最適當之時期。過此以往。卽不免大費週折。方中重要藥爲歸身炙芪潞黨。倘三物缺一。可以不效。所謂大補氣血者。全恃此也。淺人於此。必用朴消以去死胎。其意以爲消石能墮胎。且能攻下。故是必用之藥。豈知適與事實相反。本草經謂消石能墮者。以其能壞胎也。若胎已死。死體照例不受藥。受藥者乃無病之各組織。是死胎而用朴消及類似朴消之藥。乃誅伐無罪。且胎死生活力欲驅去之而不能。此時全體均感不足。若復以悍藥攻之。是犯虛虛之禁。此理豈不甚明。今試以食積爲喻。迴腸間有燥矢。當下者也。然而僅適宜於陽明府證。有兩種類似證而治法適相反者。一種爲少陰自利。其病爲寒閉。誤用大黃則死。用大劑萸附溫之。膠穢並下。照例溫性藥並不能瀉大便。所以然之

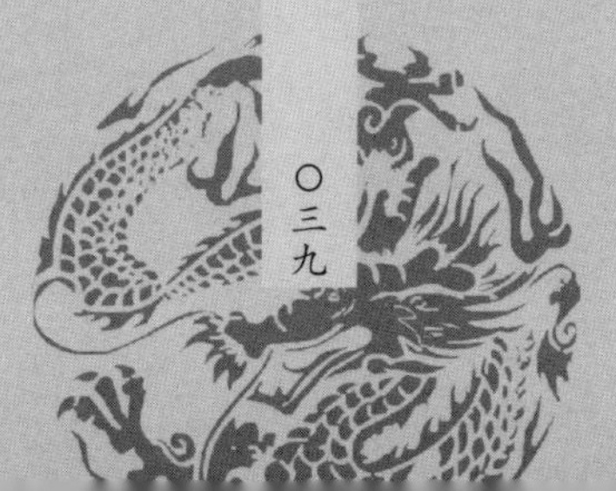

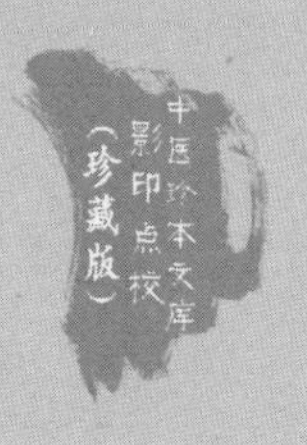

故。袪寒補火則腸胃有權。當下之物不能留。一種爲虛脹。誤攻之。則腹部益膨大。而脹乃彌甚。審其爲虛。法當補益。初補之脹必加劇。再補之。三補之。毅然不疑。猝然腹鳴。膠穢暢下。可以宿病若失。是亦補益及彀。正氣有權之故。質言之。各組織恢復彈力。氣足自攝。故能恢復其推陳致新之本能而已。此雖消化系與生殖系病位不同。其理同也。凡當下之病而反補之。如上所述。與夫女人乾血勞。見柴瘠、盜汗、潮熱諸症。明明虛甚。然審其致虛之因。由於瘀血。反以悍藥攻之。皆在從治之列。所謂伏其所主。先其所因。讀內經者。對於從治二字。狃於以寒治寒。以熱治熱。是不明理。故聞一不能知二。舉隅不能反三。

心房病治驗案

余著脈學。掛漏甚多。常思補作。迄未果。種種脈象。診而知其爲病者皆易曉。獨心房病之脈最難知。五六年前。有靳姓老婦患血痢。初診脈數而微且濇。灼然

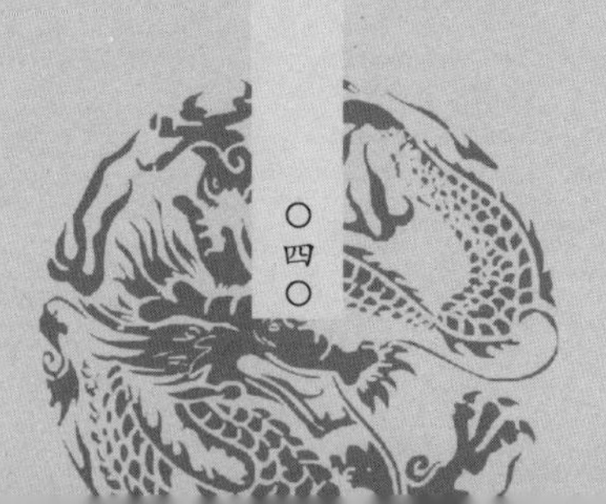

故，祛寒补火，则肠胃有权，当下之物不能留。一种为虚胀，误攻之，则腹部益膨大，而胀乃弥甚，审其为虚，法当补益，初补之，胀必加剧；再补之，三补之，毅然不疑，猝然腹鸣，胶秽畅下，可以宿病若失。是亦补益及彀，正气有权之故。质言之，各组织恢复弹力，气足自摄，故能恢复其推陈致新之本能而已。此虽消化系与生殖系病位不同，其理同也。凡当下之病而反补之，如上所述，与夫女人干血劳，见柴瘠、盗汗、潮热诸症，明明虚甚，然审其致虚之因，由于瘀血，反以悍药攻之，皆在从治之列。所谓伏其所主，先其所因，读《内经》者，对于从治二字，狃于以寒治寒，以热治热，是不明理，故闻一不能知二，举隅不能反三。

心房病治验案

余著脉学，挂漏甚多，常思补作，迄未果，种种脉象，诊而知其为病者皆易晓，独心房病之脉最难知。五六年前，有靳姓老妇患血痢，初诊脉数而微且濇，灼然

病脉也，予以石斛、生地等养血养营之品，脉转缓滑，起落宽而不涩，明明是脉象转佳，惟血痢不止。余仅诊两次，其后未见招，久之，靳之戚来诊，询之则患痢之老妇逝矣，且距余最后诊视时仅三数日。心甚疑之，以为其脉不当死。嗣后亦有值缓滑之脉而结果不良者，第不记忆为谁何人，此种脉象之不为好脉，其理如何？则耿耿于心，自去年诊三鑫里傅姓之病，乃恍然明白其为心房病。后诊热河路张姓小孩，得明白理由。最近诊虹口沈姓妇产后发肿，乃瞭然无疑义，且发见治法，是在拙著诸书中为甚有价值之一篇，当为详细说明之。三鑫里傅姓老人有两子，五六年前，其次子患暑温，吾为愈之。去年其长子病，初起亦不过小感冒，惟面色不甚好，余为诊一次，病不过发热骨楚，药不过秦艽、荆防，翌日来邀覆诊。余适患痢，命儿子道周往，后遂未再来。更二十余日，傅翁自来邀余，则其子病尚未愈，因余病，其家不信任他医，而入某医院，西医以

病脈也。予以石斛生地等養血養營之品。脈轉緩滑。起落寬而不濇。明明是脈象轉佳。惟血痢不止。余僅診兩次。其後未見招。久之。靳之戚來診。詢之則患痢之老婦逝矣。且距余最後診視時僅三數日。心甚疑之。以爲其脈不當死。嗣後亦有值緩滑之脈而結果不良者。第不記憶爲誰何人。此種脈象之不爲好脈。其理如何。則耿耿於心。自去年診三鑫里傅姓之病。乃恍然明白其爲心房病。後診熱河路張姓小孩。得明白理由。最近診虹口沈姓婦產後發腫。乃瞭然無疑義。且發見治法。是在拙著諸書中爲甚有價值之一篇。當爲詳細說明之。三鑫里傅姓老人有兩子。五六年前。其次子患暑溫。吾爲愈之。去年其長子病。初起亦不過小感冒。惟面色不甚好。余爲診一次。病不過發熱骨楚。藥不過秦艽荆防。翌日來邀覆診。余適患痢。命兒子道周往。後遂未再來。更二十餘日。傅翁自來邀余。則其子病尚未愈。因余病。其家不信任他醫。而入某醫院。西醫以

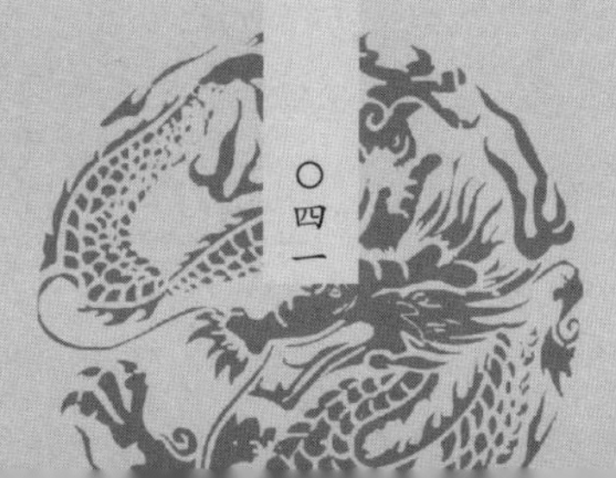

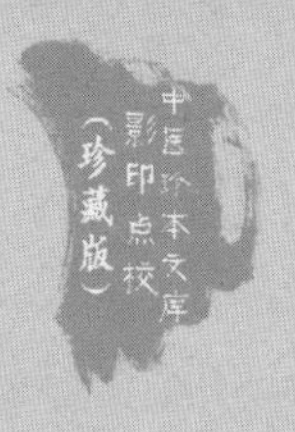

爲腸炎。初予滌腸。既而注射。治之二十餘日。迄無起色。病人自覺漸臻鄭重。乃要求出院。是日余診其脈。洪滑無倫。面部及手腳皆腫。並見自汗盜汗氣喘。諸症皆虛。而脈見盛大。其爲心房起救濟作用無疑。自汗盜汗皆心房病。假使脈弱可以強心。今脈洪盛異常。是心房興奮已越常軌。病情甚不妥當。已不待言。當此之時。宜用何藥乎。仔細思索。不得要領。勉強予以犀角地黃不效。乃爲介紹某西醫。某西醫診之。斷爲心房肥大。爲注射強心針。一面仍服中藥。病狀不變。氣急盜汗日見增劇。正氣日衰。脈洪如故。原方加人參鬚牡蠣小麥。不應如故。余技窮。謝不能治。某醫亦辭去。後於訃聞中知其家延陸姓醫予以參朮。似乎有效。繼進而病者竟死。年未三十也。此病之誤。自在某醫院之西醫。余亦不能無罪。其所以致死之重要原因。則在幼年本有心房病。據訃聞中說。在中學肄業時。因運動劇烈得之。凡瓣膜閉鎖不全。心房起代償作用。則見促結之脈。

为肠炎，初予涤肠，既而注射，治之二十余日，迄无起色。病人自觉渐臻郑重，乃要求出院。是日余诊其脉，洪滑无伦，面部及手脚皆肿，并见自汗、盗汗、气喘，诸症皆虚，而脉见盛大，其为心房起救济作用无疑，自汗、盗汗皆心房病，假使脉弱可以强心，今脉洪盛异常，是心房兴奋已越常轨，病情甚不妥当，已不待言，当此之时，宜用何药乎？仔细思索，不得要领，勉强予以犀角、地黄不效。乃为介绍某西医，某西医诊之，断为心房肥大，为注射强心针，一面仍服中药，病状不变。气急盗汗日见增剧，正气日衰，脉洪如故，原方加人参须、牡蛎、小麦，不应如故。余技穷，谢不能治，某医亦辞去。后于讣闻中知其家延陆姓医予以参术，似乎有效，继进而病者竟死，年未三十也。此病之误，自在某医院之西医，余亦不能无罪。其所以致死之重要原因，则在幼年本有心房病，据讣闻中说，在中学肄业时，因运动剧烈得之。凡瓣膜闭锁不全，心房起代偿作用，则见促结之脉，

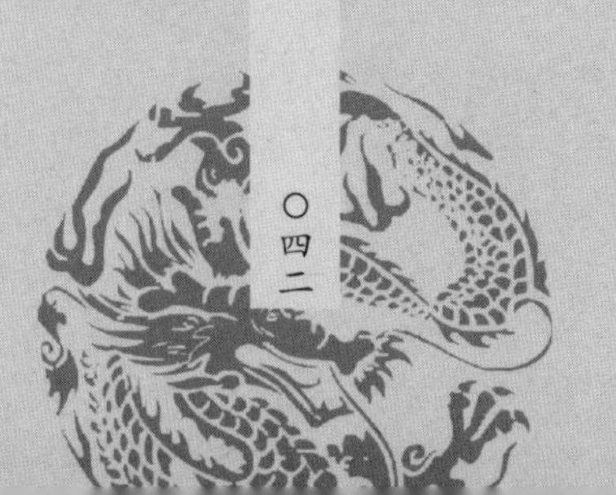

或见涩脉。西籍谓此种最后之结果为水肿，当是经验之谈，惟心房起代偿作用，恒能维持至数十年之久，以故促脉、涩脉常常见之，而水肿之结果则未曾经见，西籍亦未言其理，乃今而知所谓水肿之结果，由于心肌肥大之故。夫因血行之力与瓣膜启闭之力不相当，而后瓣膜闭锁不全，心房乃有逆流之血，因血有逆流，心肌神经兴奋以为救济，心房则大弛大张以驱逆流之血，斯时则感心跳，脉洪大而有歇止，如此情形，谓之代偿。此时之代偿，乃心藏虽病，生活力仍在。迨体气既衰，或遇特种原因戕贼其内部，生活力不能维持，于是心肌肥大，此时之心房增大，其容积并非由于细胞之增殖，乃因组织之松懈，是无统摄力。可知心之本身无统摄力，即全体脉管皆无统摄力，血与淋巴皆泛滥横溢，各组织随之松懈，不肿何待？此所以心房病之末路为水肿也。有因剧咳，肺受伤而肿者，其肿为肺不行水，其见症必属甚久之欬嗽，其肿之起点，必

或見澀脈。西籍謂此種最後之結果爲水腫。當是經驗之談。惟心房起代償作用。恆能維持至數十年之久。以故促脈濇脈常常見之。而水腫之結果則未曾經見。西籍亦未言其理。乃今而知所謂水腫之結果。由於心肌肥大之故。夫因血行之力與瓣膜啓閉之力不相當。而後瓣膜閉鎖不全。心房乃有逆流之血。因血有逆流。心肌神經興奮以爲救濟。心房則大弛大張以驅逆流之血。斯時則感心跳。脈洪大而有歇止。如此情形。謂之代償。此時之代償。乃心藏雖病。生活力仍在。迨體氣既衰。或遇特種原因戕賊其內部。生活力不能維持。於是心肌肥大。此時之心房增大。其容積並非由於細胞之增殖。乃因組織之鬆懈。是無統攝力。可知心之本身無統攝力。卽全體脈管皆無統攝力。血與淋巴皆泛濫橫溢。各組織隨之鬆懈。不腫何待。此所以心房病之末路爲水腫也。有因劇欬肺受傷而腫者。其腫爲肺不行水。其見症必屬甚久之欬嗽。其腫之起點。必

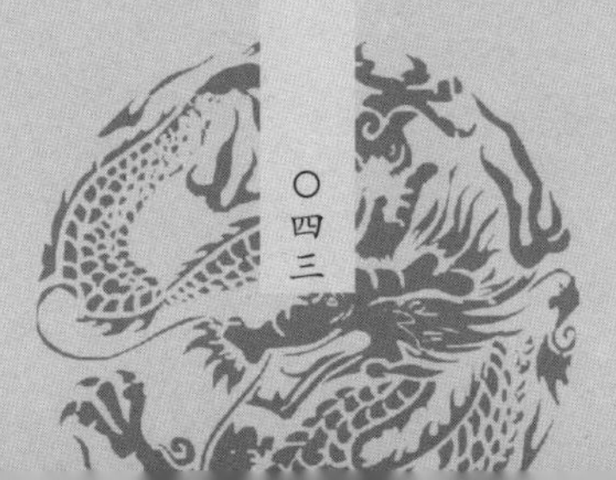

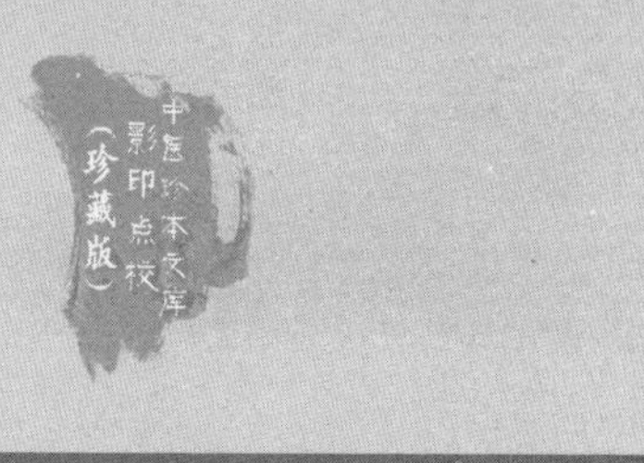

在眼下廉。有內腎排泄失職而腫者。其腫之起點在兩腳。而溲必不利。有因肝氣橫逆。致成薄厥失血太多。因而徧身浮腫者。其膚色常隱青紫。婦人崩後。由血痺轉屬成腫者同理。膚色則隱黃黑。肺腎病之腫。皮下聚水之成分爲多。心肝病之腫。組織壞變之成分爲多。以故肺腎之腫有可愈者。而心肝之腫。類不可治。我國舊籍。僅分虛脹。實脹。氣鼓。血鼓。水腫。而原理不明。界說不清楚。有時不免以水腫之方。施之組織壞變之病。當然無效。而可治與不可治之分際。亦不能瞭然明白矣。是皆可推理而得者。至於腫病。種類甚多。兼症尤多。難治之症。隨在而是。余尚有多數未能明瞭之處。茲僅言心房病之經驗與吾所發見其可治之成績。

西醫治熱病之成績不良。人多知之。然若無兼症。本來秉賦壯實之人。亦多愈者。惟素有伏病之人。用注射殺菌。冰枕護腦。滌腸去積之法。往往因治法反生

在眼下廉。有内肾排泄失职而肿者，其肿之起点在两脚，而溲必不利。有因肝气横逆，致成薄厥失血太多，因而遍身浮肿者，其肤色常隐青紫。妇人崩后，由血痹转属成肿者同理，肤色则隐黄黑。肺肾病之肿，皮下聚水之成分为多；心肝病之肿组织坏变之成分为多，以故肺肾之肿有可愈者。而心肝之肿，类不可治。我国旧籍，仅分虚胀、实胀、气鼓、血鼓、水肿，而原理不明，界说不清楚，有时不免以水肿之方，施之组织坏变之病，当然无效，而可治与不可治之分际，亦不能瞭然明白矣。是皆可推理而得者，至于肿病，种类甚多，兼症尤多，难治之症，随在而是。余尚有多数未能明瞭之处，兹仅言心房病之经验与吾所发见其可治之成绩。

西医治热病之成绩不良，人多知之，然若无兼症，本来秉赋壮实之人，亦多愈者。惟素有伏病之人，用注射杀菌，冰枕护脑，涤肠去积之法，往往因治法反生

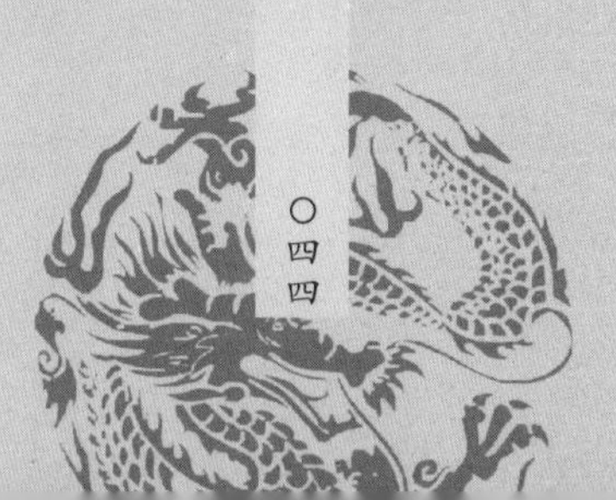

理上自然救济之故，惹起伏病，傅氏之心房病实其例也。故云：某医院不得辞其咎，而其致死之原因，实以早岁伏根之心房病为主要原因，至于犀角、地黄，功效在清血、清热，而心房病与组织松懈无统摄力，皆物理方面事，非化学方面事，纵病不可为，犀角、地黄总未中肯，故云余亦未能无罪。继此而见者，为热河路张姓小孩。

张孩约十一二龄，其父为汽车裁缝，仅此一子，宝爱异常，庚午冬初患热病，其症实是伏暑，医予以豆豉、豆卷，一汗再汗，继又予槟榔创其内部，继见其寒热起伏如疟，则又予以柴胡，遂致自汗、盗汗，肌肤暵干，屡见白瘖而面部浮肿，肌肤无血色。余诊其脉，洪滑不任按，其误药致内伤，与陆稼孙家小孩同，其面肿、脉滑、自汗、盗汗与傅氏子同，以病证论，灼然知其为虚；以脉论，固甚显著之心房病也。于是晤得一种妙理，凡缓滑之脉，当然是荣气，即所谓胃气。凡病见有

理上自然救濟之故。惹起伏病。傅氏之心房病實其例也。故云某醫院不得辭其咎。而其致死之原因。實以早歲伏根之心房病爲主要原因。至於犀角地黃。功效在清血清熱。而心房病與組織鬆懈無統攝力。皆物理方面事。非化學方面事。縱病不可爲。犀角地黃總未中肯。故云余亦未能無罪。繼此而見者。爲熱河路張姓小孩。

張孩約十一二齡。其父爲汽車裁縫。僅此一子。寶愛異常。庚午冬初患熱病。其症實是伏暑。醫予以豆豉豆卷。一汗再汗。繼又予檳榔創其內部。繼見其寒熱起伏如瘧。則又予以柴胡。遂致自汗盜汗。肌膚暵乾。屢見白瘖而面部浮腫。肌膚無血色。余診其脈。洪滑不任按。其誤藥致內傷。與陸稼孫家小孩同。其面腫脈滑自汗盜汗與傅氏子同。以病證論。灼然知其爲虛。以脈論。固甚顯著之心房病也。於是晤得一種妙理。凡緩滑之脈。當然是榮氣。卽所謂胃氣。凡病見有

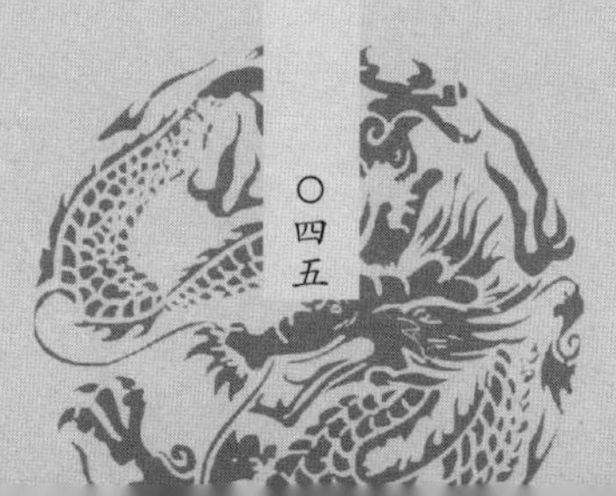

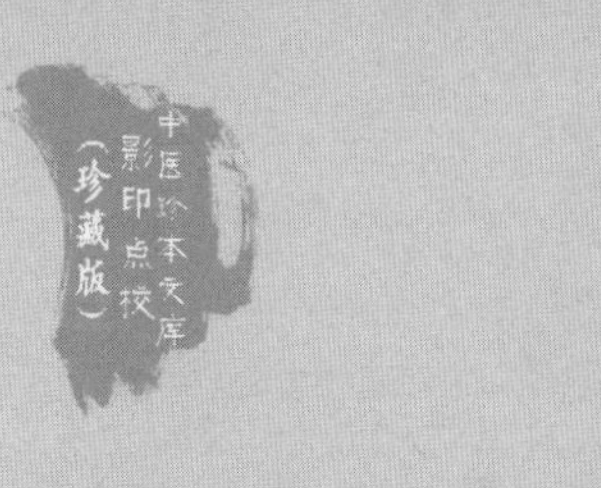

胃之脈者吉。全無胃氣者凶。此語原可以該括一切。而心房病則除外。心房因瓣膜閉鎖不全有逆流之血而起代償。其時脈恆見歇止。而脈壓恆多盛大解剖上所見其心藏多爲一側肥大。此皆因代償之故。此時之代償。雖入病態。其生活力未窮也。至此一時期告終。轉入腫期時。心房更肥大。脈洪滑亢盛。外面則見種種不足病症。如浮腫。自汗。盜汗等。此時之脈。亦是代償。則生活力已窮也。初期代償恆維持至數十年之久。其主要在神經。倘善自修養。用藥得法。可以免二期之腫。二期代償。因生活力已窮之故。恆急轉直下。莫可抵禦。以至於死。其爲期甚短。而脈凡三變。當二期代償初起時。脈洪大滑數。至最後臨命之前一二日。脈則渙散。而在此兩時期之中間。則有一二日見類似平和有胃之脈。非脈象轉佳。乃渙散之前一步。洪大之後一步。洪大本是假有餘。渙散乃是真竭絕。而此類似有胃平和之脈。乃其中間之過程。欲辨別此種過程之脈之

胃之脉者吉，全无胃气者凶，此语原可以该括一切，而心房病则除外。心房因瓣膜闭锁不全，有逆流之血而起代偿，其时脉恒见歇止，而脉压恒多盛大，解剖上所见其心藏多为一侧肥大，此皆因代偿之故。此时之代偿，虽入病态，其生活力未穷也。至此一时期告终，转入肿期时，心房更肥大，脉洪、滑、亢、盛，外面则见种种不足病症，如浮肿，自汗，盗汗等，此时之脉，亦是代偿，则生活力已穷也。初期代偿，恒维持至数十年之久，其主要在神经，倘善自修养，用药得法，可以免二期之肿；二期代偿，因生活力已穷之故，恒急转直下，莫可抵御，以至于死。其为期甚短，而脉凡三变，当二期代偿初起时，脉洪、大、滑、数，至最后临命之前一二日，脉则涣散，而在此两时期之中间，则有一二日见类似平和有胃之脉，非脉象转佳，及涣散之前一步，洪大之后一步。洪大本是假有余，涣散乃是真竭绝，而此类似有胃平和之脉，乃其中间之过程，欲辨别此种过程之脉之

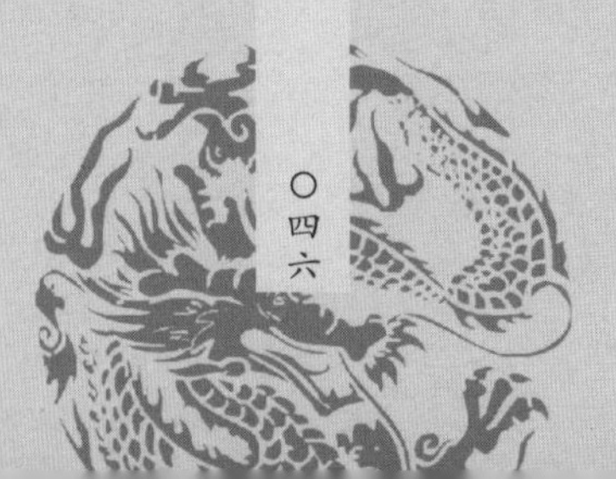

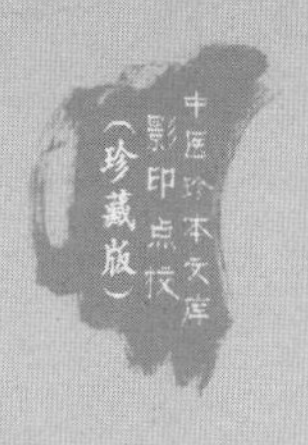

为坏脉，须注意病历与其所著之见证，此为诊断心房病之不可不知者。

此外更悟得一事，凡见缓滑有胃之脉，无论其病证之为热病，或为杂病，总之是吉脉，所谓心不受邪也。如其见缓滑之脉，而病者之肌肤暵干，血色不足，即可测知其必有自汗、盗汗，此数条件毕具，则缓滑之脉以散论，不问病历如何，已可断定其为心房病，或问此时之为心房病，其病理如何？曰心房本体之组织松懈无统摄力也。此虽不肿，亦必发肿，惟其无统摄力，故自汗、盗汗，面部与手等处肌肤干而无血色，即是肿之前一步事，合之脉象，可知心房已肥大也。然则古人谓自汗为心液，固自不误。由此可知此种病有两种：其一，由长时间之瓣膜病，由本体之衰弱或特殊原因转入末期之肿胀；其二，热病或失血，因误药创其内部，临时转属为心房病。

余因有种种阅历，更证以陆氏、傅氏之病，于是对于张姓小孩之病，灼然知其

爲壞脈。須注意病歷與其所著之見證。此爲診斷心房病之不可不知者。

此外更悟得一事。凡見緩滑有胃之脈。無論其病證之爲熱病。或爲雜病。總之是吉脈。所謂心不受邪也。如其見緩滑之脈。而病者之肌膚暵乾。血色不足。卽可測知其必有自汗盜汗。此數條件畢具。則緩滑之脈以散論。不問病歷如何。已可斷定其爲心房病。或問此時之爲心房病。其病理如何。曰心房本體之組織鬆懈無統攝力也。此雖不腫。亦必發腫。惟其無統攝力。故自汗盜汗。面部與手等處肌膚乾而無血色。卽是腫之前一步事。合之脈象。可知心房已肥大也。然則古人謂自汗爲心液。固自不誤。由此可知此種病有兩種。其一。由長時間之瓣膜病。由本體之衰弱或特殊原因轉入末期之腫脹。其二。熱病或失血因誤藥創其內部。臨時轉屬爲心房病。

余因有種種閱歷。更證以陸氏傅氏之病。於是對於張姓小孩之病。灼然知其

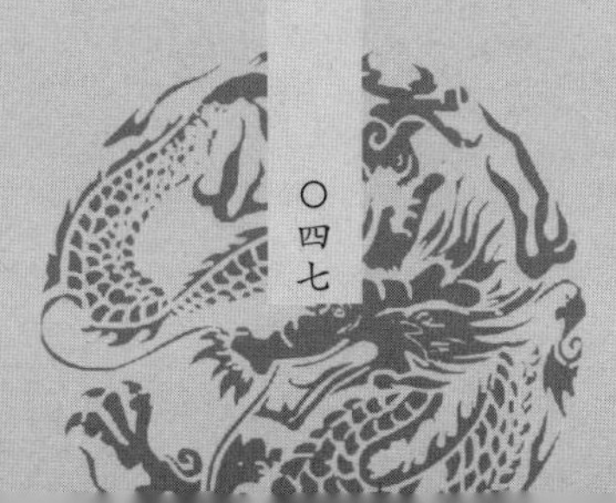

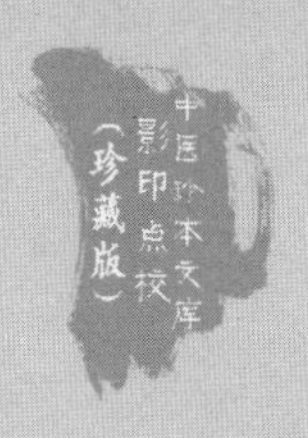

因悍藥內部受傷。心房壞變。其發熱決然是溫病末傳陰虛而熱。其面無血色。手上肌膚無血色。脣舌無血色。斷然是心房壞變。因而血色素壞變。期期不可從寒熱方面尋求治法。於是予以天麥冬歸地川貝知母釵斛牡蠣白芍浮小麥。因熱有起伏。加青蒿常山。初治數日不效。余謝不敏。病孩之母。涕泣以求。乃允勉強爲之。既而熱退汗不止。脈不斂。腫亦不退。乃加人參鬚五味子服之。兩日。汗斂。脈亦不復散。此時余知此病可必愈矣。因守方服至八劑。腫退二三。從此其病退較速。共治廿餘日。霍然以起。余自有此經驗。更值提藍橋沈姓婦產後腫病症所領悟者。乃更深一層。

沈姓住提藍橋昆明路。年可二十許。產後十五日。惡露不行。偏身作腫。面無血色。手無血色。脣舌無血色。舌光無味蘁。自汗盜汗。脘下有兩塊。常墳起上逆。一日數次。塊墳起即非常不適。汗即隨之。余因其惡露不行。發熱且有瘕。予常山

因悍药内部受伤，心房坏变，其发热决然是温病末传阴虚而热，其面无血色，手上肌肤无血色，唇舌无血色，断然是心房坏变。因而血色素坏变，期期不可从寒热方面寻求治法。于是予以天麦冬、归、地、川贝、知母、钗斛、牡蛎、白芍、浮小麦，因热有起伏，加青蒿、常山，初治数日不效，余谢不敏。病孩之母，涕泣以求，乃允勉强为之。既而热退汗不止，脉不敛，肿亦不退，乃加人参须、五味子服之，两日，汗敛，脉亦不复散，此时余知此病可必愈矣。因守方服至八剂，肿退二三，从此其病退较速，共治廿余日，霍然以起。余自有此经验，更值提蓝桥沈姓妇产后肿病症所领悟者，乃更深一层。

沈姓住提蓝桥昆明路，年可二十许，产后十五日，恶露不行，遍身作肿，面无血色，手无血色，唇舌无血色，舌光无味蕾，自汗盗汗，脘下有两块，常坟起上逆，一日数次，块坟起即非常不适，汗即随之。余因其恶露不行，发热且有瘕，予常山

鳖甲、青蒿，热退不清，去常山，加炒熟柴胡三分，热清而肿乃更甚，予龟龄集不应。再予再不应。加麦冬、五味子有小效。更加人参须、牡蛎、白芍，脉遽敛，面上皮略宽，其先面部肌肉无感觉，此时乃有感觉。于是增五味至五分，参须钱半，天、麦冬各三钱，其副药为当归、白芍、牡蛎、细生地、佛手，仍用龟龄集三分。是已岁底，属服四剂再诊，计四剂毕服，为废历正月初二，予记至此乃庚午除夕也。余治张姓小孩，方从补心丹损益；治沈姓妇，用生脉加味，皆古人治心藏病之方也。前此未明其意，值脉散之病，而用复脉，岂知脉散则危笃已在，临命之时，药力已不及挽救，其前此一步，又误认过程之代偿，脉为有胃之脉，当用生脉、复脉而不用，坐失病机，此一失也。复脉有姜桂，仅适宜于伤寒少阴症之脉弱，若温病至阴虚而热，即在过程时期亦不适用，而乃因其无血色自汗，误认为可温之症，不用生脉而用复脉，至阴分愈涸竭，是二失也。此二失殆为一般中

鱉甲青蒿。熱退不清。去常山加炒熟柴胡三分。熱清而腫乃更甚。予龜齡集不應。再予再不應。加麥冬五味子有小效。更加人參鬚牡蠣白芍。脈遽斂。面上皮略寬。其先面部肌肉無感覺。此時乃有感覺。於是增五味至五分。參鬚錢半。天麥冬各三錢。其副藥爲當歸白芍牡蠣細生地佛手。仍用龜齡集三分。是已歲底。屬服四劑再診。計四劑畢服。爲廢歷正月初二。予記至此乃庚午除夕也。余治張姓小孩。方從補心丹損益。治沈姓婦。用生脈加味。皆古人治心藏病之方也。前此未明其意。值脈散之病。而用復脈。豈知脈散則危篤已在臨命之時。藥力已不及挽救。其前此一步。又誤認過程之代償。脈爲有胃之脈。當用生脈復脈而不用。坐失病機。此一失也。復脈有薑桂。僅適宜於傷寒少陰症之脈弱。若溫病至陰虛而熱。卽在過程時期亦不適用。而乃因其無血色自汗。誤認爲可溫之症。不用生脈而用復脈。至陰分愈涸竭。是二失也。此二失殆爲一般中

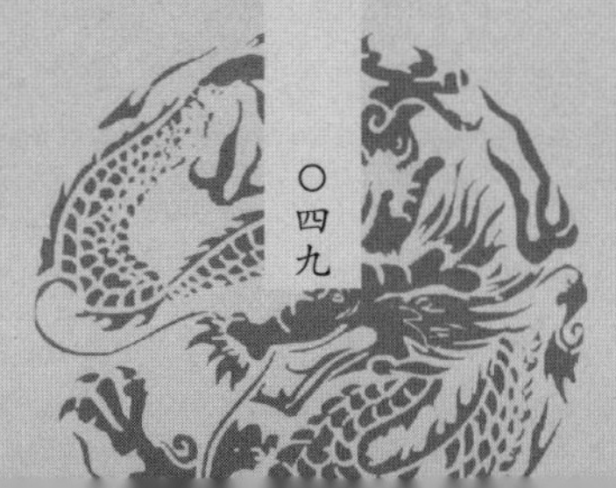

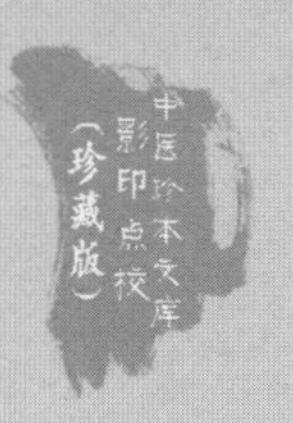

醫之通病。則因未能澈底明瞭病理故也。

喉痧治驗案

急性病之最凶惡而不易治者。莫甚於喉痧與急性肺炎及驚風三病并發者。以余所經驗。初起治之不誤。可愈十之七以上。初起若誤。卽節節掣肘。能竟全功者。百分之一二而已。又不僅藥誤。食物氣候不幸而値與病不相得之時與地。皆足以減少愈病之分數。例如已發熱而飲汽水。則其病必不可爲。又有已發熱而食肉麪者。用藥多不能取效。亦終竟不可爲。吾皆曾屢次遇之。而誤藥爲最多。馬姓吳姓小孩。其病之難治。可謂得未曾有。皆因初起悍藥創其內部。而其病則皆屬肺腦病與痧子并發者。

嚴仲文者。爲嚴獨鶴之族兄。其戚馬姓。卽著名帽商馬敦和。病孩其外甥也。嬰孩可三歲餘。病屬痧子。併發急性肺炎。痧子原無有不欬者。欬暢者不足慮。有

医之通病，则因未能澈底明瞭病理故也。

喉痧治验案

急姓病之最凶恶而不易治者，莫甚于喉痧与急性肺炎及惊风三病并发者，以余所经验，初起治之不误，可愈十之七以上。初起若误，即节节制肘，能竟全功者，百分之一二而已。又不仅药误，食物、气候不幸而值与病不相得之时与地，皆足以减少愈病之分数，例如已发热而饮汽水，则其病必不可为。又有已发热而食肉面者，用药多不能取效，亦终竟不可为。吾皆曾屡次遇之，而误药为最多。马姓、吴姓小孩，其病之难治，可谓得未曾有，皆因初起悍药创其内部，而其病则皆属肺脑病与痧子并发者。

严仲文者，为严独鹤之族兄，其戚马姓，即著名帽商马敦和，病孩其外甥也。婴孩可三岁余，病属痧子，并发急性肺炎，痧子原无有不欬者，欬畅者不足虑，有

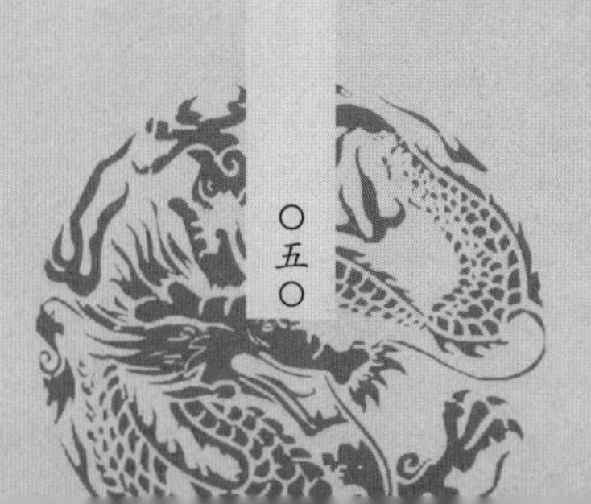

初起欬即不畅者，其病急速增剧，大都初起喉痒而咳，继而痒处不仅是喉头，渐渐下移向胸膈，喉痒而欬，欬即其痒减少，暂时可忍，则欬为略停，至痒处下移，虽欬，其筋肉运动之力，不能及于痒处，则欬无已时。详所以发痒之故，颈肌及肩背之肌感寒，则鼻塞而喉痒，此在解剖上虽不能寻得其途径，就形能言之，必颈与肩背之浅在感觉神经与喉头及鼻黏膜直接相通，有此呼彼应之功能。在外者感寒，则兴奋而抵抗，此时在感觉则为凛寒，在外者既起抵抗，在内者同时应之，外者司毛窍之启闭，抵抗之法。一面收束以为闭锁毛窍，一面却调集体温以拒外寒，在内者抵抗之方法，促进壁膜下小腺之分泌，其所分泌者为黏液，所以保护壁膜。盖此时内部之感觉神经较平时为灵敏，增多黏液，使从外面呼入之冷空气不与壁膜相切近，则可以减少冷之感觉，此即其所以为保护之意义。然分泌太多，则喉头反觉有物为梗，觉梗则欬而祛之。

初起欬卽不暢者。其病急速增劇，大都初起喉癢而欬。繼而癢處不僅是喉頭。漸漸下移向胸膈。喉癢而欬。欬卽其癢減少。暫時可忍。則欬爲之略停。至癢處下移。雖欬。其筋肉運動之力。不能及於癢處。則欬無已時。詳所以發癢之故。頸肌及肩背之肌感寒。則鼻塞而喉癢。此在解剖上雖不能尋得其途徑。就形能言之。必頸與肩背之淺在感覺神經與喉頭及鼻黏膜直接相通。有此呼彼應之功能。在外者感寒。則興奮而抵抗。此時在感覺則爲凛寒。在外者旣起抵抗。在內者同時應之。外者司毛竅之啓閉。抵抗之法。一面收束以爲閉鎖毛竅。一面卻調集體溫以拒外寒。在內者抵抗之方法。促進壁膜下小腺之分泌。其所分泌者爲黏液。所以保護壁膜。蓋此時內部之感覺神經較平時爲靈敏。增多黏液。使從外面呼入之冷空氣不與壁膜相切近。則可以減少冷之感覺。此卽其所以爲保護之意義。然分泌太多。則喉頭反覺有物爲梗。覺梗則欬而祛之。

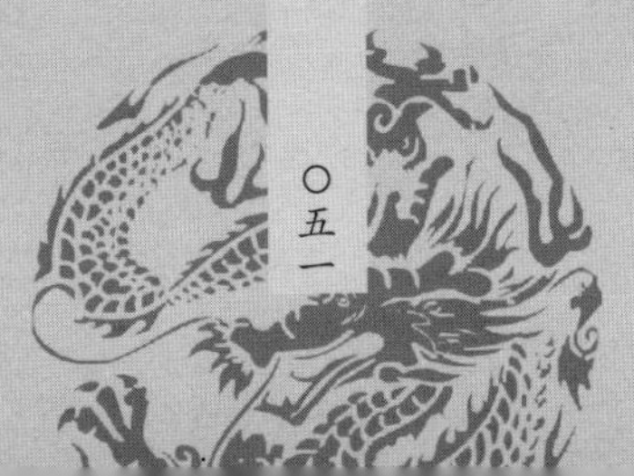

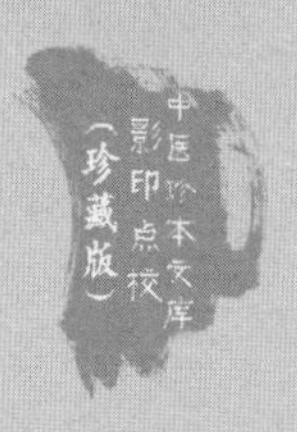

其在鼻黏膜。命意亦同。喉頭所分泌者爲痰。鼻黏膜所分泌者爲涕。喉頭祛梗祛寒之方法以咳。鼻腔祛寒祛梗之方法以嚏。此所以傷風之初一步爲肩背凜寒。繼一步爲咳嚏交作。感覺過敏。呼入之空氣冷。冷則咳。分泌過多。反覺有物爲梗。覺梗則咳。在神經促進分泌與所分泌之黏液經過壁膜時。必覺癢。覺癢則咳。咳之原因既多。更無自然減退之理。因劇咳喉頭受物理上刺激。體温自然奔集。則爲炎腫。故在外因體温集表而發熱。在內因壁膜炎腫而喉痛。幾爲傷風之公例。又肩背受寒。則喉頭與鼻黏膜應之。喉頭炎腫。則氣管壁之神經腺體應之。其病乃漸進而漸深。此卽喉癢漸漸下移之故。喉頭炎腫則痛。總氣管炎腫則痰多而癢下移。支氣管炎腫則因氣管縮小之故。呼吸均感困難。鼻翼舉張應之作勢助其開張。則爲鼻孔扇動而氣急。故見鼻扇氣急。可以測知支氣管已發炎。須知支氣管炎腫。絕對不是細故。此後一步。卽病及微絲氣

其在鼻黏膜，命意亦同，喉头所分泌者为痰，鼻黏膜所分泌者为涕，喉头祛梗、祛寒之方法以咳，鼻腔祛寒、祛梗之方法以嚏，此所以伤风之初一步为肩背凛寒，继一步为咳嚏交作，感觉过敏，呼入之空气冷，冷则咳，分泌过多，反觉有物为梗，觉梗则咳。在神经促进分泌与所分泌之黏液经过壁膜时，必觉痒，觉痒则咳，咳之原因既多，更无自然减退之理。因剧咳喉头受物理上刺激，体温自然奔集，则为炎肿。故在外因体温集表而发热，在内因壁膜炎肿而喉痛，几为伤风之公例。又肩背受寒，则喉头与鼻黏膜应之，喉头炎肿，则气管壁之神经腺体应之，其病乃渐进而渐深，此即喉痒渐渐下移之故。喉头炎肿则痛，总气管炎肿则痰多而痒下移，支气管炎肿则因气管缩小之故，呼吸均感困难，鼻翼举张应之作势助其开张，则为鼻孔扇动而气急，故见鼻扇气急。可以测知支气管已发炎，须知支气管炎肿，绝对不是细故。此后一步，即病及微丝气

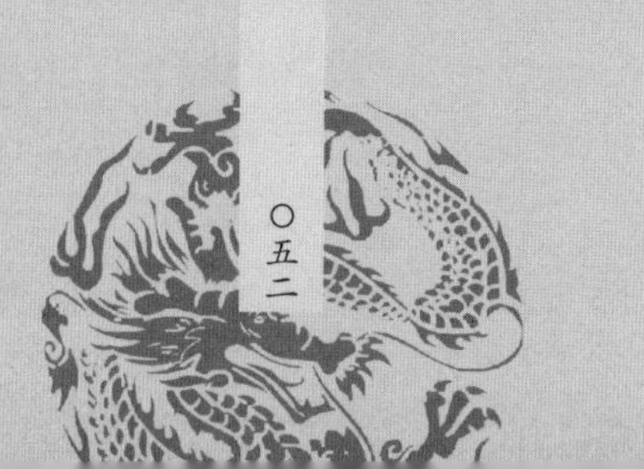

管，既及微丝气管，即全肺皆病，遍身浮肿，随之而起，脑症亦继起，而病不可收拾矣。

至痧子与急性肺炎同发者，因痧子本多数以咳嗽为诱因，当其咳时，治之不当极易由寻常伤风由浅入深而成支气管炎证。既见气急鼻扇，其毛窍必闭，多数无汗，纵有汗亦属漏汗，司汗腺之纤维神经启闭不灵，不能与血行相呼应，如此则痧子不得出，故痧子而兼见急性肺炎者，为恶候险症。无汗者当以麻黄汗之，以剧咳之故，气血皆上壅，热甚而火化，必须佐以凉药乃应。故麻、杏、石、甘与葛根、芩、连合用，乃此病之特效药。其有汗者必须和营，葛根、桂枝乃特效药，葛根嫌其升，则佐以芩、连、石膏，凉则下行故也。桂枝嫌其热，亦佐以芩连、石膏，而小桂枝之量，或竟不入煎，仅将桂枝泡汤代水煎药，所以然之故，葛根能透发，为初期痧子必需之品。桂枝能刺激表层皮肤司汗腺神经，在阳证漏

管。既及微絲氣管。卽全肺皆病。徧身浮腫。隨之而起。腦症亦繼起。而病不可收拾矣。

至痧子與急性肺炎同發者。因痧子本多數以咳嗽爲誘因。當其咳時。治之不當極易由尋常傷風由淺入深而成支氣管炎證。既見氣急鼻扇。其毛竅必閉。多數無汗。縱有汗亦屬漏汗。司汗腺之纖維神經啓閉不靈。不能與血行相呼應。如此則痧子不得出。故痧子而兼見急性肺炎者。爲惡候險症。無汗者當以麻黃汗之。以劇咳之故。氣血皆上壅。熱甚而火化。必須佐以涼藥乃應。故麻杏石甘與葛根芩連合用。乃此病之特效藥。其有汗者必須和營。葛根桂枝乃特效藥。葛根嫌其升。則佐以芩連石膏。涼則下行故也。桂枝嫌其熱。亦佐以芩連石膏。而小桂枝之量。或竟不入煎。僅將桂枝泡湯代水煎藥。所以然之故。葛根能透發。爲初期痧子必需之品。桂枝能刺激表層皮膚司汗腺神經。在陽證漏

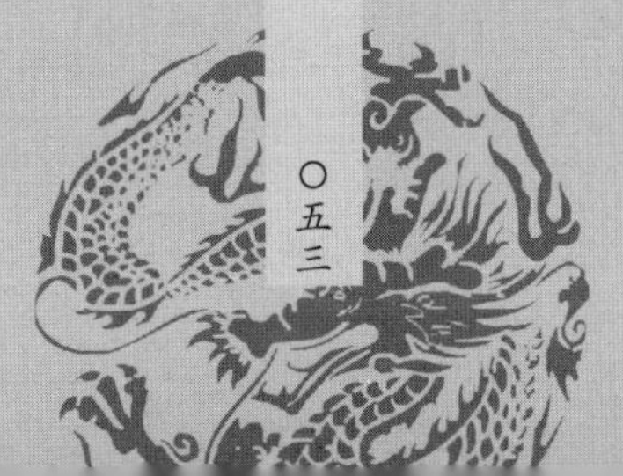

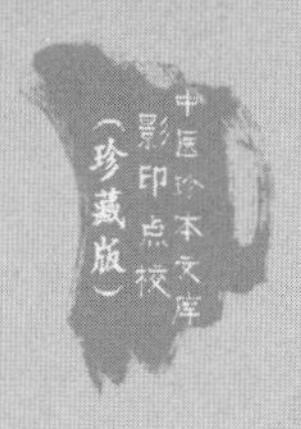

汗之病。非此不止。泡湯雖力薄。無陽盛用熱之嫌。協以小麥牡蠣。則爲效良也。此種止汗方法。古人謂之和營。營和則肺氣得通。更得涼性藥消炎。則氣急可平。此種治法。是極平和者。有病勢甚劇。前此已經誤治。氣急鼻扇異常之重者。則此種藥尚不適用。當從速以細辛開之。細辛重則三分。輕則一分半。以五味子監之。以杏仁象貝爲引經藥。用甘草調節其悍性。以顧正氣。仍得用黃芩知母等爲佐。以消炎腫。爲效之良。捷於影響。此卽小青龍湯中之特效成分。有汗去麻黃。熱甚去薑桂。仲景本不教人死守其方。何得不變通用之。今之兒科。値此等病。往往放胆用葶藶。以爲既非虛證。肺氣壅盛。當然可瀉。不知肺氣所以壅。由於衛氣被束。解外則愈。其細辛證因支氣管炎腫收小。因而窒息。此爲閉證。開之則愈。瀉肺是誅伐無罪。徒令肺虛。虛則喘乃益甚。外層則因外感失治而營衛不和。裏面則因藥力而增內傷。體工之本能。既須救濟外感。復須救濟

汗之病，非此不止。泡汤虽力薄，无阳盛用热之嫌，协以小麦、牡蛎，则为效良也。此种止汗方法，古人谓之和营，营和则肺气得通，更得凉性药消炎，则气急可平，此种治法，是极平和者。有病势甚剧，前此已经误治，气急鼻扇异常之重者，则此种药尚不适用，当从速以细辛开之，细辛重则三分，轻则一分半，以五味子监之，以杏仁、象贝为引经药，用甘草调节其悍性，以顾正气，仍得用黄芩、知母等为佐，以消炎肿，为效之良，捷于影响。此即小青龙汤中之特效成分，有汗去麻黄，热甚去姜桂，仲景本不教人死守其方，何得不变通用之。今之儿科，值此等病，往往放胆用葶苈，以为既非虚证，肺气壅盛，当然可泻，不知肺气所以壅，由于卫气被束，解外则愈。其细辛证因支气管炎肿收小，因而窒息，此为闭证，开之则愈。泻肺是诛伐无罪，徒令肺虚，虚则喘乃益甚，外层则因外感失治而营卫不和，里面则因药力而增内伤，体工之本能，既须救济外感，复须救济

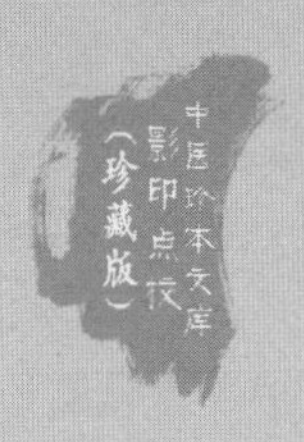

内伤，其势不给，藏气乃乱，生命在旦夕间，虽有善者，用药亦感困难矣。又有用槟榔者，其流弊如陆姓医案，其为祸亚于葶苈。又有用石斛者，病在阳经，早用此物，遂遏热入里，热既不肯退，痧子亦不得出，浸成大患。凡此皆若有意与病为难，时医则专喜用之，其病在无学理，无标准。马姓小孩，即兼尝各种误药者，葶苈、槟榔既皆犯之，石斛尤多。自余接手治疗时，其病已半月计。余见其舌尖光，气促鼻扇，知其为急性肺炎，兼泄泻内陷痧子不得出者，先为解外，更事外熨，痧子透发，热乃骤高，却继见脑症，于是施以惊风治法，治之十日，诸恙悉瘥，而耳下颈项间结毒。因延外科，讵外科某，程度幼稚，不敢开刀，仅用咬头药，延之两日，内膜破，遂无法挽救，功亏一篑，甚可惜也。此病与拉圾桥吴姓小孩病同，吴孩出痧疹，初因重药创内部，曾泄泻，其后痧点虽满布，而气急鼻扇，手脚瞤动，并见抽搐，舌苔黑，质不绛，此邪极尚未尽达，而并发急性支气管炎及脑

內傷。其勢不給。藏氣乃亂。生命在旦夕間。雖有善者。用藥亦感困難矣。又有用檳榔者。其流弊如陸姓醫案。其為禍亞於葶藶。又有用石斛者。病在陽經。早用此物。遂遏熱入裏。熱既不肯退。痧子亦不得出。浸成大患。凡此皆若有意與病為難。時醫則專喜用之。其病在無學理。無標準。馬姓小孩。即兼嘗各種誤藥者。葶藶檳榔既皆犯之。石斛尤多。自余接手治療時。其病已半月計。余見其舌尖光。氣促鼻扇。知其為急性肺炎。兼泄瀉內陷痧子不得出者。先為解外。更事外熨。痧子透發。熱乃驟高。卻繼見腦症。於是施以驚風治法。治之十日。諸恙悉瘥。而耳下頸項間結毒。因延外科。詎外科某。程度幼稚。不敢開刀。僅用咬頭藥。延之兩日。內膜破。遂無法挽救。功虧一簣。甚可惜也。此病與拉圾橋吳姓小孩病同。吳孩出痧疹。初因重藥創內部。曾泄瀉。其後痧點雖滿布。而氣急鼻扇。手腳瞤動。并見抽搐。舌苔黑。質不絳。此邪機尚未盡達。而併發急性支氣管炎及腦

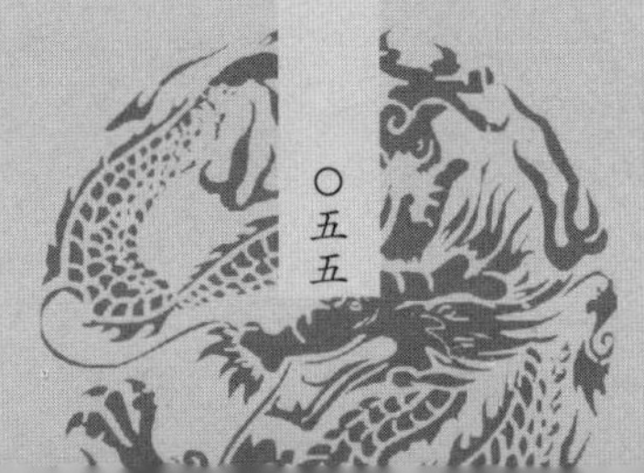

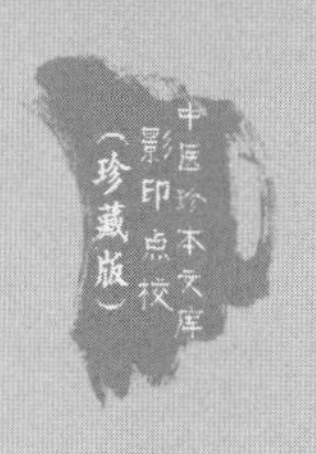

證也。以犀角地黃湯合安腦丸蠍尾膽草等。不應。復加羚羊。次日脈緩流利。氣急鼻扇差減。驚則尙陣發不已。原方再進。驚亦漸平。其後以五汁飲和金蜈散安腦丸三者交互投之。痧回熱退。驚定脈平。神志爽慧。慶更生矣。後乃面部中央結毒。在鼻篩骨之下與上顎之間。則開刀較難。然苟能於適當時期令於口內上顎出膿。未始不可活。結果延請瘍醫。以猶豫未敢奏刀。功敗垂成。竟與馬孩如出一轍。其後吳某尙疑不預先消毒。來函詰問。往返函牘兩則。足資參考。并附於後。（此病有方案載藥盦醫案）

鐵樵先生賜鑒。久未敬候爲念。卽維公私順遂。潭第集吉。爲頌無量。逕啓者。今春小兒患痧。危險已極。得先生診治。漸見慶生。合家欣慰。曷可言宣。鴻恩碩德。誠沒齒不忘也。至後病者鼻部發現黑點。蔓延甚速。迭經中西醫治。僉云受毒已深。無可補救。不一日卽亡。以九死一生之際。尙賴先生保其小命。何在一死

证也。以犀角地黄汤合安脑丸、蝎尾、胆草等，不应，复加羚羊。次日脉缓流利，气急鼻扇差减，惊则尚阵发不已，原方再进，惊亦渐平。其后以五汁饮和金蜈散、安脑丸三者交互投之，痧回热退，惊定脉平，神志爽慧，庆更生矣。后乃面部中央结毒，在鼻筛骨之下与上颚之间，则开刀较难，然苟能于适当时期令于口内上颚出脓，未始不可活。结果延请疡医，以犹豫未敢奏刀，功败垂成，竟与马孩如出一辙。其后吴某尚疑不预先消毒，来函诘问，往返函牍两则，足资参考，并附于后（此病者方案载药盦医案）。

铁樵先生赐鉴，久未敬候为念，即维公私顺遂，潭第集吉，为颂无量，迳启者，今春小儿患痧，危险已极，得先生诊治，渐见庆生，合家欣慰。曷可言宣，鸿恩硕德，诚没齿不忘也。至后病者鼻部发现黑点，蔓延甚速，迭经中西医治，佥云受毒已深，无可补救，不一日即亡，以九死一生之际，尚赖先生保其小命，何在一死

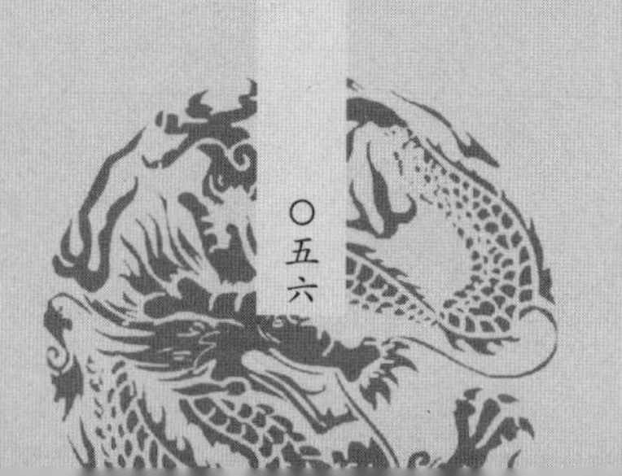

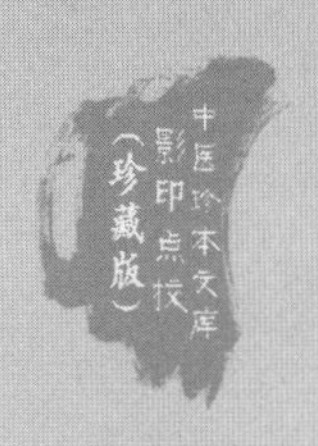

九生之顷，反而疏忽，不解其毒，竟殇其命。为父母者，能不心痛乎？素考治小儿痧痘后，必清其毒，况先生曾用蝎尾、蜈蚣诸毒药，岂可不解。抑先生竟明于一世而糊涂于一时耶？伏念先生驰誉医界，又系书门相传，经验饱学，当必有所根据，千祈示函，藉释疑窦，感盼感盼。即请 大安

吴荫蕉顿首

覆函

尊函诵悉，弟因事冗，又须检查旧存医案，故迟迟奉复，甚歉甚歉。十月廿七日尊函，有两层意思：其一，通常治痧子后须解毒，问弟治令郎何故不予解毒；其二，弟曾用蝎尾、蜈蚣等药治此病，尤其当以解毒为先务，乃终竟不为解毒，致功亏一篑，问何所根据？兹竭诚奉覆如下：通常痧子愈后即无事，所谓解毒，不过分利清血药，如生甘草、活贯中、鲜生地、赤猪苓等，此种药力量甚薄，并无许多效力。令郎之病，不但是痧子，乃流行性脑症与急性肺炎同发，当鄙人诊治

九生之頃，反而疏忽。不解其毒。竟殤其命。爲父母者。能不心痛乎。素考治小兒痧痘後。必清其毒。況先生曾用蠍尾蜈蚣諸毒藥。豈可不解。抑先生竟明於一世。而糊塗於一時耶。伏念先生馳譽醫界。又係書門相傳。經驗飽學。當必有所根據。千祈示函。藉釋疑竇。感盼感盼。即請　大安

吳蔭蕉頓首

覆函

尊函誦悉。弟因事冗。又須檢查舊存醫案。故遲遲奉復。甚歉甚歉。十月廿七日尊函。有兩層意思。其一。通常治痧子後須解毒。問弟治令郎何故不予解毒。其二。弟曾用蠍尾蜈蚣等藥治此病。尤其當以解毒爲先務。乃終竟不爲解毒。致功虧一簣。問何所根據。茲竭誠奉覆如下。通常痧子愈後。即無事。所謂解毒。不過分利清血藥。如生甘草活貫中鮮生地赤豬苓等。此種藥力量甚薄。並無許多效力。令郎之病。不但是痧子。乃流行性腦症與急性肺炎同發。當鄙人診治

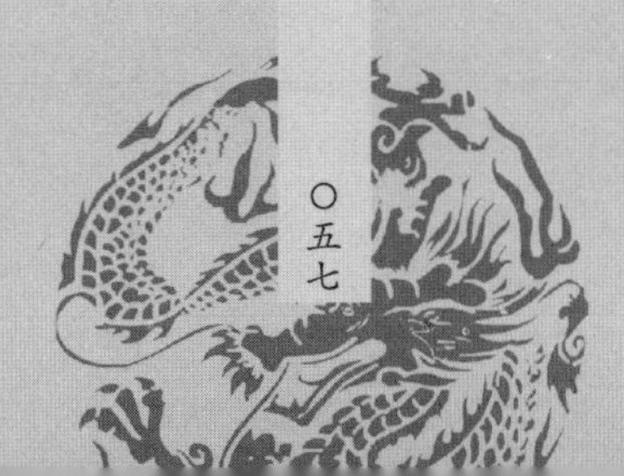

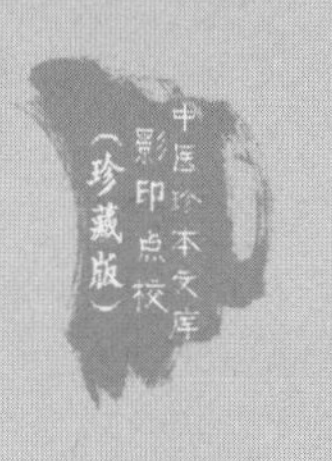

時。已入大逆境。危險萬狀之時。假使開場不逆。決不結毒。開場既逆。便生命不保。幸而治愈。結毒是不可避免的。結毒當開刀。那是外科方面事。弟實不能。故最後一方案中。聲明須另請外科。至外科醫生不能開刀。是當問之外科。弟不敢強不知以爲知。色脈好。神氣好。毒聚於一處。所以用生黃芪托毒者。卽是保護內部。使其毒不向裏陷。當此之時。外科醫生說。無法可想。然則神昏壯熱抽搐之時。本用外科不着。不知外科醫生有法想之時。是何時也。至於蠍尾本驚風必用之藥。并無所謂遺毒。金蜈散本是丹溪方子。蜈蚣去頭尾。和入他藥。只用一挖耳之量。亦萬無因此結毒之事。況記得閣下曾爲弟言。蜈蚣未服。故拙方中有不服亦好之言。是并一挖耳之金蜈散亦未服也。再解毒無逾於犀角。病毒歸於一處而成膿。不開刀而責之解毒藥。則開刀之手術。在醫學上爲無用矣。就病情講。治此種大症。最怕是病毒不肯歸入一處。若既使歸入一處。呼

时，已入大逆境，危险万状之时，假使开场不逆，决不结毒。开场既逆，便生命不保，幸而治愈，结毒是不可避免的。结毒当开刀，那是外科方面事，弟实不能，故最后一方案中，声明须另请外科，至外科医生不能开刀，是当问之外科，弟不敢强不知以为知。色脉好，神气好，毒聚于一处，所以用生黄芪托毒者，即是保护内部，使其毒不向里陷。当此之时，外科医生说，无法可想，然则神昏、壮热、抽搐之时，本用外科不着，不知外科医生有法想之时，是何时也。至于蝎尾本惊风必用之药，并无所谓遗毒，金蜈散本是丹溪方子，蜈蚣去头尾，和人他药，只用一挖耳之量，亦万无因此结毒之事。况记得阁下曾为弟言，蜈蚣未服，故拙方中有不服亦好之言，是并一挖耳之金蜈散亦未服也，再解毒无逾于犀角，病毒归于一处而成脓，不开刀而责之解毒药，则开刀之手术，在医学上为无用矣。就病情讲，治此种大症，最怕是病毒不肯归入一处，若既使归入一处，呼

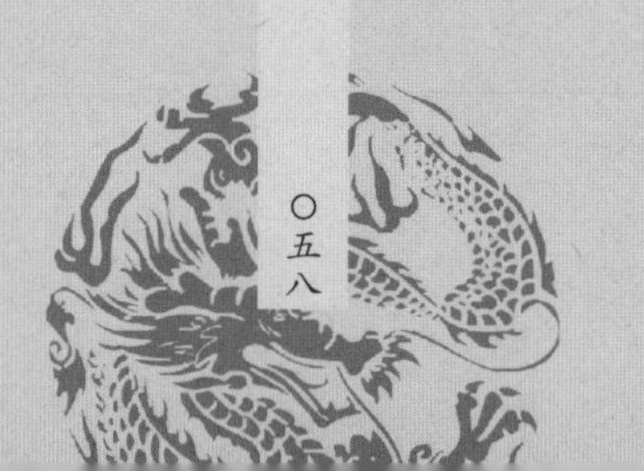

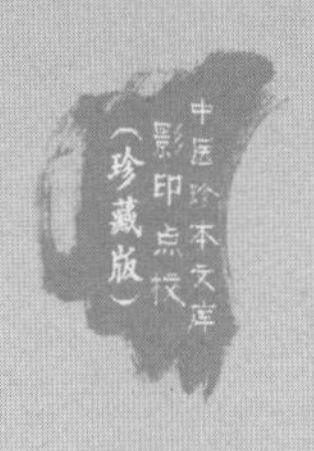

吸停匀，脉搏停匀，抽搐不作，神色清楚，热度清楚，到此地位，内科责任已尽。倘然有人事后说风凉话，不过同业相妒，那是他自损人格，无与我事。至于弟所根据以治小孩之书，为尊生方中之幼科释谜，钱仲阳之药证真诀，参用《千金方》中治风、治痉各条，其他幼科书虽曾涉猎，并无心得。再痧子结毒，等于已熟之痈，其脓聚于皮里膜外，有一定时间可以维持，当及此时开之，脓出则愈。若延过适当时期，脓聚太多，内膜一破，其脓内溃，立刻危笃，无可挽救，此是事实。外科书中，防内窜有蜡矾丸，所以护内膜者也。此是外科范围内事，弟知之不详，专此奉覆，临颖主臣，即请台安。

恽铁樵顿首

以上两案，虽皆未愈，其实为正当之治法，论病用药，均可以为法。如女儿慧协孙儿龙官，病同治法亦同，皆因病历短能速愈，故无后患。慧协十五岁，读书甚慧，颇贪凉，常少著衣，偶有不适，发热必兼见喉痛，喉头有白点，予以疏解药辄

吸停勻。脈搏停勻。抽搐不作。神色清楚。熱度清楚。到此地位。內科責任已盡。倘然有人事後說風涼話。不過同業相妒。那是他自損人格。無與我事。至於弟所根據以治小孩之書。爲尊生方中之幼科釋謎。錢仲陽之藥證眞訣。參用千金方中治風治痙各條。其他幼科書雖曾涉獵。并無心得。再痧子結毒等於已熟之癰。其膿聚於皮裏膜外。有一定時間可以維持。當及此時開之。膿出則愈。若延過適當時期。膿聚太多。內膜一破。其膿內潰。立刻危篤。無可挽救。此是事實。外科書中。防內竄有蠟礬丸。所以護內膜者也。此是外科範圍內事。弟知之不詳。專此奉覆。臨穎主臣。卽請台安

惲鐵樵頓首

以上兩案。雖皆未愈。其實爲正當之治法。論病用藥。均可以爲法。如女兒慧協孫兒龍官。病同治法亦同。皆因病歷短能速愈。故無後患。慧協十五歲。讀書甚慧。頗貪涼。常少著衣。偶有不適。發熱必兼見喉痛。喉頭有白點。予以疏解藥輒

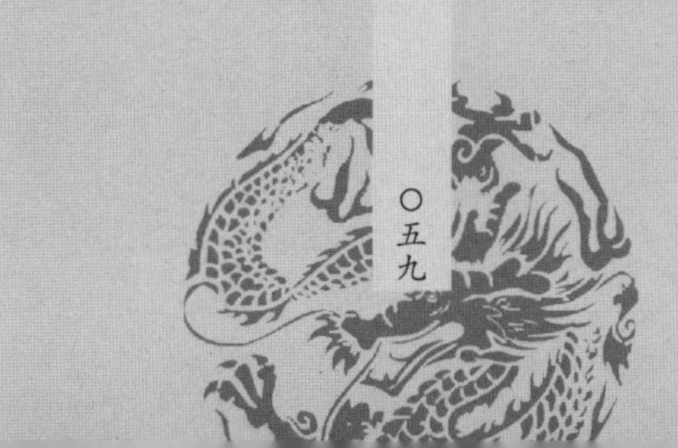

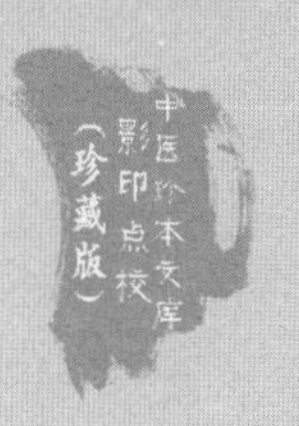

愈。甚且不服藥亦愈。已習以爲常。不復爲意。今年四月初復病。道是發熱喉痛。以爲仍是尋常感冒。早起發病。余門診既畢。下午始診之。面色不甚華。脣不紅。手冷而脈亂。呼吸甚粗。膚紅。診脈之頃。手指所壓處色白。須臾復紅。此麻疹證據也。其舌質紅絳。舌面乾。苔厚。舌尖皮緊。此爲內熱有積。石膏證也。麻疹不足慮。面色不華。已不啻明白告人是猩紅熱。益以脈亂。則其病勢之鄭重。非尋常發熱可同日語。所居爲亭子間。不合於調護。乃移置樓下廂房中。先予以麻杏石甘湯。計生麻黃四分。加葛根錢半。不應。喉益痛。原方繼進。改用炙麻黃三分。復不應。黃昏仍原方繼進。用生麻黃三分。加板藍根、牛蒡、姜蠶。用芫荽外熨。令女兒慧莊慧姝看護。兩人皆澈夜不寐。頻熨之。面部總不甚紅。仍無汗。且有譫語。翌晨。更進生麻黃四分。得小汗。迷睡壯熱。乃專事外熨。徧身膚色皆緋紅。面部總不甚透澈。余認爲藥力與病相持。入夜仍有譫語。繼進葛根葱白石膏。加

愈，甚且不服药亦愈，已习以为常，不复为意。今年四月初复病，道是发热喉痛，以为仍是寻常感冒，早起发病，余门诊既毕，下午始诊之，面色不甚华，唇不红，手冷而脉乱，呼吸甚粗，肤红，诊脉之顷，手指所压处色白，须臾复红，此麻疹证据也。其舌质红绛，舌面干，苔厚，舌尖皮紧，此为内热有积，石膏证也。麻疹不足虑，面色不华，已不啻明白告人是猩红热，益以脉乱，则其病势之郑重，非寻常发热可同日语。所居为亭子间，不合于调护，乃移置楼下厢房中，先予以麻杏石甘汤，计生麻黄四分，加葛根钱半，不应；喉益痛，原方继进，改用炙麻黄三分，复不应；黄昏仍原方继进，用生麻黄三分，加板蓝根、牛蒡、姜蚕，用芫荽外熨，令女儿慧庄、慧姝看护，两人皆澈夜不寐，频熨之。面部总不甚红，仍无汗，且有谵语。翌晨，更进生麻黄四分，得小汗，迷睡壮热，乃专事外熨，遍身肤色皆绯红，面部总不甚透澈。余认为药力与病相持。入夜仍有谵语，继进葛根葱白石膏，加

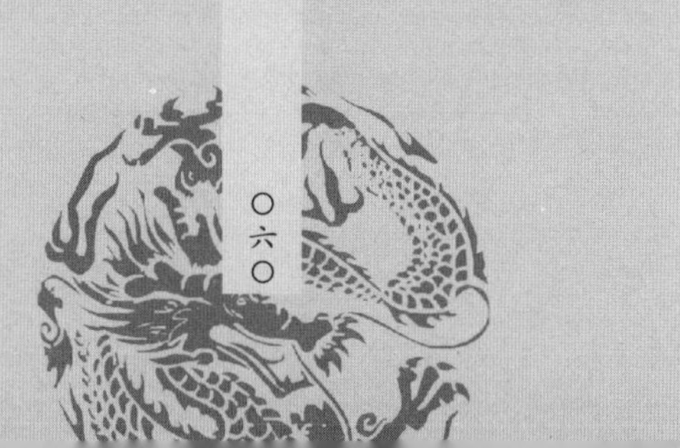

胆草一分，是夜仍澈夜熨之。第三日早起面部痧子透出，胸脘臂部渐回，喉痛亦大减，下午热退。第四日霍然而愈。犹吃素五日，摄养二十日，然后读书，计病剧时两日夜，用芫荽莱至值两元之多，亦创闻也。

龙官两岁，时尚未断乳，时在春杪，初起发热呕乳，可半日许，见肤红、喉哑、抽搐、剧咳而气急，是实惊风麻疹与急性肺炎并发者。及予以麻杏、石、甘、葛根、胆草，佐以杏仁、象贝、苏子，药后无甚出入。半日后继进一剂，加半夏、川连。又半日许，呕似乎略瘥，得微汗，咳较剧，仍喘而音哑，以芫荽熨之，惊不止；与安脑丸，呕止，神气略清而泄泻，乃予犀角，药中胆草二分，犀角亦二分。病之第二日，遍身红点皆透，独面部甚少，惊不止，胆草加一分，即时呼大便，坐溺器上许久乃无所下，知甘降太甚，则气欲下脱也。于是去胆草，专恃犀角与安脑丸治惊，因其虚加归身、细生地、麦冬、知母。第三日早起视之，病尚相持，颇迷睡，以为无事也，亦

胆草一分。是夜仍澈夜熨之。第三日早起面部痧子透出。胸脘臂部漸回。喉痛亦大減。下午熱退。第四日霍然而愈。猶吃素五日。攝養二十日。然後讀書。計病劇時兩日夜。用芫荽菜至値兩元之多。亦創聞也。

龍官兩歲。時尚未斷乳。時在春杪。初起發熱嘔乳。可半日許。見膚紅、喉啞、抽搐、劇咳而氣急。是實驚風痲疹與急性肺炎并發者。亟予以痲杏石甘葛根胆草。佐以杏仁象貝蘇子。藥後無甚出入。半日後繼進一劑。加半夏川連。又半日許。嘔似乎略瘥。得微汗。咳較劇。仍喘而音啞。以芫荽熨之。驚不止。與安腦丸。嘔止。神氣略清而泄瀉。乃予犀角。藥中胆草二分。犀角亦二分。病之第二日。徧身紅點皆透。獨面部甚少。驚不止。胆草加一分。卽時呼大便。坐溺器上許久乃無所下。知苦降太甚。則氣欲下脫也。於是去胆草。專恃犀角與安腦丸治驚。因其虛加歸身細生地麥冬知母。第三日早起視之。病尙相持。頗迷睡。以爲無事也。亦

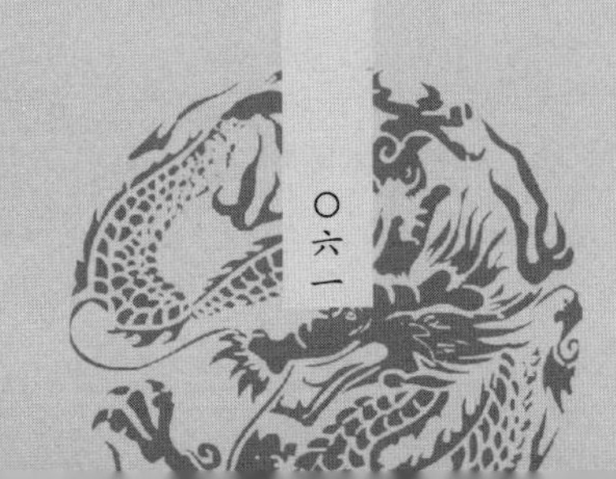

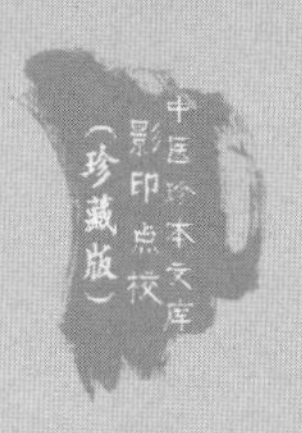

竟未予藥。乃下午出診歸。女傭逆而告我龍官病不佳。亟登樓則內人方啜泣。余大驚。視小孩挺臥如僵。面色呼吸尚非死徵。候其脈亦非死脈。惟昏不知人。不啼不能吮乳。抱之起。似醒。仍不啼。余心神已略定。見其口角有白沫。此實肺燥之故。適有人贈新會橙。亟剖一枚飼之。頗能嚥。徐予之。盡一枚而目啓。再予一枚神氣大佳。於是恣予之。竟不服藥。一夜盡十二枚。而病霍然愈。余持準提齋。即爾日所許願也。

自己欬嗽腸病治效

余自藥蠱瘥減而得落眉大風。厥後鬚髮雖重生。然全作白色。余之蠱從治聾來。余之落眉風却從治蠱來。蓋得藥蠱後。藥兼積聚。用耆婆丸下之得愈。手顫亦漸止。然當時急於求治。又因白癜風。服九江散。因虛而食種種補品。偶因九江散與駐顏丹同服。自覺毛孔間綳然作響。如有纖維斷絕者。然從此便鬚眉

竟未予药。乃下午出诊归，女佣逆而告我龙官病不佳，及登楼则内人方啜泣。余大惊，视小孩挺卧如僵，面色、呼吸尚非死征，候其脉亦非死脉，惟昏不知人，不啼不能吮乳，抱之起，似醒，仍不啼。余心神已略定，见其口角有白沫，此实肺燥之故，适有人赠新会橙，亟剖一枚饲之，颇能咽，徐予之，尽一枚而目启，再予一枚神气大佳，于是恣予之，竟不服药。一夜尽十二枚，而病霍然愈。余持准提斋，即尔日所许愿也。

自己欬嗽肠病治效

余自药蛊瘥减而得落眉大风，厥后须发虽重生，然全作白色，余之蛊从治聋来，余之落眉风却从治蛊来。盖得药蛊后，药兼积聚，用耆婆丸下之得愈。手颤亦渐止，然当时急于求治，又因白癜风，服九江散，因虚而食种种补品，偶因九江散与驻颜丹同服，自觉毛孔间绷然作响，如有纤维绝者，然从此便须眉

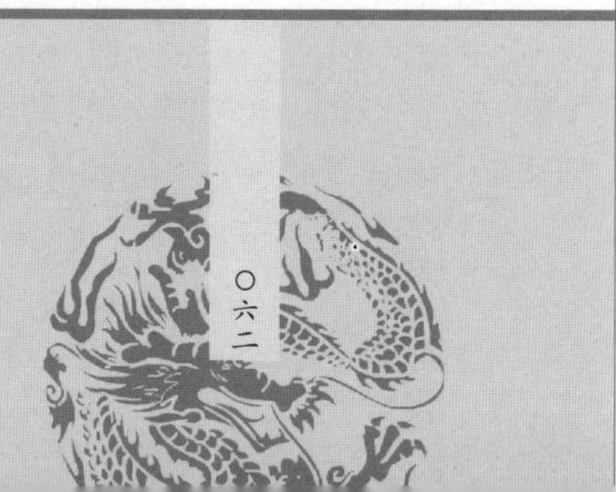

与发渐脱，遍身之毛亦脱，头部多油汗，其症状如癞。如此者年余，就《千金》考之，当以苦参为特效药，然余病多，胃纳亦弱，苦味败胃，不敢服也。同时肺病、肠病均极深，自问盛年已过，即须眉尽去，亦不必如到彦之之讲风仪，皇皇求治，且自知因服药之故，毛囊及皮脂腺受病，此种皆有代谢作用。旧者坏死，新者再生，其病当渐愈。只索听之，亘七年半之久，须发再生再落，然后癞风之症状悉除。然发则灰白，须则全白，终不得复，则年龄当亦有关。今吾所记者为此病与肺病之关系及治验。余自幼即多欬多唾，盖因肺弱，自得药蛊后，欬乃益甚，动辄伤风，四十五以后，肺萎症状渐著，涕泣俱出，薄痰奇多，喉常痒。某次伤风，咳奇剧，饮宣肺药不效，乃服细辛少许，讵药后涕如泉涌，不可制止。因悟涕多，乃肺虚之证，肺虚不胜冷空气压迫，内部各腺疾速分泌以为救济，多至极点，遂如泉涌。当时只觉涕多，其实痰亦多也。又曾见有伧医治欬用细辛至七八分，

與髮漸脫。徧身之毛亦脫。頭部多油汗。其症狀如癩。如此者年餘。就千金考之。當以苦參爲特效藥。然余病多。胃納亦弱。苦味敗胃。不敢服也。同時肺病腸病均極深。自問盛年已過。卽鬚眉盡去。亦不必如到彥之之講風儀。皇皇求治。且自知因服藥之故。毛囊及皮脂腺受病。此種皆有代謝作用。舊者壞死。新者再生。其病當漸愈。只索聽之。亘七年半之久。鬚髮再生再落。然後癩風之症狀悉除。然髮則灰白。鬚則全白。終不得復。則年齡當亦有關。今吾所記者爲此病與肺病之關係及治驗。余自幼卽多欬多唾。蓋因肺弱。自得藥蠱後。欬乃益甚。動輒傷風。四十五以後。肺萎症狀漸著。涕泣俱出。薄痰奇多。喉常癢。某次傷風。欬奇劇。飲宣肺藥不效。乃服細辛少許。詎藥後涕如泉湧。不可制止。因悟涕多。乃肺虛之證。肺虛不勝冷空氣壓迫。內部各腺疾速分泌以爲救濟。多至極點。遂如泉湧。當時只覺涕多。其實痰亦多也。又曾見有傖醫治欬用細辛至七八分。

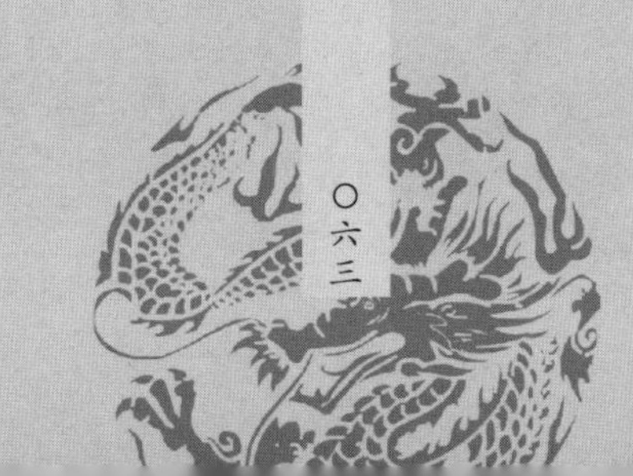

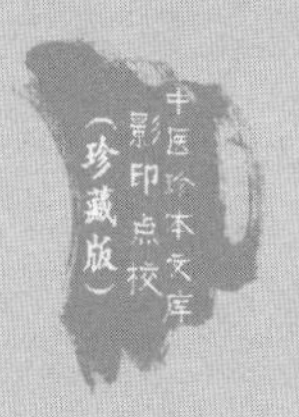

其人狂欬不止。欬時非常有力。而涕痰皆薄。余急用生脈加乾姜救之。其病遂愈。故辨虛實最難。若誤認欬嗽有力爲肺實。用葶藶瀉之。則適得其反。殺人反掌間耳。余雖自知肺虛。然補肺不效。溫肺不效。且積聚藥蠱雖愈。腸胃總不和。飲食無味。大便五七日始一行。矢氣奇多。又每年秋間必患痢。平日便閉。常覺胃中有物。以故雖饑不能食。若以藥瀉之則亦痢。舊醫籍論痢。不過滯下、濕熱、食積、寒濕。有鴉片癮者。則云烟漏。成方雖多。有效有不效。若烟漏。則多不效。煙客何以漏。則不能言其故。於是烟漏多死。又產後痢病後痢與夫兼症痢疾。病症較複雜。古人成方。不能脗合。則亦多死。此皆不知病理之過也。以余研究所得者。痢之爲病。從生理言之。則腸神經爲病。從形能言之。則肝腎肺三藏先受病。由三藏藏氣失職。轉屬而成。假使三藏不失職。卽使秋日偶感寒濕食積。亦不能成痢。卽使成痢。以痢疾成方投之。可以應手而愈。不爲患也。

其人狂咳不止，咳时非常有力，而涕痰皆薄。余急用生脉加干姜救之，其病遂愈，故辨虚实最难。若误认欬嗽有力为肺实，用葶苈泻之，则适得其反，杀人反掌间耳。余虽自知肺虚，然补肺不效，温肺不效，且积聚药蛊虽愈，肠胃总不和，饮食无味，大便五七日始一行，矢气奇多。又每年秋间必患痢，平日便闭，常觉胃中有物，以故虽饥不能食。若以药泻之则亦痢，旧医籍论痢，不过滞下、湿热、食积、寒湿，有鸦片瘾者，则云烟漏。成方虽多，有效有不效，若烟漏，则多不效，烟客何以漏，则不能言其故，于是烟漏多死。又产后痢病后痢与夫兼症痢疾，病症较复杂，古人成方，不能吻合，则亦多死，此皆不知病理之过也。以余研究所得者，痢之为病，从生理言之，则肠神经为病；从形能言之，则肝、肾、肺三藏先受病，由三藏藏气失职，转属而成。假使三藏不失职，即使秋日偶感寒湿食积，亦不能成痢。即使成痢，以痢疾成方投之，可以应手而愈，不为患也。

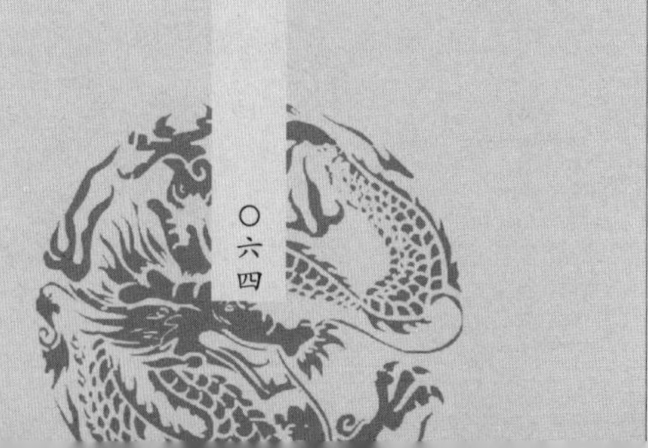

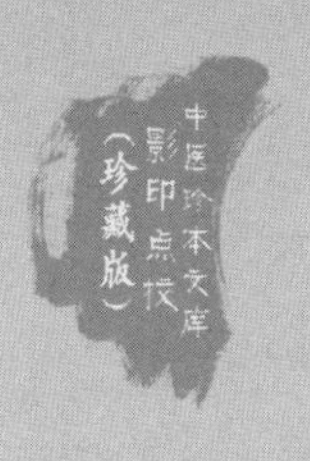

凡生物所以能健全者，在藏气和，所谓和，无他，饮食之消化，血之运行，淋巴之吸收，内分泌之制造，各不失职，供求相应，不多不少，在内部则新陈代谢，秩然有序。对外界则温、凉、燥、湿，应付适宜。若是者，谓之和。食物太多，不能充分消化，则伤食；温、凉、燥、湿不能适当应付，即不能充分消化，因不能充分吸收，则营养不良。恐则气下，怒则上薄，忧郁则涩滞，淫荡则散乱。如此者，其血之运行，不能循常轨，血行过于疾速，与心房瓣膜之力不相应，则瓣膜闭锁不全，血可以倒行，吸酸除炭之作用不能充分，新陈代谢，乃以渐失序。血行过于涩滞，则脉管血液渗漏者多，组织中乃有过剩之水分，有所羡，即有所耗，于是供求乃不相应。经云：味归形，形归气，气归精，精归化，化化乃能健全。故养生目的，期于能化，欲其能化，须先有以前三项，供求不相应，新陈代谢失序，是先无前三项，病且丛生，更何有于健全。瓣膜闭锁失职，病灶在心，然实是神经为病，从忧郁来，故

凡生物所以能健全者。在藏氣和。所謂和。無他。飲食之消化。血之運行。淋巴之吸收。內分泌之製造。各不失職。供求相應。不多不少。在內部則新陳代謝。秩然有序。對外界則溫涼燥濕。應付適宜。若是者。謂之和。食物太多。不能充分消化。則傷食。溫涼燥濕不能適當應付。卽不能充分消化。因不能充分吸收。則營養不良。恐則氣下。怒則上薄。憂鬱則濇滯。淫蕩則散亂。如此者。其血之運行。不能循常軌。血行過於疾速。與心房瓣膜之力不相應。則瓣膜閉鎖不全。血可以倒行。吸酸除炭之作用不能充分。新陳代謝。乃以漸失序。血行過於濇滯。則脈管血液滲漏者多。組織中乃有過剩之水分。有所羨。卽有所耗。於是供求乃不相應。經云。味歸形。形歸氣。氣歸精。精歸化。化化乃能健全。故養生目的。期於能化。欲其能化。須先有以前三項。供求不相應。新陳代謝失序。是先無前三項。病且叢生。更何有於健全。瓣膜閉鎖失職。病竈在心。然實是神經爲病。從憂鬱來。故

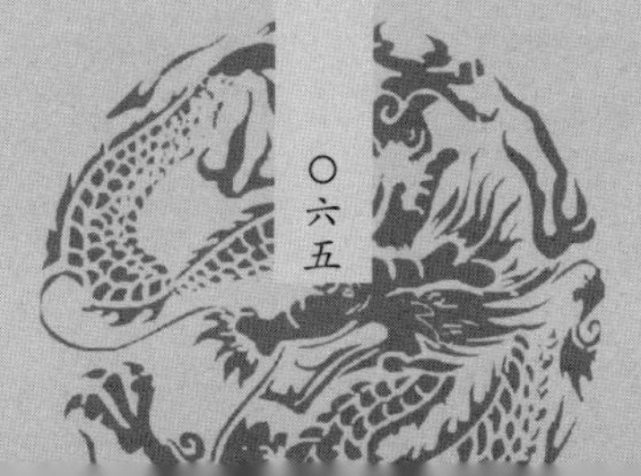

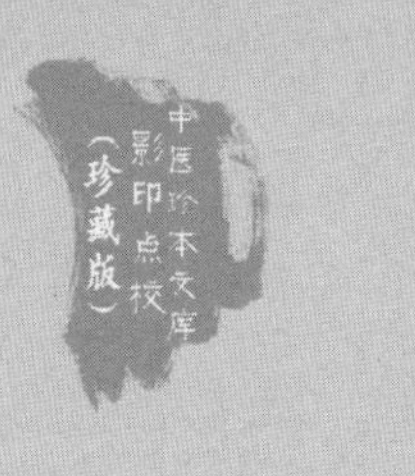

其源在肝。消化不良。病在胃。其有因憂鬱而病積聚者。則病亦在肝。肝逆胆汁不降故也。容易下痢。爲腸胃不和。爲陰陽不相順接。從食積與濕論治。淺者效。深者不效。因病是積與濕。而所以成病。卻是腸神經不能調節。然從神經治仍不效。因此病就形能上考察。其源在肺。肺虛則腸虛。肺健則腸健。肺寒則腸寒。肺熱則腸閉。此其解剖上理由若何。不得而知。惟肺虛寒。涕泣俱出。欬多薄痰者。最易患痢。肺與大腸相表裏。肺與皮毛相表裏。感寒可以成痢。停積亦可以成痢。則因毛竅不固。腸胃不和。而其原因則在肺弱。假使能從肺治腸。則痢疾殆無有不愈者。然欲得相當治法。卻非易事。濕之爲病。一者因血行太緩。脈管滲液太多。二者淋巴細胞不健全。不能充分吸收。但此二者都非病源。其眞病源是腎。內經之所謂腎。觀其論天癸可知是生殖腺。而其各種對於腎之議論。亦皆指生殖腺之功能。故內經之所謂腎。非指司排泄小便之內腎言也。凡腺

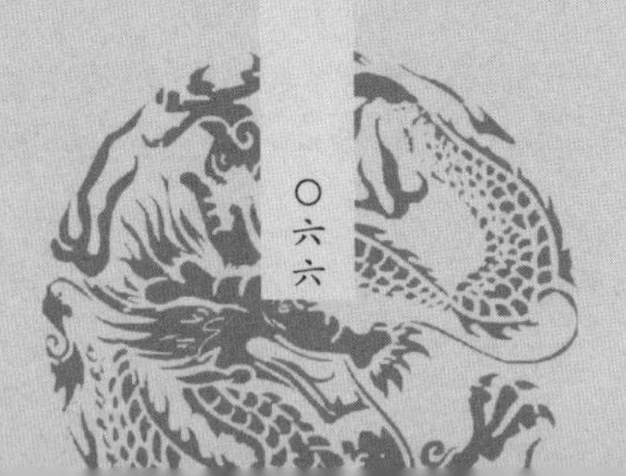

其源在肝。消化不良，病在胃，其有因忧郁而病积聚者，则病亦在肝，肝逆胆汁不降故也。容易下痢，为肠胃不和，为阴阳不相顺接，从食积与湿论治。浅者效，深者不效，因病是积与湿，而所以成病，却是肠神经不能调节。然从神经治仍不效，因此病就形能上考察，其源在肺，肺虚则肠虚，肺健则肠健，肺寒则肠寒，肺热则肠闭。此其解剖上理由若何？不得而知。惟肺虚寒，涕泣俱出，欬多薄痰者，最易患痢。肺与大肠相表里，肺与皮毛相表里，感寒可以成痢，停积亦可以成痢，则因毛窍不固，肠胃不和，而其原因则在肺弱。假使能从肺治肠，则痢疾殆无有不愈者。然欲得相当治法，却非易事，湿之为病，一者因血行太缓，脉管渗液太多；二者淋巴细胞不健全，不能充分吸收。但此二者都非病源，其真病源是肾。《内经》之所谓肾，观其论天癸可知是生殖腺，而其各种对于肾之议论，亦皆指生殖腺之功能。故《内经》之所谓肾，非指司排泄小便之内肾言也。凡腺

皆一个系统，全体之腺，有荣枯相共之势，此验之形能而甚确者。凡肾腺中毒而萎，则皮脂腺亦萎。三期梅毒与夫潜伏性之较轻者，无不见之于面，即因面部皮下小腺变性之故。肾亏而见瘰疬，即因肾腺萎缩，内分泌供不应求，甲状腺及副腺起代偿以应之。故病此者，恒见水不涵火之症象，此皆各腺与肾腺同荣枯之显著可征者。是故湿之为病，其病形为组织下有过剩水分，若问何以过剩，则因淋巴细胞吸收不健全。凡皮下小腺，皆属淋巴系统，此等腺坏，则水分过剩，亦惟肾腺中毒，然后此等腺坏，此在病能上皆予人以灼然可见者。湿病大别之为两种：达表者为皮肤；在里者为组织无弹力。最初一步，必身半以下受之，以故古人谓水曰润下。又以湿邪归之太阴，伤寒以腹满为太阴，是太阴云者，该腹部与肠言也。湿之后一步变化甚多，若脚气，若水肿，若神经瘫，若脑水肿，如其平素有神经过敏症，肠神经鞭化，则为痢疾。吸鸦片者，往往

皆一個系統。全體之腺。有榮枯相共之勢。此驗之形能而甚確者。凡腎腺中毒而萎。則皮脂腺亦萎。三期梅毒與夫潛伏性之較輕者。無不見之於面。卽因面部皮下小腺變性之故。腎虧而見瘰癧。卽因腎腺萎縮。內分泌供不應求。甲狀腺及副腺起代償以應之。故病此者。恆見水不涵火之症象。此皆各腺與腎腺同榮枯之顯著可徵者。是故濕之爲病。其病形爲組織下有過剩水分。若問何以過剩。則因淋巴細胞吸收不健全。凡皮下小腺。皆屬淋巴系統。此等腺壞。則水分過剩。亦惟腎腺中毒。然後此等腺壞。此在病能上皆予人以灼然可見者。濕病大別之爲兩種。達表者爲皮膚病。在裏者爲組織無彈力。最初一步。必身半以下受之。以故古人謂水曰潤下。又以濕邪歸之太陰。傷寒以腹滿爲太陰。是太陰云者。該腹部與腸言也。濕之後一步變化甚多。若腳氣。若水腫。若神經癱。若腦水腫。如其平素有神經過敏症。腸神經韌化。則爲痢疾。吸鴉片者。往往

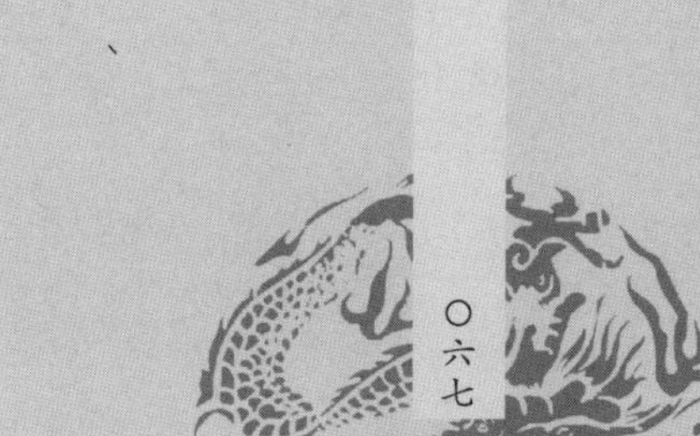

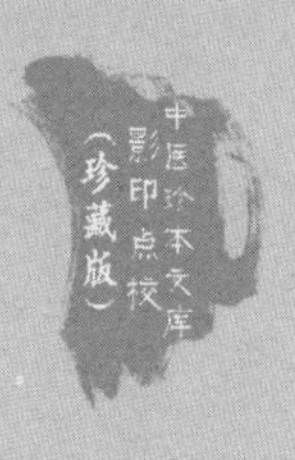

患痢。亦因此故。鴉片興奮神經。藏氣不勻。胃先受病。以故癮家舌恒中剝。凡見剝苔而燥者。陰不足。其人必心跳艱寐便閉。苔剝而潤者。濕有餘。不在外而爲皮膚病。必在裏爲腹滿。新秋寒濕應之。小有不愼。卽成痢矣。又從形能深求之。凡肺健全者。其面色必華。(皮下腺不壞) 其聲音必亮。(音帶有彈力) 其呼吸必勻整。(經云。肺爲相傅之官。治節出焉。所謂治節。指呼吸勻整。呼吸勻整。則吸酸除炭之功用健全。各藏氣謂安詳有序。故云治節。) 外呼吸良好者。內呼吸亦良好 (內呼吸指動靜脈纖維相接處。可謂動靜脈之樞紐。其重心在腹部。道家所謂丹田氣海。當卽指此。) 然則肺有彈力者。必不腹滿。而患慢性腹滿者。其肺必不健全。準此以談。豈古人肺與大腸相表裏之說。卽從此處推考而得之公例歟。

余之病在上則涕泣俱出。涕泣俱出者。肺無彈力也。在下則大便不行而多矢

患痢，亦因此故。鸦片兴奋神经，藏气不匀，胃先受病，以故瘾家舌恒中剥。凡见剥苔而燥者，阴不足，其人必心跳艰寐便闭，苔剥而润者，湿有余。不在外而为皮肤病，必在里为腹满，新秋寒湿应之，小有不慎，即成痢矣。又从形能深求之，凡肺健全者，其面色必华（皮下腺不坏），其声音必亮（音带有弹力），其呼吸必匀整（经云：肺为相傅之官，治节出焉。所谓治节，指呼吸匀整，呼吸匀整，则吸酸除炭之功用健全，各藏气谓安详有序，故云治节）。外呼吸良好者，内呼吸亦良好（内呼吸指动静脉纤维相接处，可谓动静脉之枢纽，其重心在腹部，道家所谓丹田气海，当即指此）。然则肺有弹力者，必不腹满，而患慢性腹满者，其肺必不健全。准此以谈，岂古人肺与大肠相表里之说，即从此处推考而得之公例欤。

余之病在上则涕泣俱出，涕泣俱出者，肺无弹力也。在下则大便不行而多矢

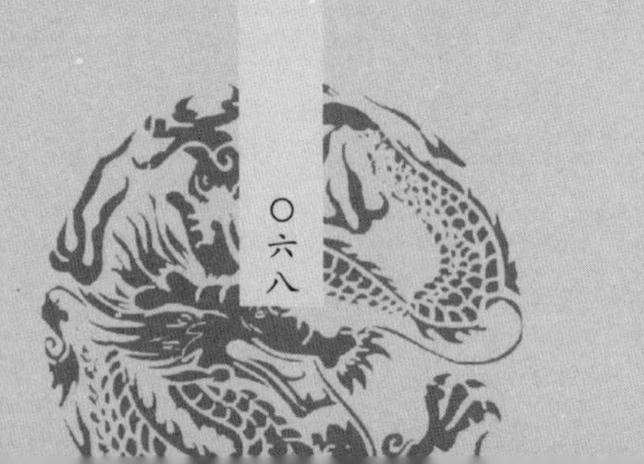

气，便不行多矢气，是虚闭也。惟其虚而不实，故不任攻，攻之则泻，闭与泻皆肠病也。此二藏病，则内外呼吸皆不健全，宜乎衰象日臻，故食欲、性欲皆降至极低程度。就形能言之，可谓由肺病肾，由脾病胃，脾即指腹部。盖言脾藏之领土该大肠言之，非谓脾藏本体也。脾与胃，肺与肠，皆古人所谓相表里者也。脾、胃、肺、肠既病，阳亦随萎，四肢百体，无不休戚相关，然而病能上必有以次递及之程序。凡肺病者，肾无不病；肾病者，肺无不病，故曰肺肾同源。就生理言之，即外呼吸病，内呼吸亦病，肾腺无所资，故肺病者，肾当其冲。然则肺与大肠相表里，与肺肾同源两语，是一件事，非两件事矣。余因肾病尝服龟龄集，此药以鹿茸为主要成分，余之服此，意在治肾以疗肺，然不但无效，结果乃使眼眊不明，眼白渐向里包裹虹彩，此肾热证据也。亟用天冬、地骨皮、泽泻等以为救济，而涕吐咳嗽肺萎证状益甚。又尝服鱼肝油，意在使肺增弹力，庶几由肺以疗肾，然

氣。便不行多矢氣。是虛閉也。惟其虛而不實。故不任攻。攻之則瀉。閉與瀉皆腸病也。此二藏病。則內外呼吸皆不健全。宜乎衰象日臻。故食慾性慾皆降至極低程度。就形能言之。可謂由肺病腎。由脾病胃。脾卽指腹部。蓋言脾藏之領土該大腸言之。非謂脾藏本體也。脾與胃。肺與腸。皆古人所謂相表裏者也。脾胃肺腸既病。陽亦隨萎。四肢百體。無不休戚相關。然而病能上必有以次遞及之程序。凡肺病者。腎無不病。腎病者。肺無不病。故曰肺腎同源。就生理言之。卽外呼吸病。內呼吸亦病。腎腺無所資。故肺病者。腎當其衝。然則肺與大腸相表裏與肺腎同源兩語。是一件事。非兩件事矣。余因腎病嘗服龜齡集。此藥以鹿茸爲主要成分。余之服此。意在治腎以療肺。然不但無效。結果乃使眼眊不明。眼白漸向裏包裹虹彩。此腎熱證據也。亟用天冬地骨皮澤瀉等以爲救濟。而涕吐咳嗽肺萎證狀益甚。又嘗服魚肝油。意在使肺增彈力。庶幾由肺以療腎。然

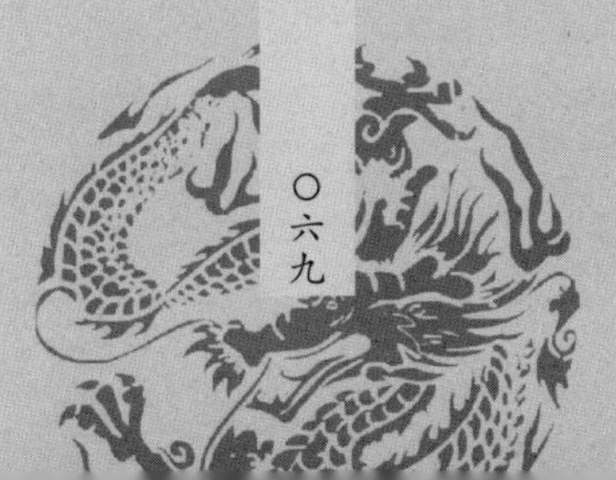

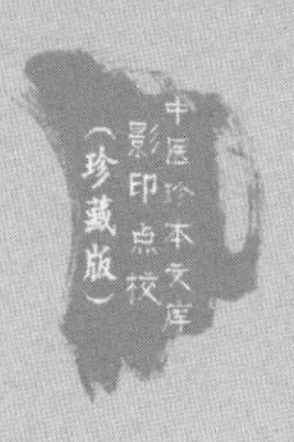

初服似效。繼則不適。亦絕無效果。尤劣者。在不能食。凡物入口皆變味。自知味蕾神經無病。其所以變味者。乃胃中化學成分變性。然總不得適當藥物。如此者亘五年之久。余於人生觀略有理會處。雅能年命自安。卽亦不戚戚於脩短。旋讀素問陰陽應象論云。清氣在下。則生飧泄。濁氣在上。則生䐜脹。王注甚不妥當。飧泄䐜脹。當然是病。清氣本當在上。濁氣本當在下。清濁易位。故云陰陽反作。凡陰陽不易位。雖病易治。易治爲從。陰陽易位而病者。難治。爲逆。故云病之逆從。其下文云。清陽發腠理。濁陰走五藏。清陽實四肢。濁陰歸六府。是卽陰陽之常軌。易之。則爲反作。余病不能食。胸脘常苦滿。肝胆之氣皆逆。故肺氣不肅。而在下則虛閉。且陽萎。舌根則常有一塊剝處。消化不良。新陳代謝不充分。古人所謂中權失職者。吾病似之。又本喜飲濃茶。三五年來雖嗜之。然稍稍多飲。則作水逆。肝陽甚盛。而痰涕皆薄。體瘠火重。而脚濕氣亦甚劇。謂爲寒。有之。

初服似效，继则不适，亦绝无效果。尤劣者，在不能食，凡物入口皆变味，自知味蕾神经无病，其所以变味者，乃胃中化学成分变性，然总不得适当药物。如此者亘五年之久，余于人生观略有理会处。雅能年命自安，即亦不戚戚于脩短。旋读《素问·阴阳应象论》云：清气在下，则生飧泄，浊气在上，则生䐜胀。王注甚不妥当，飧泄䐜胀，当然是病，清气本当在上，浊气本当在下，清浊易位，故云阴阳反作。凡阴阳不易位，虽病易治，易治为从；阴阳易位而病者，难治，为逆，故云病之逆从。其下文云：清阳发腠理，浊阴走五藏，清阳实四肢，浊阴归六府，是即阴阳之常轨。易之，则为反作。余病不能食，胸脘常苦满，肝胆之气皆逆，故肺气不肃，而在下则虚闭，且阳萎。舌根则常有一块剥处，消化不良，新陈代谢不充分。古人所谓中权失职者，吾病似之。又本喜欢浓茶，三五年来虽嗜之，然稍稍多饮，则作水逆，肝阳甚盛，而痰涕皆薄，体瘠火重，而脚湿气亦甚剧，谓为寒，有之，谓为热，亦有之。燥固有之，湿亦有之，竟莫名一是。古人所谓燥湿不能互化者，吾病亦似之，中权失职云云，望文生义，尚可勉强释为脾胃病，燥湿不能互化，其真相若何？直索解人不得，况肺与肾清之、温之、攻之、补之，均不得要领。大便之虚闭既不可攻，胃之无食欲更不能补，此其病当如何治？今年春杪，偶寻绎《素问》七损八益，重为解释，于阴阳反作句，恍然有悟。盖肺、肾、脾、胃病皆病灶，治神经、治腺、治湿、治萎，均是头痛医头，阴阳反作乃病源，不治病源，枝枝节节而为之，宜乎不效。乃先服温白丸攻之，更作附子鸡鸣散中剂冷服，服丸四日，服散两日，体气骤变，胸满除，饭稍增，大便厚而润，寐酣，皆数年来所未有者。余虑药力太暴，不复继进，然病机则已转，逆料此后治肺肾神经腺体，为效必良。盖清阳发腠理，浊阴走五藏，清阳实四肢，浊阴归六府，阴阳复其故常，则无燥湿不互化与夫中权失职诸弊，纵尚有病证，攻补皆可应手，所谓味归形，形归气，

謂爲熱。亦有之。燥固有之。濕亦有之。竟莫名一是。古人所謂燥濕不能互化者。吾病亦似之。中權失職云云。望文生義。尙可勉强釋爲脾胃病。燥濕不能互化。其眞相若何。直索解人不得。況肺與腎清之溫之攻之補之。均不得要領。大便之虛閉既不可攻。胃之無食慾更不能補。此其病當如何治。今年春杪。偶尋繹素問七損八益。重爲解釋。於陰陽反作句。恍然有悟。蓋肺腎脾胃病皆病竈。治神經、治腺、治濕、治萎。均是頭痛醫頭。陰陽反作乃病源。不治病源。枝枝節節而爲之。宜乎不效。乃先服溫白丸攻之。更作附子雞鳴散中劑冷服。服丸四日。服散兩日。體氣驟變。胸滿除。飯稍增。大便厚而潤。寐酣。皆數年來所未有者。余慮藥力太暴。不復繼進。然病機則已轉。逆料此後治肺腎神經腺體。爲效必良。蓋清陽發腠理。濁陰走五藏。清陽實四肢。濁陰歸六府。陰陽復其故常。則無燥濕不互化與夫中權失職諸弊。縱尙有病證。攻補皆可應手。所謂味歸形。形歸氣。

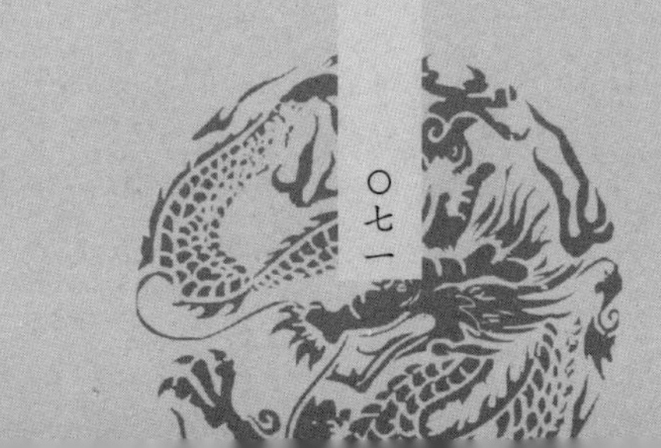

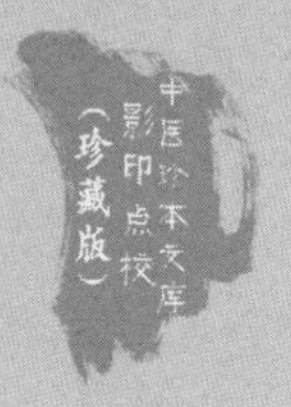

可以循序調攝。次第程工。故云得適當治法。非易事也。

陶小姐食積不愈症

陶公爲余族姑丈。其女公子年十四。七月間患病。病爲發熱、肢涼、舌色從寒化。脈沉微、口味甜、胸脘痞悶而嘔。此外無特殊證據。其口味甜異常之重。自言滿口是糖。其起病原因是不謹于口。餅干、油膩、冷麪、西瓜、香瓜。恣其所欲。病孩從祖母食宿。祖母溺愛。故多食如此。中宮窒塞。肌表容易感寒。因而發熱。此亦極尋常事。然予退熱藥不應。予消導藥不應。病三日爲勢轉劇。口味甜更甚。于退熱消導藥中。加檳榔六分。厚朴四分。得之遽厥。病孩自幼卽患濕氣。徧身多濕瘰。頻發。又月經尙未行而先有白帶。此種爲先天性伏濕。凡六淫之邪。各從其類。濕勝者脾應之。亦固其所。病在六七月之交。亦爲太陰主令之時。濕勝之候。既不從熱化。則爲寒濕。在理當温。然口味甜是胃部窒塞。肝糖不向下行。胃中

可以循序调摄，次第程工，故云得适当治法，非易事也。

陶小姐食积不愈症

陶公为余族姑丈，其女公子年十四，七月间患病，病为发热、肢凉、舌色从寒化。脉沉微、口味甜、胸脘痞闷而呕，此外无特殊证据。其口味甜异常之重，自言满口是糖，其起病原因是不谨于口，饼干、油腻、冷面、西瓜、香瓜，恣其所欲。病孩从祖母食宿，祖母溺爱，故多食如此。中宫窒塞，肌表容易感寒，因而发热，此亦极寻常事。然予退热药不应，予消导药不应，病三日为势转剧，口味甜更甚，于退热消导药中，加槟榔六分，厚朴四分，得之遽厥。病孩自幼即患湿气，遍身多湿瘰，频发，又月经尚未行而先有白带，此种为先天性伏湿。凡六淫之邪，各从其类，湿胜者脾应之，亦固其所。病在六七月之交，亦为太阴主令之时，湿胜之候，既不从热化，则为寒湿，在理当温，然口味甜是胃部窒塞，肝糖不向下行，胃中

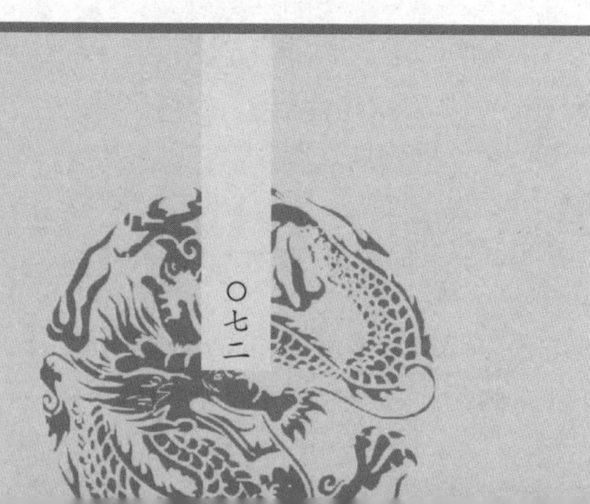

部膨胀，两头俱闭，胃气不伸所以舌上无苔，究竟大剂萸附，只能祛寒化湿，是否能祛此肠寒胃实之食积，实所未达。故展转思索总不敢用，此事迄今已八九年，常常考虑，至今亦不能下得断语。至所以知其肠实者，则因绕脐痛，拒按，但口味甜，并不神昏谵语，唇舌亦全无热象，是否可以用大承气，至今亦不能下得断语。当时自问学程不及，敬谢不敏。其家乃改延西医某君，此医与余为旧友，经渠诊断，以为是积，宜涤肠，当时灌以两磅肥皂水，得胶黏黑粪可两磅许。明日再延诊，谓当再灌肠，仍用两磅肥皂水，得胶黏黑粪较昨日更多，而神昏益甚。是夜，病孩手足遽反捩。第三日再灌，再得黑粪多许，连灌五日，无日不有多许之粪，神昏与手足反捩都与日俱进，此时西医毫无把握。病家步伐已乱，巫婆单方并进。又三日，溘然而逝。余所以记此病者，因此八九年中，遇类似之病，潜心考察，发见形能上一显明之公例，即中部窒塞，手足必然变相，见手

部膨脹。兩頭俱閉。胃氣不伸所以舌上無苔。究竟大劑萸附。只能祛寒化濕。是否能祛此腸寒胃實之食積。實所未達。故展轉思索總不敢用。此事迄今已八九年。常常考慮。至今亦不能下得斷語。至所以知其腸實者。則因繞臍痛。拒按。但口味甜。並不神昏譫語。脣舌亦全無熱象。是否可以用大承氣。至今亦不能下得斷語。當時自問學程不及。敬謝不敏。其家乃改延西醫某君。此醫與余爲舊友。經渠診斷。以爲是積。宜滌腸。當時灌以兩磅肥皂水。得膠黏黑糞可兩磅許。明日再延診。謂當再灌腸。仍用兩磅肥皂水。得膠黏黑糞較昨日更多。而神昏益甚。是夜。病孩手足遽反捩。第三日再灌。再得黑糞多許。連灌五日。無日不有多許之糞。神昏與手足反捩都與日俱進。此時西醫毫無把握。病家步伐已亂。巫婆單方并進。又三日。溘然而逝。余所以記此病者。因此八九年中。遇類似之病。潛心考察。發見形能上一顯明之公例。即中部窒塞。手足必然變相。見手

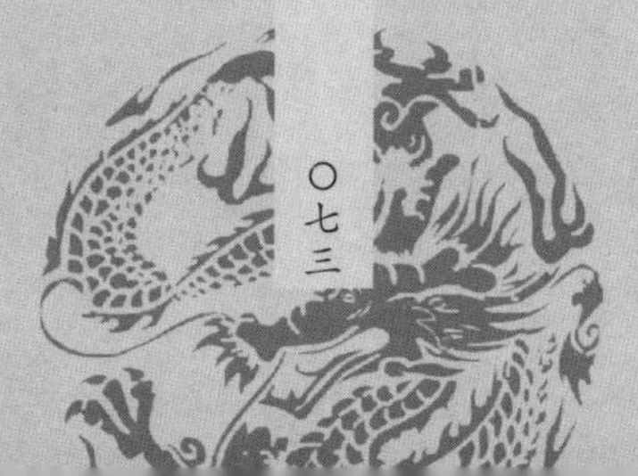

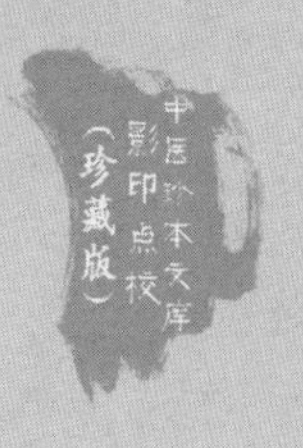

足反捩。卽可以知中部必然窒塞。因而悟得古人謂脾胃主四肢。卽從此等病症多數之中求得公例而下之定例。傷寒論手足漐漐汗出。仲景主急下。用大承氣。亦卽同此公例。不過手足汗出。較之手足反捩病有深淺。吾又悟得。凡胃中部膨脹。胃之下口必閉。下口閉則上口亦閉。因上口閉病人必嘔吐。滴水不能入。下口閉其中脘必膨脹而拒按。如此則其舌必無苔。而且必見寒濕化之舌色。蓋熱化之黃苔。與口中之臭氣。皆胃氣得達於口之故。故胃中熱。口中有熱象可見。若胃之兩頭閉塞。中央膨脹。則口舌與胃之關連。亦復隔斷。如此則無論如何。舌上不得有苔。而胸脘則必痞悶拒按。又進一步則見甜味。故見甜味者。是積。是胃氣被窒。必然兼見嘔逆。通常以甜味爲濕。引內經稼穡作甘爲言。此則望文生義。不善讀書。不能灼知體工如何變化而得見甜味。既不明其理。則用藥亦遂無標準可言。此之謂紙上談兵之醫學。吾又悟得。凡腸實者。乃

足反捩，即可以知中部必然窒塞。因而悟得古人谓脾胃主四肢，即从此等病症多数之中求得公例而下之定例。《伤寒论》手足漐漐汗出，仲景主急下，用大承气，亦即同此公例。不过手足汗出，较之手足反捩病有深浅。吾又悟得，凡胃中部膨胀，胃之下口必闭，下口闭则上口亦闭，因上口闭病人必呕吐，滴水不能入，下口闭其中脘必膨胀而拒按。如此则其舌必无苔，而且必见寒湿化之舌色。盖热化之黄苔，与口中之臭气，皆胃气得达于口之故，故胃中热，口中有热象可见。若胃之两头闭塞，中央膨胀，则口舌与胃之关连，亦复隔断。如此则无论如何，舌上不得有苔，而胸脘则必痞闷拒按。又进一步则见甜味，故见甜味者，是积，是胃气被窒，必然兼见呕逆，通常以甜味为湿，引《内经》稼穑作甘为言，此则望文生义，不善读书，不能灼知体工如何变化而得见甜味。既不明其理，则用药亦遂无标准可言，此之谓纸上谈兵之医学。吾又悟得，凡肠实者，乃

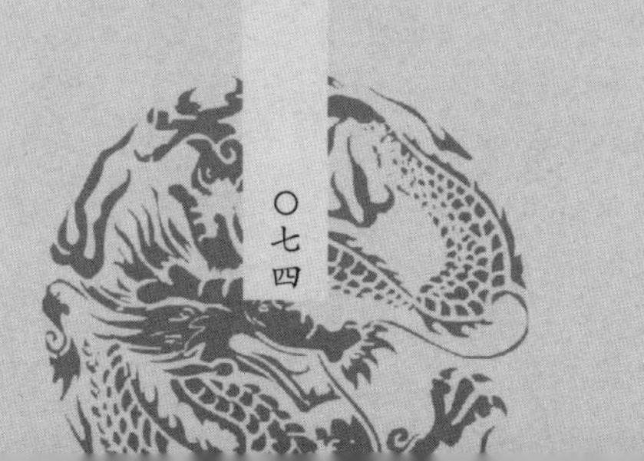

可攻，然肠实而见黄苔者，其人肠虽实，胃部并不实，是则古人谓上、中、下俱实，是大承气症，此语亦在可商之列。吾又经仔细考虑而知，小肠与大肠之交，有括约筋，凡因食积而腹痛者，即此括约筋与食积相持之故，因此括约筋之地位，与脐纫带最近，而手足反捩，即此括约筋受伤之故。曾经数十次经验，千真万确，毫无疑义。是则此处运动神经，与手足之运动神经为一个系统，或者竟是同一单位。吾又因诊吴振寰之病，悟得肛门有神经直通头脑，彼盖因割痔而患脑症，西医不能治，乃延余，治之十七日而愈。但其病虽见脑症，手足则不反捩，此可以与前案互证，而知肛门之神经，与手足之运动神经，不是一个单位。吾又留心考察，凡肠胃俱实，在腹部绕脐痛，在胸部拒按而呕，舌上无苔，口味甜而手足反捩者，都不救，或者有治法，为余未尝发见，亦未可知。余近来之主张，反对纸上谈兵之医学，处处以实验为主，凡此所记，字字从实地经验来，

可攻。然腸實而見黃苔者。其人腸雖實。胃部並不實。是則古人謂上中下俱實。是大承氣症。此語亦在可商之列。吾又經仔細考慮而知。小腸與大腸之交。有括約筋。凡因食積而腹痛者。即此括約筋與食積相持之故。因此括約筋之地位。與臍紉帶最近。而手足反捩。即此括約筋受傷之故。曾經數十次經驗千眞萬確。毫無疑義。是則此處運動神經。與手足之運動神經爲一個系統。或者竟是同一單位。吾又因診吳振寰之病。悟得肛門有神經直通頭腦。彼蓋因割痔而患腦症。西醫不能治。乃延余治之十七日而愈。但其病雖見腦症。手足則不反捩。此可以與前案互證。而知肛門之神經。與手足之運動神經。不是一個單位。吾又留心考察。凡腸胃俱實。在腹部繞臍痛。在胸部拒按而嘔。舌上無苔。口味甜而手足反捩者。都不救。或者有治法。爲余未嘗發見。亦未可知。余近來之主張。反對紙上談兵之醫學。處處以實驗爲主。凡此所記。字字從實地經驗來。

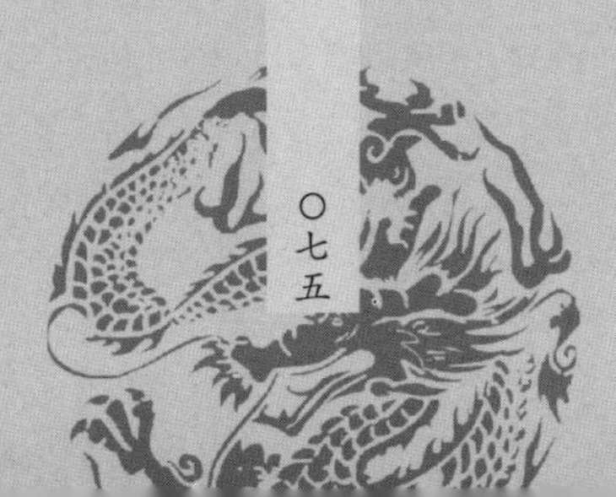

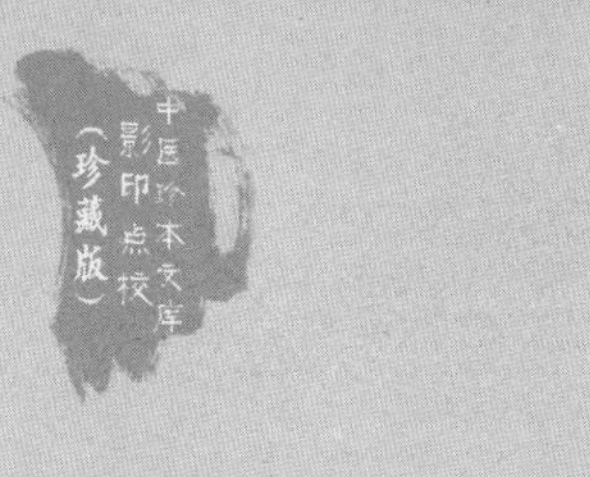

彌復可貴。讀者其注意毋忽。

痧子壞病三則

痧子。西醫書如歐氏內科學。謂原理不明瞭。余從形能推測。並無不可明白之處。通俗有正痧非正痧之說。大約以小孩未曾出過痧子。不論襁褓孩提。但是第一次出者。謂是正痧。其第二次以後。則謂之風痧。此說不甚妥當。就實地經驗言之。正痧風痧當以病情爲斷。不問其是第一次第二次。舊說謂痧子出於胃。天痘出於腎。則甚確。凡患痧子。初起必發熱而不能食。出透之後。則熱退而思食。且其發熱所見之症狀。都是陽明經症。其舌質必絳。其脣必燥。上逆則泛惡作嘔。下陷則泄瀉。皆病在胃之證據。其所以泄瀉。因胃與腸不相協調。並非病在腸。又舊說謂此病兼肺。亦確。蓋痧子無有不欬嗽者。咳則出。不欬則不出。其初起不甚欬者。乃是欬不出。並非不欬。初步失治。不事宣達。往往因欬不出

弥复可贵，读者其注意毋忽。

痧子坏病三则

痧子，西医书如欧氏内科学，谓原理不明瞭，余从形能推测，并无不可明白之处。通俗有正痧、非正痧之说，大约以小孩未曾出过痧子，不论襁褓孩提，但是第一次出者，谓是正痧，其第二次以后，则谓之风痧。此说不甚妥当，说实地经验言之。正痧、风痧当以病情为断，不问其是第一次、第二次，旧说谓痧子出于胃，天痘出于肾，则甚确。凡患痧子，初起必发热而不能食，出透之后，则热退而思食。且其发热所见之症状，都是阳明经症，其舌质必绛，其唇必燥，上逆则泛恶作呕，下陷则泄泻，皆病在胃之证据。其所以泄泻，因胃与肠不相协调，并非病在肠。又旧说谓此病兼肺，亦确。盖痧子无有不欬嗽者，咳则出，不欬则不出，其初起不甚欬者，乃是欬不出，并非不咳。初步失治，不事宣达，往往因欬不出

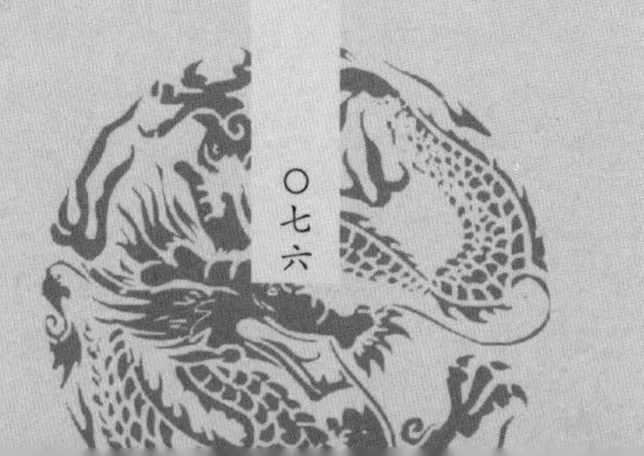

之故，转属而成急性支气管炎，此尤其可以证明病在肺之说为真确。据余所知，痧子之病源，是血中含有毒质之故，其毒质之来由，是血行不循常轨，老废成分与体工本能之自然力不相协调，因而自身中毒，并非如伏湿等有外铄之毒质。春季风温，本不定出痧子，因失治之故，血郁于上，延时既久，体工起自然救济作用，最后皮肤见红点而病得愈者，往往有之。以此为例，故知此病是血分自身中毒，惟其如此，所以经过一度痧子之后，必须三五年、十余年然后再见。西人谓之免疫性，此免疫二字亦尚在可商之列。若烂喉痧确是流行性疫症，其与寻常痧子不同者，乃痧子之外再加疫毒故也。

痧子发热，通常谓是感风寒而发热，就实际言之，乃是血脉运行先不平衡，肺与胃不相协调，毛窍容易感风，胃部不易消化。然后见感冒症而欬嗽发热，观痧子不热不出，则知发热亦是体工救济作用。痧子之欬嗽，通常谓是肺为风

之故。轉屬而成急性支氣管炎。此尤其可以證明病在肺之說爲眞確。據余所知。痧子之病源。是血中含有毒質之故。其毒質之來由。是血行不循常軌。老廢成分與體工本能之自然力不相協調。因而自身中毒。並非如伏濕等有外鑠之毒質。春季風温。本不定出痧子。因失治之故。血鬱于上。延時既久。體工起自然救濟作用。最後皮膚見紅點而病得愈者。往往有之。以此爲例。故知此病是血分自身中毒。惟其如此。所以經過一度痧子之後。必須三五年。十餘年然後再見。西人謂之免疫性。此免疫二字亦尙在可商之列。若爛喉痧確是流行性疫症。其與尋常痧子不同者。乃痧子之外再加疫毒故也。

痧子發熱。通常謂是感風寒而發熱。就實際言之。乃是血脈運行先不平衡。肺與胃不相協調。毛竅容易感風。胃部不易消化。然後見感冒症而欬嗽發熱。觀痧子不熱不出。則知發熱亦是體工救濟作用。痧子之咳嗽。通常謂是肺爲風

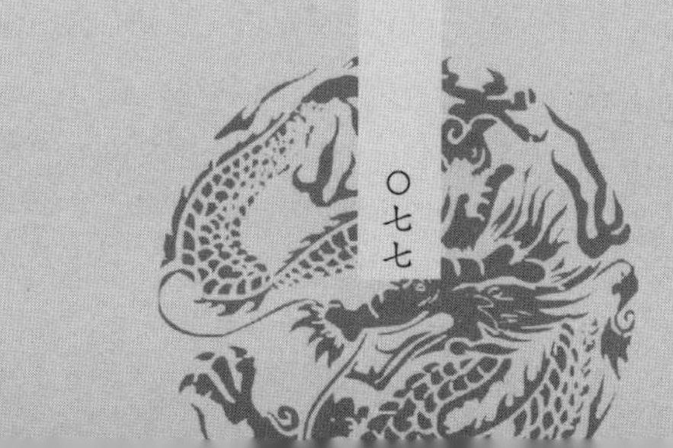

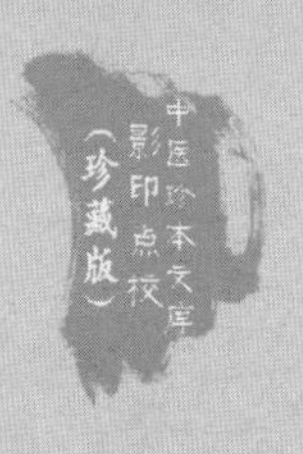

束。照西國說法。當云欬嗽是發熱之誘引。痧子之前驅。但此說亦非眞相。觀痧子順者。欬嗽暢。逆者肺氣閉。又痧子已回。熱已退。欬嗽常爲最後愈之症。則知咳嗽乃體工自然力使痧子透達之一種方法。既明乎此。則痧子之爲病。應當如何治法。可以澈底了解。

見點通常謂之出痧。熱則出。不熱則不出。出透則愈。不出透不得愈。於是可知。西醫治此病。見高熱恐其轉屬腦症。因而用冰者非也。欬既是透達之方法。則可以推知見急性支氣管炎之危險。因支氣管炎是肺閉。（參觀病理各論急性支氣管炎篇） 其所以閉。是肺與表層汗孔交通不利。是卽通常所謂肺爲風束。肺與汗孔交通之途徑。古人知之甚悉。常用兩語以明之。曰、肺主皮毛。曰、肺之經氣。當見支氣管炎瘇之病症。治之之法。莫妙于恢復其經氣。却不可勉強開肺。用麥冬五味子細辛。效果良好。卽因此方是恢復肺之經氣之故。蓋病

束，照西国说法，当云欬嗽是发热之诱引，痧子之前驱，但此说亦非真相。观痧子顺者，欬嗽畅，逆者肺气闭，又痧子已回，热已退，欬嗽常为最后愈之症。则知咳嗽乃体工自然力使痧子透达之一种方法，既明乎此，则痧子之为病，应当如何治法，可以澈底了解。

见点通常谓之出痧，热则出，不热则不出，出透则愈，不出透不得愈。于是可知，西医治此病，见高热恐其转属脑症，因而用冰者非也。欬既是透达之方法，则可以推知见急性支气管炎之危险，因支气管炎是肺闭（参观病理各论急性支气管炎篇），其所以闭，是肺与表层汗孔交通不利，是即通常所谓肺为风束，肺与汗孔交通之途径。古人知之甚悉，常用两语以明之，曰：肺主皮毛；曰：肺之经气，当见支气管炎肿之病症，治之之法，莫妙于恢复其经气，却不可勉强开肺，用麦冬、五味子、细辛，效果良好，即因此方是恢复肺之经气之故。盖病

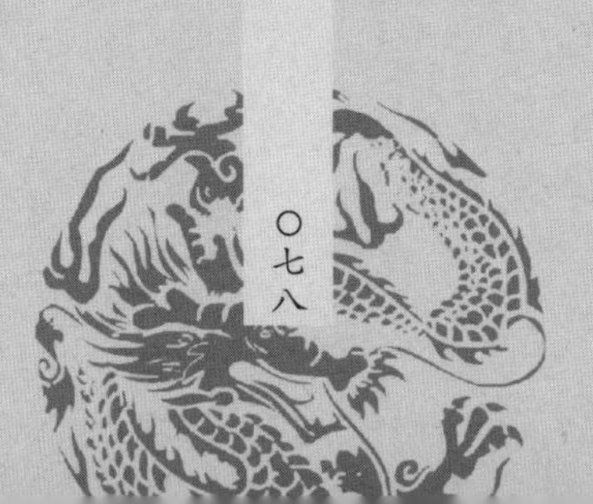

态是生理变相，一用此药，遂复其故常，是拨乱反正手笔。西人治此病用酸素助肺呼吸，其效果不良者，即因勉强开肺之故。盖勉强开肺，体工之本能为药力所持，不得伸展，处处感窒碍，故病反不得愈，是勉强开肺，乃揠苗助长手笔也。

由以上所记观之，可以知痧子之为病，须生理以为治则，逆生理以为治则死。发热，手脚热、面赤、目赤、剧欬而爽者，虽高热亦生。手脚冷，人王青，欬不爽，鼻扇者，此其体工为乱，不能拨乱反正，无论如何必死。因发热之故，气血皆上行者，可以得生；因泄泻之故，气血皆下行者，必然致命。以上种种，所谓生者，皆顺症，所谓死者，皆逆症。见逆症而使之顺，即为良医。本顺症而用药使之变逆，即为庸医。此为甚明白晓亮之理论，准此以谈，则吾后方所记之病案，庸医当无所逃责，吾所以详尽言之者，欲吾党有所遵循，知戒炯也。

態是生理變相。一用此藥。遂復其故常。是撥亂反正手筆。西人治此病用酸素助肺呼吸。其效果不良者。卽因勉强開肺之故。蓋勉强開肺。體工之本能爲藥力所持。不得伸展。處處感窒礙。故病反不得愈。是勉强開肺。乃揠苗助長手筆也。

由以上所記觀之。可以知痧子之爲病。順生理以爲治則生。逆生理以爲治則死。發熱、手脚熱、面赤、目赤、劇欬而爽者。雖高熱亦生。手脚冷。人王青。欬不爽鼻扇者。此其體工爲亂。不能撥亂反正。無論如何必死。因發熱之故。氣血皆上行者。可以得生。因泄瀉之故。氣血皆下行者。必然致命。以上種種。所謂生者。皆順症。所謂死者。皆逆症。見逆症而使之順。卽爲良醫。本順症而用藥使之變逆。卽爲庸醫。此爲甚明白曉亮之理論。準此以談。則吾後方所記之病案。庸醫當無所逃責。吾所以詳盡言之者。欲吾黨有所遵循。知戒烱也。

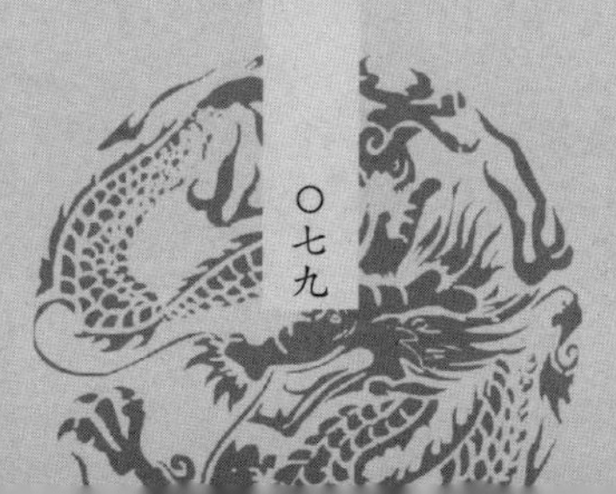

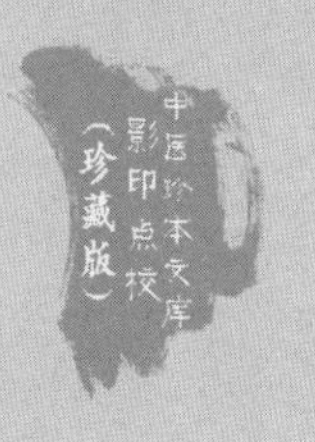

案一。朱姓小孩。可四五歲。今年三月初來診。面色白。脣舌並不絳。面上有已枯之小點。其小點與已回之痧子不同。痧子當其發出時。顏色鮮明。當其回時。作暗紅色隱于皮膚之下。皮膚之外層。平滑無痂。此則如焦頭瘩子。有小黑痂。脈尙無他。而病孩躁甚。反側都無所可。問其病狀。先起發濕氣。其後出痧子。余思此必痧子未透。否則不躁。又此必誤服大劑溫藥。然後面色發白。問果曾服溫藥否。病孩之母示余前診之方。初起麻黃四分七分。其後葶藶一錢錢半。其後附子三錢。黑錫丹五錢。磁石一兩。附子黑錫丹方服三五劑。麻黃葶藶各兩劑。余謝不能治。約延喘四五日而死。

案二。一黃姓小孩。兄弟兩人。大者九齡。小者五齡。皆出痧子。皆逆。小者爲尤甚。大者汗出不止。欬不爽。無力。神氣萎頓。小者欬不爽。不能啼。脣舌都從熱化。手自搔鼻。咬牙。寐中驚悸。兼之泄瀉。最奇者。喉下瑣骨及缺盆約四寸許方積。隆

【案一】朱姓小孩，可四五岁，今年三月初来诊，面色白，唇舌并不绛，面上有已枯之小点，其小点与已回之痧子不同，痧子当其发出时，颜色鲜明，当其回时，作暗红色隐于皮肤之下，皮肤之外层，平滑无痂。此则如焦头瘩子，有小黑痂，脉尚无他，而病孩躁甚，反侧都无所可，问其病状，先起发湿气，其后出痧子。余思此必痧子未透，否则不躁。又此必误服大剂温药，然后面色发白。问果曾服温药否？病孩之母示余前诊之方，初起麻黄四分、七分，其后葶苈一钱钱半，其后附子一钱，黑锡丹五钱，磁石一两。附子黑锡丹方服三五剂；麻黄、葶苈各两剂。余谢不能治，约延喘四五日而死。

【案二】一黄姓小孩，兄弟两人，大者九龄，小者五龄，皆出痧子，皆逆。小者为尤甚；大者汗出不止，欬不爽，无力，神气萎顿；小者欬不爽，不能啼，唇舌都从热化，手自搔鼻，咬牙，寐中惊悸，兼之泄泻，最奇者，喉下琐骨及缺盆约四寸许方积，隆

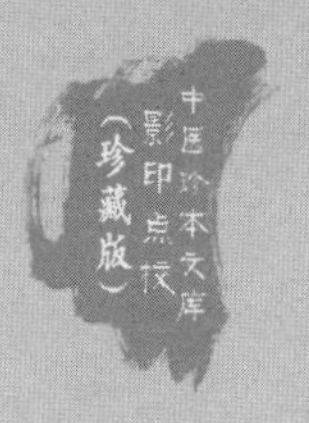

然肿起，按之中空，皮肤甚厚，并非水泡。其余症象是阴虚而热，兼惊，兼急性肺炎，检其前方，则麻黄、葶苈、附子、鸡金。其余为寻常副药。麻黄两剂，葶苈两三剂，附子两剂。余思此亦坏症之必死者，其缺盆处之肿，则属创见，因谢不敏。病家强之，因为治大儿，其小者阅四日而死。大者用止汗药得愈。

此两案极有讨论之价值，今设为问答以说明之。

朱姓小孩，初诊时即知其必死，因面白而躁烦。

【问】面白色，为痧子所忌，然未必便死，今云必死，何也？

【答】痧子面色白者，有两种：其一痧不得出而面色白，其热必向里攻，其人王部必隐青，必然欬不出，其甚者气急鼻扇而泛恶，此是闭，闭者开之可以生。其二痧子已出，忽然隐没，则面色亦白，欬不出与上条同。咳不出之外必然再见泄泻，其面色必形不足，如此者是陷。陷者举之，可以得生。今朱姓孩，面白而躁，既不见气急鼻扇之闭症，亦不见泄泻之陷症，所谓躁

然腫起。按之中空。皮膚甚厚。並非水泡。其餘症象是陰虛而熱。兼驚。兼急性肺炎。檢其前方。則麻黃、葶藶、附子、雞金。其餘爲尋常副藥。麻黃兩劑。葶藶兩三劑。附子兩劑。余思此亦壞症之必死者。其缺盆處之腫。則屬創見。因謝不敏。病家強之。因爲治大兒。其小者閱四日而死。大者用止汗藥得愈。

此兩案極有討論之價值。今設爲問答以說明之。

朱姓小孩。初診時卽知其必死。因面白而躁煩。（問）面白色。爲痧子所忌。然未必便死。今云必死。何也。（答）痧子面色白者。有兩種。其一痧不得出而面色白。其熱必向裏攻。其人王部必隱青。必然欬不出。其甚者氣急鼻扇而泛噁。此是閉。閉者開之可以生。其二痧子已出。忽然隱沒。則面色亦白。欬不出與上條同。欬不出之外必然再見泄瀉。其面色必形不足。如此者是陷。陷者舉之。可以得生。今朱姓孩面白而躁。既不見氣急鼻扇之閉症。亦不見泄瀉之陷症。所謂躁

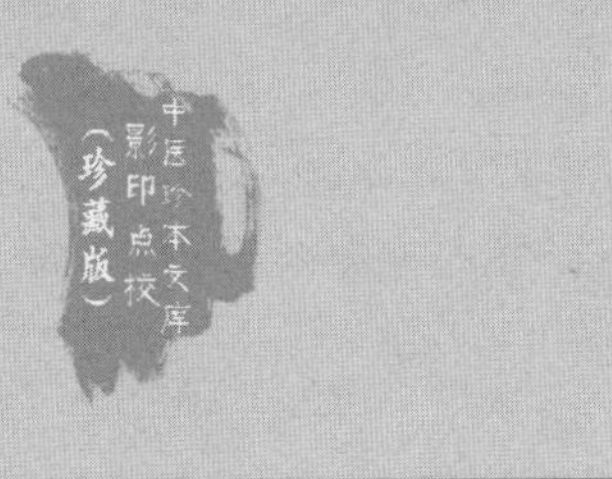

者。神色不安詳。橫直都無所可。此種病在腎。一望而知是誤服溫藥。其受病最深。故云必死。(問)面白之原理是因面部貧血。凡熱病。因肝胆之經氣上行。氣血皆壅于上。則見壯熱而面赤。若因受寒太陰受之。大便泄瀉。氣血皆下陷。則面部貧血而色白。故吾書常說熱則上行。寒則下陷。今云面白而躁。一望而知是誤服溫藥所致。溫藥當然是熱不是寒。乃氣血不上行。面部反見白色何也。(答)凡熱病。熱則上行。寒則下行。本是公例。若用藥。則固有涼而上行者。薄荷葛根是也。溫而下行者。附子肉桂是也。朱孩面白。假使是熱向裏攻。則人王部必隱青。手脚必冷。假使下陷。則必泄瀉而見不足之症。今不爾而躁。躁者面當赤。今反白。橫直都無所可。其發作陣。當其稍差時。神氣亦絕對不安詳。是爲陰躁。陰躁者。腎熱之症也。腎熱而至于血不上行。面部見貧血色澤。假使非甚重之大溫藥。而又藥位在小腹如附子者。何至于此。此一望而可知也。

者，神色不安详，横直都无所可，此种病在肾，一望而知是误服温药，其受病最深，故云必死。

【问】面白之原理是因面部贫血，凡热病，因肝胆之经气上行，气血皆壅于上，则见壮热而面赤。若因受寒太阴受之，大便泄泻，气血皆下陷，则面部贫血而色白。故吾书常说热则上行，寒则下陷，今云面白而躁，一望而和是误服温药所致，温药当然是热不是寒，乃气血不上行。面部反见白色何也?

【答】凡热病，热则上行，寒则下行，本是公例。若用药，则固有凉而上行者，薄荷、葛根是也。温而下行者，附子、肉桂是也。朱孩面白，假使是热向里攻，则人王部必隐青，手脚必冷。假使下陷，则必泄泻而见不足之症。今不尔而躁，躁者面当赤，今反白，横直都无所可，其发作阵，当其稍差时，神气亦绝对不安详，是为阴躁。阴躁者，肾热之症也，肾热而至于血不上行，面部见贫血色泽。假使非甚重之大温药，而又药位在小腹，如附子者，何至于此。此一望而可知也。

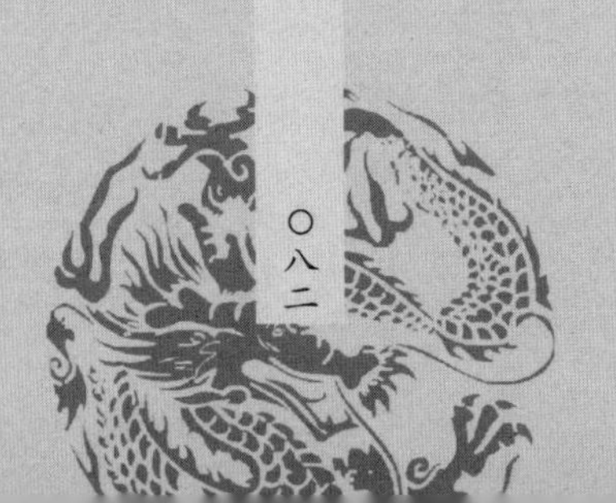

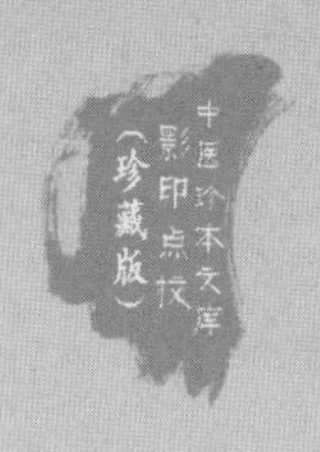

【问】第二案，喉下琐骨缺盆处，隆起何也？

【答】此为创见，余能亦不知，其理有可以明瞭者，彼用麻黄虚其表，复用葶苈泻其藏气，更用附子以温之，又用鸡金以补之，则生理之经气，因药力之蹂躏，而乱其途辙。其肿处在琐骨下者，可以测知葶苈与鸡金同用，则其药位在琐骨之下缺盆上部。余忆其方中有白芥子一钱半，连服三数帖，此亦有关。盖非此物之去痰，协以附子之下行，则其皮层必不扩然而空，此亦推理可知者。余曾见一事，附识于此，亦足以资炯戒。有一龚姓小孩延诊，本是痧子，药后遽吐血，检其前方，乃细辛与鸡金同用，细辛四分，鸡金三钱，痧子兼急性肺炎，本非麦冬、五味子加细辛不效，但细辛只能一分，若用至三分以上，虽当用，藏气亦吃亏。今却加三钱鸡金，以锁闭其肺气，复用细辛开之，此犹紧口毛瑟，本是枪弹大，枪管小，弹子之在枪腔，本须挤逼而出，乃制造者犹惟恐其不伤人，更加一道来复线，然后其挤逼之力，陡增

(問)第二案。喉下瑣骨缺盆處。隆起何也。(答)此爲創見。余能亦不知。其理有可以明瞭者。彼用麻黃虛其表。復用葶藶瀉其藏氣。更用附子以溫之。又用雞金以補之。則生理之經氣。因藥力之蹂躪。而亂其途轍。其腫處在瑣骨下者。可以測知葶藶與雞金同用。則其藥位在瑣骨之下缺盆上部。余憶其方中有白芥子一錢半。連服三數帖。此亦有關。蓋非此物之去痰。協以附子之下行。則其皮層必不擴然而空。此亦推理可知者。余曾見一事。附識于此。亦足以資炯戒。有一龔姓小孩延診。本是痧子。藥後遽吐血。檢其前方。乃細辛與雞金同用。細辛四分。雞金三錢。痧子兼急性肺炎。本非麥冬五味子加細辛不效。但細辛只能一分。若用至三分以上。雖當用。藏氣亦吃虧。今却加三錢雞金以鎖閉其肺氣。復用細辛開之。此猶緊口毛瑟。本是槍彈大。鎗管小。彈子之在槍腔。本須擠逼而出。乃製造者猶惟恐其不傷人。更加一道來復線。然後其擠逼之力陡增

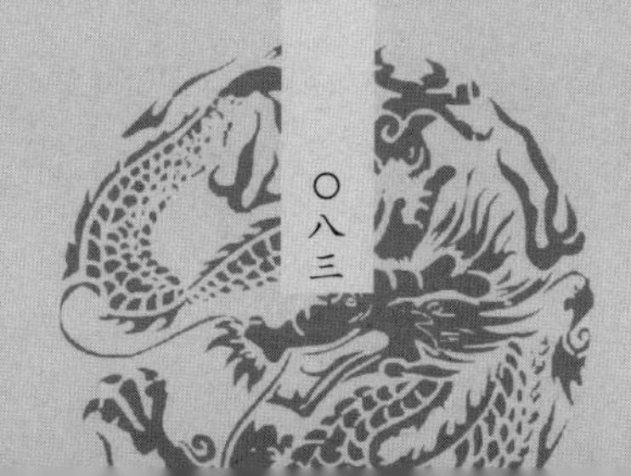

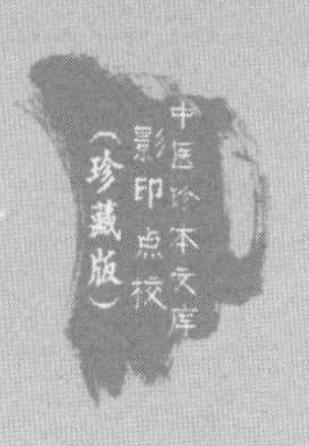

十倍百倍。今用細辛四分。加以雞金三錢。與槍腔之有來復線同一設施。此種壞症。扁鵲復生。何能爲力。此其事與黃姓小孩蹊徑不同。而用藥之荒謬則同。以故鄙人平素主張治醫必須明原理。否則雖有良方千萬。等于無一方也。又黑錫丹與附子之用。亦有分別。附子性溫。藥位在小腹。黑錫亦然。用附子之正當標準。熱病汗出肢涼而惡寒。其所見症狀是太陽虛症從寒化者。太陽虛症從寒化。卽仲景所謂少陰症也。少陰之病位在小腹。故與附子脗合。其他太陰症濕病而兼寒化。是用附子第二標準。其他用附子以補陽。或者用以行藥。附子都不處于主要地位。然與黑錫丹不同。黑錫丹硫黃爲之主。錫灰爲之佐。其藥位雖在小腹。其功用是補火。是鎭墜。其用之標準。是腎喘痰多。病從寒化。此宜于高年。或虛勞腎衰無陽。此外或有其他作用。余則不知。其効力之久暫。亦與附子不同。附子不與補藥同用。其有效之時間。不過一日半日。黑錫丹則力

十倍百倍。今用细辛四分，加以鸡金三钱，与枪腔之有来复线同一设施，此种坏症，扁鹊复生，何能为力。此其事与黄姓小孩蹊径不同，而用药之荒谬则同。以故鄙人平素主张治医必须明原理，否则虽有良方千万，等于无一方也。又黑锡丹与附子之用，亦有分别，附子性温，药位在小腹，黑锡亦然。用附子之正当标准，热病汗出，肢凉而恶寒，其所见症状是太阳虚症从寒化者，太阳虚症从寒化，即仲景所谓少阴症也。少阴之病位在小腹，故与附子吻合，其他太阴症湿病而兼寒化，是用附子第二标准，其他用附子以补阳，或者用以行药，附子都不处于主要地位。然与黑锡丹不同，黑锡丹硫黄为之主，锡灰为之佐，其药位虽在小腹，其功用是补火，是镇坠，其用之标准，是肾喘痰多，病从寒化。此宜于高年，或虚劳肾衰无阳，此外或有其他作用，余则不知。其效力之久暂，亦与附子不同，附子不与补药同用，其有效之时间，不过一日半日。黑锡丹则力

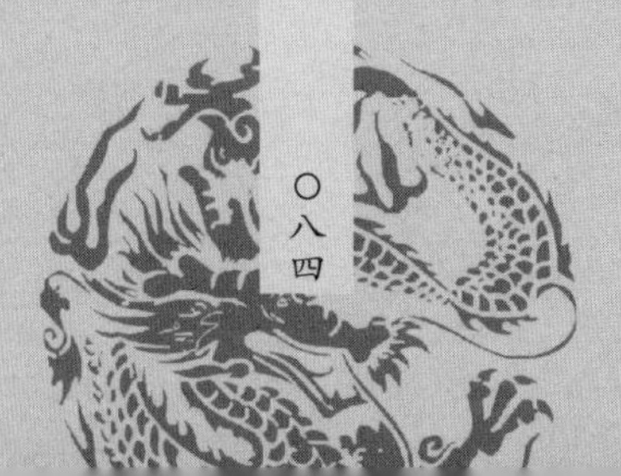

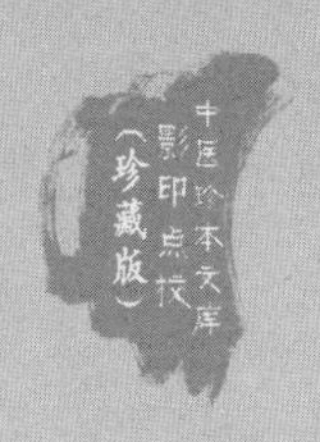

量非常持久，用之不当，其祸患常在三五日之后，是亦不可不知者也。

【问】今有医生喜用附子，且喜用大量附子，无论伤寒温病，一例附子施之，亦无论太阳、少阳，无所之而不用附子，假使杀人，则其门当可罗雀，营业有关，彼虽不肖，亦不至肆无忌惮。今用之多而营业转佳，必其杀人者乃偶然，幸中者乃多数，于此亦有说乎？

【答】此余经多年研究而后瞭然明白者，第一是阴阳胜复关系，第二是地理关系。

欲明第一项，须先明白六经标本中气，余于《群经见智录》中曾略言之，年来更有所得，此种说明不厌其详，故不嫌重复再申说之。所谓六经标本中气者，太阳之本气是寒，标气是阳，中见是少阴。少阴之本气是热，标气是阴，中见是太阳，本气者天之气，标气者人之气。中见者阴阳胜复之可能性。就事实上说，本气是寒，即天气寒，标气是阳，即人之气是阳，冬天天寒人身则热。盖非热不足

量非常持久。用之不當。其禍患常在三五日之後。是亦不可不知者也。(問)今有醫生喜用附子。且喜用大量附子。無論傷寒温病。一例附子施之。亦無論太陽少陽。無所之而不用附子。假使殺人則其門當可羅雀。營業有關。彼雖不肖。亦不至肆無忌憚。今用之多而營業轉佳。必其殺人者乃偶然。幸中者乃多數。于此亦有說乎。(答)此余經多年研究而後瞭然明白者。第一是陰陽勝復關係。第二是地理關係。

欲明第一項。須先明白六經標本中氣。余于羣經見智錄中曾略言之。年來更有所得。此種說明不厭其詳。故不嫌重複再申說之。所謂六經標本中氣者。太陽之本氣是寒。標氣是陽。中見是少陰。少陰之本氣是熱。標氣是陰。中見是太陽。本氣者天之氣。標氣者人之氣。中見者陰陽勝復之可能性。就事實上說。本氣是寒。卽天氣寒。標氣是陽。卽人之氣是陽。冬天天寒人身則熱。蓋非熱不足

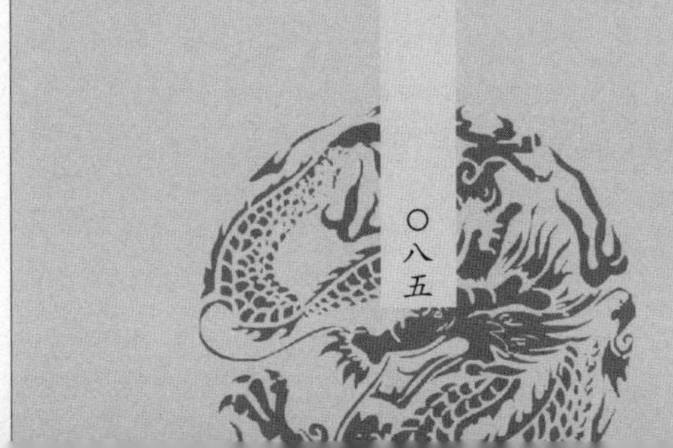

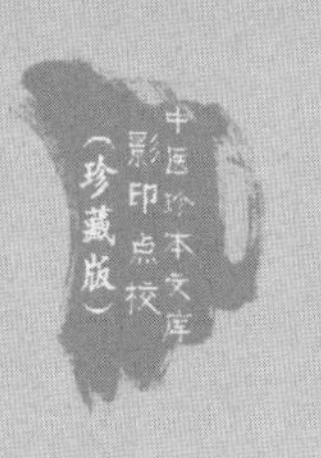

以應天之寒氣。夏季天熱。人體則應之以陰。故夏日人之肌膚涼。假使不涼不足以應天氣之熱。故本氣陽。則標氣必陰。本氣寒則標氣必熱。標本同屬陽。則中氣必陰。同屬陰。則中氣必陽。其實人身之溫度。冬夏並無異致。然人體之溫度。不隨天氣之溫度而升降。而常維持一種相對現象。若互相抵抗者。却是事實。不過此抵抗之作用平時不甚顯著。病則非常明顯。故人之傷于寒者則爲病熱而傷于熱者則爲病暑。病熱則血行之速率抗進。病暑則汗出而心房衰弱。古人既明白此種事實于是爲之下定例曰。冬至一陽生。夏至一陰生。冬至一陽生。寒之甚而陽隨之。夏至一陰生。熱之甚而陰隨之。故曰重寒則熱。重熱則寒。中見云者。卽指其不病時所含之能力而言。故少陰熱爲本。則太陽之寒爲之中見。太陽寒爲本。則少陰之熱爲之中見。此之謂一陰一陽之爲道。其燥濕風火亦同此理。惟六氣之化。祇有太陽少陰是陰陽勝復。其太陰陽明則燥

以应天之寒气；夏季天热，人体则应之以阴，故夏日人之肌肤凉。假使不凉不足以应天气之热，故本气阳，则标气必阴，本气寒则标气必热，标本同属阴，则中气必阴，同属阴，则中气必阳。其实人身之温度，冬夏并无异致，然人体之温度，不随天气之温度而升降，而常维持一种相对现象。若互相抵抗者，却是事实。不过此抵抗之作用平时不甚显著，病则非常明显，故人之伤于寒者则为病热而伤于热者则为病暑，病热则血行之速率抗进，病暑则汗出而心房衰弱。古人既明白此种事实，于是为之下定例曰：冬至一阳生，夏至一阴生，冬至一阳生，寒之甚而阳随之；夏至一阴生，热之甚而阴随之，故曰重寒则热，重热则寒。中见云者，即指其不病时所含之能力而言，故少阴热为本。则太阳之寒为之中见，太阳寒为本，则少阴之热为之中见，此之谓一阴一阳之为道。其燥、湿、风、火亦同此理，惟六气之化，只有太阳、少阴是阴阳胜复；其太阴、阳明则燥

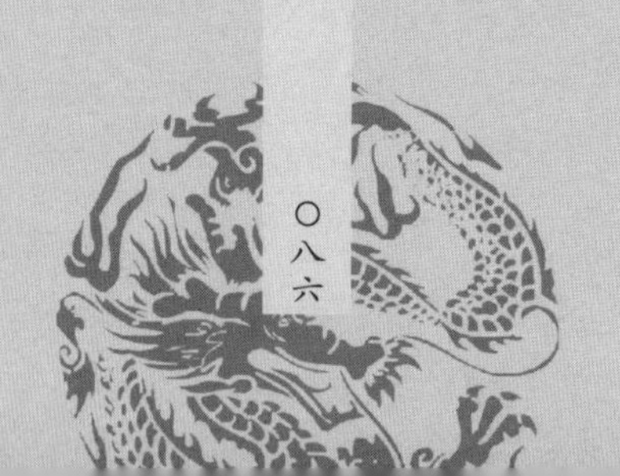

从湿化；其少阳、厥阴则风从火化，此其所以然之故。厥阴主春，少阳为之中见，古人解释少阳之火化，谓之相火，其实相火两字含义不甚明显。今从事实上说明，少阳之火乃生气也，大约无论动植，非有此种热力则不能生。太阴之湿乃润气也，无论动植，非有此种湿润之气则不能长，故春生，夏长，风则从火化，燥则从湿化，此种为东方学说，只能就旧有者为之说明。若用西方科学方法，恐不免无从说起，既明白以上所说，则附子之用，虽误不必死，可以晓然明白。盖伤寒则人体应之以热，治疗用热药，则人体应之以寒，惟其有此作用，故虽误药不遽死。然不当用而用，必不能去病而反增病，既不能去病而增病，当然是误。经不云乎，当其位则治，不当其位则病。重感于邪则甚，复值其不胜之时则死。是故通常见服热药而反著寒象，以为不误。见服多量之热药，其人不遽死，以为当温，皆未是也。痧子之为病，症结在肺胃，目赤、面赤、舌见火化。假使误

從濕化。其少陽厥陰則風從火化。此其所以然之故。厥陰主春。少陽爲之中見。古人解釋少陽之火化。謂之相火。其實相火兩字含義不甚明顯。今從事實上說明。少陽之火乃生氣也。大約無論動植。非有此種熱力則不能生。太陰之濕乃潤氣也。無論動植。非有此種濕潤之氣則不能長。故春生夏長。風則從火化。燥則從濕化。此種爲東方學說。祗能就舊有者爲之說明。若用西方科學方法。恐不免無從說起。既明白以上所說。則附子之用。雖誤不必死。可以曉然明白。蓋傷寒則人體應之以熱。治療用熱藥。則人體應之以寒。惟其有此作用。故雖誤藥不遽死。然不當用而用。必不能去病而反增病。既不能去病而增病。當然是誤。經不云乎。當其位則治。不當其位則病。重感于邪則甚。復值其不勝之時則死。是故通常見服熱藥而反著寒象。以爲不誤。見服多量之熱藥。其人不遽死。以爲當溫。皆未是也。痧子之爲病。癥結在肺胃。目赤、面赤、舌見火化。假使誤

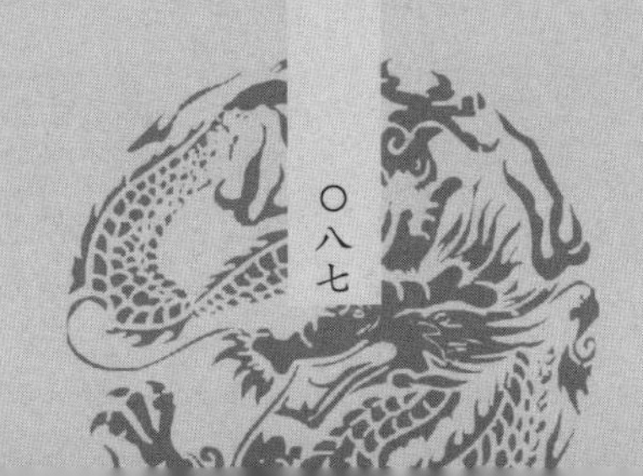

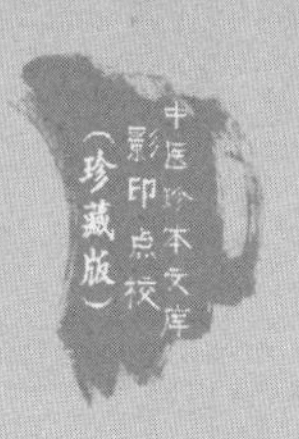

用附子。可謂不當其位。復重感于邪。痧子病位在肺胃。從火化則兼胆火。當此病情而用大劑溫藥。造成熱極生寒之局。較之所謂值不勝之時者更甚。則不死何待。其有未至于峯極。體工之氣化能自恢復幸而得生者。乃千百分之一。不得據此爲口實也。仲景懲燒針之誤。謂焦骨傷筋氣難復也。此復字下得有分寸。卽是陰陽勝復之復。讀傷寒論者。類多滑過。故其事迄不得明白。

黑錫丹之誤較附子爲更甚。此種藥品。腎藏無火、口味鹹、痰飲上泛、汗出膚津、喘而惡寒者。方是對症之藥。但亦不過三四分卽可以取效。今人多根據宋元人醫書。如扁鵲新書之類。敢于用大量金液丹、黑錫丹、半硫丸之類。豈知此等醫書。實是旁門左道。以余所知。晋宋六朝及趙宋時代。此兩時期都是道教盛行之時。方士講導引服餌之術。多偏于溫腎一邊。故晋宋六朝。人喜服附子。而趙宋金元之時硫黃盛行。張元素李東垣朱丹溪。力矯其弊。而用和平補益之

用附子，可谓不当其位。复重感于邪，痧子病位在肺胃，从火化则兼胆火，当此病情而用大剂温药，造成热极生寒之局，较之所谓值不胜之时者更甚，则不死何待。其有未至于峰极，体工之气化能自恢复幸而得生者，乃千百分之一，不得据此为口实也。仲景惩烧针之误，谓焦骨伤筋气难复也，此复字下得有分寸，即是阴阳胜复之复，读《伤寒论》者，类多滑过，故其事迄不得明白。

黑锡丹之误较附子为更甚，此种药品，肾藏无火、口味咸、痰饮上泛、汗出肤津、喘而恶寒者，方是对症之药。但亦不过三四分即可以取效。今人多根据宋元人医书，如扁鹊新书之类，敢于用大量金液丹、黑锡丹、半硫丸之类，岂知此等医书，实是旁门左道。以余所知，晋宋六朝及赵宋时代，此两时期都是道教盛行之时，方士讲导引服饵之术，多偏于温肾一边。故晋宋六朝，人喜服附子，而赵宋、金、元之时硫黄盛行。张元素、李东垣、朱丹溪力矫其弊，而用和平补益之

品，此与韩昌黎文起八代之衰，其事适相似，故张、朱、李都称大家，知人论世，此亦治医者不可不知也。况痧子之病都属小陔，童体一阳初萌，正是少阳，当此之时，岂容以硫黄、附子败其肾藏，此其为误，宁待言说。

所谓地理关系者，六气六经之说，本须活看，不可呆诠。一年之中有风、寒、暑、燥、湿，人之一生有生、长、老、病、已，都与六经相应，而地球上，寒带、两极、赤道、温带、热带，亦都有其阴阳胜复之迹可循。故热带之植物多属凉性，如椰子、芒果等是也。寒带之动物都属温性，如冰洋之海狗是也。广东人多喜服附子，即是此理。上海虽属温带，而广东、香港、南洋群岛之人，侨寓此间者为最多，为热带人治病，即使误用附子，亦幸中者多，杀人者少。而社会上医生大概良医甚少，庸医甚多，病不得愈，见用附子医生治病多有愈者，遂群以为神，展转介绍，而其人门庭如市矣。通常所谓不得明瞭者，其真相不过如此，医学之现状若是，何能

品。此與韓昌黎文起八代之衰。其事適相似。故張朱李都稱大家。知人論世。此亦治醫者不可不知也。况痧子之病都屬小孩。童體一陽初萌。正是少陽。當此之時。豈容以硫黃附子敗其腎藏。此其爲誤。寧待言說。

所謂地理關係者。六氣六經之說。本須活看。不可呆詮。一年之中有風、寒、暑、燥、濕。人之一生有生、長、老、病、已。都與六經相應。而地球上。寒帶、兩極、赤道、溫帶、熱帶。亦都有其陰陽勝復之蹟可循。故熱帶之植物多屬涼性。如椰子芒果等是也。寒帶之動物都屬溫性。如冰洋之海狗是也。廣東人多喜服附子。即是此理。上海雖屬溫帶。而廣東、香港、南洋羣島之人。僑寓此間者爲最多。爲熱帶人治病。即使誤用附子。亦幸中者多。殺人者少。而社會上醫生大概良醫甚少。庸醫甚多。病不得愈。見用附子醫生治病多有愈者。遂羣以爲神。展轉介紹。而其人門庭如市矣。通常所謂不得明瞭者。其眞相不過如此。醫學之現狀若是。何能

臨證筆記　八五

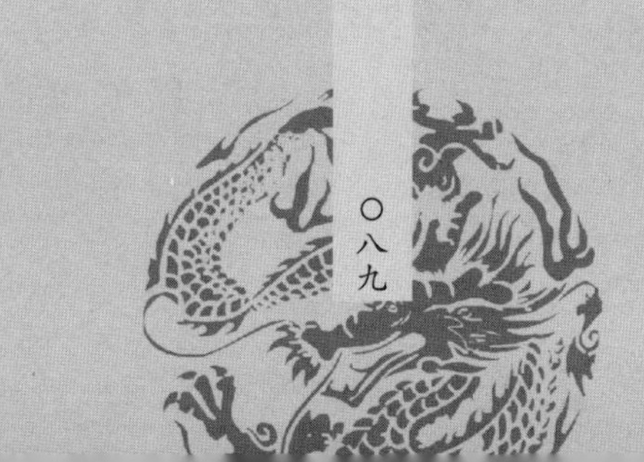

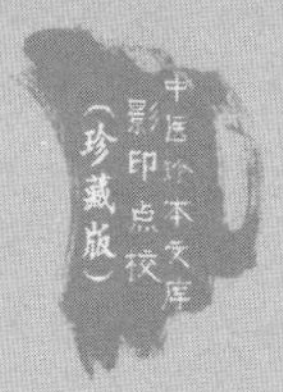

長此終古。余既明瞭此事。委有不能已于言者。故特著之于篇。初非同行嫉妒。對人發揮也。

臨證筆記終

长此终古。余既明瞭此事，委有不能已于言者，故特著之于篇，初非同行嫉妒，对人发挥也。

临证笔记终

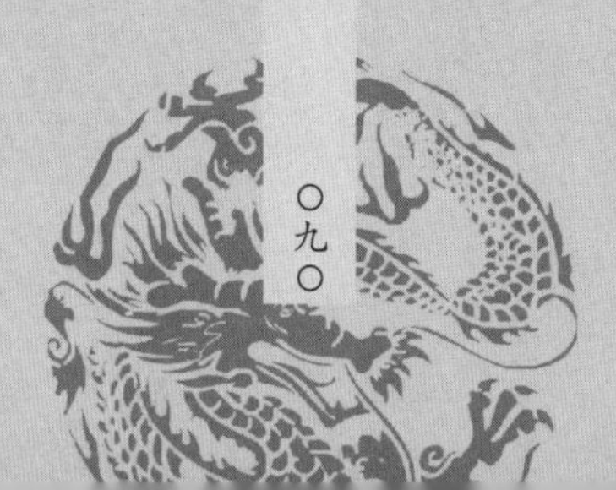

论医集

恽树珏　著

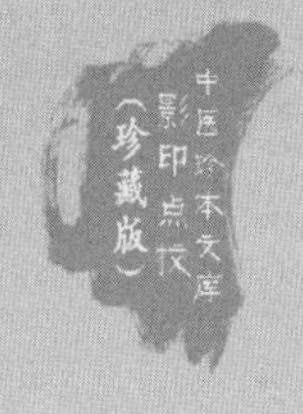

論醫集目次

呈中央國醫館意見書……一
對於統一病名建議書之商榷……五
呈上海國醫分館書……一九
創辦函授學校宣言……二二
醫學平議……三四
人生意味……七二
驚風經驗談……一〇六
痧子調護法……一一九
致嚴獨鶴書……一三三

论医集目次

呈中央国医馆意见书……一
对于统一病名建议书之商榷……五
呈上海国医分馆书……一九
创办函授学校宣言……二二
医学平议……三四
人生意味……七二
惊风经验谈……一〇六
痧子调护法……一一九
致严独鹤书……一三三

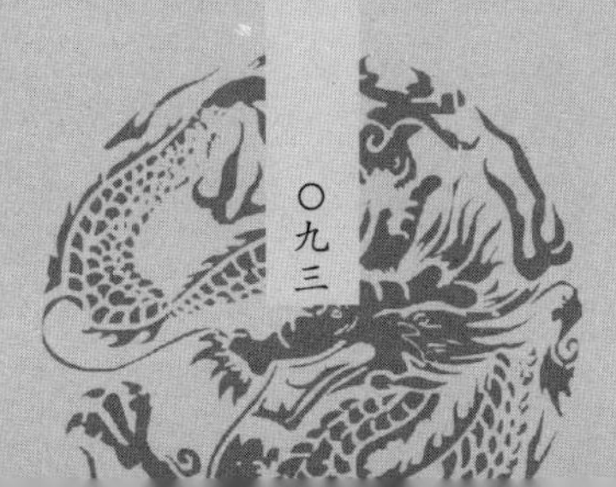

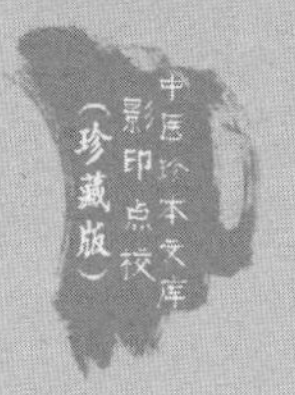

論醫集　目次

論血壓致莊百俞先生書一……一四三
論血壓致莊百俞先生書二……一四五
答張仲純君殤女函(附張君來函)……一五二
苦笑……一六二
醫學盛衰之關係……一六九
腦炎救治法……一七七
安腦丸……一八〇
回天再造丸……一八五
丙種寳月丹……一八九

论血压致庄百俞先生书一……一四三
论血压致庄百俞先生书二……一四五
答张仲纯君殇女函（附张君来函）……一五二
苦笑……一六二
医学盛衰之关系……一六九
脑炎救治法……一七七
安脑丸……一八〇
回天再造丸……一八五
丙种宝月丹……一八九

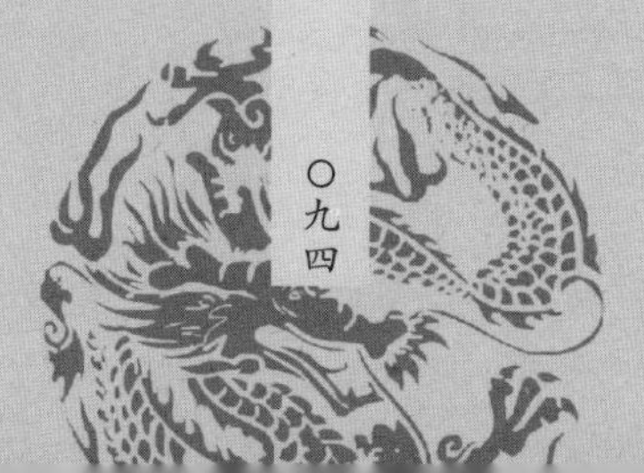

论医集

武进恽铁樵著
受业江阴章巨应参校

呈中央国医馆意见书（对于改进中医之意见）

中西医治病之成效，互有短长，其实精密考察，中医优点当占十之六七，西医十之三四尔。然而现社会信西医者实占十之六七，此因中医之学说，不能使普通人了解，实居最大原因。梁公演说集云："中医仅能愈病，总无人能以其愈病之理由喻人。"是故第一要义，在将古书晦涩之医理，诠释明白，使尽人可喻。换言之，非设法使中医学理民众化不可。若仅仅搬出仲景、孙思邈，持高压论调，或专讲五行六气，总难得现时代知识阶级之同情已。

其次改进中医，不在方药本身，在运用方药有真确之标准，此层功夫无止境。

論醫集

武進惲鐵樵著
受業江陰章巨膺參校

呈中央國醫館意見書（對於改進中醫之意見）

中西醫治病之成效。互有短長。其實精密考察。中醫優點當占十之六七。西醫十之三四爾。然而現社會信西醫者實占十之六七。此因中醫之學說。不能使普通人了解。實居最大原因。梁任公演說集云。「中醫儘能愈病。總無人能以其愈病之理由喻人」。是故第一要義。在將古書晦澀之醫理。詮釋明白。使盡人可喻。換言之。非設法使中醫學理民衆化不可。若僅僅搬出仲景孫思邈。持高壓論調。或專講五行六氣。總難得現時代知識階級之同情已。

其次改進中醫。不在方藥本身。在運用方藥有眞確之標準。此層功夫無止境。

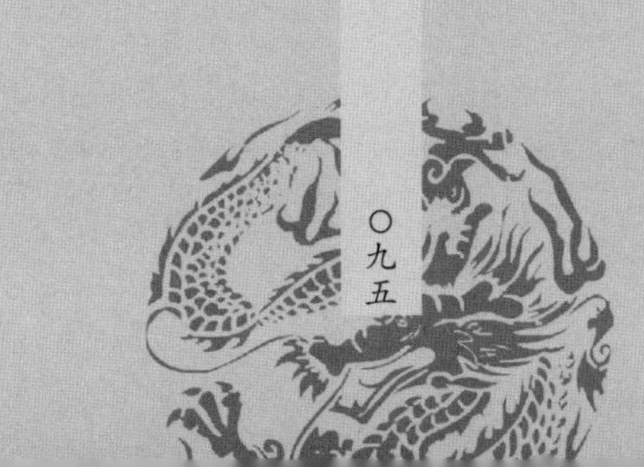

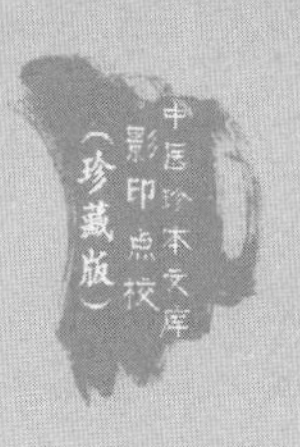

現在所急者。在明生理之眞相。自當採用西國學說爲重要工作之一。但亦不過諸重要工作之一種。萬不可舍本逐末。以科學化爲時髦。而專求形似。忘其本來。如但求科學化。則非驢非馬必有大害。又不可效法東洋。彼國現在醫學。號稱居環球第二。其所以致此。表面是科學化。裏面仍是參用中國舊方藥。可謂中醫同化於西醫。如此則中醫學鎔入西醫。而中醫本身消滅。在日本。中醫學本非已有。自在不甚愛惜之列。且彼邦中醫技倆。本來只能拾取一二效方。未能窺見東方文化眞相。宜其有此結果。我國若效法日本。本談不到改良中醫。廢除可矣。惟我國廣土衆民。生活寒儉。科學化之西醫實不適用。又藥業爲全國千數百萬人生活所寄。卽欲廢除。亦形格勢禁。故斷不能使中醫同化于西醫。只能取西國學理。補助中醫。質言之。可以借助他山。不能援儒入墨。復次採取西國學理。以生理、解剖、病理、組織各學爲最合宜。若黴菌學說。則不合用。

现在所急者，在明生理之真相，自当采用西国学说为重要工作之一。但亦不过诸重要工作之一种，万不可舍本逐末，以科学化为时髦，而专求形似，忘其本来。如但求科学化，则非驴非马必有大害，又不可效法东洋。彼国现在医学，号称居环球第二，其所以致此，表面是科学化，里面仍是参用中国旧方药，可谓中医同化于西医。如此则中医学镕入西医，而中医本身消灭。在日本，中医学本非已有，自在不甚爱惜之列，且彼邦中医技俩，本来只能拾取一二效方，未能窥见东方文化真相，宜其有此结果。我国若效法日本，本谈不到改良中医，废除可矣。惟我国广土众民，生活寒俭，科学化之西医，实不适用。又药业为全国千数百万人生活所寄，即欲废除，亦形格势禁，故断不能使中医同化于西医，只能取西国学理，补助中医。质言之，可以借助他山，不能援儒入墨，复次采取西国学理，以生理、解剖、病理、组织各学为最合宜。若黴菌学说，则不合用。

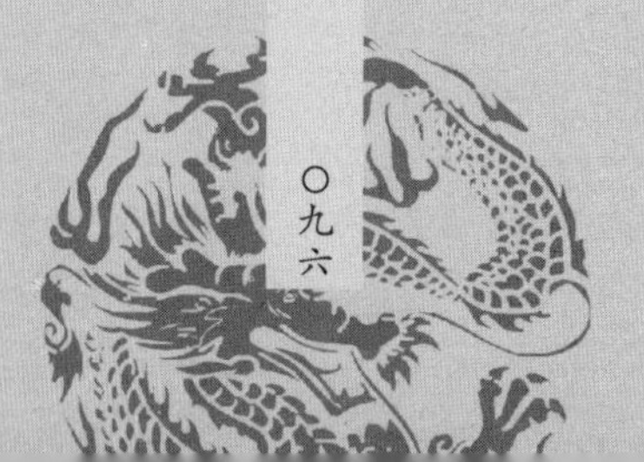

拙著《伤寒辑义》按中，反对微菌学，谓是先有病而后有菌，不是先有菌而后有病，菌是病源之说，是倒因为果，此说为上海红十字会西医所承认。惟彼不肯正式宣布，助我张目耳。其余如太阳灯、镭锭爱克司光等，彼邦亦尚在试验之中似乎改革中医，不必在此等处效颦。

复次药物改进，亦非采用化学提炼之谓，平心而论，天然物品所含之成分，其精密远过人工配置，且中医治病，以顺生理之自然为原则。动植同禀天地之化育而生成。人生藏气，失其平衡则病，因动植所禀，各有偏胜，取其偏胜，以纠正不平衡之藏气，故云药物补偏救弊。若加以提炼，便与顺自然之原则相背，天下事无绝对利弊，有表面精致悦目易服之利，便有里面反自然之弊，局外人不知，震惊于西方科学表面之美观，嗤议中医用树皮、草根治病，为未脱原人时代色彩。彼又何尝念及西方文明，表面极绚烂，里面极恐慌，本是病态文

拙著傷寒輯義按中。反對微菌學。謂是先有病而後有菌。不是先有菌而後有病。菌是病源之說。是倒因爲果。此說爲上海紅十字會西醫所承認。惟彼不肯正式宣布。助我張目耳。其餘如太陽燈鐳錠愛克司光等。彼邦亦尙在試驗之中。似乎改革中醫。不必在此等處效顰。

復次藥物改進。亦非采用化學提煉之謂。平心而論。天然物品所含之成分。其精密遠過人工配置。且中醫治病。以順生理之自然爲原則。動植同稟天地之化育而生成。人生藏氣。失其平衡則病。因動植所稟。各有偏勝。取其偏勝。以糾正不平衡之藏氣。故云藥物補偏救弊。若加以提煉。便與順自然之原則相背。天下事無絕對利弊。有表面精緻悅目易服之利。便有裏面反自然之弊。局外人不知。震驚於西方科學表面之美觀。嗤議中醫用樹皮草根治病。爲未脫原人時代色彩。彼又何嘗念及西方文明。表面極絢爛。裏面極恐慌。本是病態文

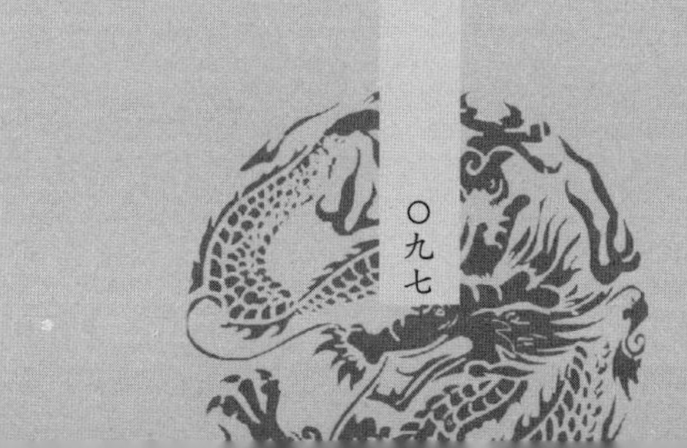

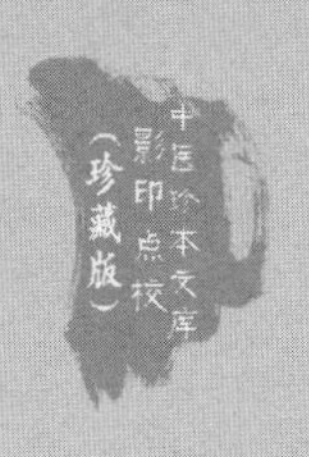

明乎。且爲此言者。以科學頭腦自負。實含有一種虚矯之氣。不會爲中醫設身處地設想。我國醫學。已有數千年歷史。由習慣而釀成一種自然律。終不能因彼不負責任之言。驚表面之虚榮。而受裏面之實禍。且提煉藥物。非精于化學不能。藥業中人。須聘專門技師。購外國儀器。尚有其他種種不能逆料之弊害。是可以牽一髮而動全體。故此事當加以審愼之考慮。不能貿然盲從也。鄙意以爲改進藥物。當從醫生治植物學始。而其最初之一步。在將各種藥物。製成標本。注明出處、性味、成效。此則爲益多而無弊。且輕而易舉。孜孜爲之。一方既可以添學識。一方可以爲醫學校敎育品。將來更可以自己種植。杜塞漏卮。是一舉而數善備也。若由國醫館組織團體爲之。則成效更可以刻期而待。鄙見如此。壞流之細。不必有補高深。愚陋之忱。聊復貢其芹曝。

惲鐵樵謹具

明乎！且为此言者，以科学头脑自负，实含有一种虚矫之气，不会为中医设身处地设想。我国医学，已有数千年历史，由习惯而酿成一种自然律，终不能因彼不负责任之言，惊表面之虚荣，而受里面之实祸。且提炼药物，非精于化学不能，药业中人，须聘专门技师，购外国仪器，尚有其他种种不能逆料之弊害，是可以牵一发而动全体。故此事当加以审慎之考虑，不能贸然盲从也。鄙意以为改进药物，当从医生治植物学始，而其最初之一步，在将各种药物，制成标本，注明出处、性味、成效，此则为益多而无弊，且轻而易举。孜孜为之，一方既可以添学识，一方可以为医学校教育品，将来更可以自己种植，杜塞漏卮，是一举而数善备也。若由国医馆组织团体为之，则成效更可以刻期而待。鄙见如此，壤流之细，不必有补高深，愚陋之忱，聊复贡其芹曝，

恽铁樵谨具

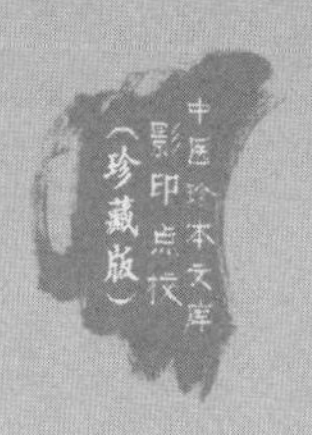

（中央国医馆有征求意见令文故有此书）

对于统一病名建议书之商榷

六月二十六日，奉到上海市国医分馆转来贵馆学术整理会统一病名建议书，并附函令摅陈意见，环诵之余，深幸渐就衰歇之国医，有渐入轨道之发展希望。下风逖听，可胜额手，惟兹事体大，且头绪繁复，缴绕殊甚，情事既属创举，环境又复恶劣，初起考虑未周，将来必多周折，谨将一得之愚，聊当细流之助，条陈管见如下：

（一）统一当以中名为主

中西医学基础不同，外国以病灶定名，以细菌定名，中国则以脏腑定名，以气候定名，此因中西文化不同之故。建议书第二节云："天下事物，只有一个真是，西医病名，既立于科学基础上，今若新造病名，必不能异于西医，能异于西

（中央國醫館有徵求意見令文故有此書）

對於統一病名建議書之商榷

六月二十六日。奉到 上海市國醫分館轉來貴館學術整理會統一病名建議書。并附函令據陳意見。環誦之餘。深幸漸就衰歇之國醫。有漸入軌道之發展希望。下風逖聽。可勝額手。惟茲事體大。且頭緒繁複。繳繞殊甚。情事既屬創舉。環境又復惡劣。初起考慮未週。將來必多週折。謹將一得之愚。聊當細流之助。條陳管見如下。

（一）統一當以中名爲主

中西醫學基礎不同。外國以病灶定名。以細菌定名。中國則以臟腑定名。以氣候定名。此因中西文化不同之故。建議書第二節云。「天下事物。只有一個眞是。西醫病名。既立於科學基礎上。今若新造病名。必不能異於西醫。能異於西

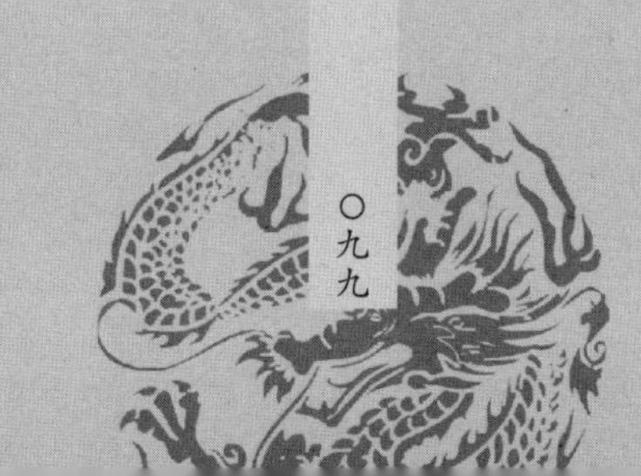

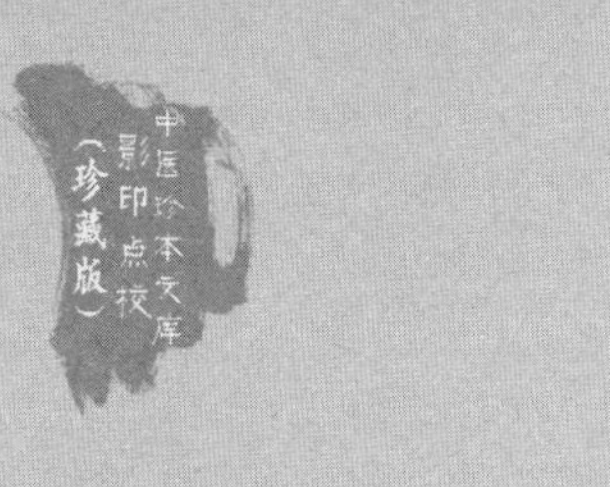

醫。卽不能合於科學。不然。科學將有兩可之是」此說可商。鄙意以爲科學是進步的。昨日之是。今日已非。故不能謂現在之科學。卽是眞是。西醫儘多議論與事實不符之處。是其明證。此其一也。天下之眞是。原只有一個。但究此眞是之方法。則殊途同歸。方法却不是一個。譬之算學。用數學求得得數。用代數亦求得得數。方法不同。得數同也。如謂數學之得數。不是代數之得數。則非確論。故西方科學。不是學術唯一之途徑。東方醫術。自有立脚點。此其二也。今若以西名爲主名。不廢中國學說。則名實不相副。若廢中國學說。則中醫卽破產。不於此。則於彼。更無迴旋餘地。例如傷寒一書。包括支氣管炎、肋膜炎、腹膜炎、胸水、腹水、乃至流行性腦脊髓膜炎、日射病、虎列拉等等。假使用此諸名色。初步傷寒論本文。將漸次無人研讀。繼一步。必傷寒方無人能用。及後一步。必講究注射滅菌。如此則中醫消滅。中藥消滅。是故用中國病名爲統一病名。在所必

医，即不能合于科学，不然，科学将有两可之是。”此说可商，鄙意以为科学是进步的，昨日之是，今日已非，故不能谓现在之科学，即是真是。西医尽多议论与事实不符之处，是其明证，此其一也。天下之真是，原只有一个，但究此真是之方法，则殊途同归，方法却不是一个。譬之算学，用数学求得得数，用代数亦求得得数，方法不同，得数同也。如谓数学之得数，不是代数之得数，则非确论，故西方科学，不是学术唯一之途径。东方医术，自有立脚点，比其二也。今若以西名为主名，不废中国学说，则名实不相副。若废中国学说，则中医即破产，不于此，则于彼，更无回旋余地。例如《伤寒》一书，包括支气管炎、肋膜炎、腹膜炎、胸水、腹水，乃至流行性脑脊髓膜炎、日射病、虎列拉等等。假使用此诸名色，初步，《伤寒论》本文，将渐次无人研读；继一步，必伤寒方无人能用；及后一步，必讲究注射灭菌。如此则中医消灭，中药消灭。是故用中国病名为统一病名，在所必

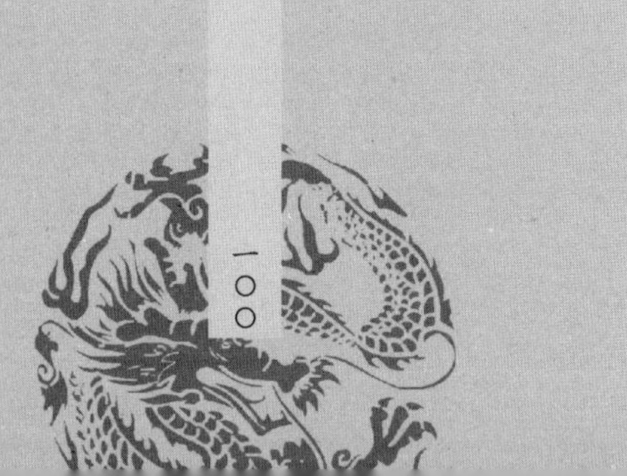

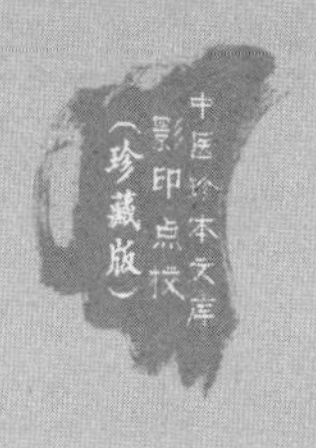

争，事非得已，不止名从主人而已，此其三也。名者实之宾，先有事实，然后有名。鄙意以为整理中医，当先从诠明学理起，今贵馆既从正名着手，自是一种方法。但定名之时，眼光须注重于本身学说。因学说是主，名是宾，今若不顾一切，惟名是务，则有宾而无主。改进中医，整理学术，是欲使退化之中医进步，欲使凌乱之学术整齐，今统一病名，而用西名为主体，则与本身之学术冲突，与整理改进之初心相背。仅有此统一之名，将来可以步步荆棘，则此番定名之工作何为者，此其四也。

（二）统一病名当先定标准

所以必须统一病名者，为其凌乱无次也。勘落一切繁芜无当要领者，取其扼要适用者，有当取于古者，如《内经》中之煎厥，《金匮》之肺萎，《千金》之风缓，《外台》之尸疰。有当取之于近代者，如《金匮翼》之肾藏风，《吴医会讲》之白痦。若中国无其

爭。事非得已。不止名從主人而已。此其三也。名者實之賓。先有事實。然後有名。鄙意以爲整理中醫。當先從詮明學理起。今貴館既從正名着手。自是一種方法。但定名之時。眼光須注重於本身學說。因學說是主。名是賓。今若不顧一切。惟名是務。則有賓而無主。改進中醫。整理學術。是欲使退化之中醫進步。欲使凌亂之學術整齊。今統一病名。而用西名爲主體。則與本身之學術衝突。與整理改進之初心相背。僅有此統一之名。將來可以步步荆棘。則此番定名之工作何爲者。此其四也。

（二） 統一病名當先定標準

所以必須統一病名者。爲其凌亂無次也。勘落一切繁蕪無當要領者。取其扼要適用者。有當取於古者。如內經中之煎厥。金匱之肺萎。千金之風緩。外台之尸疰。有當取之於近代者。如金匱翼之腎藏風。吳醫會講之白痦。若中國無其

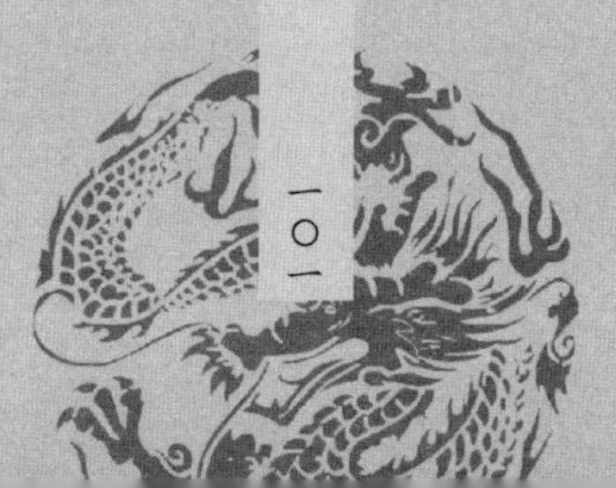

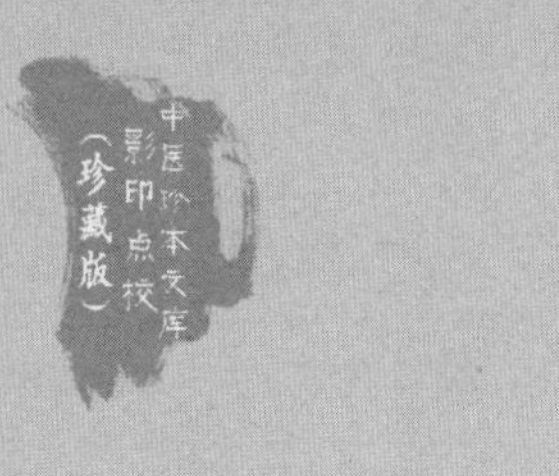

名。然發採用西名。如急性傳染病中之支氣管炎。此與文字之代有孳乳相似。荀子所謂法後王。頗堪爲取用近代病名解嘲。而最緊要者。每一病名。其內涎之蘊義。與外圍之分際。一望可以瞭然者爲最合度。即使各種病名不能盡如此。亦當於可能範圍之內。以此爲標準。而加以註解。則較爲心安理得。若以爲繁雜難能。而竟用西名。則嫌於欲適履而削趾。國人語言不通。逕用英語。亦是一時特殊現象。而其事不可爲訓。今統一病名。是圖一勞永逸。若以用英語爲喻。不啻用英語統一國語。而廢本有之國語也。定名標準。舉例如下。

煎厥　屬肺腎病之一種。病灶在肺。病源在腎。病狀吐痰夾血而遺精盜汗。內經所謂汩汩乎若壞都。潰潰乎不可止。凡病此者。潮熱掌熱柴瘠有如煎熬。以漸而深。而氣血則皆上逆。故名。尋常値如此之症。概謂之肺病。當以此爲準。

名，然发采用西名，如急性传染病中之支气管炎，此与文字之代有孳乳相似。荀子所谓法后王，颇堪为取用近代病名解嘲，而最紧要者，每一病名，其内蜒之蕴义，与外围之分际，一望可以瞭然者为最合度。即使各种病名不能尽如此，亦当于可能范围之内，以此为标准，而加以注解，则较为心安理得。若以为繁杂难能，而竟用西名，则嫌于欲适履而削趾，国人语言不通，径用英语，亦是一时特殊现象，而其事不可为训。今统一病名，是图一劳永逸。若以用英语为喻，不啻用英语统一国语，而废本有之国语也。定名标准，举例如下：

煎厥　属肺肾病之一种，病灶在肺，病源在肾，病状吐痰夹血而遗精盗汗，《内经》所谓汩汩乎若坏都，溃溃乎不可止。凡病此者，潮热、掌热、柴瘠有如煎熬，以渐而深，而气血则皆上逆，故名。寻常值如此之症，概谓之肺病，当以此为准。

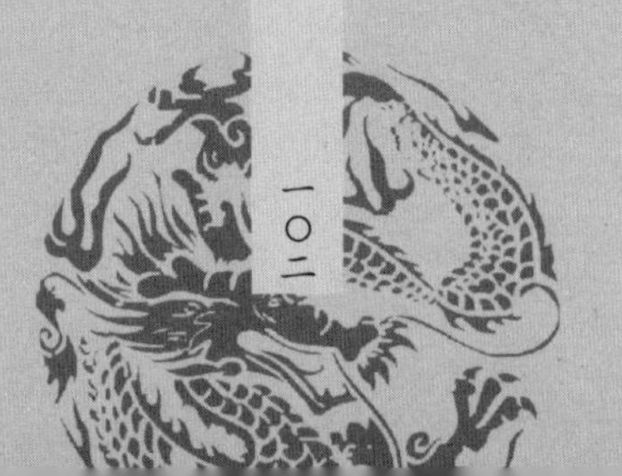

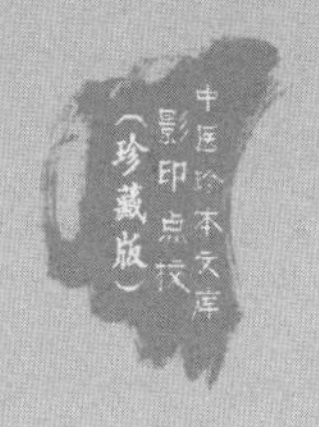

肺萎 肺劳之一种，病灶在肺，原因为肺系组织无弹力，病状面无血色，肺量缩小，吐透明胶样痰，通常谓之肺劳，今当以此为准。

尸疰 劳病之一种，其病恒限于家族，初起容易伤风，久咳不愈，男子遗精，女子多带，病至于卧不能起，扣足一百日死。直至将死之前数日，面色不变，故又谓之桃花疰。疰字，本是注，去水加疒，此病一人死，则传染其同血统之一人，六七年后再死。如此转展传染不已，如一器中水注入另一器，故名。通常概谓之劳病，或谓之百日劳，今当以此名为准。

风缓 即西名神经瘫，病此者浑身之运动神经皆弛缓无力，而感觉神经及植物性神经则无恙。详《伤寒》、《金匮》刚痉、柔痉之名，似风缓即柔痉。但《伤寒》、《金匮》所说，与现在所见病情不合，今据《千金》定此名。

白瘖 夏秋间热病末传所见之一种症候，西医书谓之丘疹，而不言其病理。

肺萎 肺勞之一種。病灶在肺。原因爲肺系組織無彈力。病狀面無血色。肺量縮小。吐透明膠樣痰。通常謂之肺勞。今當以此爲準。

尸疰 勞病之一種。其病恆限於家族。初起容易傷風。久咳不愈。男子遺精。女子多帶。病至於臥不能起。扣足一百日死。直至將死之前數日。面色不變。故又謂之桃花疰。疰字。本是注。去水加疒。此病一人死。則傳染其同血統之一人。六七年後再死。如此轉展傳染不已。如一器中水注入另一器。故名。通常概謂之勞病。或謂之百日勞。今當以此名爲準。

風緩 即西名神經癱。病此者渾身之運動神經皆弛緩無力而感覺神經及植物性神經則無恙。詳傷寒金匱剛痙柔痙之名。似風緩即柔痙。但傷寒金匱所說。與現在所見病情不合。今據千金定此名。

白瘖 夏秋間熱病末傳所見之一種症候。西醫書謂之丘疹而不言其病理。

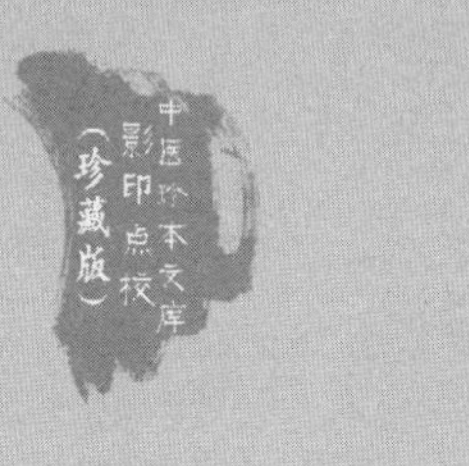

詳此物是皮下淋巴小腺枯。爲熱病中極重之一種病候。白㾦之名。始見於吳醫會講。

支氣管炎　爲咳嗽之一種。西醫書屬急性傳染病。其病灶在支氣管。其病狀咳嗽、氣急鼻扇。有見寒化證象者。亦有見燥化證象者。見寒化證象者。小青龍湯。其見燥化熱化證象者。麻杏石甘湯加細辛良。中國醫書。向無此名。今據歐氏內科學定此名。并注主治法。

（三）　熱病病名當另提討論

中醫病名之不統一。以熱病爲最。明清諸家。聚訟紛紜。幾令人無所適從。統一之難。此爲癥結。而中醫之大本營。亦即在此處。西醫對於熱病。以微菌爲病源。此事與中醫尤其桿格（理由詳後）竊意總當從自身打出一條出路。因中法治熱病有效是事實。既有此事實。必有其理由。其事甚繁難。倉猝之間。無從解

详此物是皮下淋巴小腺枯，为热病中极重之一种病候。白㾦之名，始见于《吴医会讲》。

支气管炎　为咳嗽之一种，西医书属急性传染病，其病灶在支气管，其病状咳嗽、气急、鼻扇，有见寒化证象者，亦有见燥化证象者。见寒化证象者，小青龙汤；其见燥化热化证象者，麻杏石甘汤加细辛良。中国医书，向无此名，今据欧氏《内科学》定此名，并注主治法。

（三）热病病名当另提讨论

中医病名之不统一，以热病为最，明清诸家，聚讼纷纭，几令人无所适从。统一之难，此为症结，而中医之大本营，亦即在此处。西医对于热病，以微菌为病源，此事与中医尤其扞格（理由详后）。窃意总当从自身打出一条出路，因中法治热病有效是事实，既有此事实，必有其理由，其事甚繁难，仓猝之间，无从解

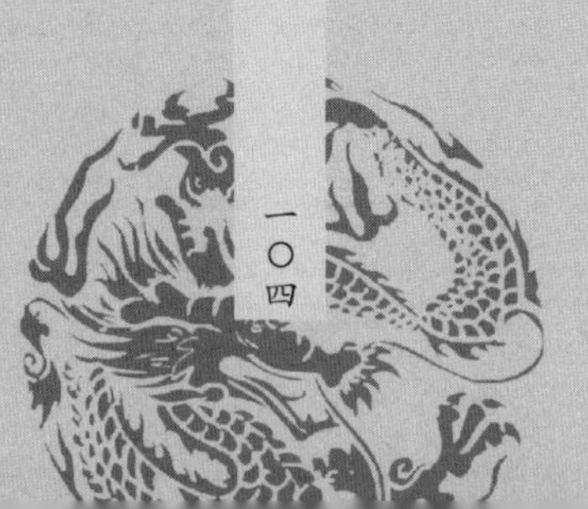

决。现拟暂用《伤寒论》名词及习用名词而详其病候，照《内经》因时定名例。冬曰伤寒，春曰温病，夏至后曰暑温，立秋后曰伏暑。此外有当提出研究者，如痓（即流行性脑脊髓膜炎，《千金方》中言之较详）、湿（通常所谓湿温）、暍（即通常所谓暑温），与伤寒相滥。又如痧子、喉痧之前驱症，亦与伤寒相滥，临诊时，在初期往往不能辨别，其相滥是何理由？其证象之几微区别若何？均当加以说明。俾得有详细界说，著为专书，颁之全国，一方令各医遵行，一方使各医报告经验上所发生之便利与杆格。国医馆汇齐其报告，加以讨论，逐年修改，至于尽善，如此办法，似乎比较妥当。前驱症与伤寒、副伤寒初起几日不能分别，西医亦然。此于治疗上尚无大害，抑亦无可如何。

（四）微菌学加入国医学当从缓

细菌之种类极多，有在人体不能为言之菌，如粪便中所含者是也。有外来之

決。現擬暫用傷寒論名詞及習用名詞而詳其病候。照內經因時定名例。冬日傷寒。春日溫病。夏至後日暑溫。立秋後日伏暑。此外有當提出研究者。如痓、（卽流行性腦脊髓膜炎。千金方中言之較詳。）濕（通常所謂濕溫）暍（卽通常所謂暑溫）與傷寒相濫。又如痧子喉痧之前驅症。亦與傷寒相濫。臨診時。在初期往往不能辨別。其相濫是何理由。其證象之幾微區別若何。均當加以說明。俾得有詳細界說。著爲專書。頒之全國。一方令各醫遵行。一方使各醫報告經驗上所發生之便利與桿格。國醫館彙齊其報告。加以討論。逐年修改。至於盡善。如此辦法。似乎比較妥當。前驅症與傷寒副傷寒初起幾日不能分別。西醫亦然。此于治療上尚無大害。抑亦無可如何。

（四）微菌學加入國醫學當從緩

細菌之種類極多。有在人體不能爲害之菌。如糞便中所含者是也。有外來之

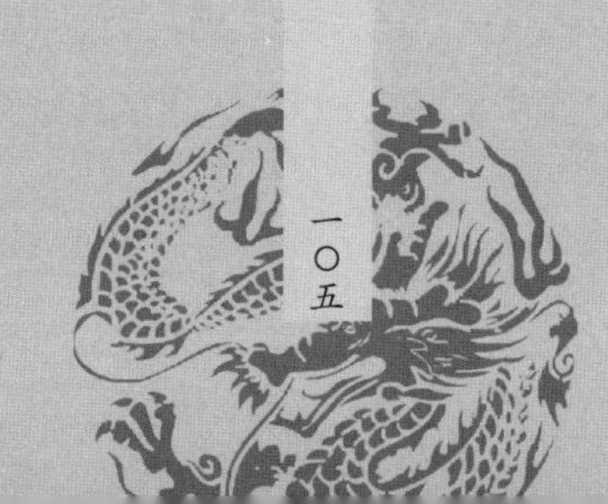

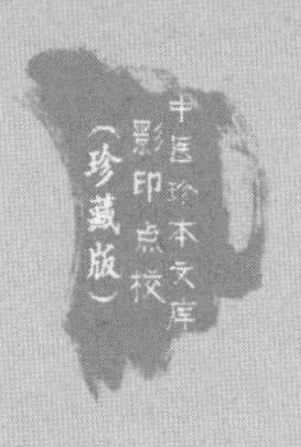

病菌。如諸急性傳染病之病菌是也。有三段生命。以牛羊等爲宿主。再入蔬菜之中。然後入人體。如節虫是也。有甲軀體之病菌傳染于乙軀體者。如肺病結核菌。梅毒螺旋菌是也。而最與中醫有關係者。莫如傷寒菌與副傷寒菌。西國人以病菌定名。凡診熱病。非驗血不能斷定其爲何種菌。即無從斷定其病是正傷寒是副傷寒。此種是專科之學。絕非門外漢漫然可以效顰者。而驗血絕非易事。血中之菌。非僅恃千數百倍之顯微鏡即可窺見明晰。必須先染色。方能明瞭。而染色又非易事。欲知某菌受制于某藥。則須培養。更須動物用血清試驗其是否有凝集反應。凡此皆非中醫所能辦到之事。如謂不能辦到此層。即無醫生資格。則又不然。頭項反折。神昏譫語而發高熱。所謂腦脊髓膜炎是也。曾值腦脊髓膜炎之病與西醫會診。西醫用脊椎穿刺法驗之無菌。以爲不是脊髓膜炎症。而告病家謂是傷寒症。其人住醫院中六日竟死。此事吾甚疑

病菌，如诸急性传染病之病菌是也。有三段生命，以牛羊等为宿主，再入蔬菜之中，然后入人体，如节虫是也。有甲躯体之病菌，传染于乙躯体者，如肺病结核菌，梅毒螺旋菌是也。而最与中医有关系者，莫如伤寒菌与副伤寒菌，西国人以病菌定名，凡诊热病，非验血不能断定其为何种菌，即无从断定其病是正伤寒、是副伤寒，此种是专科之学，绝非门外汉漫然可以效颦者。而验血绝非易事，血中之菌，非仅恃千数百倍之显微镜即可窥见明晰，必须先染色，方能明瞭，而染色又非易事，欲知某菌受制于某药，则须培养，更须动物用血清试验其是否有凝集反应。凡此皆非中医所能办到之事，如谓不能办到此层，即无医生资格。则又不然，头项反折，神昏谵语而发高热，所谓脑脊髓膜炎是也。曾值脑脊髓膜炎之病与西医会诊，西医用脊椎穿刺法验之无菌，以为不是脊髓膜炎症，而告病家谓是伤寒症。其人住医院中六日竟死，此事吾甚疑

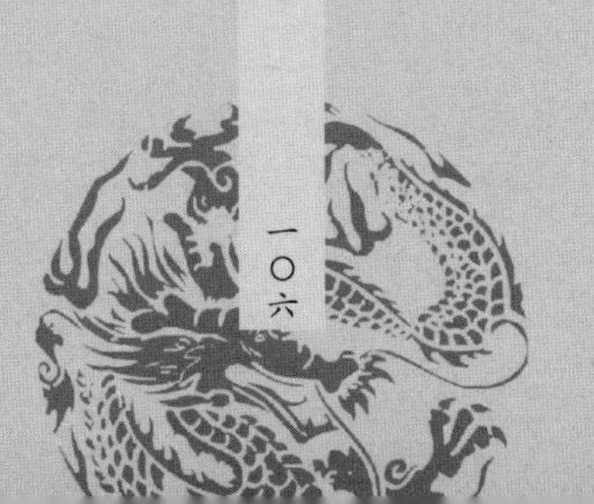

之。适院中助手医生，是故人子，询之。据云，不见脑炎菌，亦不见伤寒菌，故实不能断为何病。后考之欧氏《内科学》，则其中载明流行性脑脊髓膜炎症，亦有无菌者，细菌学之难如此，今改革中医，以此为必要条件，将来必有许多笑话，故不如其已也。又拙著《伤寒辑义》按，对于病菌有怀疑语，谓当是先病而后有菌，不是先菌而后有病，故指菌为病源，恐是倒因为果，此说为红十字会西医所承认。然则谓不治菌学，即无医生资格，非笃论也。又既研究病菌，当然须连带研究血清注射，让一步说，果然切实做到，已是完全西医，无复国医本来面目，故改进国医而欲参用细菌学，实为形格势禁不可能之事。

（五）《内经》不能废除也

按建议书中所采取较要国医书，自张机、巢元方始，而无《素问》、《灵枢》，“建议理由”节有云：“固守《素》、《灵》、《难经》可矣，何必谈整理。”是谓整理可以舍《素》、《灵》也。

之。適院中助手醫生。是故人子。詢之。據云。不見腦炎菌。亦不見傷寒菌。故實不能斷爲何病。後考之歐氏內科學。則其中載明流行性腦脊髓膜炎症。亦有無菌者。細菌學之難如此。今改革中醫。以此爲必要條件。將來必有許多笑話。故不如其已也。又拙著傷寒輯義按。對於病菌有懷疑語。謂當是先病而後有菌。不是先菌而後有病。故指菌爲病源。恐是倒因爲果。此說爲紅十字會西醫所承認。然則謂不治菌學。卽無醫生資格。非篤論也。又既研究病菌。當然須連帶研究血清注射。讓一步說。果然切實做到。已是完全西醫。無復國醫本來面目。故改進國醫而欲參用細菌學。實爲形格勢禁不可能之事。

（五）內經不能廢除也

按建議書中所採取較要國醫書。自張機巢元方始。而無素問靈樞。「建議理由」節有云。「固守素靈難經可矣。何必談整理。」是謂整理可以舍素靈也。

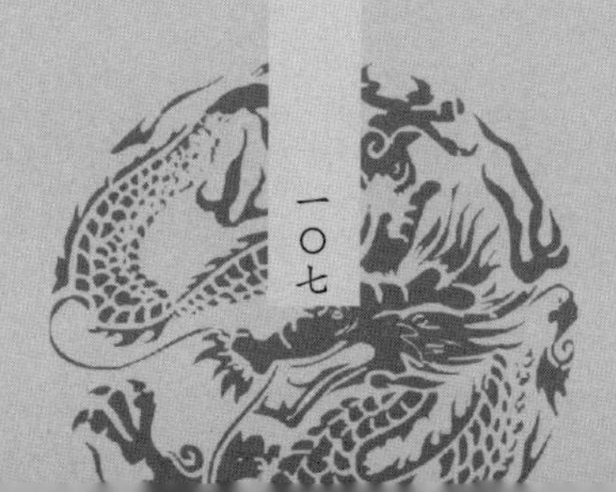

一孔之見。則以爲此又期期不可。仲景撰傷寒。自言用素難。巢元方以下。皆宗此書。素問之不可讀。是不易懂。並非素問本書不善。即如「東方生風」余雲岫靈素商兌。痛加駁斥。其實余氏之言。只攻擊到表面。風指動言。與風以動之之風字。同一意義。佛家言地水火風。水火指燥濕言。地風指動靜言。其意亦同。此所以古醫書如千金。凡神經病手足肌肉及官能不由意志命令而自動者。統謂之風。此風字之意義。與余氏所說完全不同。惟其如此。所以風生木。木生肝。肝之變動爲握。握訓痙攣。肝之府爲胆。胆之經氣爲少陽。少陽從火化。火曰炎上。下厥上冒。過在足厥陰少陽。如此則爲厥顛疾。其語意是一串的。又內經以腎屬冬。以肝屬春。以心屬夏。傷寒論以足少陰經爲末傳。其病實屬腎。何以知其屬腎。傷寒少陰症。脈沉微。倦臥。但欲寐。得附子便愈。其不可愈者。乃是病機已逸。治之太晚之故。附子是腎藥。附子之藥位在小腹。小腹爲腎之領域。用

一孔之见，则以为此又期期不可。仲景撰《伤寒》，自言用《素》、《难》，巢元方以下，皆宗此书。《素问》之不可读，是不易懂，并非《素问》本书不善。即如“东方生风”，余云岫《灵》、《素》商兑，痛加驳斥，其实余氏之言，只攻击到表面，风指动言，与风以动之之风字，同一意义。佛家言地水火风，水火指燥湿言，地风指动静言，其意亦同。此所以古医书如《千金》，凡神经病，手足肌肉及官能不由意志命令而自动者，统谓之风，此风字之意义，与余氏所说完全不同。惟其如此，所以风生木，木生肝，肝之变动为握，握训痉挛。肝之府为胆，胆之经气少阳，少阳从火化，火曰炎上，下厥上冒，过在足厥阴少阳，如此则为厥颠疾。其语意是一串的。又《内经》以肾属冬，以肝属春，以心属夏。《伤寒论》以足少阴经为末传，其病实属肾，何以知其属肾？伤寒少阴症，脉沉微，倦卧，但欲寐，得附子便愈，其不可愈者，乃是病机已逸，治之太晚之故。附子是肾药，附子之药位在小腹，小腹为肾之领域，用

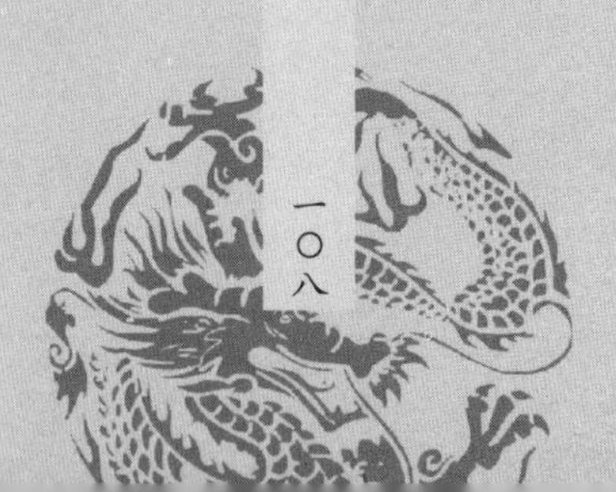

附子而能愈，则可知病之属肾为真确。人身之腺体，以肾腺为根本，以汗腺为末梢，就形能研究之，在在可见其联带关系。故足少阴经病，则汗腺亦病，因而汗出恶风。今考《伤寒论》之用附子各方，其见症十九皆汗出恶风者，于是形能之关系，乃益显著。又如甘露消毒丹为温病特效药，此为现在中医界所公认，此丹专治暑温湿温，暑温湿温者，夏季之病也，《内经》以心属之夏，则暑温湿温，实手少阴经病症。手少阴经，心也，何以证明暑温湿温之属心，观于甘露消毒丹之为特效药，可以知之。何以故？因此丹有菖蒲之故，菖蒲心药也。故孔圣枕中丹用为主药，甘露消毒丹之用菖蒲，实是引经药，所以变更药位者，因其病以暑为主要，是故温病单用菖蒲不效，甘露消毒丹中除去菖蒲亦不效。谚云：种瓜得瓜，种豆得豆。种瓜有时不必得瓜，而得瓜可以知其决不是种豆。故循因执果，有时靠不住。而执果溯因，则千百不失一。今执菖蒲、附子之药效，推求

附子而能愈。則可知病之屬腎爲眞確。人身之腺體。以腎腺爲根本。以汗腺爲末梢。就形能研究之。在在可見其聯帶關係。故足少陰經病。則汗腺亦病。因而汗出惡風。今攷傷寒論之用附子各方。其見症十九皆汗出惡風者。於是形能之關係。乃益顯著。又如甘露消毒丹爲溫病特效藥。此爲現在中醫界所公認。此丹耑治暑溫濕溫。暑溫濕溫者。夏季之病也。內經以心屬之夏。則暑溫濕溫。實手少陰經病症。手少陰經。心也。何以證明暑溫濕溫之屬心。觀於甘露消毒丹之爲特效藥。可以知之。何以故。因此丹有菖蒲之故。菖蒲心藥也。故孔聖枕中丹用爲主藥。甘露消毒丹之用菖蒲。實是引經藥。所以變更藥位者。因其病以暑爲主要。是故溫病單用菖蒲不效。甘露消毒丹中除去菖蒲亦不效。諺云。種瓜得瓜。種荳得荳。種瓜有時不必得瓜。而得瓜可以知其決不是種荳。故循因執果。有時靠不住。而執果溯因。則千百不失一。今執菖蒲附子之藥效。推求

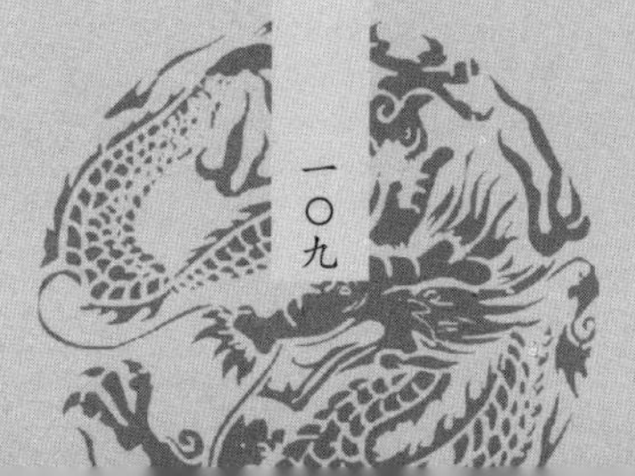

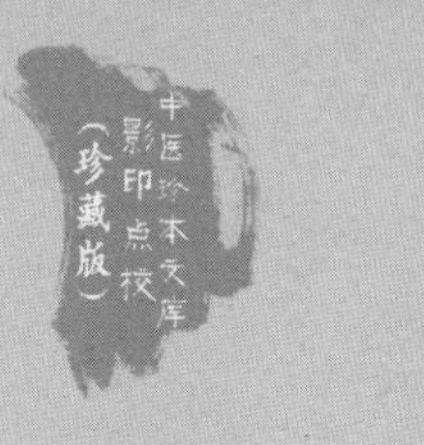

傷寒温病之屬腎屬心。非妄語也。此爲千慮之一得。雖不必便是鐵案。然其事實非偶然。據此是內經確有精義。並非扣盤捫燭之談。其他類此之事。五六年中。鄙人所發見者。有十餘條。所惜不能全懂耳。

（六）　宜令順民心以期易行也

人類頭腦中有潛在識力。其感覺最爲奇妙。凡事之不可行者。與夫可行而不能行者。猝然遇之。意識未及分別。而此潛在識力已感覺其不可與不能。故凡不能順從衆意之命令。輒不約而同。羣起而反對。若復事理繁複。知識不能解決其繳繞。則客氣乘之而爲無理由之爭執。世間許多紛紛擾擾。罔不由此。信如建議書中之辦法。一旦公布。羣起反對。不待蓍蔡而現在之中醫界知識足以解決此事者。實寥寥無幾。則必爲無理由之爭執。若云懲戒。則懲不勝懲。不懲反足損國醫館之威信。必致毫無結果。一場沒趣。甚無謂也。竊意人之欲善。

伤寒温病之属肾、属心，非妄语也。此为千虑之一得，虽不必便是铁案，然其事实非偶然。据此是《内经》确有精义，并非扣盘扪烛之谈，其他类此之事。五六年中，鄙人所发见者，有十余条，所惜不能全懂耳。

（六）宜令顺民心，以期易行也

人类头脑中有潜在识力，其感觉最为奇妙。凡事之不可行者，与夫可行而不能行者，猝然遇之，意识未及分别，而此潜在识力，已感觉其不可与不能。故凡不能顺从众意之命令，辄不约而同，群起而反对。若复事理繁复，知识不能解决其缴绕，则客气乘之，而为无理由之争执。世间许多纷纷扰扰，罔不由此，信如建议书中之办法，一旦公布，群起反对，不待蓍蔡，而现在之中医界知识，足以解决此事者，实寥寥无几，则必为无理由之争执。若云惩戒，则惩不胜惩，不惩反足损国医馆之威信，必致毫无结果，一场没趣，甚无谓也。窃意人之欲善，

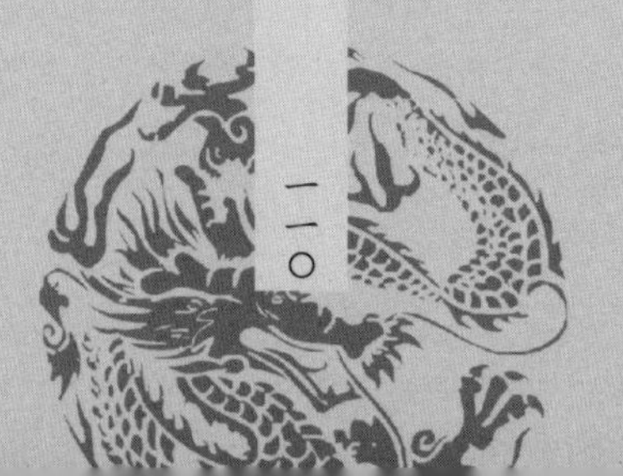

谁不如我，假使下令能取法于流水，收效必响应如风行。故不如缩小范围，先将热病名称，定有办法，刊为专书，考试医生，用此命题，解决纠纷，用此为准，如此则一般医生行且以不得此书为虑，则欢迎之不暇，又何待惩戒。程郊倩注《伤寒》有云：“实热攻肌表颜额，虚热攻四肢。”故吾侪诊热病，手按病人颜额，与手掌比较，两处之热孰甚，则可以测知其热之为虚为实，此为热度表所不能量者。西医笑中医，以为用手试冷热，粗而不确，岂知其妙用乃在热度表之上。又如女人停经，假使属瘀，则环唇必见青色；假使属孕，则脉滑而唇四白，颜色华好。停经与有孕，属冲任子宫方面事，何故与环唇静脉有关。此其事有足以资研究者，第一步观宫监之无须，推知环唇与肾腺有丝带关系。第二步观女人经阻小腹痛者，上唇辄显青色，因而推知子宫巢卵，与无须之标著，而冲任之血，仍与上唇有连带关系。第三步观女人之有孕者，环唇色泽华好，因而

誰不如我。假使下令能取法於流水。收效必響應如風行。故不如縮小範圍。先將熱病名稱。定有辦法。刊爲專書。考試醫生。用此命題。解決糾紛。用此爲準。如此則一般醫生行且以不得此書爲慮。則歡迎之不暇。又何待懲戒。程郊倩註傷寒有云。「實熱攻肌表顔額。虛熱攻四肢」。故吾儕診熱病。手按病人顔額。與手掌比較。兩處之熱孰甚。則可以測知其熱之爲虛爲實。此爲熱度表所不能量者。西醫笑中醫。以爲用手試冷熱。粗而不確。豈知其妙用乃在熱度表之上。又如女人停經。假使屬瘀。則環脣必見青色。假使屬孕。則脈滑而脣四白。顔色華好。停經與有孕。屬衝任子宮方面事。何故與環脣靜脈有關。此其事有足以資研究者。第一步觀宮監之無鬚。推知環脣與腎腺有聯帶關係。第二步觀女人經阻小腹痛者。上脣輒顯青色。因而推知子宮巢卵。與無鬚之標著。而衝任之血。仍與上脣有連帶關係。第三步觀女人之有孕者。環脣色澤華好。因而

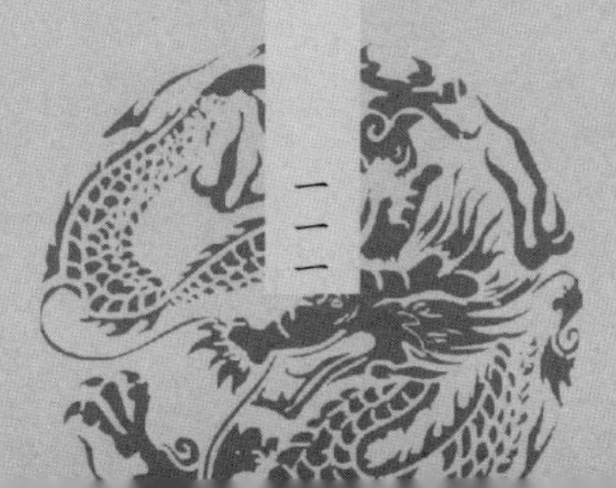

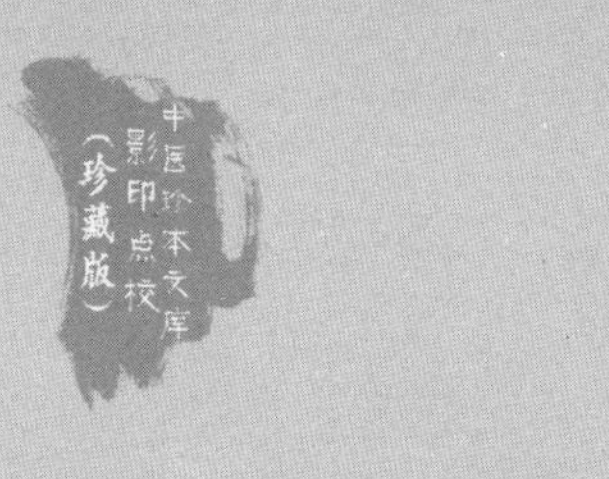

推知瘀則血凝。故靜脈隱青色。孕則血活。故脣四白華好。如此逐步推測。以爲診斷之法。是爲形能之學。其事千百試而不一爽。此爲事實。非可以口舌爭也。子宮卵巢生殖腺與環脣靜脈之關係。其途徑若何。爲解剖所不可見。故形能之法。有時賢于解剖。胎元胎盤。同是血肉。同是能透愛克司光。故有孕與否。愛克司光不能斷定。而中法能斷定之。是形能之學。有時優于愛克司光也。類此之事。爲鄙人所發見者多至數十條。故古書實無負于人。苦于後人不能研究耳。故云。東方學術。自有其立脚點。至於建議書中指摘叔和寒毒藏于肌膚之謬。古書謬誤處甚多。加以糾正。是我改進醫術所當有事。不足爲古書病也。鐵樵衰朽之餘。名心都盡。齷齪之技。自衞有餘。爲此喋喋。實無所冀。倘然斥爲拘墟。投之字簏。何傷于下里之狂愚。如其採及芻蕘。翻然改圖。出自仁人之沖抱。此上

推知瘀则血凝，故静脉隐青色。孕则血活，故唇四白华好。如此逐步推测，以为诊断之法，是为形能之学。其事千百试而不一爽，此为事实，非可以口舌争也。子宫、卵巢、生殖腺与环唇静脉之关系，其途径若何？为解剖所不可见，故形能之法，有时贤于解剖。胎元胎盘，同是血肉，同是能透爱克司光，故有孕与否，爱克司光不能断定，而中法能断定之。是形能之学，有时优于爱克司光也，类此之事，为鄙人所发见者多至数十条。故古书实无负于人，苦于后人不能研究耳，故云：东方学术，自有其立脚点。至于建议书中指摘叔和寒毒藏于肌肤之谬，古书谬误处甚多，加以纠正，是我改进医术所当有事，不足为古书病也。铁樵衰朽之余，名心都尽，龌龊之技，自卫有余，为此喋喋，实无所冀。倘然斥为拘墟，投之字簏，何伤于下里之狂愚，如其采及刍荛，翻然改图，出自仁人之冲抱，此上

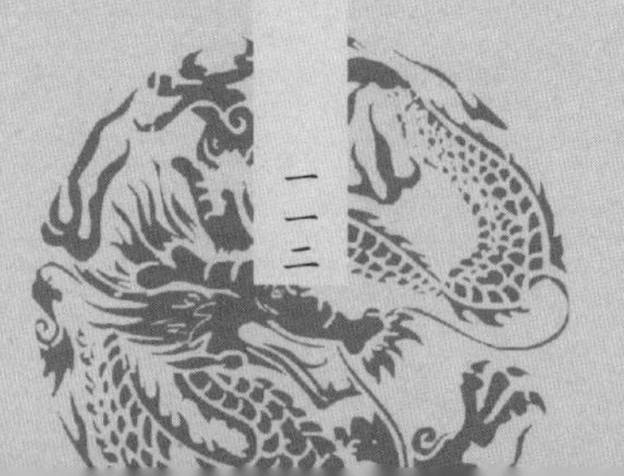

中央国医馆公鉴

惲铁樵谨具

呈上海国医分馆书

呈为研究国医，试办函授，以期精进，声请鉴核，准予备案事。窃中国医学，有悠久之历史，丰富之蕴蓄，徒以我国久无医政，民间以医为业之人，政府听其自生自灭。流品既杂，大势每况愈下，迨欧风东渐，猝然遇西医竞争，相形见拙。铁樵无状，慭焉忧之，不自量度，远师前贤讲学之成规，近仿西国函授之方式，拟通讯讲习，定名铁樵函授医学。此事对于现在中医改进，有利无弊，谨分四点说明如下：

五行旧说，为人诟病，而中医治病有效，则为事实，既有事实，必有理由，因留心与科学媾通之道，迄今垂二十年。虽所得不多，未尝不可为后来者识途之导，

中央國醫館公鑒　惲鐵樵謹具

呈上海國醫分館書

呈爲研究國醫。試辦函授。以期精進。聲請　鑑核。准予備案事。竊中國醫學。有悠久之歷史。豐富之蘊蓄。徒以我國久無醫政。民間以醫爲業之人。政府聽其自生自滅。流品既雜。大勢每況愈下迨歐風東漸。猝然遇西醫競爭。相形見拙。鐵樵無狀。慭焉憂之。不自量度。遠師前賢講學之成規。近仿西國函授之方式。擬通訊講習。定名鐵樵函授醫學。此事對於現在中醫改進。有利無弊。謹分四點說明如下。

五行舊說。爲人詬病。而中醫治病有效。則爲事實。既有事實。必有理由。因留心與科學媾通之道。迄今垂二十年。雖所得不多。未嘗不可爲後來者識途之導。

論醫集　一九

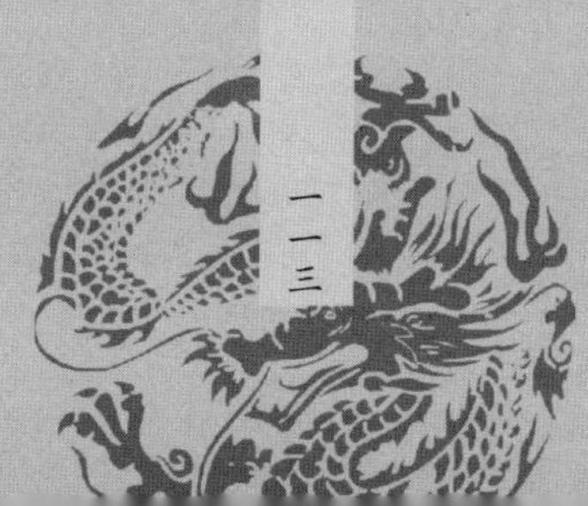

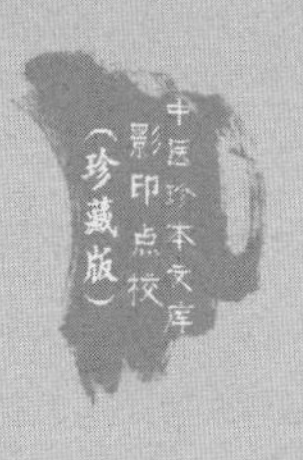

且富有常識者。不必知醫而業醫者。若無常識。通訊講學。則彙多數人才。交互切磋。必能相得益彰。收教學相長之益。此其一也。

古書惟醫家爲最難讀。一者因含意甚深。如素問全書皆涉及天文。通於易理。絕非尋常業醫者所能領解。二者自古業醫之人。不肯公開。所傳醫書。爲妄人倒亂章節。如傷寒序所云。江南諸師。祕仲景書不傳。因此多數不易明瞭。私意以爲欲糾正古書之錯誤。須根據軀體之生理病理。是則非富有經驗之醫生而又能讀古書。則無以解決此困難。醫學校中教員都是書生。不是醫生。此事最爲中醫改進之障礙。鐵樵一知半解。何敢言學。但篳路襤褸。不敢逃責。今舉其心得。公之大衆。以造就人才。足爲他日學校教員張本。所編講議。可爲將來教材基礎。此其二也。

都會中國醫常苦人才太少。若內地僻邑。尤苦無人。鄉人呼籲無門。常向上海

且富有常识者，不必知医而业医者。若无常识，通讯讲学，则汇多数人才，交互切磋，必能相得益彰，收教学相长之益，此其一也。

古书惟医家为最难读，一者因含意甚深，如《素问》全书皆涉及天文，通于易理，绝非寻常业医者所能领解。二者自古业医之人，不肯公开，所传医书，为妄人倒乱章节。如《伤寒》序所云：江南诸师，秘仲景书不传，因此多数不易明瞭，私意以为欲纠正古书之错误，须根据躯体之生理病理，是则非富有经验之医生而又能读古书，则无以解决此困难。医学校中教员都是书生，不是医生，此事最为中医改进之障碍。铁樵一知半解，何敢言学，但筚路褴褛，不敢逃责，今举其心得，公之大众，以造就人才，足为他日学校教员张本，所编讲议，可为将来教材基础，此其二也。

都会中国医常苦人才太少，若内地僻邑，尤苦无人，乡人呼吁无门，常向上海

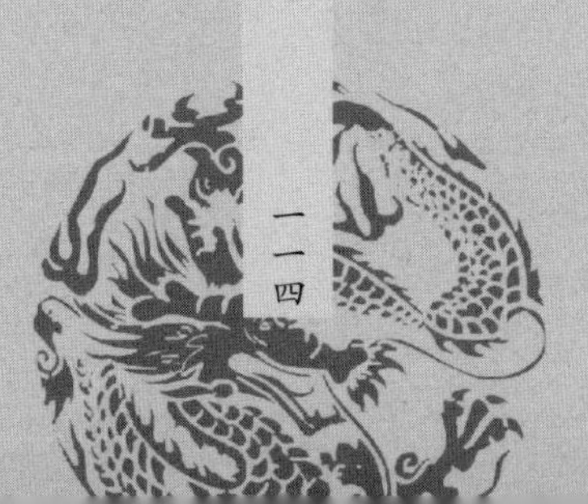

医生征求急救良方，此为近年来习见不鲜之事。准此情形，不但当刷新医学，并且非设法普及不可，藉非研究医学，虽有验方，不能用之适当。若办函授，则穷乡僻壤，有志医学者均可研究，此其三也。

现在国医，不但流品稍杂，著作亦极寒俭，自古学术，因时变迁，儒术与黄老合成文景之治，汉学与佛教合成道学之儒，阳明学说与西方哲学合成日本明治之政。大约甲学说与乙学说相摩相荡，则产生丙种新学说，此为历史上之公例。惟日本中医，明治维新以后，即归销灭，此由于彼邦中医入之不深，故不能与西医相切磋，仅以效方并入西医，是谓同化于西医。在彼邦中医学，本非己有，何所爱惜。我国现在医学著作，只能剿说抄胥，否则拾东国人唾余，似此情形，何能改革。私意以为当先明解剖生理，知脏腑内景，然后本生理诠明古书晦涩之义理，方是正当办法。铁樵所得虽不多，但既经公布之后，中国之大，

醫生徵求急救良方。此爲近年來習見不鮮之事。準此情形。不但當刷新醫學。並且非設法普及不可。藉非研究醫學。雖有驗方。不能用之適當。若辦函授。則窮鄉僻壤。有志醫學者均可研究。此其三也。

現在國醫。不但流品稍雜。著作亦極寒儉。自古學術。因時變遷。儒術與黃老合成文景之治。漢學與佛敎合成道學之儒。陽明學說與西方哲學合成日本明治之政。大約甲學說與乙學說相摩相盪。則產生丙種新學說。此爲歷史上之公例。惟日本中醫。明治維新以後。即歸銷滅。此由於彼邦中醫入之不深。故不能與西醫相切磋。僅以效方併入西醫。是謂同化於西醫。在彼邦中醫學。本非己有。何所愛惜。我國現在醫學著作。祇能剿說抄胥。否則拾東國人唾餘。似此情形。何能改革。私意以爲當先明解剖生理。知臟腑內景。然後本生理詮明古書晦澀之義理。方是正當辦法。鐵樵所得雖不多。但既經公布之後。中國之大。

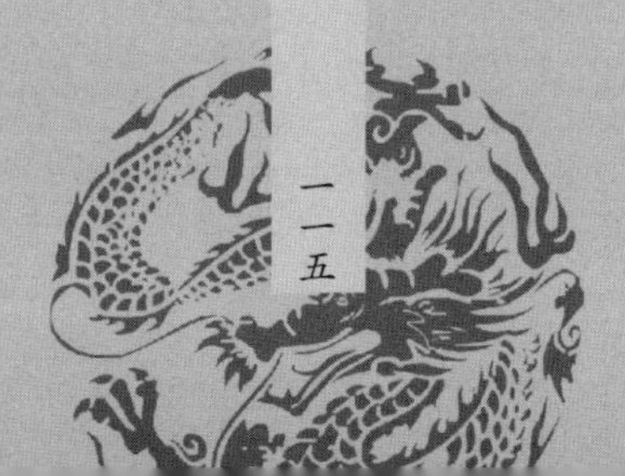

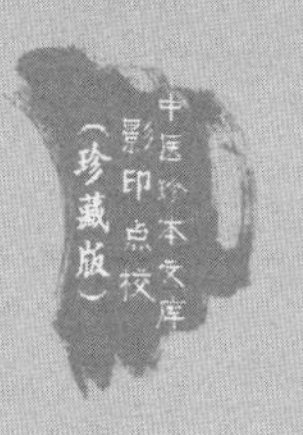

必有聞風興起者。如此則不久必能煥然改觀。此其四也。

綜上所述。用敢不揣譾陋。勉爲先驅。謹卽遵章呈請　貴館鑒核。准予備案。俾得醫學昌明。實爲公便。謹呈

上海國醫分館

具呈人　惲鐵樵

創辦函授學校宣言

讀吾書者。第一當知中國醫學是平正的。非玄妙的。是近情著理人人可解的。非艱深難曉不可思議的。何以言之。將健體與病軀比較。見病軀種種異狀而知其爲病。從種種不同之病推究致病原因。而知病之來路。從種種病狀觀察其將來。而知病之結果。從病因病狀以求免禍之道。而產生治法。以治法之有効者能愈甲病。更能用同樣之法愈乙病愈丙病。推而至於十百千萬皆能愈

必有闻风兴起者，如此则不久必能焕然改观，此其四也。

综上所述，用敢不揣谫陋，勉为先驱，谨即遵章呈请 贵馆鉴核，准予备案，俾得医学昌明，实为公便，谨呈

上海国医分馆

具呈人　恽铁樵

创办函授学校宣言

读吾书者，第一当知中国医学是平正的，非玄妙的，是近情著理人人可解的，非艰深难晓不可思议的。何以言之，将健体与病躯比较，见病躯种种异状而知其为病，从种种不同之病推究致病原因，而知病之来路。从种种病状观察其将来，而知病之结果。从病因病状以求免祸之道，而产生治法，以治法之有效者能愈甲病，更能用同样之法愈乙病、愈丙病。推而至于十百千万皆能愈

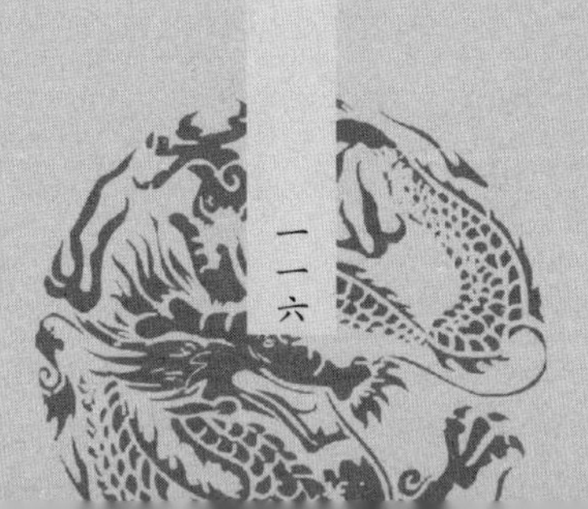

者，著为定法，即医术也。然而健体与健体相较，不能无几微之差异，遗传其一也，环境其二也，年龄其三也，男女其四也。病状不同之中求其同，同样之病亦不能无几微之差异，山泽平陆，地之异也；春、夏、秋、冬，时之异也；阴晴旱潦，气候之异也；剧劳盛怒嗜好，乃至大兵荒年太平盛世，人事之异也。种种异点既极复杂，而各异点又复交互错综而生变化，则歧途之中又有歧途，从此诸多复杂，异点之中求得其公例。消息其治法，治甲、乙、丙、丁而效，治十百千万人而皆效。然后著为定例，而为之说明，太繁冗也，为之术语，难辨析也，为之证例。夫是之谓医理，理与术相合，见病能知起源，循因能测结果。望颜色，听声音，诊脉搏，候权衡规矩，可知痛苦，可知寿夭，能预定可治与不可治。返躬可以自信，语人可以了解，著书可以传后，夫是之谓医学。吾闻国人之学西医也，述其师德人某之言曰，中国殆无医之国（此语见北京某医学杂志），吾国现在之医生，

者。著爲定法。卽醫術也。然而健體與健體相較。不能無幾微之差異。遺傳其一也。環境其二也。年齡其三也。男女其四也。病狀不同之中求其同。同樣之病亦不能無幾微之差異。山澤平陸。地之異也。春夏秋冬。時之異也。陰晴旱潦。氣候之異也。劇勞盛怒嗜好。乃至大兵荒年太平盛世。人事之異也。種種異點既極複雜。而各異點又復交互錯綜而生變化。則歧途之中又有歧途。從此諸多複雜。異點之中求得其公例。消息其治法。治甲乙丙丁而效。治十百千萬人而皆效。然後著爲定例。而爲之說明。太繁冗也。爲之術語。難辨析也。爲之證例。夫是之謂醫理。理與術相合。見病能知起源。循因能測結果。望顏色。聽聲音。診脈搏。候權衡規矩。可知痛苦。可知壽夭。能預定可治與不可治。返躬可以自信。語人可以了解。著書可以傳後。夫是之謂醫學。吾聞國人之學西醫也。述其師德人某之言曰。中國殆無醫之國。（此語見北京某醫學雜誌）吾國現在之醫生。

論醫集　二三

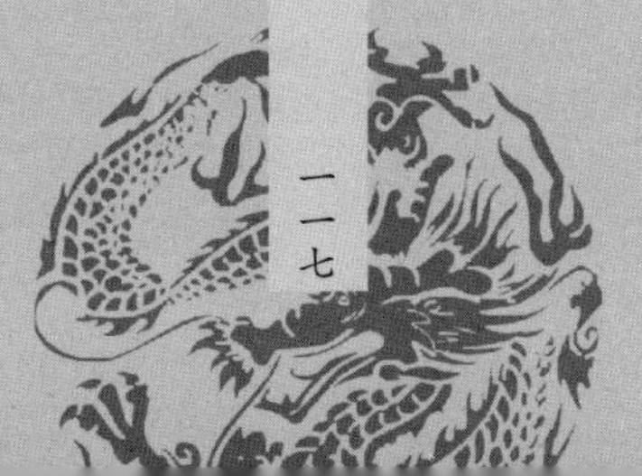

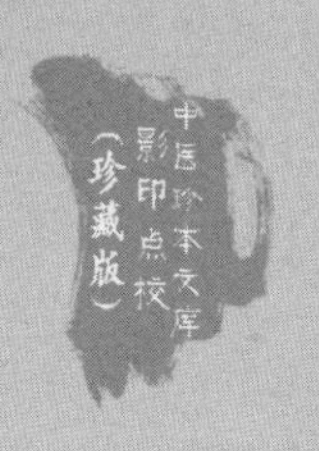

誠不少笑話。然以衛生行政與泰西較。良有遜色。若以平均人民之壽夭言之。以人民之死亡數增殖數言之。雖無精密之統計。要亦相去不遠。若以中德醫生治病之功過言之。更不能指出確證可以軒輊。若謂中醫不能出國門一步。此則有國力關係。況現在情形是暫時的。統千百年計之。將來固未可知。又況現在科學能力非無限的。卽讓一步說。亦五十步之於百步。然則有則皆有。無則皆無。中國果可謂是無醫之國。德國亦不可謂是有醫之國。若云中國無醫學。則更不然。夫執果可以溯因。循因可以測果。預言可以徵驗。語人可以了解。著書可以傳後。若此者不足當學。吾不知學字之範圍當如何而後可也。若云中國治醫者。不能知藏府之眞相。體工之變化。以故不足當學。此尤更不然。藏府血肉骨脈。軀體之內景也。喜怒動作痛苦。軀體所標著也。軀體。物質也。其所標著。物質所發生之勢力也。凡物質皆有勢力。凡勢力皆附物質。物質消滅。勢

诚不少笑话，然以卫生行政与泰西较，良有逊色。若以平均人民之寿夭言之，以人民之死亡数增殖数言之，虽无精密之统计，要亦相去不远。若以中德医生治病之功过言之，更不能指出确证可以轩轾。若谓中医不能出国门一步，此则有国力关系，况现在情形是暂时的，统千百年计之，将来固未可知。又况现在科学能力非无限的，即让一步说，亦五十步之于百步。然则有则皆有，无则皆无，中国果可谓是无医之国，德国亦不可谓是有医之国。若云中国无医学，则更不然，夫执果可以溯因，循因可以测果，预言可以征验，语人可以了解，著书可以传后。若此者不足当学，吾不知学字之范围当如何而后可也。若云中国治医者，不能知藏府之真相，体工之变化，以故不足当学，此尤更不然。藏府血肉骨脉，躯体之内景也，喜怒动作痛苦，躯体所标著也；躯体物质也，其所标著，物质所发生之势力也。凡物质皆有势力，凡势力皆附物质，物质消灭，势

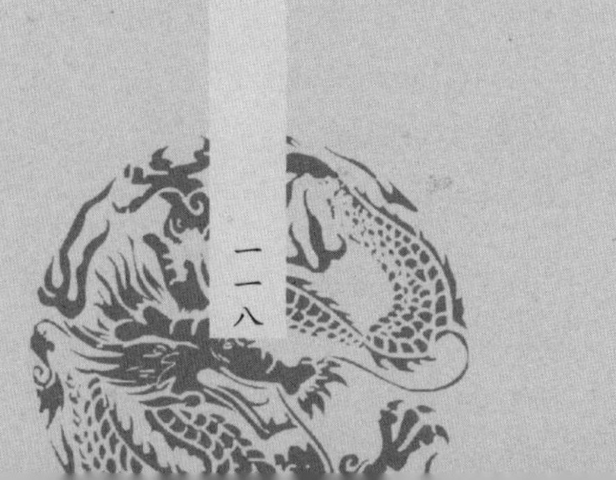

力消灭，物质变化，势力变化。就势力之变化欲明其所以然之故，而研究物质之内景，两两对勘，然后知内景若何变化，斯势力若何变化，此即西方人士自负之二十世纪新医学。见势力之变化，心知是物质内景之变化，然无术研求内景，仅仅就势力变化之不同，以推测内景而为之说。见某种势力有变化，悬拟必其所附之物质内景有若何变化，结果其所悬拟，不能与真实相符，此即今日为人诟病之中国旧医学。新旧之争，千言万语，只此数言，已题无剩义，夫所悬拟不能与真实相符。旧医学之劣，已无从为之辩护，天演公例，优胜劣败，既确知其为劣，摧残之可也，废弃之可也，尚安足以言学。然此种见解，可以判断他种事物，不足以判断医学，尤不足以判断中国医学。何以故？曰：此其理由有三。

凡理论欲结果不误，必先前提不误。若前提有疑义，则结果鲜有能真确者，今

力消滅。物質變化。勢力變化。就勢力之變化欲明其所以然之故。而研究物質之內景。兩兩對勘。然後知內景若何變化。斯勢力若何變化。此卽西方人士自負之二十世紀新醫學。見勢力之變化。心知是物質內景之變化。然無術研求內景。僅僅就勢力變化之不同。以推測內景而爲之說。見某種勢力有變化。懸擬必其所附之物質內景有若何變化。結果其所懸擬。不能與眞實相符。此卽今日爲人詬病之中國舊醫學。新舊之爭。千言萬語。只此數言。已題無賸義。夫所懸擬不能與眞實相符。舊醫學之劣。已無從爲之辯護。天演公例。優勝劣敗。既確知其爲劣。摧殘之可也。廢棄之可也。尙安足以言學。然此種見解。可以判斷他種事物。不足以判斷醫學。尤不足以判斷中國醫學。何以故。曰。此其理由有三。

凡理論欲結果不誤。必先前提不誤。若前提有疑義。則結果鮮有能眞確者。今

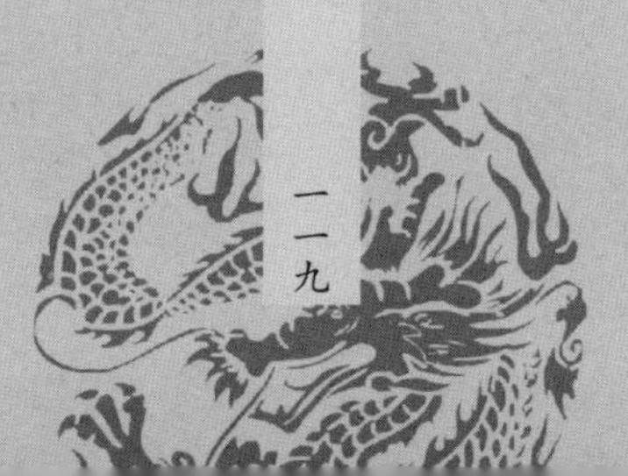

問、西國醫學之優點。在能知軀體內景。西國治醫者何故欲知軀體內景。夫亦曰軀體爲物質。疾病爲勢力。欲知勢力之所以發生。必先明物質之若何變化。此語良是。然動物之軀體內景與其動作所標著之關係。確有不可思議之祕密。人爲尤甚。如云物質消滅。勢力消滅。而動物之死軀體。絕不消滅。卽是一可怪之事。以故近頃學者頗注力於生命之研究。夫軀體機能完全存在。而有死時之動作忽然息滅。然則軀體爲物質。疾病痛苦爲此物質所發生之勢力。其然而不盡然也。抑不僅生命。卽睡眠亦一絕大神祕。西國人謂睡眠是腦筋休息。或謂是僅僅官能休息。但何故睡中有夢。而又不定有夢。於是又有夢的研究。至今莫能揭破其祕密。而西醫遇失眠症輒用安眠藥。吾曾值三人。其二皆用安眠藥不效。竟至數星期之久目不交睫。後延不佞診治。用珍珠母丸應手而效。其一爲同鄉張琴耜之妹。其一爲南市富豪沈某也。至於第三人。則爲合

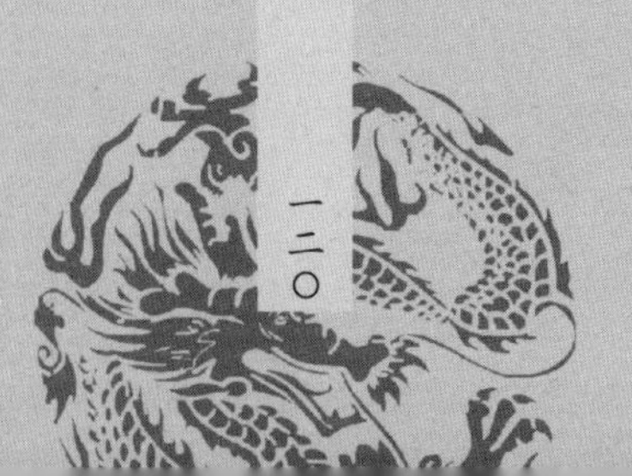

问：西国医学之优点，在能知躯体内景，西国治医者何故欲知躯体内景？夫亦曰躯体为物质，疾病为势力，欲知势力之所以发生，必先明物质之若何变化，此语良是。然动物之躯体内景与其动作所标著之关系，确有不可思议之秘密，人为尤甚。如云物质消灭，势力消灭，而动物之死躯体，绝不消灭，即是一可怪之事。以故近顷学者颇注力于生命之研究，夫躯体机能完全存在，而有死时之动作忽然息灭。然则躯体为物质，疾病痛苦为此物质所发生之势力，其然而不尽然也。抑不仅生命，即睡眠亦一绝大神秘。西国人谓睡眠是脑筋休息，或谓是仅仅官能休息，但何故睡中有梦，而又不定有梦。于是又有梦的研究，至今莫能揭破其秘密，而西医遇失眠症辄用安眠药。吾曾值三人，其二皆用安眠药不效，竟至数星期之久目不交睫，后延不佞诊治，用珍珠母丸应手而效。其一为同乡张琴耜之妹，其一为南市富豪沈某也，至于第三人，则为合

肥李少川之老太太，因失眠西医予以多量之安眠药，竟长眠不醒。延不佞诊治时，已在大渐之顷，口唇目珠，均呈筋挛，如中风状，是似痳而实非痳也。据此，是人类之动作与躯体，其关系尤为不可思议。但就解剖以研究体工，对于治病果能胜任愉快无遗憾乎，此其一也。

中国古医书之荒谬者，无过于《难经》，《难经》号称秦越人著，而《汉书·艺文志》不见其目，隋书《经籍志》亦无之，《新唐书》始列之。此必后出之书，当在东汉之后。夫躯体内景，决非肉眼可见者能于治疗有所辅益，以故古书皆不言，而《难经》独言之。肝何故沉，肺何故浮，胃重几斤，肠长几丈，粗劣荒谬，至为可笑。至于今日，乃劳时贤之习西医者，为汉医之翦辟。岂知一为考校，肝沉肺浮之说出白虎通，肠长胃重之说出王莽时，是必不通医生，拾汉人唾余，托名伪撰之书，本无些微价值，何劳翦辟。然即此可见吾汉医对于躯体内景的确茫然无所知，此亦

肥李少川之老太太。因失眠西醫予以多量之安眠藥。竟長眠不醒。延不佞診治時。已在大漸之頃。口唇目珠。均呈筋攣。如中風狀。是似痳而實非痳也。據此。是人類之動作與軀體。其關係尤爲不可思議。但就解剖以研究體工。對於治病果能勝任愉快無遺憾乎。此其一也。

中國古醫書之荒謬者。無過於難經。難經號稱秦越人著。而漢書藝文志不見其目。隋書經籍志亦無之。新唐書始列之。此必後出之書。當在東漢之後。夫軀體內景。決非肉眼可見者能於治療有所輔益。以故古書皆不言。而難經獨言之。肝何故沉。肺何故浮。胃重幾斤。腸長幾丈。粗劣荒謬。至爲可笑。至於今日。乃勞時賢之習西醫者。爲漢醫之翦闢。豈知一爲考校。肝沉肺浮之說出白虎通。腸長胃重之説出王莽時。是必不通醫生。拾漢人唾餘。託名僞撰之書。本無些微價値。何勞翦闢。然即此可見吾漢醫對於軀體內景的確茫然無所知。此亦

論醫集　二七

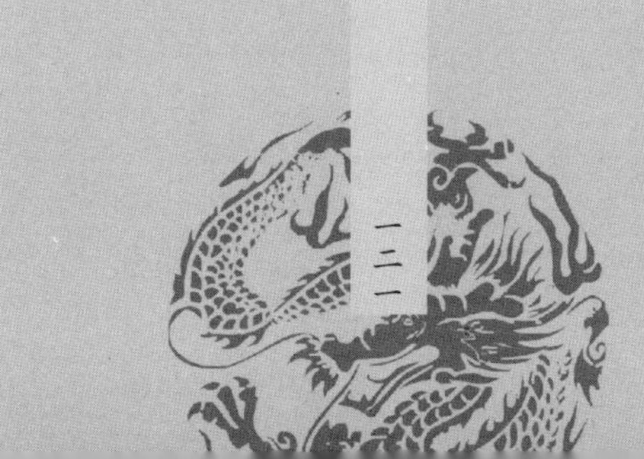

時代爲之。無可諱言者。然漢醫對於外面可見之病狀。所爲之條例。創立之治法。則精確無誤。往往神行意會。超乎象外。得其環中。例如嘔血。面紅而脚冷。血液奔迫上溢。此時之有效治法爲熱酒熨脚。則血可立止。又用生附子麝香帖湧泉穴。則血可以不復上行。是故內經云。病在上而取之於下。病在下者取之於上。此有銅山西崩。洛鐘東應之妙。後世不知其妙。妄自造作。慣作神話。羌無理由。社會普通人以爲中醫之治病。無非醫者意也。而中醫之不肖者。亦云醫者意也。幾何不令人齒冷。再就西醫言之。例如遇嘔血之病。謂是肺藏血管破裂。此於內景。誠不啻見垣一方。因血管破裂。血出如決堤潰防。無法可止。則口中胸部均以冰冰之。於是血立止。然血雖立止。病人因去血過多。則呈心房衰弱症。於是注射強心藥以爲挽救。而病人則又發熱。熱甚則喘。肺張葉舉。經脈墳興。所謂支氣管毛細管炎症。繼續發生。則於肺部加重冷罩。而以噴霧器助

时代为之，无可讳言者。然汉医对于外面可见之病状，所为之条例，创立之治法，则精确无误，往往神行意会，超乎象外，得其环中。例如呕血，面红而脚冷，血液奔迫上溢，此时之有效治法为热酒熨脚，则血可立止。又用生附子、麝香帖涌泉穴，则血可以不复上行，是故《内经》云：病在上而取之于下，病在下者取之于上。此有铜山西崩，洛钟东应之妙。后世不知其妙，妄自造作，惯作神话，羌无理由。社会普通人以为中医之治病，无非医者意也，而中医之不肖者，亦云医者意也，几何不令人齿冷。再就西医言之，例如遇呕血之病，谓是肺藏血管破裂，此于内景，诚不啻见垣一方，因血管破裂，血出如决堤溃防，无法可止，则口中胸部均以冰冰之，于是血立止。然血虽立止，病人因去血过多，则呈心房衰弱症。于是注射强心药以为挽救，而病人则又发热，热甚则喘，肺张叶举，经脉坟兴，所谓支气管毛细管炎症，继续发生。则于肺部加重冷罩，而以喷雾器助

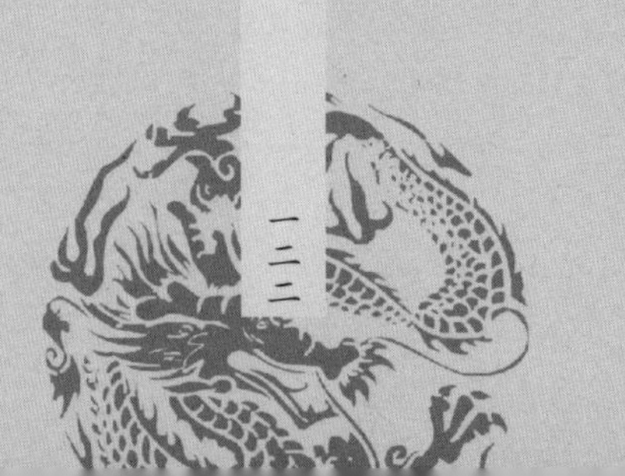

呼吸，更打盐水针以补血，一面仍用强心剂维持现状，设备可谓周矣，而病者喘之不已，热之不已，不但肺炎，又见筋挛抽搐之脑症。于是更用冰枕后脑，俾延髓不得发炎，于是病者之体温不能及于腮部，更不能及于肺部，四肢肠胃诸大小脉管，因失血过多起反应而变硬，心房因注射药之力，暂时局部兴奋，兴奋过当，全体不能得其平均，体工之作用全隳，至于不胜压迫而死。今日西医学可谓神速进步时代，以吾所见西医治血症大都如此法，吾曾见十人以上，无一幸免者。此种知内景讲解剖之治法，较之汉医不知内景者之治法，一相比较，其相去之悬绝，恐不止百里千里。又孰者当翦辟，孰者不当翦辟也，此其二也。

我国之医学，亘二千年无进步者也。日本汉医丹波元坚谓中国之医，自宋以后即渐渐退化，自鄙见言之，直是唐以后已无医书，第观王叔和之《脉经》，岂复

呼吸。更打鹽水針以補血。一面仍用强心劑維持現狀。設備可謂周矣。而病者喘之不已。熱之不已。不但肺炎。又見筋攣抽搐之腦症。於是更用冰枕後腦。俾延髓不得發炎。於是病者之體溫不能及於腮部。更不能及於肺部。四肢腸胃諸大小脈管。因失血過多起反應而變硬。心房因注射藥之力。暫時局部興奮。興奮過當。全體不能得其平均。體工之作用全隳。至於不勝壓迫而死。今日西醫學可謂神速進步時代。以吾所見西醫治血症大都如此法。吾曾見十人以上。無一幸免者。此種知內景講解剖之治法。較之漢醫不知內景者之治法。一相比較。其相去之懸絕。恐不止百里千里。又孰者當翦闢。孰者不當翦闢也。此其二也。

我國之醫學。亘二千年無進步者也。日本漢醫丹波元堅謂中國之醫。自宋以後卽漸漸退化。自鄙見言之。直是唐以後已無醫書。第觀王叔和之脈經。豈復

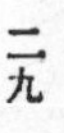

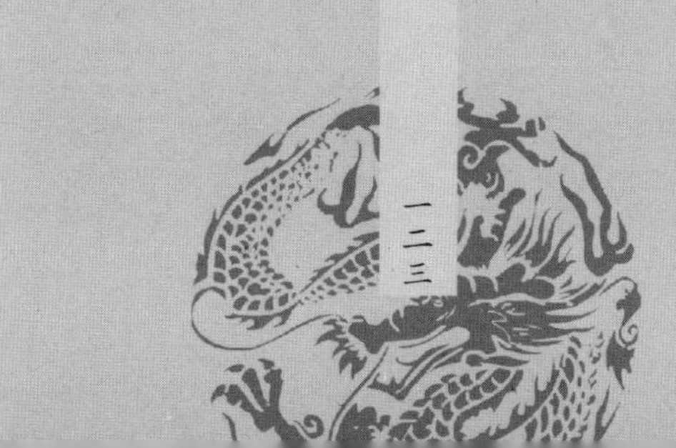

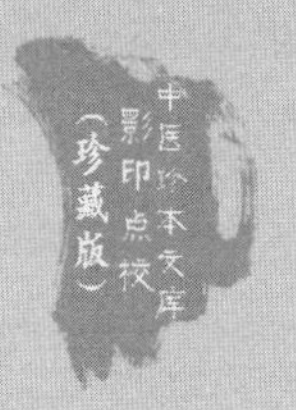

有些微切於實用者。而自漢以前。文字旣極簡古。且又無書非殘編斷簡。不佞所以疲精勞神治醫學者。不過在此殘編斷簡中。於無字處悟得數條精義。假使向者不能於此殘編斷簡中有所領悟。則吾亦將謂中國無醫。須知學問爲內美。膏粱文繡爲外美。世固不乏處膏粱文繡之中。負有絕大學問之人。亦不乏用其學問。獵取膏粱文繡之人。然內美外美。畢竟是兩件事。而世人往往誤認以爲有外美者必有內美。以故劬學窮儒。言雖是不爲世所重。縉紳閥閱。言雖非不爲世所輕。此亦目光之視差。識閱之幻覺。此種視差幻覺。振古如斯。於今爲烈。而西洋人爲尤甚。吾國習慣他種學問。內美外美尙不甚相遠。惟醫學則極端相反。例如章太炎蔡鶴卿康長素梁卓如諸先生。皆負一時盛名。皆有名實相副之學問。假如有西國學者向以上四人。扣中國中古哲學。吾知其答語必有價值。耐人尋味。不爲中國羞也。而醫學則愈負盛名者愈無所有。懷抱

有些微切于实用者，而自汉以前，文字既极简古。且又无书，非残编断简，不佞所以疲精劳神治医学者，不过在此残编断简中，于无字处悟得数条数义。假使向者不能于此残编断简中有所领悟，则吾亦将谓中国无医。须知学问为内美，膏梁文绣为外美，世固不乏处膏梁文绣之中，负有绝大学问之人，亦不乏用其学问，猎取膏梁文绣之人。然内美外美，毕竟是两件事，而世人往往误认以为有外美者必有内美，以故劬学穷儒，言虽是不为世所重，缙绅阀阅，言虽非不为世所轻。此亦目光之视差，识阅之幻觉，此种视差幻觉，振古如斯，于今为烈，而西洋人为尤甚。吾国习惯，他种学问，内美外美尚不甚相远，惟医学则极端相反。例如章太炎、蔡鹤卿、康长素、梁卓如诸先生，皆负一时盛名，皆有名实相副之学问。假如有西国学者向以上四人，扣中国中古哲学，吾知其答语必有价值，耐人寻味，不为中国羞也。则医学则愈负盛名者愈无所有，怀抱

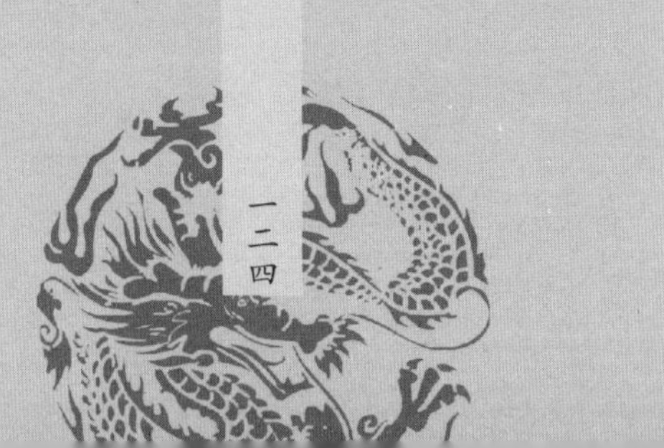

绝学者往往仅为乡医（如诊余集中之孟河贾先生艺术之精，如神工鬼斧，而衣食不能自给。又东国三十年前，亦有草鞋医生，其人常挈草鞋备阴雨，而能愈西医不能愈之病）。吾曾目击有西人挈洋行中买办为翻译，至某君处叩问中国医学，事在壬寅癸卯间，当时上海西医，仅寥寥数人，某固中医中收入丰而交游广者。然其医学仅《汤头歌诀》、《验方新编》，西人甚热心，问中医治病以脉，脉学之究竟如何？又问五行真意若何？某既答非所问，而买办复以意译之，结果乃怏怏以去。度彼西人日记中，必有一条极可笑之文字，而某则扬言于人，谓西医来访中医学，其营业乃愈盛，世事阳差阴错，大都如斯，安有如玉盒子底盖相遇而吻合者，而此种视差幻觉，遂演成东方医学史之笑柄。又近顷治医者方奉叶天士为第二仲景，又谁则能知《难经》、《脉经》皆谬妄者，此中最高手，方且死守其太阴湿土、阳明燥金之学说，自命为崇古守经，抵死不服从

絶學者往往僅爲鄉醫。（如診餘集中之孟河賈先先藝術之精如神工鬼斧而衣食不能自給又東國三十年前亦有草鞋醫生其人常挈草鞋備陰雨而能愈西醫不能愈之病）吾曾目擊有西人挈洋行中買辦爲翻譯。至某君處叩問中國醫學。事在壬寅癸卯間。當時上海西醫。僅寥寥數人。某固中醫中收入豐而交遊廣者。然其醫學僅湯頭歌訣驗方新編。西人甚熱心。問中醫治病以脈。脈學之究竟如何。又問五行眞意若何。某既答非所問。而買辦復以意譯之。結果乃怏怏以去。度彼西人日記中。必有一條極可笑之文字。而某則揚言於人。謂西醫來訪中醫學。其營業乃愈盛。世事陽差陰錯。大都如斯。安有如玉盒子底蓋相遇而脗合者。而此種視差幻覺。遂演成東方醫學史之笑柄。又近頃治醫者方奉葉天士爲第二仲景。又誰則能知難經脈經皆謬妄者。此中最高手。方且死守其太陰濕土陽明燥金之學說。自命爲崇古守經。抵死不服從

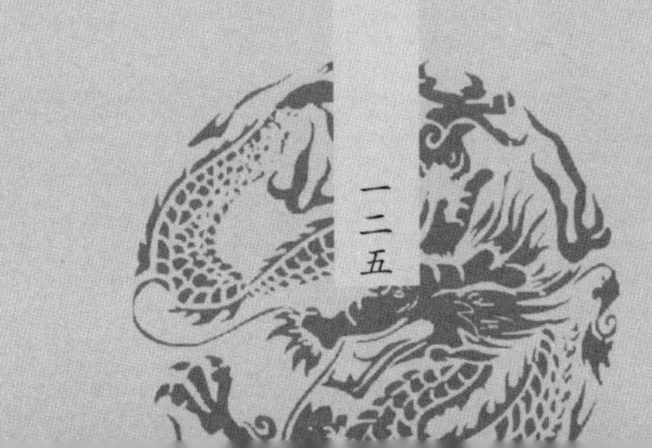

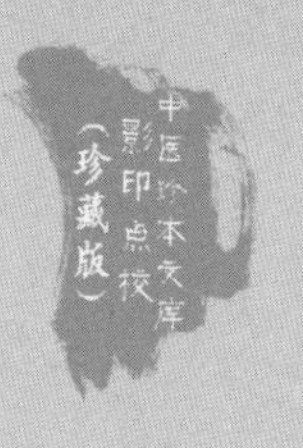

西國新醫學。亦抵死不能爲有條理之論議以自申其意。故中國醫學爲尤不易判斷。此其三也。

現在西醫無有不蔑視中醫者。然就吾以上三個理由觀之。蔑視果正當否。恐正多商量餘地。鄙人此篇之作。初不欲向西醫饒舌。但世有學習西醫之人。對於中國國粹毫不愛惜。甚至謂軒歧殺人已四千年於兹。如此者其人神經實太躁急。得吾說而存之。亦一劑安腦藥也。第二當知學術乃天下之公器。無所謂祕密。又當知凡學有必具之條件。條件云何。可以自喻。可以喻人。可以著書。可以傳後。既如此。無所謂可以意會而不可以言傳。中國醫學所以如此破碎。皆祕之一字爲之厲階。詳祕之來由。仍因於無學。譬如吾有驗方數十。持此方以治病。可以糊口致富。若公開之。則不復能得錢。因所有者僅僅此方。安得不祕。若醫學。則如吾上文所言。有學理。學理至細密。辨別至不易。若小有訛誤。毫

西国新医学，亦抵死不能为有条理之论议以自申其意。故中国医学为尤不易判断，此其三也。

现在西医无有不蔑视中医者，然就吾以上三个理由观之，蔑视果正当否，恐正多商量余地。鄙人此篇之作，初不欲向西医饶舌，但世有学习西医之人，对于中国国粹毫不爱惜，甚至谓轩歧（岐）杀人已四千年于兹，如此者其人神经实太躁急，得吾说而存之，亦一剂安脑药也。第二当知学术乃天下之公器，无所谓秘密，又当知凡学有必具之条件，条件云何？可以自喻，可以喻人，可以著书，可以传后。既如此，无所谓可以意会而不可以言传，中国医学所以如此破碎，皆秘之一字为之厉阶，详秘之来由，仍因于无学。譬如吾有验方数十，持此方以治病，可以糊口致富。若公开之，则不复能得钱，因所有者仅仅此方，安得不秘。若医学，则如吾上文所言，有学理，学理至细密，辨别至不易。若小有讹误，毫

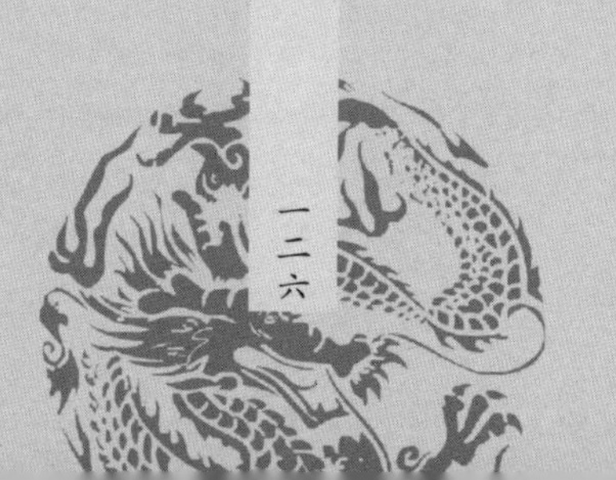

厘千里，如此，苟不欲传人则已，如欲传人，耳提面命之不暇，又安所用秘。又凡学术之真际，皆演进的，其假象则退化的。拙著《伤寒研究》导言中已详言之。是故一种学术，吾受之于师，治之十年、二十年，必有所损益，既有损益必有变化，其所受学苟不误，则所损益变化，必为演进的。如此，则其学当成片段，既成片段，则其人必思于学术史上占一位置。既有此思想，则必设法吾学能传而后已，此与传种思想同一天性，虽孔、颜、孟、荀之贤圣，浑敦穷奇之凶恶，胥不能外此轨道，则又安有所谓秘密。《千金》云：昔江南诸师，得仲景方秘不示人，历年既久，遂使《伤寒论》破碎不完。所谓江南诸师，皆俗医不能读仲景书者。吾尝以此自验学力，一两年前，尚未能免俗，偶有心得，辄思秘而不宣。今则不然，乃知秘之一字未尽涤除者，学力限之也。客或难曰：君之不辞精劳神以讲医学，无非于古书中悟得数条精义，今既不秘，直捷宣布此数条精义可矣，安用函

釐千里。如此。苟不欲傳人則已。如欲傳人。耳提面命之不暇。又安所用祕。又凡學術之眞際。皆演進的。其假象則退化的。拙著傷寒研究導言中已詳言之。是故一種學術。吾受之於師。治之十年二十年。必有所損益。既有損益必有變化。其所受學苟不誤。則所損益變化。必爲演進的。如此。則其學當成片段。既成片段。則其人必思於學術史上占一位置。既有此思想。則必設法使吾學能傳而後已。此與傳種思想同一天性。雖孔顏孟荀之賢聖。渾敦窮奇之凶惡。胥不能外此軌道。則又安有所謂祕密。千金云。昔江南諸師。得仲景方祕不示人。歷年既久。遂使傷寒論破碎不完。所謂江南諸師。皆俗醫不能讀仲景書者。吾嘗以此自驗學力。一兩年前。尚未能免俗。偶有心得。輒思祕而不宣。今則不然。乃知祕之一字未盡滌除者。學力限之也。客或難曰。君之不辭疲精勞神以講醫學。無非於古書中悟得數條精義。今既不祕。直捷宣布此數條精義可矣。安用函

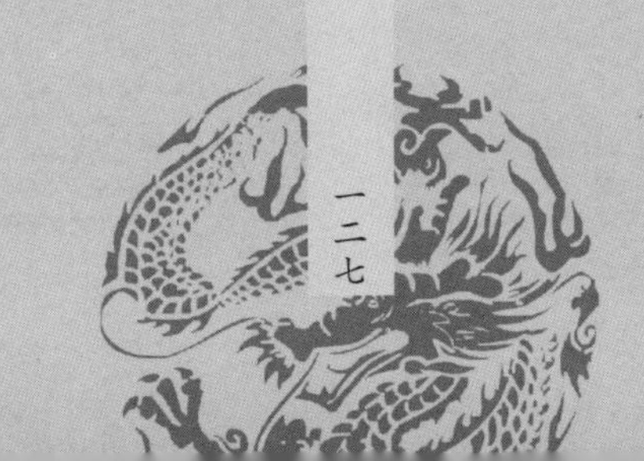

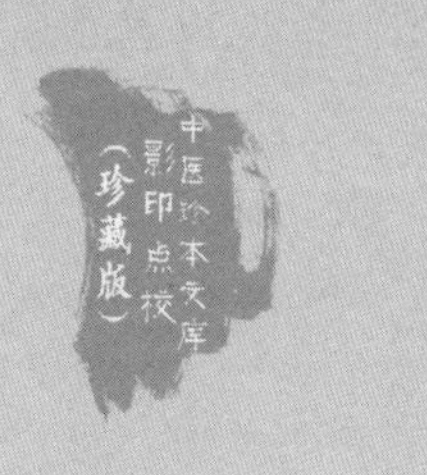

授。曰。此卻不然。所謂精義。當於無字處求之。是有本源。非可一蹴幾者。況吾歷無數艱苦。迄今凡十三年。乃僅得之。今茲所定課程。僅兩年耳。安有兩年書不讀。而能得所謂精義者。讀者又慮脈學不能了解。必須臨診。此亦不然。若如王叔和李瀕湖之脈學。雖耳提面命。亦不能了解。若吾所言者。苟一悉心探討。無有不澈底明白者。實習固必不可少。然亦不必有師。第最初當於家人父子親戚朋友之有病者。潛心研求其脈。以觀其究竟。既確有把握。然後可爲人處方耳。凡醫謂脈學僅可意會不可言傳。皆自文之辭。不通之論也。

醫學平議

余自壬戌著羣經見智錄以贈友好。見者都不甚注意。以爲是不過爲個人營業計之宣傳作品。其實余之爲此。專爲余君雲岫抨擊內經而發。余君著靈素商兌。謂靈樞素問殺人五千年於茲。拙著見智錄則商兌之反響也。見智錄出

授。曰：此却不然，所谓精义，当于无字处求之，是有本源，非可一蹴几者。况吾历无数艰苦，迄今凡十三年，乃仅得之，今兹所定课程，仅两年耳，安有两年书不读，而能得所谓精义者。读者又虑脉学不能了解，必须临诊，此亦不然。若如王叔和李濒湖之脉学，虽耳提面命，亦不能了解。若吾所言者，苟不悉心探讨，无有不澈底明白者，实习固必不可少，然亦不必有师。第最初当于家人父子、亲戚、朋友之有病者，潜心研求其脉，以观其究竟，既确有把握，然后可为人处方耳。凡医谓脉学仅可意会不可言传，皆自文之辞，不通之论也。

医学平议

余自壬戌著《群经见智录》以赠友好，见者都不甚注意，以为是不过为个人营业计之宣传作品，其实余之为此，专为余君云岫抨击《内经》而发，余君著《灵素商兑》，谓《灵枢》、《素问》杀人五千年于兹，拙著《见智录》则《商兑》之反响也，《见智录》出

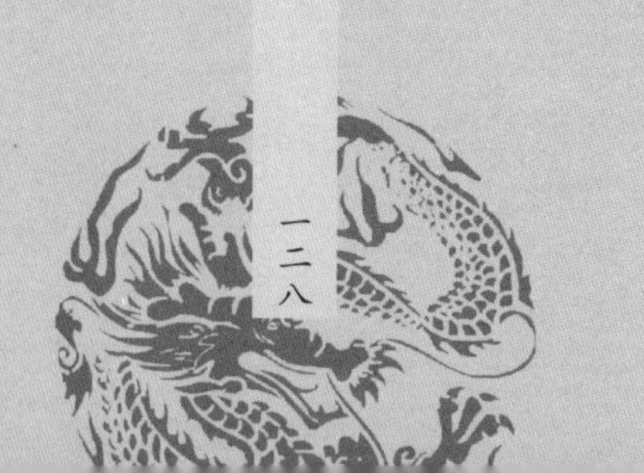

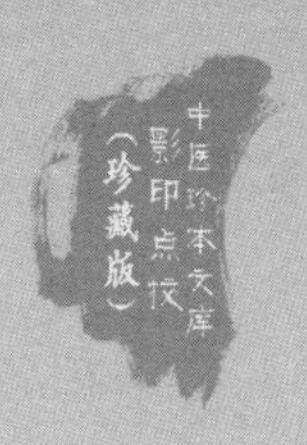

版后，余氏又有驳议，载诸某杂志。余当时竟未置答，初非理屈词穷，实因摭拾科学以抨击中医，材料甚多。若捍卫中医，则须将甚晦涩之理诠释明白，使举国皆能明瞭，然后能伸其说，否则竟无话可说也。诠释真理乃著作工作，非辨论时可以双管齐下者。故余尔时即立意著书，务使中医好处不随俗湮没。迄今十年，所成就者仅此，殊未能自慊，但以吾今日所得，商兑已不足一抨击也。西医菲薄中医，中医不能自伸其说，社会复附和之，此之为潮流。潮流非即真理，虽举世非之，宁加贬哉，云岫现在似已变其说，余所主张者，亦非复《见智录》论调，不知云岫对此，其评论又复何如。总之此事乃天下之公言，非吾两人间之利益冲突，惟后来之取缔中医，实导源于《商兑》，而余之努力著书，亦《商兑》实激动之。故旧事重提，以为本篇之缘起。

入主出奴为明达所不免，但立言公而非私，便是言者无罪。以中医界之现状，

版後。余氏又有駁議。載諸某雜誌。余當時竟未置答。初非理屈詞窮。實因摭拾科學以抨擊中醫。材料甚多。若捍衛中醫則須將甚晦澀之理詮釋明白。使舉國皆能明瞭。然後能伸其說。否則竟無話可說也。詮釋眞理乃著作工作。非辨論時可以雙管齊下者。故余爾時卽立意著書。務使中醫好處不隨俗湮沒。迄今十年。所成就者僅此。殊未能自慊。但以吾今日所得。商兌已不足一抨擊也。西醫菲薄中醫。中醫不能自伸其說。社會復附和之。此之爲潮流。潮流非卽眞理。雖舉世非之。寧加貶哉。雲岫現在似已變其說。余所主張者。亦非復見智錄論調。不知雲岫對此。其評論又復何如。總之此事乃天下之公言。非吾兩人間之利益衝突。惟後來之取締中醫。實導源於商兌。而余之努力著書。亦商兌實激動之。故舊事重提。以爲本篇之緣起。

入主出奴爲明達所不免。但立言公而非私。便是言者無罪。以中醫界之現狀。

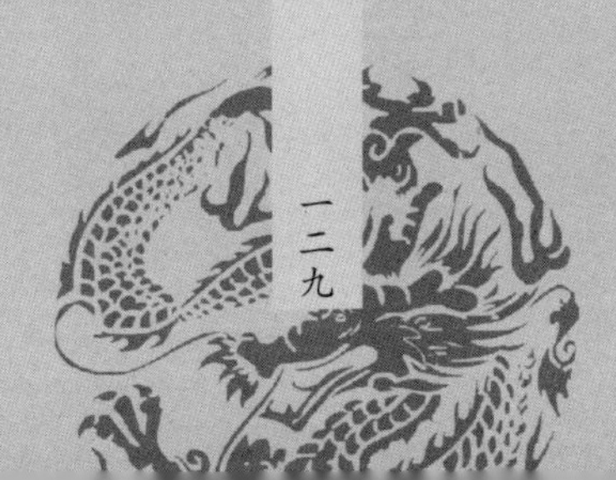

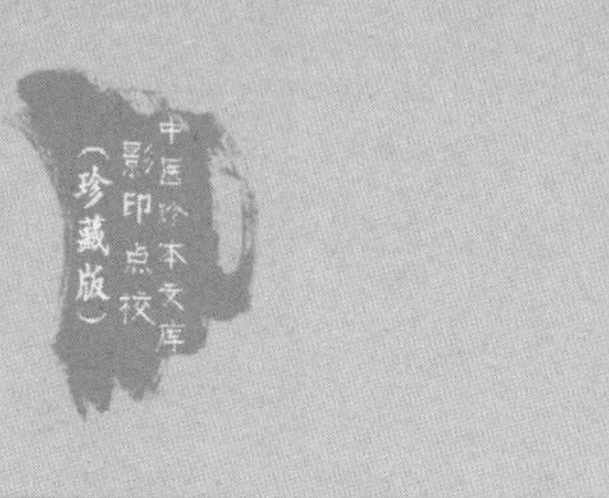

爲西醫所不滿。亦固其所。故商兌之薄中醫。與其謂余氏排擠中醫。毋甯謂是中醫自己取侮。乃商兌出版十餘年。竟無一人反省。是可異也。前年西醫之當路者取締中醫。是西醫已與中醫正式開戰。其所以取此斷然手段者。有三種意思。其一遠師日本明治維新之廢中醫。其二卽因靈素商兌之無反響。其三因自己頭腦已經科學化。恨國人之夢夢。今與中醫正式開戰。使之理屈詞窮。則必能喚起國人之同情。嗣後患病之人咸就西醫。則不難取中醫而代之。就此後中醫雜誌中之言論觀之。以爲西醫之爲此。純出乎營業競爭。媚外賣國。蹂躪國粹。千言萬語。不出此三句話。此三句話與西醫三個意思絕不相當。譬之以奕。兩人對局。其一人操圍棋白子。方以東洋九段自命。而對方一人所操者則爲象棋。埋頭儘着。各走各路。雖有施范。無從取勝。其爲狀至爲可笑。以故西醫界中人至今憤憤。謂中醫徒取鬼蜮伎倆。不爲旗鼓相當之辯論。可謂

为西医所不满，亦固其所，故《商兑》之薄中医，与其谓余氏排挤中医，毋宁谓是中医自己取侮，乃《商兑》出版十余年，竟无一人反省，是可异也。前年西医之当路者取缔中医，是西医已与中医正式开战，其所以取此断然手段者，有三种意思：其一远师日本明治维新之废中医；其二即因《灵素·商兑》之无反响；其三因自己头脑已经科学化。恨国人之梦梦。今与中医正式开战，使之理屈词穷，则必能唤起国人之同情。嗣后患病之人咸就西医，则不难取中医而代之，就此后中医杂志中之言论观之，以为西医之为此，纯出乎营业竞争，媚外卖国，蹂躏国粹，千言万语，不出此三句话。此三句话与西医三个意思绝不相当，譬之以弈，两人对局，其一人操围棋白子，方以东洋九段自命，而对方一人所操者则为象棋，埋头尽着，各走各路，虽有施范，无从取胜，其为状至为可笑。以故西医界中人至今愤愤，谓中医徒取鬼蜮伎俩，不为旗鼓相当之辩论，可谓

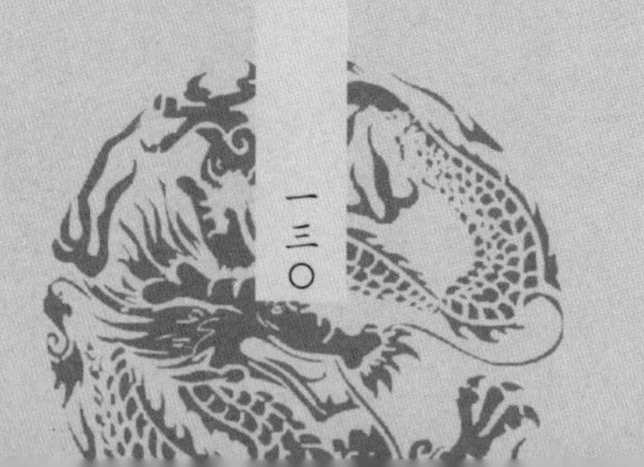

无耻。

今试就两造之所持者一评判之。西医第一个意思，是东国事实上之成例，虽日本与我国情形小有不同，大段固不甚相远。第二个意思，审察对方之实力，确可以取而代之，然后发作，可谓知己知彼。第三个意思，洞见国人安常习故，因循守旧之惯性，知中医所以能延喘，即在于此，非予以猛烈之攻击，不能醒觉，可谓洞见症结。至于中医所说三句话，营业竞争固然，然此不足以罪西医，易地以处，将不竞争乎？医生之职责在愈病，病家延医之目的亦在愈病，为医生者苟能真实愈病，病愈而能澈底无后患。不作江湖语欺人，不取巧以敛财，如此诚无所用其竞争，抑当今之世亦莫能与之竞争，媚外卖国云云，西医亦无从承认。大之如外交处置失当，小之如奸商破坏抵制外国货，骂之以媚外卖国，诚无以自解。若以西医术运用于本国，正是优秀分子之所为，鄙人亦

無耻。

今試就兩造之所持者一評判之。西醫第一個意思。是東國事實上之成例。雖日本與我國情形小有不同。大段固不甚相遠。第二個意思。審察對方之實力。確可以取而代之。然後發作。可謂知已知彼。第三個意思。洞見國人安常習故因循守舊之慣性。知中醫所以能延喘。卽在於此。非予以猛烈之攻擊。不能醒覺。可謂洞見癥結。至於中醫所說三句話。營業競爭固然。然此不足以罪西醫。易地以處。將不競爭乎。醫生之職責在愈病。病家延醫之目的亦在愈病。爲醫生者苟能眞實愈病。病愈而能澈底無後患。不作江湖語欺人。不取巧以斂財。如此誠無所用其競爭。抑當今之世亦莫能與之競爭。媚外賣國云云。西醫亦無從承認。大之如外交處置失當。小之如奸商破壞抵制外國貨。駡之以媚外賣國。誠無以自解。若以西國醫術運用於本國。正是優秀分子之所爲。鄙人亦

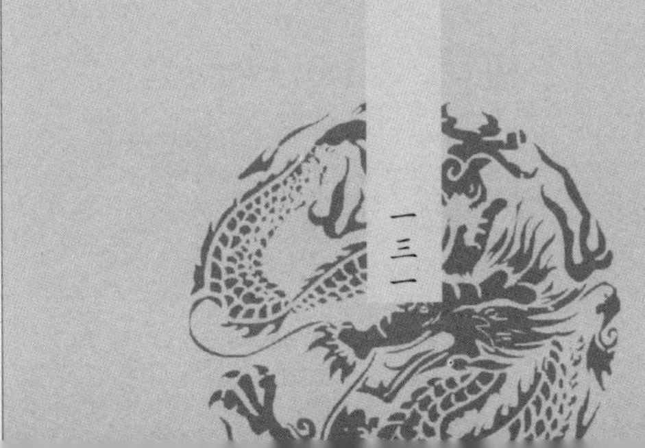

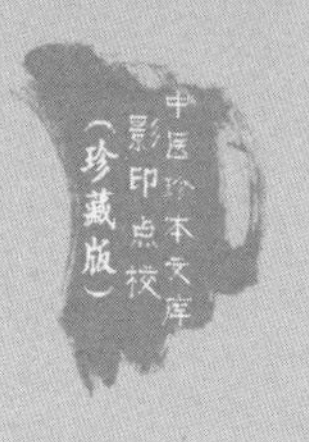

是中醫。頗以未能留學西洋爲憾。未知科學爲恥。同業諸君並非別具肺腸。顧獨無此思想乎。如云西醫得賄。爲外人推銷藥品。爲此言者。有證據則可。否則風影之談。不能入人之罪。國藥有許多是日本貨。吾儕苦於無植物學知識。未能抵制。責已未遑。亦安足以難西醫乎。至於蹂躪國粹。自是彼此爭執之焦點。然西醫主張取締中醫之理由。即在不承認舊有醫學爲國粹。彼等以爲舊醫無價值。中醫須說出舊醫之價值。值得保存。使西醫無可反駁。然後可以關西醫之口。若囫囫圇圇只有保存國粹四個字。是未能證明國醫確是國粹。亦何能禁人之蹂躪。

照以上所說。西醫所持之理由。雖有商量餘地。却言之成理。中醫所持以爲反抗者。則無理可說。所謂强顏耳。乃此次爭執之結果。西醫丁科學潮流最洶湧之時。更假借政治勢力。竟不能奈何此老朽腐敗之中醫。誠出於彼等意料之

是中医，颇以未能留学西洋为憾，未知科学为耻。同业诸君并非别具肺肠，顾独无此思想乎？如云西医得贿，为外人推销药品，为此言者，有证据则可，否则风影之谈，不能入人之罪。国药有许多是日本货，吾侪苦于无植物学知识，未能抵制，责已未遑，亦安足以难西医乎？至于蹂躏国粹，自是彼此争执之焦点，然西医主张取缔中医之理由，即在不承认旧有医学为国粹，彼等以为旧医无价值，中医须说出旧医之价值，值得保存，使西医无可反驳，然后可以关西医之口。若囫囫囵囵只有保存国粹四个字，是未能证明国医确是国粹，亦何能禁人之蹂躏。

照以上所说，西医所持之理由，虽有商量余地，却言之成理。中医所持以为反抗者，则无理可说。所谓强颜耳，乃此次争执之结果。西医之丁科学潮流最汹涌之时，更假借政治势力，竟不能奈何此老朽腐败之中医，诚出于彼等意料之

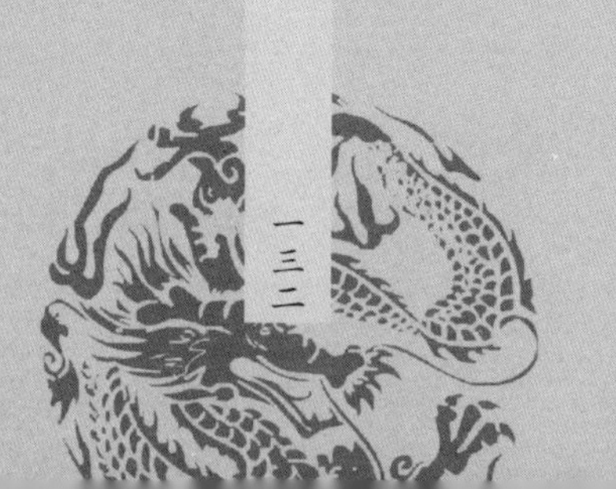

外。今中医得政府允许予维持矣，首都且建国医馆矣。其中一切情形无须深说，但吾敢正告同业，此次之幸而无事，绝非代表请愿之效力，亦绝非集会结社刊印杂志之效力，其惟一之续命汤，即时机未热耳。

时机如何是成熟？如何是未熟？从各方面观之，皆有显然之迹象。例如废止中医，则西医之入口激增，中药之损失绝大，此其一也。全国间接直接托命于药业者何止千万人，一旦废止中医，则此千万人尽失其业，必致掀起风潮，此其二也。西医诊费稍高，与下层阶级经济状况不相应，废止中医，则贫病者将无从就医，此其三也。西医虽不少，以我国版图之广，三五年中西医人不敷分配，突然废止中医，则乡镇将无医可求，此其四也。

时机未熟云者，是暂时的，非永久的。自西医言之，中国政事未定耳，定则此问题总当解决，又现在虽有国医馆，徒拥虚名，一事不能为，卫生行政，固操诸西

外。今中醫得政府允許予維持矣。首都且建國醫館矣。其中一切情形無須深說。但吾敢正告同業。此次之幸而無事。絕非代表請願之效力。亦絕非集會結社刊印雜誌之效力。其惟一之續命湯。卽時機未熟耳。

時機如何是成熟。如何是未熟。從各方面觀之。皆有顯然之迹象。例如廢止中醫。則西醫之入口激增。中藥之損失絕大。此其一也。全國間接直接託命於藥業者何止千萬人。一旦廢止中醫。則此千萬人盡失其業。必致掀起風潮。此其二也。西醫診費稍高。與下層階級經濟狀況不相應。廢止中醫。則貧病者將無從就醫。此其三也。西醫雖不少。以我國版圖之廣。三五年中西醫人不敷分配。突然廢止中醫。則鄉鎮將無醫可求。此其四也。

時機未熟云者。是暫時的。非永久的。自西醫言之。中國政事未定耳。定則此問題總當解決。又現在雖有國醫館。徒擁虛名。一事不能爲。衛生行政。固操諸西

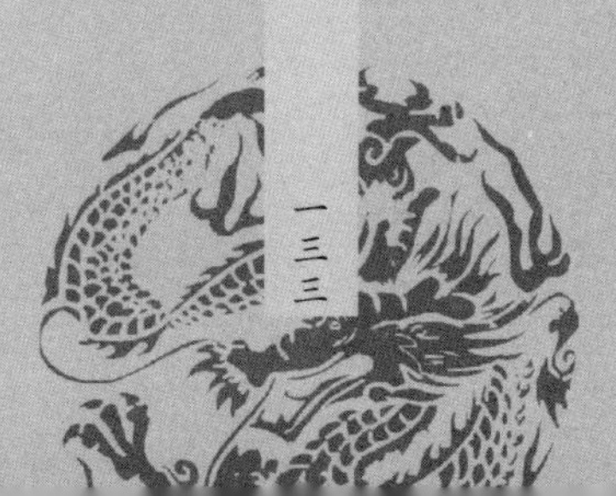

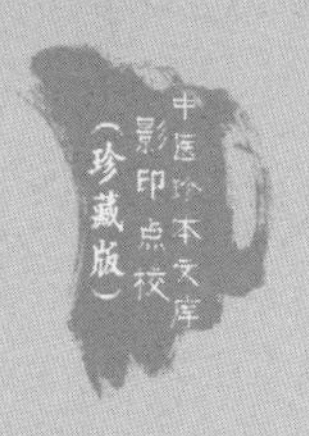

醫之手。是不廢等於廢也。但觀中醫校不予列入學校系統、即可知中醫現在處若何地位。而吾同業彈冠者有人。自炫者有人。排擠傾軋者有人。大多數則不識不知。惟日夜希望其子孫之能守世業。黠者則令其子弟入學校治西醫。爲將來啖飯計。至於保存國粹云者。口頭禪耳。凡此罔非人情。吾亦不願持苛論。惟區區之愚。則別有感想。臧穀以牧羊爲業。其職責在羊。假使亡羊。則博塞讀書均之有罪。故用江湖術欺人以求食。固是詭遇。若稗販陳言。東抄西掇。充自己著作。則天壤間多一部醫書。使後來治醫者多一條歧路。是不但無補於垂亡之醫學。且從而速其亡也。豈非與彼操江湖術欺人者立於同等地位乎。故余甚惡無新義發明。而以著作自眩者。集會結社是對外的。排擠傾軋是對內的。而排擠傾軋卽從集會結社來。此不須辯論。可以明白。中醫之存亡。乃學術有用與否問題。絕對非票數多寡問題。故不能用政黨運動之方法。遠保存

医之手，是不废等于废也。但观中医校不予列入学校系统，即可知中医现在处若何地位，而吾同业弹冠者有人，自炫者有人，排挤倾轧者有人，大多数则不识不知。惟日夜希望其子孙之能守世业，黠者则令其子弟入学校治西医，为将来啖饭计。至于保存国粹云者，口头禅耳。凡此罔非人情，吾亦不愿持苛论，惟区区之愚，则别有感想。臧谷以牧羊为业，其职责在羊，假使亡羊，则博塞读书均之有罪，故用江湖术欺人以求食，固是诡遇。若稗贩陈言，东抄西掇，充自己著作，则天壤间多一部医书，使后来治医者多一条歧路，是不但无补于垂亡之医学，且从而速其亡也。岂非与彼操江湖术欺人者立于同等地位乎？故余甚恶无新义发明，而以著作自眩者，集会结社是对外的，排挤倾轧是对内的，而排挤倾轧却从集会结社来，此不须辩论，可以明白。中医之存亡，乃学术有用与否问题，绝对非票数多寡问题。故不能用政党运动之方法，远保存

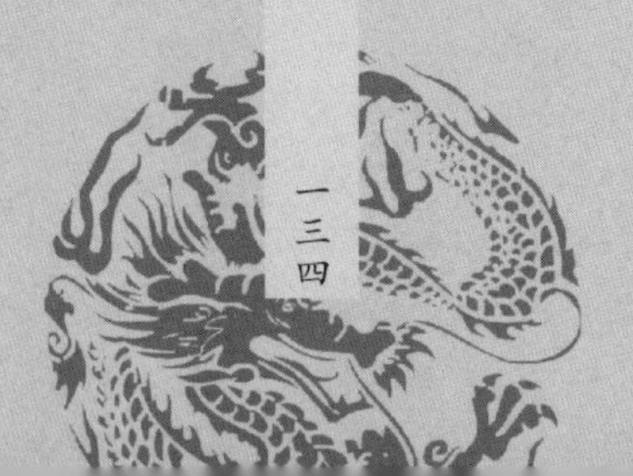

之目的，则对内之排挤倾轧，更何为者。至于此时弹冠相庆，似乎太浅，令子弟治西医，假使其意在昌明中医，未尝不可，特恐彼子弟是陈良之徒陈相，见许行而大悦，吾未见其有补于中医学也。

是故在此情形之下，苟有可以兴废继绝，使中医奠基础于磐石之安者，正不必待他人为之。古训所谓匹夫有责，所谓当仁不让，不待他人之谓也。鄙人因不自量，引为己责，兹请言鄙人个人之见解，以为中医有保存之必要，与其改良之方法。

余敢大胆昌言曰：西医不能替代中医也。其所以不能替代之故，不但如普通一般人见解，普通人见解，是相对的，有商量余地的。余之见解，是绝对的，无商量余地的，请得觋缕言之。

普通一般人于医学上无深切之研究，真确之认识，谓西医是科学，贤于中医，

之目的。則對內之排擠傾軋。更何爲者。至於此時彈冠相慶。似乎太淺。令子弟
治西醫。假使其意在昌明中醫。未嘗不可。特恐彼子弟是陳良之徒陳相。見許
行而大悅。吾未見其有補於中醫學也。
是故在此情形之下。苟有可以興廢繼絕。使中醫奠基礎於磐石之安者。正不
必待他人爲之。古訓所謂匹夫有責。所謂當仁不讓。不待他人之謂也。鄙人因
不自量。引爲己責。茲請言鄙人個人之見解。以爲中醫有保存之必要。與其改
良之方法。
余敢大胆昌言曰。西醫不能替代中醫也。其所以不能替代之故。不但如普通
一般人見解。普通人見解。是相對的。有商量餘地的。余之見解。是絕對的。無商
量餘地的。請得覼縷言之。
普通一般人於醫學上無深切之研究。眞確之認識。謂西醫是科學。賢於中醫。

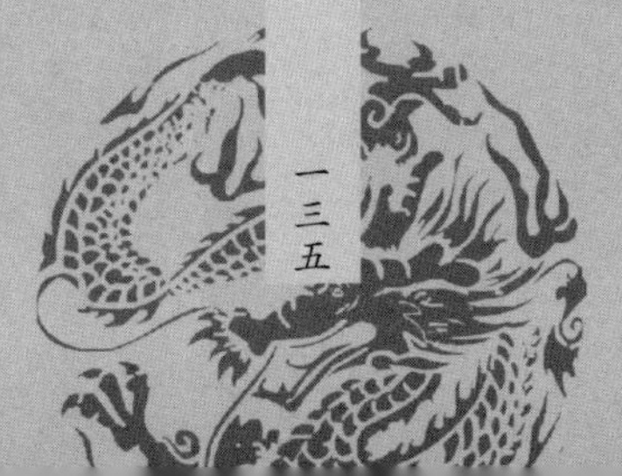

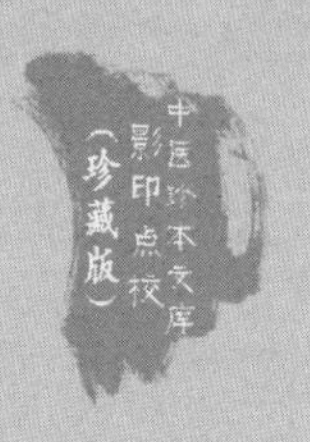

或云西醫僅能治外科。其治內科反不如中醫。又云中醫有數千年歷史。決不受淘汰。凡此說法。罔非皮相。毀之既非是。譽之亦非是。總之不中肯而已。其稍稍涉獵舊醫書而右中醫者。與夫略知西藥講衛生而右西醫者。尤其如御顏色眼鏡辨顏色。其所說去事實彌遠。醫學之事。原非容易。然醫學爲吾人生命所寄。如何可以不了了之。西國解剖學生理學組織學醫化學。無一不精而且詳。入細而眞確。我國舊醫籍粗而無條理。夸誕而恍惚。兩者比較。豈但不可同年而語。直令人欲將舊醫籍付之一炬而後快。故就今日之現狀但從表面觀之。我國舊醫籍斷不能例於世界醫學之林。中醫之科學知識。遠在零度以下。可以無須饒舌。然醫學之目的在療病。種種學術應用於醫事者。其目的亦只在療病。彼西醫應用之科學雖精。治醫之功能則不健全。豈但未達健全境界。尚有多數病症未能與中醫較一日短長。事實具在。試一調查。即能明瞭。不必

或云西医仅能治外科，其治内科反不如中医。又云中医有数千年历史，决不受淘汰。凡此说法，罔非皮相，毁之既非是，誉之亦非是，总之不中肯而已。其稍稍涉猎旧医书而右中医者，与夫略知西药讲卫生而右西医者，尤其如御颜色眼镜辨颜色，其所说去事实弥远，医学之事，原非容易。然医学为吾人生命所寄，如何可以不了了之，西国解剖学、生理学、组织学、医化学，无一不精而且详，入细而真确。我国旧医籍粗而无条理，夸诞而恍惚，两者比较，岂但不可同年而语，直令人欲将旧医籍付之一炬而后快。故就今日之现状，但从表面观之，我国旧医籍断不能例于世界医学之林，中医之科学知识，远在零度以下，可以无须饶舌。然医学之目的在疗病，种种学术应用于医事者，其目的亦只在疗病，彼西医应用之科学虽精，治医之功能则不健全，岂但未达健全境界，尚有多数病症未能与中医较一日短长。事实具在，试一调查，即能明瞭，不必

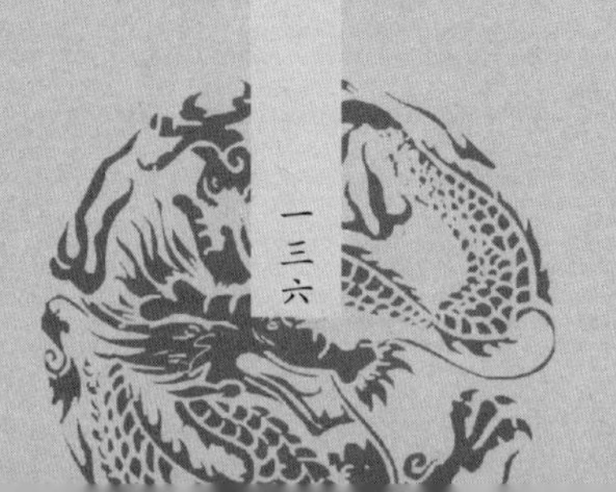

以口舌争也。在理形端者表正，西医治病之工具如此之精，而治疗之成绩不与相副，此则必有其故，人情恒宽以责己，严以责人。在西医未尝不自知其成绩之劣，然必强自宽假曰，此中必尚有未明之故，要必有待于科学之解决。彼中医何知？特幸中耳，为中医者，则云西医治内科病殆真不如中医，彼虽振振有词，我既有一节之长，要亦足以自存，吾且以自了而已，如此则非学者态度，苟且偷安，亦何能自了。吾今为平心之研究，明其所以然之故如下：曰反自然，曰执着，曰试药，曰未知四时五行。

何以谓之反自然？盖病状之显，均由藏气不循常轨，药物之为用，拨乱反正则病愈。拨乱反正者，乃顺自然之谓，体内各藏气，本是此呼彼应，一处受病，则他处起而救济，欲救济而不能，则为病态，此乃各种疾病之原理。根据此原理以为治疗，则当以药力助生理之救济，万万不可以意干涉。若以意干涉，是与生

以口舌爭也。在理形端者表正。西醫治病之工具如此之精。而治療之成績不與相副。此則必有其故。人情恆寬以責己。嚴以責人。在西醫未嘗不自知其成績之劣。然必强自寬假曰。此中必尙有未明之故。要必有待於科學之解决。彼中醫何知。特幸中耳。爲中醫者。則云西醫治內科病殆眞不如中醫。彼雖振振有詞。我既有一節之長。要亦足以自存。吾且以自了而已。如此則非學者態度。苟且偸安。亦何能自了。吾今爲平心之硏究。明其所以然之故如下。曰反自然。曰執着。曰試藥。曰未知四時五行。

何以謂之反自然。蓋病狀之顯。均由藏氣不循常軌。藥物之爲用。撥亂反正則病愈。撥亂反正者。乃順自然之謂。體內各藏氣。本是此呼彼應。一處受病。則他處起而救濟。欲救濟而不能。則爲病態。此乃各種疾病之原理。根據此原理以爲治療。則當以藥力助生理之救濟。萬萬不可以意干涉。若以意干涉。是與生

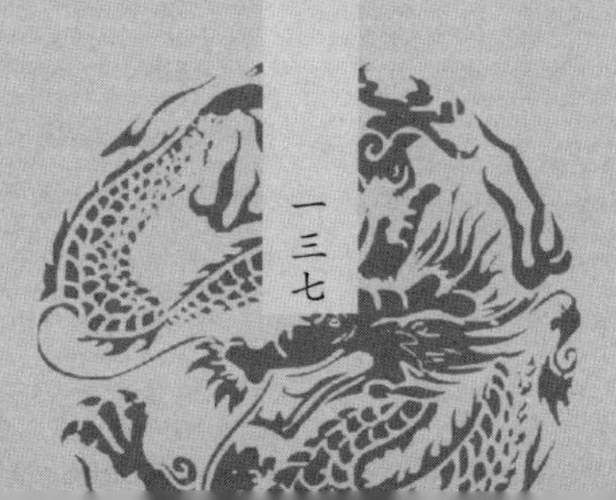

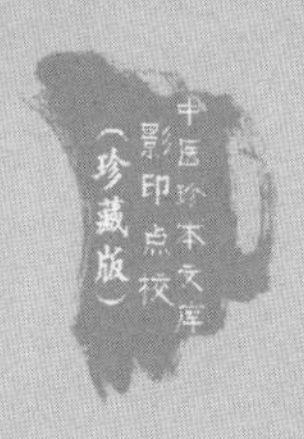

理之救濟爲難。是爲反自然。西法治病。處處皆可證明其爲反自然。例如治熱病而用冰與瀉藥。詳所以發熱。軀體外層爲寒氣所逼。淺在感覺神經當其衝。則凛寒。甚且戰慄。體溫起救濟。則集表而發熱。其繼一步。胃消化受影響。腸神經隨而失職。推陳致新之功用全失。燥矢或膠糞在曲腸不得下行。體溫向裏奔集。組織亦興奮以爲救濟。則爲炎腫。表層發熱爲初步。其後全身熱化爲第二步。第一步卽舊籍所謂太陽症。第二步卽所謂陽明經症。其腸部炎腫者乃陽明府證。其病竈在腸。虛而自利者。爲少陰證。陽明證有譫語。熱則上行。腦受熏炙故也。陽明府與少陰亦有譫語。鄭聲。交感神經與副交感神經失其平衡故也。凡少陰證。心房之迫動必甚微弱。卽是制動與催動兩種神經失其平衡之證據。舊法先治太陽。使表層之感覺復常。此目的既達。而徧身熱化不已者。則用涼藥。使其退熱。內部因停積而炎腫。則用瀉藥去積。因虛而自利。此自利

理之救济为难，是为反自然。西法治病，处处皆可证明其为反自然，例如治热病而用冰与泻药，详所以发热，躯体外层为寒气所逼，浅在感觉神经当其冲，则凛寒，甚且战栗，体温起救济，则集表而发热。其继一步，胃消化受影响，肠神经随而失职，推陈致新之功用全失，燥矢或胶粪在曲肠不得下行，体温向里奔集，组织亦兴奋以为救济，则为炎肿，表层发热为初步，其后全身热化为第二步。第一步即旧籍所谓太阳症，第二步即所谓肠阳明经症，其肠部炎肿者乃阳明府证，其病灶在肠，虚而自利者，为少阴证。阳明证有谵语，热则上行，脑受熏炙故也。肠明府与少阴亦有谵语，郑声，交感神经与副交感神经失其平衡故也。凡少阴证，心房之迫动必甚微弱，即是制动与催动两种神经失其平衡之证据。旧法先治太阳，使表层之感觉复常，此目的既达，而遍身热化不已者，则用凉药，使其退热。内部因停积而炎肿，则用泻药去积，因虚而自利，此自利

亦是体工救济，不过神经平衡失常，组织全无弹力，欲去积而不能，则用温药刺激之，使其无弹力者得药而兴奋，以助其去积之功能。以故太阳用发汗解肌，使侵逼之外寒从体温外散，则表层感觉复常。阳明府之所以肠部炎肿，即因欲去积而不得，故用泻药攻下。少阴症亦因欲去积而不得，其症结在组织无弹力，故用温药刺激兴奋之。少阴症常有服附子而胶粪得下者，即是此理。其阳明经之热化，病在救济作用一往不返，体工本为祛寒而发热，既热之后，吸酸除炭之功能，因血行速而失其常度，其热遂有进无退。阳明府证是局部性炎肿，阳明经症是普遍性热化，普遍性热化症结在血行速，用凉药为治，使血行缓，拨乱反正之功，乃立见矣。凡此皆助体工之救济功能以治病，故云顺自然。

阳明经症热至百零四度以上，则神昏谵语，神昏谵语为脑症，西法之用冰枕，

亦是體工救濟。不過神經平衡失常。組織全無彈力。欲去積而不能。則用溫藥刺激之。使其無彈力者得藥而興奮。以助其去積之功能。以故太陽用發汗解肌。使侵逼之外寒從體溫外散。則表層感覺復常。陽明府之所以腸部炎腫。即因欲去積而不得。故用瀉藥攻下。少陰症亦因欲去積而不得。其癥結在組織無彈力。故用溫藥刺激興奮之。少陰症常有服附子而膠糞得下者。即是此理。其陽明經之熱化。病在救濟作用一往不返。體工本爲祛寒而發熱。既熱之後。吸酸除炭之功能。因血行速而失其常度。其熱遂有進無退。陽明府證是局部性炎腫。陽明經症是普偏性熱化。普偏性熱化癥結在血行速。用涼藥爲治。使血行緩。撥亂反正之功。乃立見矣。凡此皆助體工之救濟功能以治病。故云順自然。

陽明經症熱至百零四度以上。則神昏譫語。神昏譫語爲腦症。西法之用冰枕。

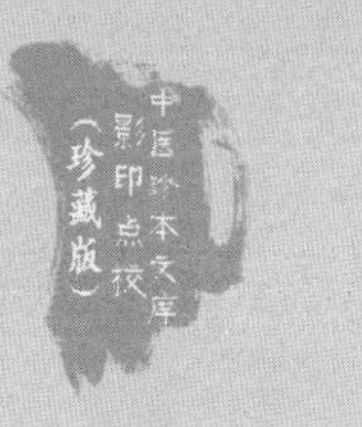

所以護腦也。然本是因外界寒逼而熱。熱所以祛寒。今用冰。是專與體工之救濟爲難矣。或曰陽明經症普徧性熱化。舊法用涼藥。舊醫稱涼藥治熱病爲逆折。固與用冰不同乎。曰不同。所謂涼藥熱藥。非物理上有若何變化。入熱度表於白虎湯與四逆湯中。其水銀柱之伸縮同也。惟病人飲白虎湯則有消炎作用。飲四逆湯則有熱化作用。以是區別。是藥之溫涼專在體工反應下觀察而得。非理化方面事。用冰則非但不能消炎。且使體工起反應而增熱。故涼藥不可與冰同論。曰用冰既是反自然。與生理救濟爲難。則病當不得愈。然就平日所見言之。熱病西醫用冰不愈者固多。然亦有得愈者。何以故。曰此非用冰而愈也。傷寒論云傷寒二三日。陽明少陽症不見者。爲不傳也。所謂陽明少陽症。心煩、口渴、胸滿、嘔吐。是也。經文簡古。云少陽陽明證之下。實省去少陰厥陰字樣。所謂少陰厥陰症。脛股痠痛是也。凡脛股痠痛之甚者。爲神經痛。熱病之兼

所以护脑也。然本是因外界寒逼而热，热所以祛寒，今用冰，是专与体工之救济为难矣，或曰阳明经症普遍性热化，旧法用凉药，旧医称凉药治热病为逆折，固与用冰不同乎？曰不同，所谓凉药热药，非物理上有若何变化，入热度表于白虎汤与四逆汤中，其水银柱之伸缩同也。惟病人饮白虎汤则有消炎作用，饮四逆汤则有热化作用，以是区别，是药之温凉专在体工反应下观察而得，非理化方面事。用冰则非但不能消炎，且使体工起反应而增热。故凉药不可与冰同论，曰用冰既是反自然，与生理救济为难，则病当不得愈。然就平日所见言之，热病西医用冰不愈者固多，然亦有得愈者，何以故？曰此非用冰而愈也。《伤寒论》云伤寒二三日，阳明、少阳症不见者，为不传也。所谓阳明少阳症，心烦、口渴、胸满、呕吐是也。经文简古，云少阳、阳明证之下，实省去少阴、厥阴字样，所谓少阴、厥阴症，胫股痠痛是也。凡胫股痠痛之甚者，为神经痛，热病之兼

神经性者，属厥阴，而少阴症之脚蜷，实即因神经痠痛之故，不过兼见但欲寐脉微者，为偏于虚的方面，故谓之少阴症。胫股痠痛即是蜷卧之前一步，本条《伤寒论》之全文，当云伤寒二三日，阳明、少阳、少阴、厥阴症不见者，为不传。即发热恶寒之病至二三日，不口渴、胸满、呕吐与胫痠者，为不传。何以有兼见少阳、阳明、少阴、厥阴之症，亦有不兼见者。凡热病有积则兼见阳明、少阳症，本虚则兼见少阴、厥阴症，既无积，又不虚，则不兼见，不兼见者，不传。不传者，谓发热数日即自愈也。病起于太阳，即自愈于太阳，故云不传。顾仲景虽如此说，毕竟热病无兼证者甚少。无兼症发热即自愈者，亦不足为病，其因虚而初起即兼见少阴症者，冰之固无不死。其因积而初起即兼见少阳、阳明证者，冰之亦无不死。但并非用冰立刻即死，胃肠与皮毛体工之形能，本是此呼彼应，表层感寒，则消化必受影响，因而停积。若复冰之，则表层之病加重，胃肠受影响亦加甚，

神經性者。屬厥陰。而少陰症之脚踡。實卽因神經痠痛之故。不過兼見但欲寐脈微者。爲偏於虛的方面。故謂之少陰症。脛股痠痛卽是踡臥之前一步。本條傷寒論之全文。當云傷寒二三日。陽明少陽少陰厥陰症不見者。爲不傳。卽發熱惡寒之病至二三日。不口渴胸滿嘔吐與脛痠者。爲不傳。何以有兼見少陽陽明少陰厥陰之症。亦有不兼見者。凡熱病有積則兼見陽明少陽症。本虛則兼見少陰厥陰症。既無積。又不虛。則不兼見。不兼見者。不傳。不傳者。謂發熱數日卽自愈也。病起於太陽。卽自愈於太陽。故云不傳。顧仲景雖如此說。畢竟熱病無兼證者甚少。無兼症發熱卽自愈者。亦不足爲病。其因虛而初起卽兼見少陰症者。冰之固無不死。其因積而初起卽兼見少陽陽明證者。冰之亦無不死。但並非用冰立刻卽死。胃腸與皮毛體工之形能。本是此呼彼應。表層感寒。則消化必受影響。因而停積。若復冰之。則表層之病加重。胃腸受影響亦加甚。

論醫集　四七

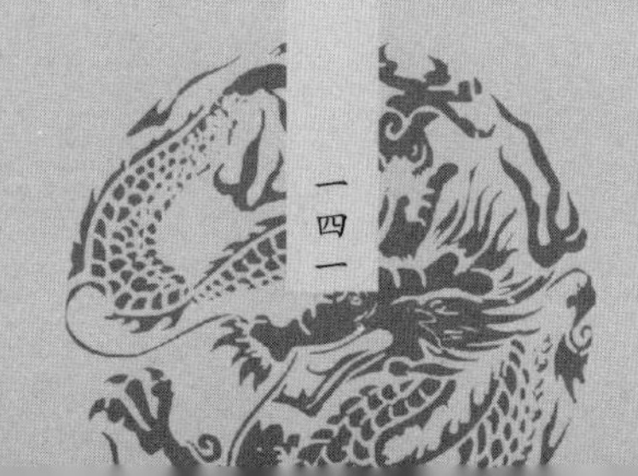

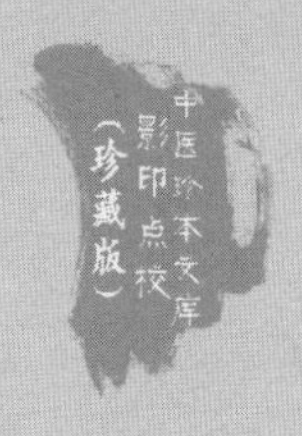

則胸脘乃益不適。西醫卽常用冰治熱。亦常用瀉藥攻積。此時見其胸脘痞悶嘔吐拒按等食積見症。用瀉藥攻之。則爲不當下而下。裏病益復加重。此卽犯傷寒論表邪未罷不可攻下之戒。表裏病皆加重。於是其傳變不可思議。危險之重症層出不窮。治不勝治。以至於死。惟陽明府證雖亦見普徧性發熱。而重心在腸部。是則當攻下。當攻而攻之。其人復向來不虛。得適當之攻下。積除。藏氣得安。縱有熱未解。亦等於不見少陽陽明不傳之病。此種攻之可愈。其實是得適當攻下而愈耳。且爲道甚狹。所失固多也。不得適當之時而用攻下之。爲反自然。其理由與用冰同。

又如治急性肺炎之用酸素。所謂急性肺炎者。支氣管炎症也。支氣管炎症之爲病。劇欬而氣急鼻扇。病人常感窒息。此病之病竈在氣管炎腫而變窄。其來路最當注意者爲自發性與續發性。所謂自發性者。傷風欬嗽初起一二日卽

则胸脘乃益不适。西医即常用冰治热，亦常用泻药攻积，此时见其胸脘痞闷、呕吐、拒按等食积见症，用泻药攻之，则为不当下而下，里病益复加重。此即犯《伤寒论》表邪未罢不可攻下之戒。表里病皆加重，于是其传变不可思议，危险之重症层出不穷，治不胜治，以至于死。惟阳明府证虽亦见普遍性发热，而重心在肠部，是则当攻下，当攻而攻之，其人复向来不虚，得适当之攻下，积除，藏气得安，纵有热未解，亦等于不见少阳、阳明不传之病，此种攻之可愈。其实是得适当攻下而愈耳，且为道甚狭，所失固多也，不得适当之时而用攻下之，为反自然，其理由与用冰同。

又如治急性肺炎之用酸素，所谓急性肺炎者，支气管炎症也。支气管炎症之为病，剧欬而气急鼻扇，病人常感窒息，此病之病灶，在气管炎肿而变窄，其来路最当注意者为自发性与续发性。所谓自发性者，伤风欬嗽初起一二日即

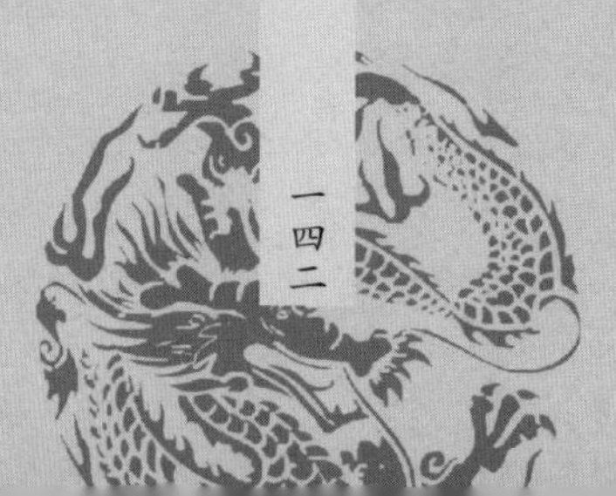

见气急鼻扇是也。所谓续发性者，往往由热病转属而来，亦有因伏湿传变而见者。其在热病，辄见于第四步阴虚而热之时，试将其病理详晰言之如下：

古人云：肺主皮毛。又云：肺肾同源，此皆就形能说也。凡伤风欬嗽，其起因在感风寒，风寒之感，皮毛受之，而其病症则为欬嗽，欬嗽肺部事也，故云肺主皮毛。初起伤风时，欬恒不爽，迨用药疏解，或衣被温覆令微汗，则欬恒较爽。执果溯因，遂有肺为风束之说，肺为风束，亦就形能上立说也。其云肺肾同源，乃从慢性病观察而得。凡病瘵（即色劳）之人，因多内而戕肾，其后辄见欬嗽。就病形言之，则为肺病，就病源言之，则为肾亏。又有一种气喘，其人因多内之故，三十五或四十以后，患喘，治肺不效，治肾则效。古人谓之肾喘，喘症明明是呼吸系病证，属肺，乃就病形言之则在肺，就病能言之却在肾。凡此皆肺肾连带关系，显然与人以可见者，故曰肺肾同源。

見氣急鼻扇是也。所謂續發性者。往往由熱病轉屬而來。亦有因伏濕傳變而見者。其在熱病。輒見於第四步陰虛而熱之時。試將其病理詳晰言之如下。

古人云肺主皮毛。又云肺腎同源。此皆就形能說也。凡傷風欬嗽。其起因在感風寒。風寒之感皮毛受之。而其病症則爲欬嗽。欬嗽肺部事也。故云肺主皮毛。初起傷風時。欬恒不爽。迨用藥疏解。或衣被溫覆令微汗。則欬恒較爽。執果溯因。遂有肺爲風束之說。肺爲風束。亦就形能上立說也。其云肺腎同源。乃從慢性病觀察而得。凡病瘵（即色勞）之人。因多內而戕腎。其後輒見欬嗽。就病形言之。則爲肺病。就病源言之。則爲腎虧。又有一種氣喘。其人因多內之故。三十五或四十以後。患喘。治肺不效。治腎則效。古人謂之腎喘。喘症明明是呼吸系病證。屬肺。乃就病形言之則在肺。就病能言之却在腎。凡此皆肺腎連帶關係。顯然與人以可見者。故曰肺腎同源。

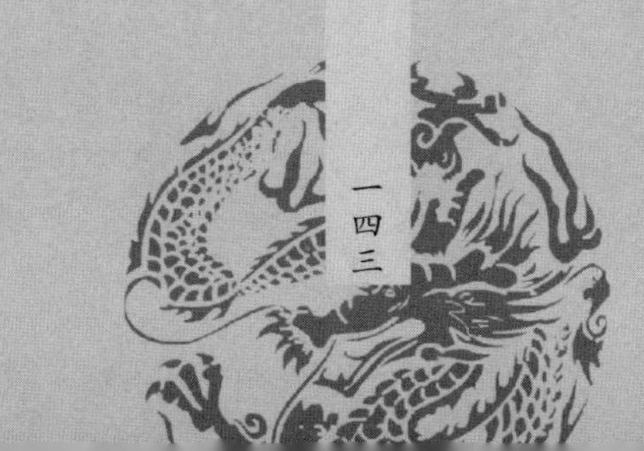

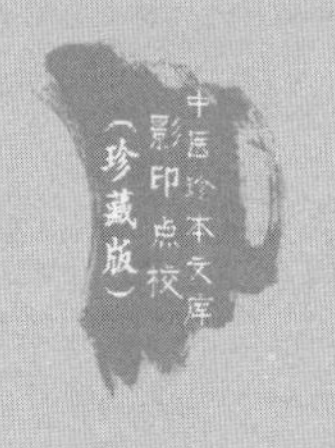

詳欬嗽之原理。本是肺之一種防衛作用。體內各藏器直接與外界空氣相接觸者。厥惟氣管。既直接與空氣相接觸。則外物之侵入也易。故其防衛亦極周密。第一爲鼻孔中硬毛。第二爲鼻腔中黏膜。第三爲舌咽神經。第四爲氣管黏膜下分泌腺。鼻孔硬毛專事濾穢。若有外物通過硬毛間隙而侵入。則鼻黏膜阻止之。此黏膜表層具感覺神經。其感覺最爲敏捷。溫涼小有過當。卽起救濟作用。以故空氣稍冷。卽感鼻塞。有物闌入。卽作嚏嚏。或增多分泌黏液。以捕獲闌入之物。皆此黏膜營防衛職務也。若闌入之物。竟得通過二道防線。則舌咽神經立起救濟。一面感刺激或癢或辣。卽是傳入纖維報告於大腦。一面筋肉收縮作欬。以驅逐闌入之物。或亦增加分泌。以捕獲闌入之物。并載之而出。卽是傳出纖維行防衛之運動。是以傷風初一步常感鼻塞多涕。繼一步感喉癢而欬嗽多痰。然有一事不可不知者。凡增加分泌以捕獲闌入之物。與作欬作

详欬嗽之原理，本是肺之一种防卫作用，体内各藏器直接与外界空气相接触者，厥惟气管，既直接与空气相接触，则外物之侵入也易。故其防卫亦极周密，第一为鼻孔中硬毛；第二为鼻腔中黏膜；第三为舌咽神经；第四为气管黏膜下分泌腺。鼻孔硬毛专事滤秽，若有外物通过硬毛间隙而侵入，则鼻黏膜阻止之。此黏膜表层具感觉神经，其感觉最为敏捷，温凉小有过当，即起救济作用。以故空气稍冷，即感鼻塞，有物阑入，即作喷嚏，或增多分泌黏液，以捕获阑入之物，皆此黏膜营防卫职务也。若阑入之物，竟得通过二道防线，则舌咽神经立起救济。一面感刺激或痒或辣，即是传入纤维报告于大脑，一面筋肉收缩作欬，以驱逐阑入之物，或亦增加分泌，以捕获阑入之物，并载之而出。即是传出纤维行防卫之运动，是以伤风初一步常感鼻塞多涕，继一步感喉痒而欬嗽多痰。然有一事不可不知者，凡增加分泌以捕获阑入之物，与作欬作

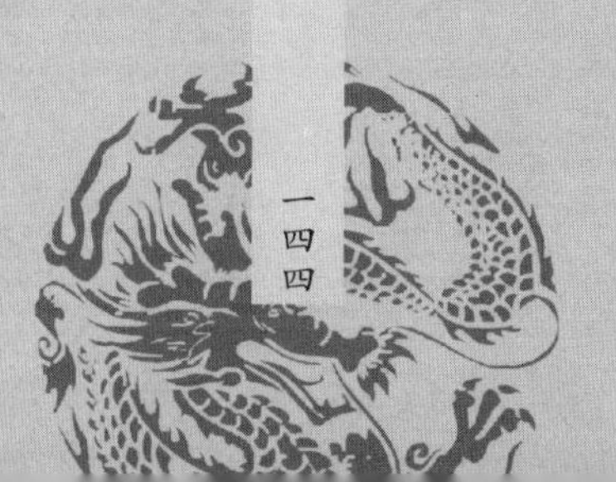

嚏以驱逐阑入之物，必其物之有形质者，而后此救济功能能发生相当之效力。若冷空气之侵入，则为无形质者，救济功能不能发生相当效力，而体工乃无知识的机械运动。空气侵入不已，则欬亦不已。同时黏膜下之分泌腺亦加紧工作，增多分泌，则愈咳愈剧，痰涎则愈吐愈多。卒之因欬频而炎肿，感觉益敏，痒亦益甚，其炎肿渐渐波及气管，则痒处乃渐渐下移。从咽喉而总气管，而支气管。至总气管时，苦于剧欬不能疗痒，至支气管时，则感室息而鼻孔扇张矣。鼻孔扇张所以救济气管之窄，故见鼻扇即可以知是支气管发炎，此种由伤风剧欬起三数日即见者，是特发症。其有初起虽咳不甚，而见形寒发热之太阳症，由阴胜而寒，递变至阴虚而热，然后见气急鼻扇者，谓之转属症。特发症可治，《伤寒论》之小青龙汤是也。转属症不可治，《内经》所谓其传为索泽，其传为息贲，死不治者是也。是为对于支气管炎症之我见，就古书研求，得形能之

嚏以驅逐闌入之物。必其物之有形質者。而後此救濟功能能發生相當之效力。若冷空氣之侵入。則爲無形質者。救濟功能不能發生相當效力。而體工乃無知識的機械運動。空氣侵入不已。則欬亦不已。同時黏膜下之分泌腺亦加緊工作。增多分泌。則愈欬愈劇。痰涎則愈吐愈多。卒之因欬頻而炎腫。感覺益敏。癢亦益甚。其炎腫漸漸波及氣管。則癢處乃漸漸下移。從咽喉而總氣管。而支氣管。至總氣管時。苦於劇欬不能療癢。至支氣管時。則感窒息而鼻孔扇張矣。鼻孔扇張所以救濟氣管之窄。故見鼻扇卽可以知是支氣管發炎。此種由傷風劇欬起三數日卽見者。是特發症。其有初起雖欬不甚。而見形寒發熱之太陽症。由陰勝而寒。遞變至陰虛而熱。然後見氣急鼻扇者。謂之轉屬症。特發症可治。傷寒論之小青龍湯是也。轉屬症不可治。內經所謂其傳爲索澤。其傳爲息賁。死不治者是也。是爲對於支氣管炎症之我見。就古書研求。得形能之

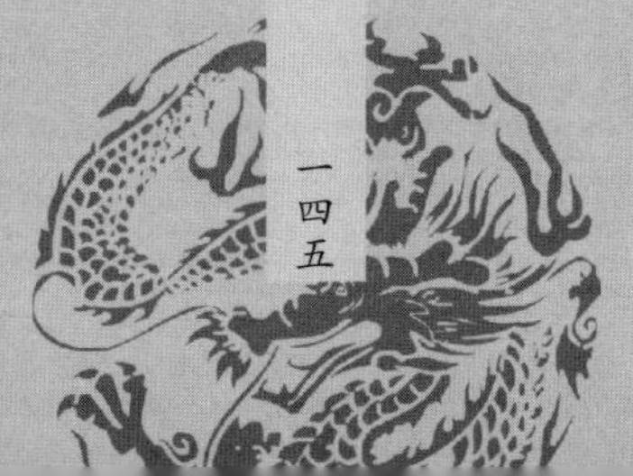

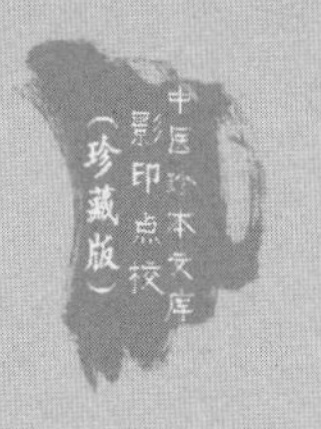

大略。就西書研求。得生理內景之大略。復就臨牀經驗所得。合成以上之說明。故我見二字。差非掠美。抑此事所關涉者極爲繁複。不止如上所述者之簡單。內經所言與傷寒論所言。均須加以甚詳細之說明。方能實地應用。否則經文僅足以壯觀瞻而已。惜乎本篇不暇及此。後文當有可以互證之處。閱者自能明瞭。今姑置之。至於西說。亦什九與吾說不同。茲撮要節錄歐氏內科學之一章於下。以見西醫對於急性支氣管炎症之眞相。

西國所謂流行性感冒。實即我國所謂重傷風。然重傷風之界說。向來無定。重傷風之名詞。在醫籍中亦不經見。蓋著書之人。都以治大症自命。以爲重傷風不算病。故皆置之不談。其先起咳嗽後來發熱之病。則都入之溫病之中。而溫病之界說。又復不明瞭。其實傷風之眞相。自古大醫知之者幾人。細處不肯切實研究。大處自不免含糊應付。宜乎醫學之無進步也。至於西醫。則敘病之詳

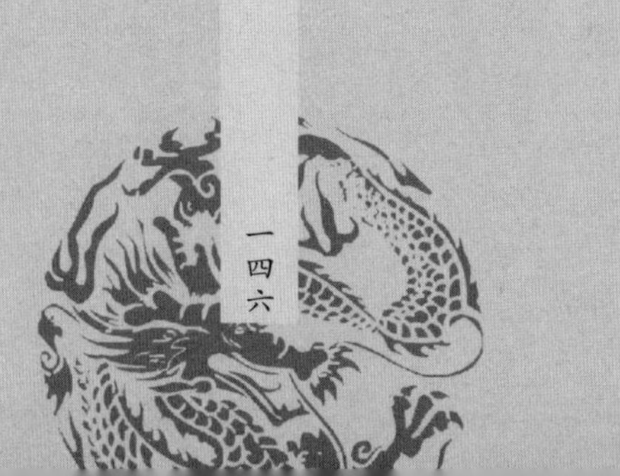

大略。就西书研求，得生理内景之大略，复就临床经验所得，合成以上之说明，故我见二字，差非掠美，抑此事所关涉者极为繁复，不止如上所述者之简单。《内经》所言与《伤寒论》所言，均须加以甚详细之说明，方能实地应用。否则经文仅足以壮观瞻而已，惜乎本篇不暇及此，后文当有可以互证之处，阅者自能明瞭，今姑置之。至于西说，亦什九与吾说不同，兹撮要节录欧氏《内科学》之一章于下，以见西医对于急性支气管炎症之真相。

西国所谓流行性感冒，实即我国所谓重伤风。然重伤风之界说，向来无定，重伤风之名词，在医籍中亦不经见。盖著书之人，都以治大症自命，以为重伤风不算病，故皆置之不谈。其先起咳嗽，后来发热之病，则都入之温病之中，而温病之界说，又复不明瞭。其实伤风之真相，自古大医知之者几人，细处不肯切实研究，大处自不免含糊应付，宜乎医学之无进步也。至于西医，则叙病之详

细明白，可谓不遗余力，此种优点，足以提醒吾人知前此之错误。惟西医建基础于科学之上，偏重物质方面，愈详细乃愈繁复，转因详细之故，失其重心，致有歧路亡羊之憾。即如流行性感冒，欧氏《内科学》所记，转觉繁重不得要领，故仅节录有关系者数语，赘以注释，以能明白为限。《内科学》流行性感冒条下云：呼吸道之黏膜，自鼻道以达肺气泡，可视为此病之屯集区。病之轻者，起时显鼻流涕等状，与急性卡他热相似。惟身体之疲倦或困顿则较甚。呼吸系统之危重情况，系支气管炎、胸膜炎、肺炎，三者所显之支气管炎，大概与寻常者相似，无甚特别处。然欬出之痰系一要状，有时极多极薄，内含脓块，间或显极重之支气管炎，细支气管亦受累，故病者显皮色青紫，甚至于窒息。此等流行感冒性肺炎，乃一千九百十八年大流行病之一特状，因此致命者非罕，治法，倘热高而谵妄，可戴冰帽。凡心部虚弱者，宜服激动药，在恢复期宜用番木鳖素

細明白。可謂不遺餘力。此種優點。足以提醒吾人知前此之錯誤。惟西醫建基礎於科學之上。偏重物質方面。愈詳細乃愈繁複。轉因詳細之故。失其重心。致有歧路亡羊之憾。卽如流行性感冒。歐氏內科學所記。轉覺繁重不得要領。故僅節錄有關係者數語。贅以注釋。以能明白爲限。內科學流行性感冒條下云。呼吸道之黏膜。自鼻道以達肺氣泡。可視爲此病之屯集區。病之輕者。起時顯鼻流涕等狀。與急性卡他熱相似。惟身體之疲倦或困頓則較甚。呼吸系統之危重情況。係支氣管炎胸膜炎肺炎。三者所顯之支氣管炎。大概與尋常者相似。無甚特別處。然欬出之痰係一要狀。有時極多極薄。內含膿塊。間或顯極重之支氣管炎。細支氣管亦受累。故病者顯皮色青紫。甚至於窒息。此等流行感冒性肺炎。乃一千九百十八年大流行病之一特狀。因此致命者非罕。治法。倘熱高而譫妄。可戴冰帽。凡心部虛弱者。宜服激動藥。在恢復期宜用番木鱉素

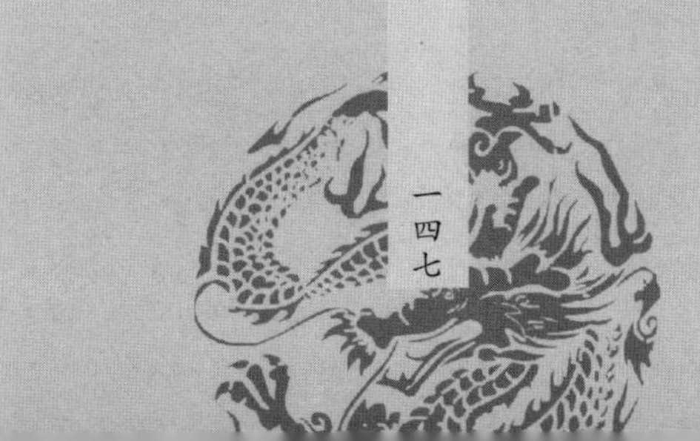

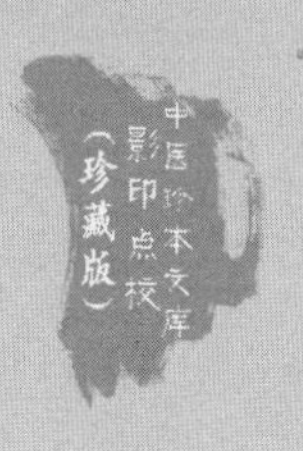

足劑量。恢復期之調養。尤宜注意。大都須數星期或數月始克復元。良佳之飲食。調換空氣。處境順遂。係調理此病之要素。

又病理學論百日欬云。「此病有時呈流行性。然在各地方亦時或散發。病由痰接觸傳染。且能因病兒而毒留住宅學堂等處。間接傳染。小兒在第一及第二生牙期最易患此。百日欬之症狀。病之潛伏期自七日以至十日不定。在卡他期內。則顯尋常傷風之症狀。起時或略發熱。鼻流涕。眼紅顯枝氣管乾欬。有時此種乾欬或略有陣攣性痙攣之朕兆。早顯連續不止之欬嗽。係一要狀。其陣發性欬期。每一陣欬嗽十五聲至二十聲連續不斷。欬聲短而苦。且不能吸氣。欬時病兒面色青紫。迨陣欬止。始突然深吸。而有空氣入肺。在此時期。陣欬將終而嘔吐者。嘗見每日欬五六陣。重者每三十分鐘卽發作一次。其最重致命者。每日或百餘次。」

足剂量。恢复期之调养，尤宜注意，大都须数星期或数月始克复元，良佳之饮食，调换空气，处境顺遂，系调理此病之要素。

又病理学论百日欬云：“此病有时呈流行性，然在各地方亦时或散发，病由痰接触传染，且能因病儿而毒留住宅、学堂等处，间接传染。小儿在第一及第二生牙期最易患此，百日欬之症状，病之潜伏期，自七日以至十日不定。在卡他期内，则显寻常伤风之症状，起时或略发热，鼻流涕，眼红显枝气管干欬。有时此种干欬或略有阵挛性痉挛之朕兆，早显连续不止之欬嗽系一要状。其阵发性欬期，每一阵咳嗽十五声至二十声连续不断，欬声短而苦，且不能吸气，欬时病儿面色青紫，迨阵欬止，始突然深吸，而有空气入肺，在此时期，阵欬将终而呕吐者。尝见每日欬五六阵，重者每三十分钟即发作一次，其最重致命者，每日或百余次。”

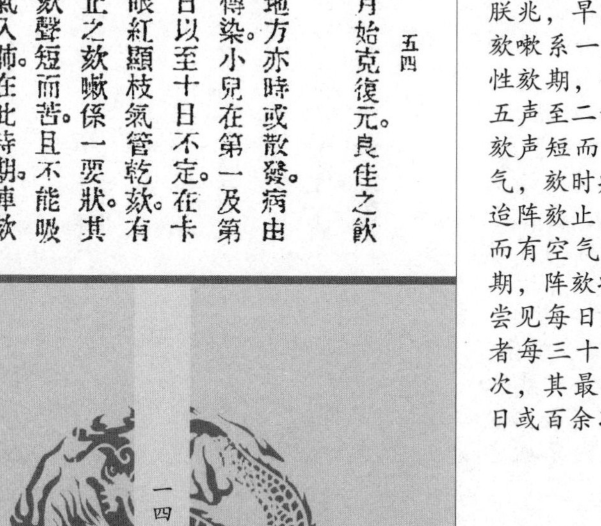

以上所录者为流行性感冒，又百日欬两条之节文，本文记病状史、治法、原因、豫（预）后皆极繁复，原因则微菌为主。治法则贵族式疗养，及注射番木鳖素及服激动药，高热则戴冰帽，颇觉西人之治病与其所研求而得之病理不能相应。以故叙病甚详，而治法甚简，且于治法之适当与否，亦无详细之讨论。近年西医对于百日欬之见枝气管炎者，用酸素助病人呼吸为不二法门。问何以用酸素，则其答语为人缺养故室息，用喷雾机所以增养气也。此三者结果不良，西医未尝不自知。然至今日上海各著名西医，仍墨守成法，余今试为探讨，以质国之知医者。

注射番木鳖素，即所谓强心针。凡脉搏微弱而无胃气管者，虽在临命之顷，得强心针，则脉波圆活，湛然应指。余常闻病家言，既无可挽救，不如延西医打一救命针，救命针之嘉名，可谓名不副实。盖脉波之所以圆活，乃心肌神经兴奋之

以上所録者爲流行性感冒又百日欬兩條之節文。本文記病狀病史治法原因豫後皆極繁複。原因則微菌爲主。治法則貴族式療養及注射番木鼈素及服激動藥。高熱則戴冰帽。頗覺西人之治病與其所研求而得之病理不能相應。以故敘病甚詳。而治法甚簡。且於治法之適當與否。亦無詳細之討論。近年西醫對於百日欬之見枝氣管炎者。用酸素助病人呼吸爲不二法門。問何以用酸素。則其答語爲人缺養故窒息。用噴霧機所以增養氣也。此三者結果不良。西醫未嘗不自知。然至今日上海各著名西醫。仍墨守成法。余今試爲探討。以質國之知醫者。

注射番木鼈素。卽所謂强心針。凡脈搏微弱而無胃氣者。雖在臨命之頃。得强心針。則脈波圓活。湛然應指。余常聞病家言。旣無可挽救。不如延西醫打一救命針。救命針之嘉名。可謂名不副實。蓋脈波之所以圓活。乃心肌神經興奮之

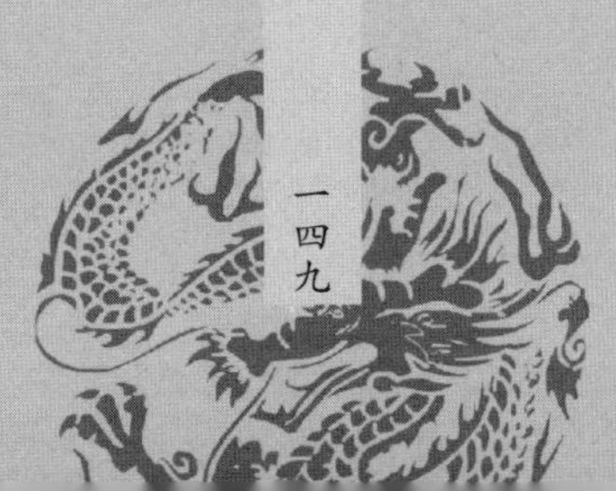

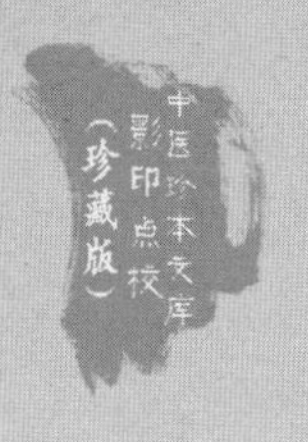

故。心房之動。爲血動也。假使病人呈鬱血症象。心房之勢力不能及微絲血管。則內呼吸之吸酸除炭作用淹然停止。卽動脈血不能流入靜脈。靜脈血亦不流。此時小循環當其衝。呼吸必促。心房不得靜脈迴流之血。若聽其衰弱。可延一日。用藥强心。且僅延半日。蓋物質上維持力祗有此數。伸絀相抵。大略如此。又假使病人爲血液枯涸。至於危險境界。爾時而用强心針。竟可以於一二時中使心房搏動寂然歇絕。因病人無血。無所資以爲搏動也。此兩事吾皆數次遇之。至於用冰。若因高熱而用冰。在活體當然有反應。熱得冰而退縮。乃暫時的。此理易明。人人可曉。其有因吐血而用冰者。薄厥之證。嘔血傾盆盈椀。用冰止之。爲效最捷。其有止後。大血管再破。至凝血成條而出者。吾亦遇之。但此種爲少數。爲例外。其大多數固止之得止。止後是否有遺後症。余見聞不廣。不敢妄說。不過嘔血爲血管破裂。用冰制止。不失爲從權救急之法。並非與生理救

故。心房之动，为血动也，假使病人呈郁血症象，心房之势力不能及微丝血管，则内呼吸之吸酸除炭作用淹然停止，即动脉血不能流入静脉，静脉血亦不流。此时小循环当其冲，呼吸必促，心房不得静脉回流之血。若听其衰弱，可延一日，用药强心，且仅延半日。盖物质上维持力只有此数，伸绌相抵，大略如此。又假使病人为血液枯涸，至于危险境界，尔时而用强心针，竟可以于一二时中使心房搏动寂然歇绝。因病人无血，无所资以为搏动也，此两事吾皆数次遇之。至于用冰，若因高热而用冰，在活体当然有反应。热得冰而退缩，乃暂时的，此理易明，人人可晓。其有因吐血而用冰者，薄厥之证，呕血倾盆盈碗，用冰止之，为效最捷，其有止后，大血管再破，至凝血成条而出者，吾亦遇之。但此种为少数，为例外，其大多数固止之得止，止后是否有遗后症，余见闻不广，不敢妄说。不过呕血为血管破裂，用冰制止，不失为从权救急之法，并非与生理救

济为难。然亦因此可以证明高热而用冰，确是与生理救济为难也。用酸素喷雾机治支气管炎症，骤视之似于理论上可通，事实上亦合。支气管炎呼吸之所以促，由于窒息，而所以致窒息之故，由于缺养（氧），今以养（氧）气助呼吸，正是对症治法，是于理论上可通也。肺之呼吸与心房之迫动相应，假使听其窒息，可以须臾之间即起郁血。至于郁血，即心肺皆坏，虽欲治疗，无可措手。故苟有可以疗窒息者，更无所用其犹豫，用酸素疗窒息，其效可以立睹，是更无商量余地。此所谓于理论上、事实上皆合也。然仔细按之，则于两者都不妥当。

按呼吸之于人身，可谓第一重要，故研究此事，亦为非常繁难而不容易之一事。今就西国生理学求之，吾等仅有普通知识之人，可以明白者有两事：其一，呼吸之原动力在中枢神经，刺激此神经，则呼吸改变；其二，呼吸之调节力最著者为血中之炭养，变更血中炭养之压力，则呼吸改变。哈氏《生理学》云：呼吸

濟爲難。然亦因此可以證明高熱而用冰。確是與生理救濟爲難也。用酸素噴霧機治支氣管炎症。驟覩之似於理論上可通。事實上亦合。支氣管炎呼吸之所以促。由於窒息。而所以致窒息之故。由於缺養。今以養氣助呼吸。正是對症治法。是於理論上可通也。肺之呼吸與心房之迫動相應。假使聽其窒息。可以須臾之間即起鬱血。至於鬱血。即心肺皆壞。雖欲治療。無可措手。故苟有可以療窒息者。更無所用其猶豫。用酸素療窒息。其效可以立覩。是更無商量餘地。此所謂於理論上事實上皆合也。然仔細按之。則於兩者都不妥當。

按呼吸之於人身。可謂第一重要。故研究此事。亦爲非常繁難而不容易之一事。今就西國生理學求之。吾等僅有普通知識之人。可以明白者有兩事。其一呼吸之原動力在中樞神經。刺激此神經。則呼吸改變。其二呼吸之調節力最著者爲血中之炭養。變更血中炭養之壓力。則呼吸改變。哈氏生理學云。呼吸

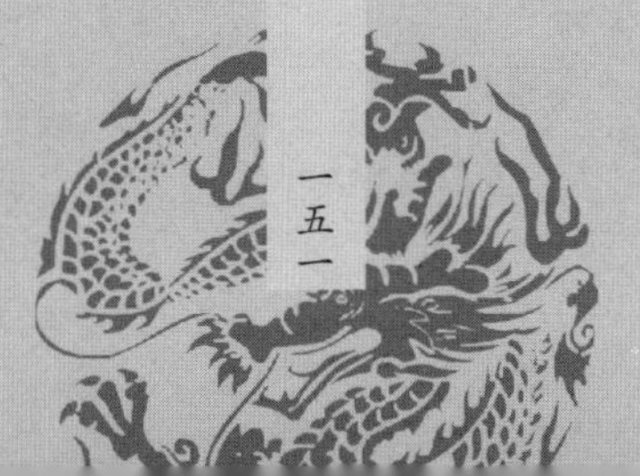

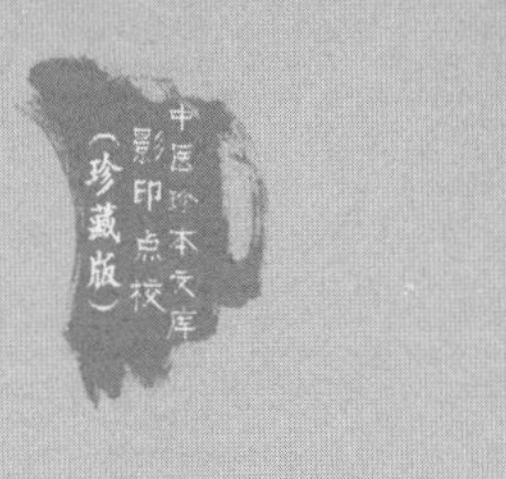

中樞位於中樞神經系之一特別小區內。此中樞所發之興奮。循脊體下行。達分布呼吸肌之脊神經中樞。此中樞亦接受數種傳入纖維。其最重要之纖維。爲包含於迷走神經幹內者。分布呼吸肌之脊神經中樞。亦謂之副呼吸中樞。副呼吸中樞不但受迷走神經等傳入興奮之感動。亦受來自大腦之支配。故略能隨意節制呼吸運動。無論呼吸中樞與脊神經中樞。苟有一處敗壞。則呼吸停止而死。然使割斷迷走神經纖維。或設法凍斷迷走神經纖維之一側。呼吸並不立刻卽停。有時且見呼吸增强。經反覆試驗。乃知迷走神經含有兩種纖維。一種系增强呼吸中樞吸氣部分之作用。一種係增强呼氣部分之作用。而呼吸之所以有節律。尚非此神經纖維爲之原動力。否則割斷之後。呼吸當立停也。更求之空氣與血之化學成分。則有以下諸說。淺促呼吸完全爲刺激肺之結果。如刺激肺泡內部。或使栓子(凝血小塊)入肺管內。皆可致呼吸淺

中枢位于中枢神经系之一特别小区内，此中枢所发之兴奋，循脊体下行，达分布呼吸肌之脊神经中枢。此中枢亦接受数种传入纤维，其最重要之纤维，为包含于迷走神经干内者，分布呼吸肌之脊神经中枢，亦谓之副呼吸中枢。副呼吸中枢不但受迷走神经等传入兴奋之感动，亦受来自大脑之支配，故略能随意节制呼吸运动。无论呼吸中枢与脊神经中枢，苟有一处败坏，则呼吸停止而死。然使割断迷走神经纤维，或设法冻断迷走神经纤维之一侧，呼吸并不立刻即停，有时且见呼吸增强，经反覆试验，乃知迷走神经含有两种纤维：一种系增强呼吸中枢吸气部分之作用；一种系增强呼气部分之作用。而呼吸之所以有节律，尚非此神经纤维为之原动力，否则割断之后，呼吸当立停也。更求之空气与血之化学成分，则有以下诸说：浅促呼吸完全为刺激肺之结果，如刺激肺泡内部，或使栓子（凝血小块）入肺管内，皆可致呼吸浅

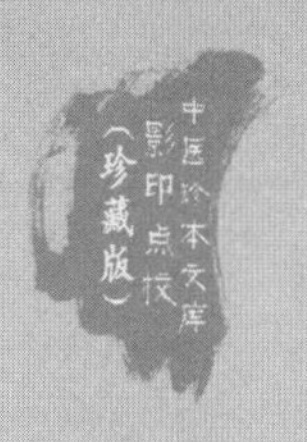

促。欧战时所用之毒气，是其证据。盖空气一千二百五十分中含氰气一分，即能增加呼吸速率，与减小呼吸深度。又如用油注射于山羊之颈静脉，则有栓子成于其肺之小动脉内，亦使呼吸增速而深度变浅。此外呼吸中枢渐弱时，入体之养（氧）[①]过少，又如脑血之温度增高，与空气中含养（氧）太少，皆能致呼吸浅促。又有一说，真正刺激呼吸中枢者，为血内酸质之总量，即轻游子之浓度，凡血中二养（氧）化炭（碳）增加时，若他种情形不变，即能增加轻游子浓度，以激刺呼吸中枢。然在甚高之处，虽血内二养（氧）化炭（碳）减少，其轻游子浓度仍不改变，因其肾同时多排泄碱类故也。欲明白此节，须略知血中酸碱平衡之理，兹更节录酸碱平衡节大略如下：

溶液内之酸度，系赖液内轻游子之数而定，溶液内之碱度，系赖液内轻养游子浓度而定。纯蒸溜水能解成同数之轻及轻养二种游子，吾人谓水为中性。

① 编者加，下同。

促。歐戰時所用之毒氣。是其證據。蓋空氣一千二百五十分中含氯氣一分。卽能增加呼吸速率。與減小呼吸深度。又如用油注射於山羊之頸靜脈。則有栓子成於其肺之小動脈內。亦使呼吸增速而深度變淺。此外呼吸中樞漸弱時。入體之養過少。又如腦血之温度增高。與空氣中含養太少。皆能致呼吸淺促。又有一說。眞正刺激呼吸中樞者。爲血內酸質之總量。卽輕游子之濃度。凡血中二養化炭增加時。若他種情形不變。卽能增加輕游子濃度。以激刺呼吸中樞。然在甚高之處。雖血內二養化炭減少。其輕游子濃度仍不改變。因其腎同時多排泄鹼類故也。欲明白此節。須略知血中酸鹼平衡之理。茲更節錄酸鹼平衡節大略如下。

溶液內之酸度。係賴液內輕游子之數而定。溶液內之鹼度。係賴液內輕養游子濃度而定。純蒸溜水能解成同數之輕及輕養二種游子。吾人謂水爲中性。

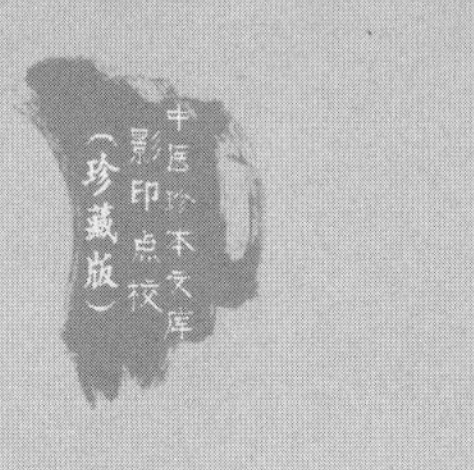

係因其酸鹼性相等。並非謂其無酸性及鹼性也。血液對於石蕊呈鹼性。但因並含輕游子。故亦有酸性。血之輕游子濃度小至幾不可思議。為十萬萬分之三十二。即每三千二百萬立特中含輕游子一克。此數雖微小至此。然倘小有改變。卻能使生理作用大受障礙。例如動脈血之輕游子濃度增至十萬萬分之三十四。呼吸即有明顯之改變。若增至五十。呼吸即感困難。血之酸性。主要係其炭酸所致。若漸增加。通過水或生理鹽之炭酸氣。則其液之輕游子濃度亦與之俱增。炭酸常自組織放入血中。平常並不過增血內輕游子。故血之酸鹼性無甚改變。此因血漿含有能化合二養化炭之緩衝質也。防止血液酸性增加之緩衝質為炭酸輕鈉。各種細胞及組織所需營養之物。幾盡為中性。故維持血內酸鹼平衡作用極為重要。而最易受血內輕游子濃度改變之影響者。厥惟呼吸中樞酸血症（因輕游子濃度增加影響呼吸中樞者名酸血症）

系因其酸碱性相等，并非谓其无酸性及碱性也。血液对于石蕊呈碱性，但因并含轻游子，故亦有酸性，血之轻游子浓度小至几不可思议，为十万万分之三十二，即每三千二百万立特中含轻游子一克。此数虽微小至此，然倘小有改变，却能使生理作用大受障碍。例如动脉血之轻游子浓度增至十万万分之三十四，呼吸即有明显之改变。若增至五十，呼吸即感困难。血之酸性，主要系其炭酸所致，若渐增加，通过水或生理盐之炭酸气，则其液之轻游子浓度亦与之俱增。炭酸常自组织放入血中，平常并不过增血内轻游子。故血之酸碱性无甚改变，此因血浆含有能化合二养化炭之缓冲质也，防止血液酸性增加之缓冲质为炭酸轻钠，各种细胞及组织所需营养之物，几尽为中性。故维持血内酸碱平衡作用极为重要，而最易受血内轻游子浓度改变之影响者，厥惟呼吸中枢酸血症（因轻游子浓度增加，影响呼吸中枢者，名酸血症）。

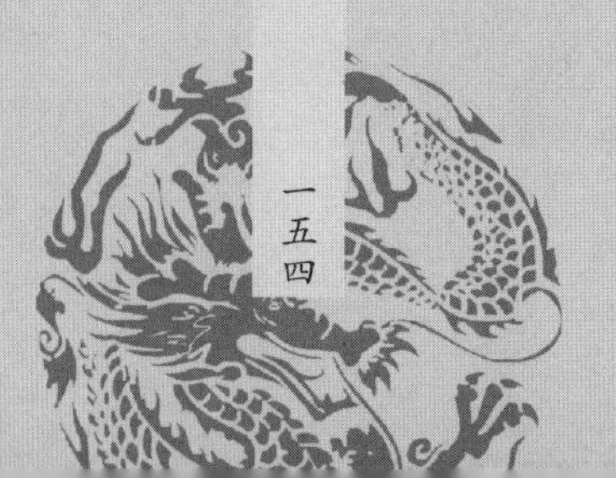

不但增加肺之换气量，且因血之酸碱性反应与呼吸中枢之作用互有关系，故呼吸中枢作用改变，亦必影响于血之酸碱平衡（此说精绝）。假使吾人制止其呼吸，则血浆溶解炭酸气之量必增加。若能努力制止其呼吸，至溶解于血浆内之炭酸气增之一倍时，则其血内之轻游子浓度亦必增加一倍。倘行与此相反之实验，减少其血内炭酸气至一半时，其血内之轻游子亦只为一半，此类效果可于炭酸轻钠不改变得之。但此种假定，殊不确实。因轻游子之调节不仅赖乎肺也，二氧化炭为气体，由肺排出，重炭酸钠为固体，溶解于液内，由肾排出，故知肾亦为调节血内轻游子浓度之器官。血内过多之炭酸气，能刺激呼吸中枢，则血内过多之重炭酸钠（亦即谓血内碱性过度），亦自能使肾之作用增加。是以上述之实验，用强呼吸减少炭酸气时，血浆之碱性增加。因此肾即排泄重炭酸钠，其量亦增加，以故酸碱之比例，恒无大改变。

不但增加肺之換氣量。且因血之酸鹼性反應與呼吸中樞之作用互有關係。故呼吸中樞作用改變。亦必影響於血之酸鹼平衡。（此說精絕）假使吾人制止其呼吸。則血漿溶解炭酸氣之量必增加。若能努力制止其呼吸。至溶解於血漿內之炭酸氣增之一倍時。則其血內之輕游子濃度亦必增加一倍。倘行與此相反之實驗。減少其血內炭酸氣至一半時。其血內之輕游子亦只爲一半。此類効果可於炭酸輕鈉不改變得之。但此種假定。殊不確實。因輕游子之調節不僅賴乎肺也。二養化炭爲氣體。由肺排出。重炭酸鈉爲固體。溶解於液內。由腎排出。故知腎亦爲調節血內輕游子濃度之器官。血內過多之炭酸氣。能刺激呼吸中樞。則血內過多之重炭酸鈉（亦卽謂血內鹼性過度）亦自能使腎之作用增加。是以上述之實驗。用強呼吸減少炭酸氣時。血漿之鹼性增加。因此腎卽排泄重炭酸鈉。其量亦增加。以故酸鹼之比例。恆無大改變。

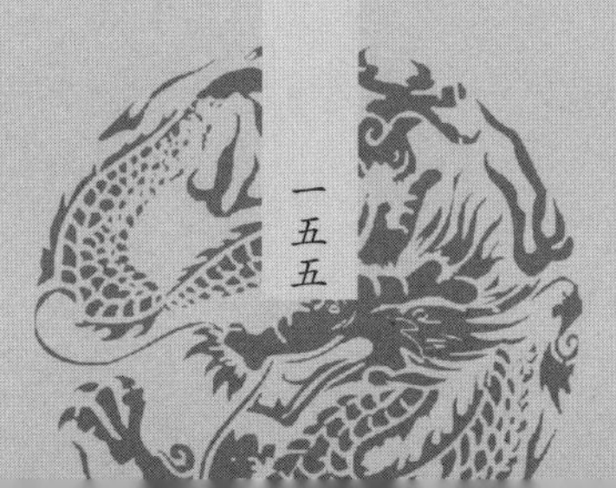

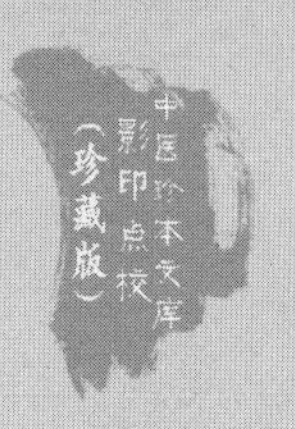

至於何以肺與腎如是合作以保持血中酸鹼平衡。至今尚難解答。(酸鹼平衡。肺腎合作。於中醫治腎喘之法。可以收釋疑辨惑之助。而中醫說肺腎同源。於此亦得一有力之佐證。至末一語殊無意思。問肺腎何以合作。不啻問生物何以能生。)

根據以上節錄各條觀之。則如噴霧機用酸素治急性肺炎之無有是處。蓋急性肺炎所以窒息。由於氣管變小。其在神經方面。癥結在呼吸中樞。其在醫化學方面。癥結在血中酸鹼不得平衡。而空氣中含一千二百五十分之一之氫氣。即能使人窒息。增加輕游子濃度十萬萬分之十八。即能使呼吸淺促。此皆生理學明白告人者。今認定支氣管炎爲缺養。究竟此認識是否眞確。藉曰眞確。亦祗一半。因尚有呼吸中樞及迷走神經變性。非缺養二字可以包括者。況用酸素結果不良。執果溯因。可以知缺養之認識爲不確。且用噴霧機激動酸

至于何以肺与肾如是合作，以保持血中酸碱平衡，至今尚难解答（酸碱平衡，肺肾合作，于中医治肾喘之法，可以收释疑辨惑之助，而中医说肺肾同源，于此亦得一有力之佐证。至末一语殊无意思，问肺肾何以合作，不啻问生物何以能生）。

根据以上节录各条观之，则如喷雾机用酸素治急性肺炎之无有是处。盖急性肺炎所以室息，由于气管变小，其在神经方面，症结在呼吸中枢；其在医化学方面，症结在血中酸碱不得平衡，而空气中含一千二百五十分之一之氰气，即能使人室息；增加轻游子浓度十万万分之十八，即能使呼吸浅促，此皆生理学明白告人者。今认定支气管炎为缺养，究竟此认识不否真确？藉曰真确。亦只一半，因尚有呼吸中枢及迷走神经变性，非缺养二字可以包括者。况用酸素结果不良，执果溯因，可以知缺养之认识为不确。且用喷雾机激动酸

素，使病室中空气骤变，大气中二养化炭之减少，何止平地与高山之差。此时肾藏且不及起救济，血中轻游子殆无有不改变者。生理学中精妙议论所谓“呼吸中枢作用改变，必影响血中酸碱平衡”。西医当临床用酸素之顷，殆已悉数忘之矣。我故曰支气管炎症而用酸素，于理论、事实两者，均不妥当也。

执着之弊，亚于反自然，人体之显病状觉痛苦之处，恒非其受病之处，此殆成为公例。若病灶、病源在一处者，乃甚细事，不为病也。《内经》于此为最讲究，故有形能之说。主从之辨，后世医家虽不尽能读《内经》，然秉承《内经》之教训，颇以头痛医头为卑劣手段，此可谓虽无老成人，尚有典型。而西医不然也，同乡刘叔轩之女，病一脚抽搐，三日夜不止，初延西医视之，谓是舞蹈病，用两板夹其胫腿，更以绳固缚之，不令动。半日许，病人痛甚，呼号不成寐，不得已解去夹板，则胫腿已漫肿。乃延余诊之，脉甚平，面有火色，有微热，神气微蒙，则痛甚所致。其

素。使病室中空氣驟變。大氣中二養化炭之減少。何止平地與高山之差。此時腎藏且不及起救濟。血中輕游子殆無有不改變者。生理學中精妙議論所謂「呼吸中樞作用改變。必影響血中酸鹼平衡」西醫當臨床用酸素之頃。殆已悉數忘之矣。我故曰支氣管炎症而用酸素於理論事實兩者均不妥當也。

執着之弊亞於反自然。人體之顯病狀覺痛苦之處。恆非其受病之處。此殆成爲公例。若病竈病源在一處者。乃甚細事。不爲病也。內經於此爲最講究。故有形能之說。主從之辨。後世醫家雖不盡能讀內經。然秉承內經之教訓。頗以頭痛醫頭爲卑劣手段。此可謂雖無老成人。尙有典型。而西醫不然也。同鄉劉叔軒之女。病一脚抽搐。三日夜不止。初延西醫視之。謂是舞蹈病。用兩板夾其脛腿。更以繩固縛之。不令動。半日許。病人痛甚。呼號不成寐。不得已解去夾板。則脛腿已漫腫。乃延余診之。脈甚平。面有火色。有微熱。神氣微蒙。則痛甚所致。其

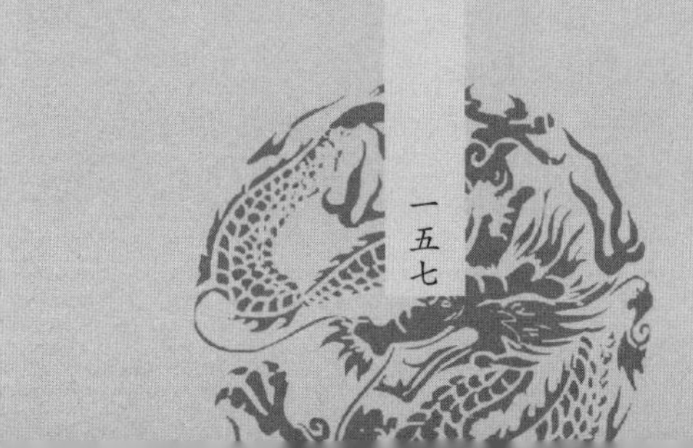

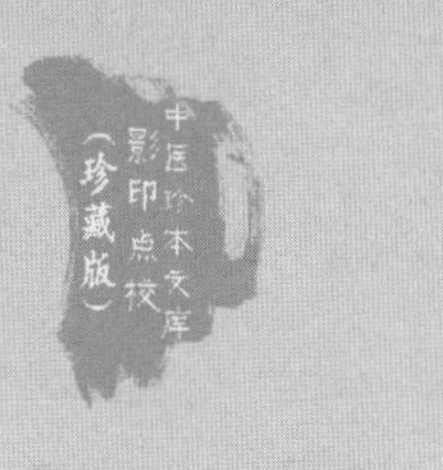

一腳則依然抽動。無須臾停時。余問得毋病前曾創頭部否。曰然。渠在校中讀書。偶自樓下。梯不盡者數級。失足而顛。當時雖撞頭部。亦無破損處。越一日而發熱。脛痠。更一日而舞蹈病作。余曰是矣。此因頭腦震動受內傷所致。予以安腦丸。三日病除。五日霍然以起。迄今六年。絕無遺後症。內經云。病在上取之於下。在下取之於上。而西國解剖學則云。下肢之運動神經起於大腦之第一迴轉偏上。此則余所根據也。凡跌打損傷皮破血流者。其創在外。表面絕無損傷者。其創在裏。此因力有重心。撞擊毀壞者。力之重心卽在毀壞之處。撞擊而不毀壞者。則爲震力。其重心在裏。拳技家所論內傷者。卽是此種。西醫見其病竈在腳。因腳痛醫腳。假使不變更方法。則劉女士必跛無疑。此其執着之弊爲何如也。此所舉者不過最顯著之一事。余所值類此之事多。乃不可勝數。且尋常病症隨所指而論列之。亦無在不可以顯見其執着之弊。卽如脊髓膜炎症。西

一脚则依然抽动，无须臾停时。余问得毋病前曾创头部否？曰：然。渠在校中读书，偶自楼下，梯不尽者数级，失足而颠，当时虽撞头部，亦无破损处。越一日而发热，胫酸；更一日而舞蹈病作。余曰：是矣，此因头脑震动受内伤所致。予以安脑丸，三日病除，五日霍然以起。迄今六年，绝无遗后症。《内经》云：病在上取之于下，在下取之于上。而西国解剖学则云：下肢之运动神经起于大脑之第一回转偏上，此则余所根据也。凡跌打损伤，皮破血流者，其创在外，表面绝无损伤者，其创在里，此因力有重心，撞击毁坏者，力之重心即在毁坏之处。撞击而不毁坏者，则为震力，其重心在里。拳技家所论内伤者，即是此种。西医见其病灶在脚，因脚痛医脚，假使不变更方法，则刘女士必跛无疑。此其执着之弊为何如也，此所举者不过最显著之一事。余所值类此之事多，乃不可胜数，且寻常病症随所指而论列之，亦无在不可以显见其执着之弊。即如脊髓膜炎症，西

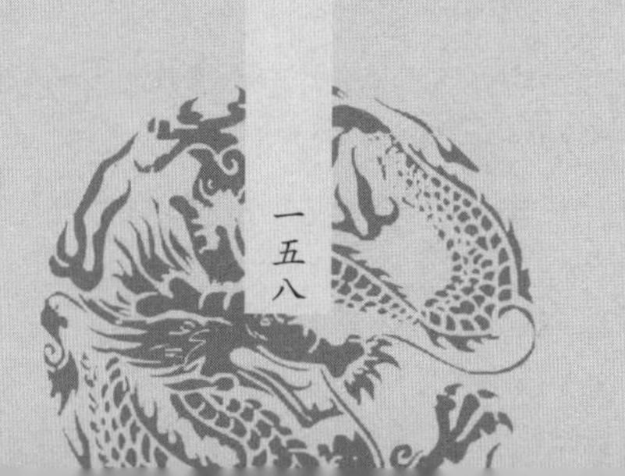

国用脊椎穿刺法，因病灶在延髓，故从延髓设法。中国《千金方》用胆草，苦以降之，为效甚良，则可知病源并不在延髓。寻常脊髓膜炎用中法三日愈，用西法六日愈，又脑症之不属脊髓炎，而延髓不紧张，头不后抑者，用胆草苦降亦效。西法则因其病在脑，从脑着手，如用安眠药，结果有耳聋、白痴、脚软、哑不能言诸遗后症。两法比较，执着之弊，岂不可见。凡病初起，从其所受而病，继一步所显之症状，为体工之救济，此时失治，则第三步为传变，传变多死。其不死者，第四步则为痼疾，痼疾多不可治。病毒归结之处，恒为药力所不及，此为形能上所得之公例。虽非板定程序，大段罔不如此。治脑症所以有遗后者，即病毒归入局部而为痼疾之故。听神经当之，则聋；舌咽三叉神经当之，则哑；影响于下肢运动神经根，则脚软；病毒侵入识域，则为白痴也。又如女子经阻头痛，此在旧医籍谓之天白蚁症，乃冲气上逆，月事不下为病。冲任之脉上通颠顶，故头

國用脊椎穿刺法。因病竈在延髓。故從延髓設法。中國千金方用胆草。苦以降之。爲效甚良。則可知病源並不在延髓。尋常脊髓膜炎用中法三日愈。用西法六日愈。又腦症之不屬脊髓炎。而延髓不緊張。頭不後仰者。用胆草苦降亦效。西法則因其病在腦。從腦着手。如用安眠藥。結果有耳聾白癡脚軟啞不能言諸遺後症。兩法比較。執着之弊。豈不可見。凡病初起。從其所受而病。繼一步所顯之症狀。爲體工之救濟。此時失治。則第三步爲傳變。傳變多死。其不死者。第四步則爲痼疾。痼疾多不可治。病毒歸結之處。恒爲藥力所不及。此爲形能上所得之公例。雖非板定程序。大段罔不如此。治腦症所以有遺後者。卽病毒歸入局部而爲痼疾之故。聽神經當之。則聾。舌咽三叉神經當之。則啞。影響於下肢運動神經根。則脚軟。病毒侵入識域。則爲白癡也。又如女子經阻頭痛。此在舊醫籍謂之天白蟻症。乃衝氣上逆。月事不下爲病。衝任之脈上通巔頂。故頭

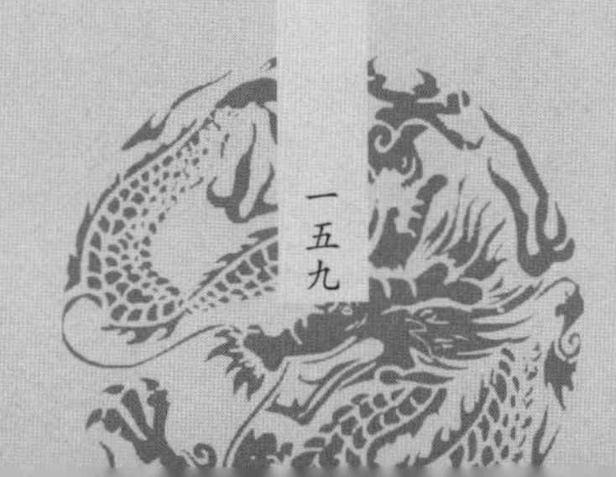

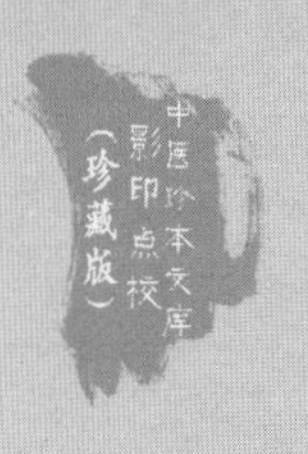

痛也。十年前商務書館張菊生先生之姪媳患此。西醫治之不效。不得已而驗血。見血中有微菌。斷爲梅毒。然病者夫婦均極規矩。則以爲遺傳。病者母家爲南潯劉氏。其父母亦無此病。則謂是隔代遺傳。當時蓋不知費去幾許脣舌。而病卒不治。臨命時曾邀余一診。其目已盲。余心知是血淵渟不行之故。血瘀故生蟲。此所以有天白蟻之名。非梅毒菌也。然無術可爲挽救。徒喚奈何。又余門人陸霄春有戚屬。五十許。鄉村老婦。患井泉疽。潰爛而不紅不痛。惟奇臭。陰症也。西醫治之。經月不效。斷爲梅毒。服藥致嘔不能食。瀕危乃延余診之。余以陽和湯予之。三數日後。能食而疽微癢。連服三十餘劑。病霍然以愈。此兩事皆可以見西國醫術執着之弊。蓋西醫所以爲根治者。不外病菌。菌之種類以數十萬計。其分別之法。以形之短長彎直有毛無毛。以染色。以反應凝集。而此諸方法。不足以盡數十萬種微眇之區別。則必有其疑似難解決者。於是其診斷不

痛也。十年前商务书馆张菊生先生之侄媳患此，西医治之不效，不得已而验血，见血中有微菌，断为梅毒，然病者夫妇均极规矩，则以为遗传。病者母家为南浔刘氏，其父母亦无此病，则谓是隔代遗传，当时盖不知费去几许唇舌，而病卒不治。临命时曾邀余一诊，其目已盲，余心知是血渊渟不行之故，血瘀故生虫，此所以有天白蚁之名，非梅毒菌也。然无术可为挽救，徒唤奈何。又余门人陆霄春有戚属，五十许，乡村老妇，患井泉疽，溃烂而不红不痛，惟奇臭，阴症也。西医治之，经月不效，断为梅毒，服药致呕不能食。濒危乃延余诊之。余以阳和汤予之，三数日后，能食而疽微痒，连服三十余剂，病霍然以愈。此两事皆可以见西国医术执着之弊。盖西医所以为根治者，不外病菌，菌之种类以数十万计，其分别之法，以形之短长、弯直、有毛、无毛，以染色，以反应凝集，而此诸方法，不足以尽数十万种微眇之区别，则必有其疑似难解决者。于是其诊断不

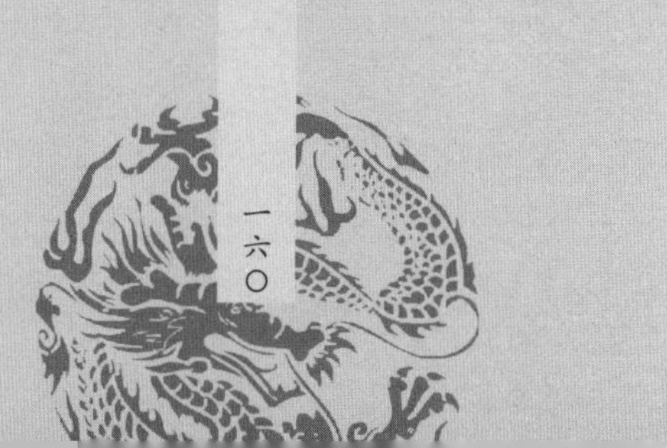

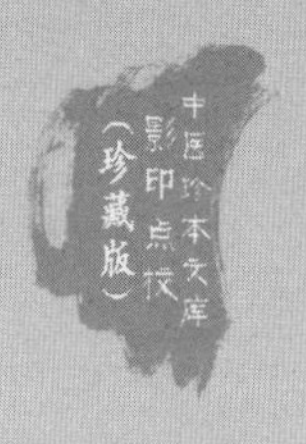

能真确，然而成见横亘于胸中，不肯怀疑也。又健体血行有序，则能化，若血行不以程序，或有一部分停止，则虫生，如天白蚁，如井泉疽皆是。又都市中空气虽较山林为混浊，若流动则不为病，若不流动，则疫疠必作。此证之事实而不爽者，今病而验血，血中有菌，则执菌为病源，究竟因病而有菌乎？因菌而有病乎？此当为先决之问题。乃未闻有明确之理论，何邪？故鄙意以为执病灶以治病，与执微菌以治病，同为执着不切于事实者。

试药之弊，最是一纠纷难得说明者，中医用药，汗、吐、下、温、凉、和、补，凡七法，尚有在七法之外者。如《千金方》中寻常不甚经见之方。约略言之，为弛缓神经剂，为消毒剂，为增加组织弹力剂，共得十法，后三法旧籍所未言，乃吾从经验悟得者，凡此十法，与西医异趣。有可得而言者，药物入口，病人所显之症状，各药不同，就其不同为之类别。凡发热口渴得药而解者，谓之凉；形寒肢冷得药而热

能真確。然而成見横亙於胸中。不肯懷疑也。又健體血行有序。則能化。若血行不以程序。或有一部分停止。則蟲生。如天白蟻如井泉疽皆是。又都市中空氣雖較山林爲混濁。若流動則不爲病。若不流動。則疫癘必作。此證之事實而不爽者。今病而驗血。血中有菌。則執菌爲病源。究竟因病而有菌乎。因菌而有病乎。此當爲先决之問題。乃未聞有明確之理論。何邪。故鄙意以爲執病竈以治病。與執微菌以治病。同爲執着不切於事實者。

試藥之弊。最是一糾紛難得說明者。中醫用藥。汗吐下温凉和補凡七法。尚有在七法之外者。如千金方中尋常不甚經見之方。約略言之。爲弛緩神經劑。爲消毒劑。爲增加組織彈力劑。共得十法。後三法舊籍所未言。乃吾從經驗悟得者。凡此十法。與西醫異趣。有可得而言者。藥物入口。病人所顯之症狀。各藥不同。就其不同爲之類別。凡發熱口渴得藥而解者。謂之凉。形寒肢冷得藥而熱

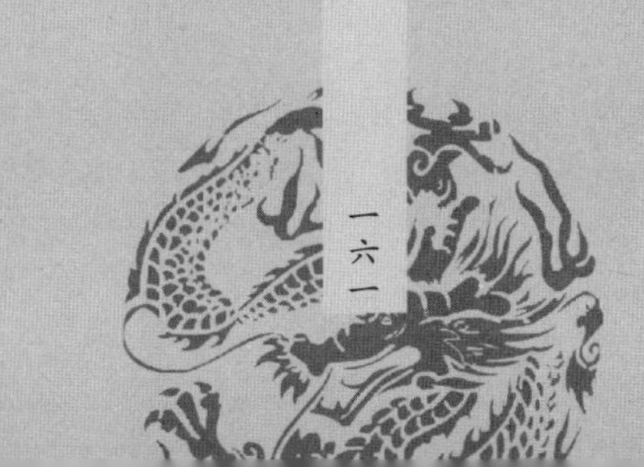

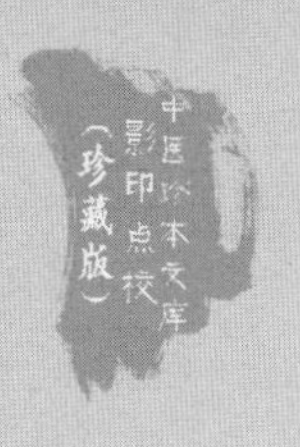

者。謂之温。此就病軀反應所見言之也。得麻黄則肌表出汗。他不與焉。得大黄則腸胃泄瀉。他不與焉。升麻柴胡效力專在身半以上。懷膝威靈仙效力專在身半以下。則藥效有地位之辨焉。川連瀉心。得吳萸則因拂逆而胸痞者以解。得木香則腸炎腹痛卽除。得猺桂則躁煩不得寐者立愈。於是藥效之地位。可以副藥左右。有聽吾人驅使之妙焉。凡此種種。一言以蔽之曰。是建基礎於人身之上。於物理學醫化學顯微鏡無干也。西國醫藥則不然。血中含有相當成分之鐵質則血紅。否則血色素不足。則提練礦物之含有鐵質者以補之。剛柔不問也。肌肉瘦削。審其爲缺蛋白質。則用肉類之富有蛋白質者補之。於發熱宜否不問也。脈搏不勻。多思慮不易寐。審其爲神經衰弱。則用砒素興奮之。温涼不問也。脈搏起落不寬。知爲心房衰弱。則用强心劑刺戟之。熱度太高。腦受薰炙。神昏譫語。則用冰退熱。用麻醉劑安腦。虛實不問也。最近二十年來。由細

者，谓之温。此就病躯反应所见言之也。得麻黄则肌表出汗，他不与焉；得大黄则肠胃泄泻，他不与焉。升麻、柴胡效力专在身半以上，怀膝、威灵仙效力专在身半以下，则药效有地位之辨焉。川连泻心，得吴萸则因拂逆而胸痞者以解，得木香则肠炎腹痛即除，得猺桂则躁烦不得寐者立愈。于是药效之地位，可以副药左右，有听吾人驱使之妙焉。凡此种种，一言以蔽之曰：是建基础于人身之上，于物理学、医化学、显微镜无干也。西国医药则不然，血中含有相当成分之铁质则血红，否则血色素不足，则提练矿物之含有铁质者以补之，刚柔不问也。肌肉瘦削，审其为缺蛋白质，则用肉类之富有蛋白质者补之，于发热宜否不问也。脉搏不匀，多思虑不易寐，审其为神经衰弱，则用砒素兴奋之，温凉不问也。脉搏起落不宽，知为心房衰弱，则用强心剂刺戟之。热度太高，脑受薰炙，神昏谵语，则用冰退热，用麻醉剂安脑，虚实不问也。最近二十年来，由细

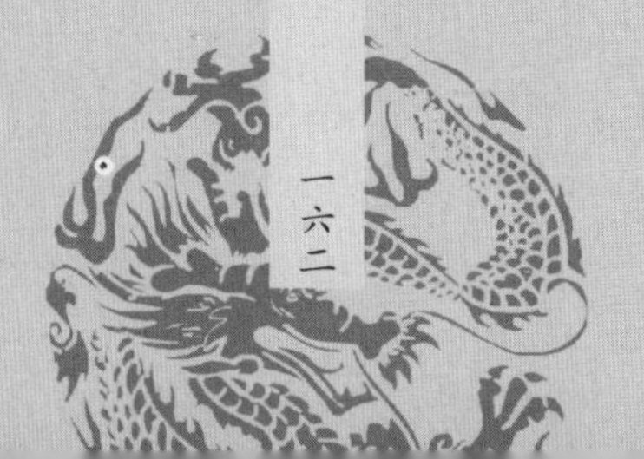

中医珍本文库影印点校（珍藏版）

胞而知微菌，由微菌而发明血清，血清之治法为最新。彼中所谓根治，如治痢疾、脑脊髓膜炎、喉症，其最著者，然结果都不甚良。其脑脊髓膜炎治法，似尚未以与鄙人发现者较一日短长。吾有相识西医留学德国而归者，患痢，自注射爱梅丁至百数十针，几死，其后听其自然，半年乃愈。喉症则十五年前，吾大儿即断送于某医院者。凡此种种，一言以蔽之曰，建基础于科学之上，与体工疾病之形能无与也。惟其与形能无与，而又执着于病灶，故治甲病而乙病继见，则转而治乙病，丙病继见，则转而治丙病，甲病与乙、丙病之联带关系则不甚注意。是以竭厥奔赴，常在病之马后，有焦头烂额之功，无曲突徙薪之事。又惟其建基础于科学之上，凡热度表所不能量，显微镜所不能见，则置而不讲，故药性无温凉，药效无定位，因而药方无君、臣、佐、使，有效药，无效方，科学非即事实。舍试验则无从得特效药，故所重者在试验，体工之为物极神秘，其病状可

胞而知微菌。由微菌而發明血清。血清之治法爲最新。彼中所謂根治。如治痢疾腦脊髓膜炎喉症。其最著者。然結果都不甚良。其腦脊髓膜炎治法。似尚未能與鄙人發現者較一日短長。吾有相識西醫留學德國而歸者。患痢。自注射愛梅丁至百數十針。幾死。其後聽其自然。半年乃愈。喉症則十五年前吾大兒卽斷送於某醫院者。凡此種種。一言以蔽之曰。建基礎於科學之上。與體工疾病之形能無與也。惟其與形能無與。而又執着於病竈。故治甲病而乙病繼見。則轉而治乙病。丙病繼見。則轉而治丙病。甲病與乙丙病之聯帶關係則不甚注意。是以竭厥奔赴。常在病之馬後。有焦頭爛額之功。無曲突徙薪之事。又惟其建基礎於科學之上。凡熱度表所不能量。顯微鏡所不能見。則置而不講。故藥性無溫凉。藥效無定位。因而藥方無君臣佐使。有效藥。無效方。科學非卽事實。舍試驗則無從得特效藥。故所重者在試驗。體工之爲物極神祕。其病狀可

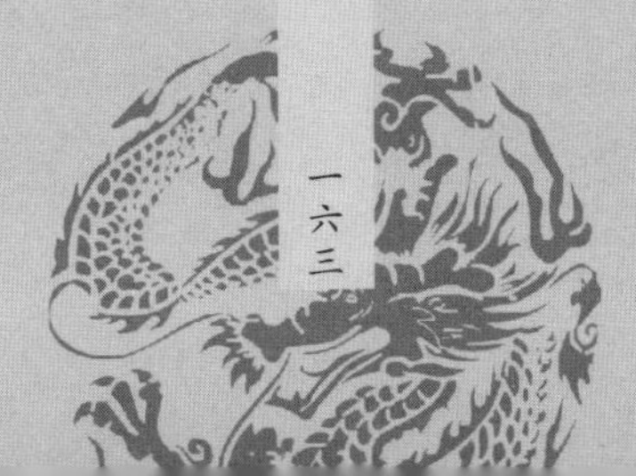

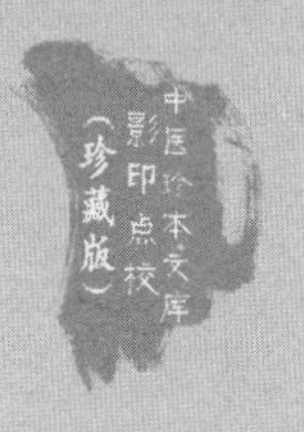

以隨所投藥而呈變相。無有窮時。不講形能。則照例常追隨於病後。則其試驗亦無有窮時。故由西醫之道。可以終身在試驗之中。此則試藥之眞相也。

五行爲近人詬病。五尺童子亦羞稱之。然平心論之。五行之不通。盡人易曉。五行之祕奧。盡人不知。木火土金水五字。可謂不倫。用五字代表天地中萬有。更從而爲之說曰。若者相生。若者相尅。是誠癡人說夢。然以余所知。五行實從四時出。不啻四時之代名詞。其云木火金水。所以代表春夏秋冬。動植非土不生。故四者之外益之以土。而於四時所相當之名。故釋之曰土爲萬物所歸。寄王於四季。又提長夏以配之者。因空氣中養氣少則窒素勝。名之曰濕。濕之病人。專在腹部。所謂太陰濕土。便於稱說而已。四時五行六氣五藏六府。實際參差不齊。古人並不以爲病。以爲日月運行。本有歲差。無從齊其不齊也。春夏秋冬之序。生長收藏應之。春夏相繼。木生火也。秋冬相屬。金生水也。揆其本意。似云

以随所投药而呈变相，无有穷时。不讲形能，则照例常追随于病后，则其试验亦无有穷时。故由西医之道，可以终身在试验之中，此则试药之真相也。

五行为近人诟病，五尺童子亦羞称之。然平心论之，五行之不通，尽人易晓，五行之秘奥，尽人不知。木、火、土、金、水五字，可谓不伦，用五字代表天地中万有，更从而为之说曰。若者相生，若者相克，是诚痴人说梦。然以余所知，五行实从四时出，不啻四时之代名词，其云木、火、金、水，所以代表春、夏、秋、冬。动植非土不生，故四者之外益之以土，而于四时所相当之名，故释之曰土为万物所归。寄王于四季，又提长夏以配之者，因空气中养气少则窒素胜，名之曰湿，湿之病人，专在腹部，所谓太阴湿土，便于称说而已。四时、五行、六气、五藏六府，实际参差不齐，古人并不以为病，以为日月运行，本有岁差，无从齐其不齐也。春、夏、秋、冬之序，生长收藏应之，春夏相继，木生火也。秋冬相属，金生水也，揆其本意，似云

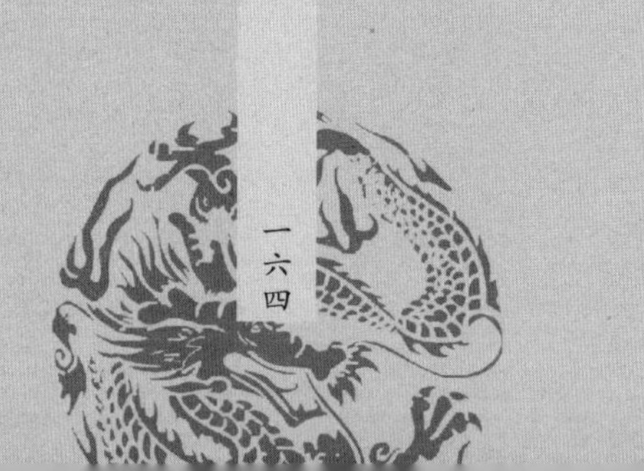

夏之所以能长，由春之生来；冬之所以能藏，由秋之收来，含有阴阳消长之理，并不如字面之解说。仅如字面解说，则木生火，火生土云云，不可通矣。故《内经》云：冬不能藏，则无以奉春之生气；夏为寒变，是则明白说出本意。无以奉生者，当春之时，生气已甚觳觫，由春入夏，大气变换，其无以应夏之长气，更甚于春时，不能与大气相应，即不能生活于此世界之中，则显反常之病象。此所以当火王之时而有寒变之病。凡此所说，皆阴阳消长盈虚消息之理。何尝就金、木、水、火、土字面立说，盈虚消息是东方学说之骨干，懂得盈虚消息，便凡事不为已甚。以治病论，可治者，当然不敢放失；其不可治者，则知其死期。与之期日而已，此与西国学说恰恰相反，西人之治病，一往无前，胸中横亘一科学万能之观念，处处以征服天行为能事，所失实多。中国治法，人事方面，尽其在我，其无可如何者，付之天命，不勉强也。所谓天命，实即自然律，不背自然律行动，然实

夏之所以能長。由春之生來。冬之所以能藏。由秋之收來。含有陰陽消長之理。並不如字面之解說。儻如字面解說。則木生火火生土云云。不可通矣。故內經云冬不能藏。則無以奉春之生氣。夏爲寒變。是則明白說出本意。無以奉生者。當春之時。生氣已甚觳觫。由春入夏。大氣變換。其無以應夏之長氣。更甚於春時。不能與大氣相應。卽不能生活於此世界之中。則顯反常之病象。此所以當火王之時而有寒變之病。凡此所說。皆陰陽消長盈虛消息之理。何嘗就金木水火土字面立說。盈虛消息是東方學說之骨幹。懂得盈虛消息。便凡事不爲已甚。以治病論。可治者。當然不敢放失。其不可治者。則知其死期。與之期日而已。此與西國學說恰恰相反。西人之治病。一往無前。胸中橫亙一科學萬能之觀念。處處以征服天行爲能事。所失實多。中國治法。人事方面。盡其在我。其無可如何者。付之天命。不勉强也。所謂天命。實卽自然律。不背自然律行動。然實

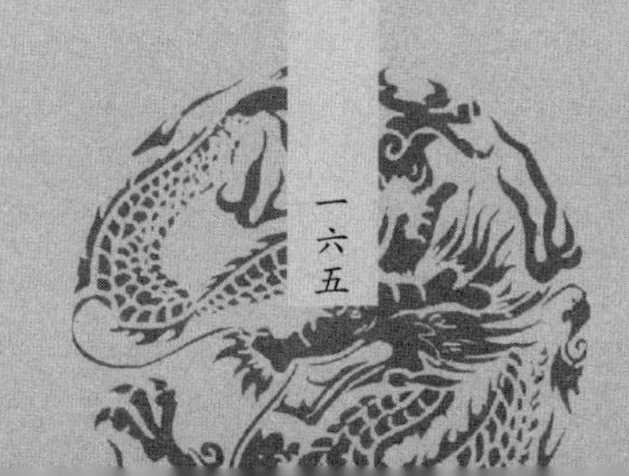

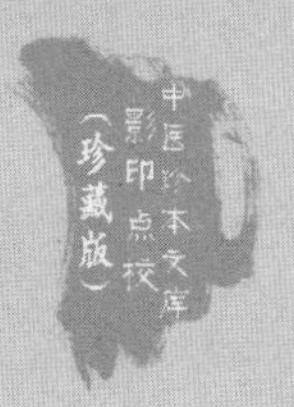

際上所全反多也。就以上所言。雖不敢謂卽此便是定論。讀者試平心衡之。畢竟中醫當廢如東國明治維新之所爲乎。抑中醫尙勉强當得國粹兩字有保存之價値。而西國醫學之科學化尙有未盡美善。不如中醫之處在邪。此非一身一家之事。可以個人私意左右。而主奴之見更無是處。讀吾書者。當有公論。

人生意味

人生觀之研究不澈底。則各種學問之研究亦不得究竟。時無論今古。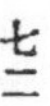地無論東西。萬有學問。可謂皆對此一的奔赴。西國究研人生究竟。用哲學與自然科學爲工具。而胎生學生理學實占重要位置。內經雖談醫學。研究人生之色彩最濃。吾人苟不於此點注意。總不能得其要領。而收實在之效用也。

上古天眞論以無爲爲樂。恬淡爲訓。就此兩語觀之。可知內經之主旨不在治病。而在養生。治病是對人。是外的。養生是對己。是內的。外的爲藝。內的爲道。內

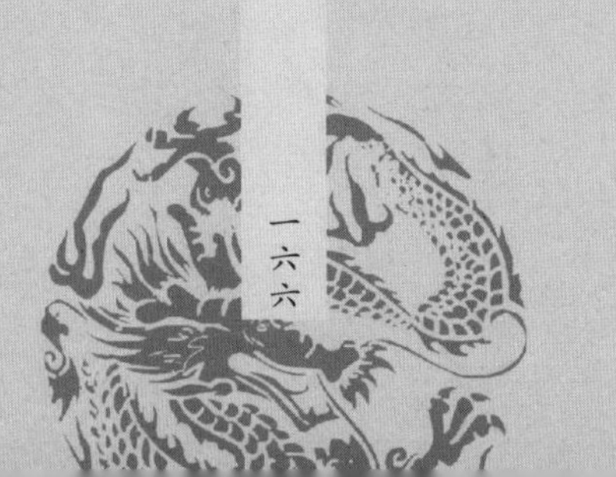

际上所全反多也。就以上所言，虽不敢谓即此便是定论，读者试平心衡之，毕竟中医当废，如东国明治维新之所为乎？抑中医尚勉强当得国粹两字有保存之价值，而西国医学之科学化尚有未尽美善，不如中医之处在邪，此非一身一家之事，可以个人私意左右，而主奴之见，更无是处，读吾书者，当有公论。

人生意味

人生观之研究不澈底，则各种学问之研究亦不得究竟。时无论今古，地无论东西，万有学问，可谓皆对此一的奔赴。西国究研人生究竟，用哲学与自然科学为工具，而胎生学、生理学实占重要位置。《内经》虽谈医学，研究人生之色彩最浓，吾人苟不于此点注意，总不能得其要领，而收实在之效用也。

《上古天真论》以无为为乐，恬淡为训，就此两语观之，可知《内经》之主旨不在治病，而在养生。治病是对人，是外的；养生是对己，是内的。外的为艺，内的为道。《内

经》为黄老之学，为道书，自当以内的为主。抑养生不讲，亦何能治病，此则吾人读此书首当注意之点。无为恬淡，是养生极则，毕竟若何能无为恬淡，身处一室之内，神游八荒之外，苟不揣其本而齐其末，愈无为愈不能无为，愈恬淡愈不能恬淡，是非人生观有澈底之究研不可。假使能澈底，则不期无为而自无为，不期恬淡而自恬淡，虽终日碌碌，心神安谧，日接绚斓，淡泊自如。反是虽名山古刹，佛火蒲团，亦魔障自生而致死也。

日本人某，著《生物学》与《哲学之境界》一书，即所以澈底研究人生观，求解人生之意味者，惟其书长于医学。绌于文字，艰深之意，多不能达。故上卷可观，下卷都不可晓，结论转觉浅薄，书虽日人手笔，大半探集欧洲最新学说。今试摘要一探讨之，以为吾说之发端。

该书排斥二元学说，主张一元学说，所谓二元学说者，以躯体与魂灵为对待，

經爲黃老之學。爲道書。自當以內的爲主。抑養生不講。亦何能治病。此則吾人讀此書首當注意之點。無爲恬淡。是養生極則。畢竟若何能無爲恬淡。身處一室之內。神遊八荒之外。苟不揣其本而齊其末。愈無爲愈不能無爲。愈恬淡愈不能恬淡。是非人生觀有澈底之究研不可。假使能澈底。則不期無爲而自無爲。不期恬淡而自恬淡。雖終日碌碌。心神安謐。日接絢爛。淡泊自如。反是雖名山古剎。佛火蒲團。亦魔障自生而致死也。

日本人某。著生物學與哲學之境界一書。即所以澈底研究人生觀。求解決人生之意味者。惟其書長於醫學。絀於文字。艱深之意。多不能達。故上卷可觀。下卷都不可曉。結論轉覺淺薄。書雖日人手筆。大半採集歐洲最新學說。今試摘要一探討之。以爲吾說之發端。

該書排斥二元學說。主張一元學說。所謂二元學說者。以軀體與魂靈爲對待。

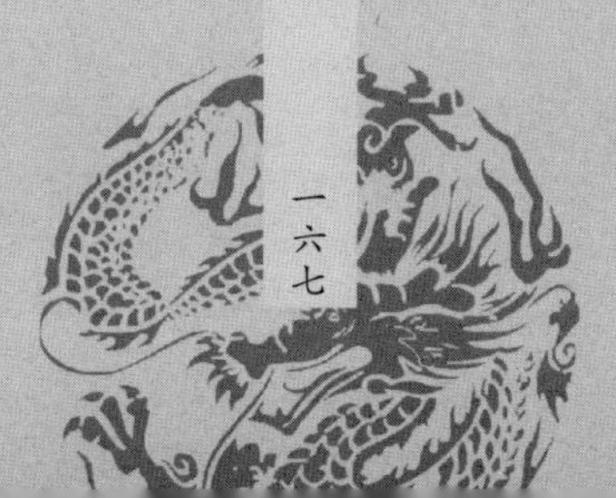

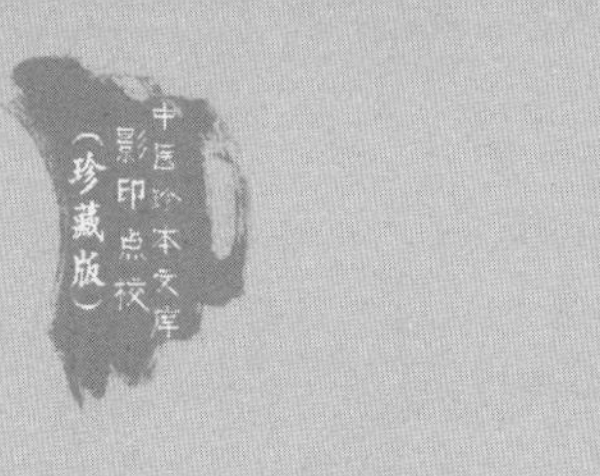

以爲人類能運動。有智慧。必有不可思議之靈魂。住宿於軀體之中。爲之主宰。宗教家言。與近頃之靈學。皆屬此種。該書對於此說。痛加排詆。以爲是上古蒙昧時代之幼稚思想。所謂一元學說者。就一個軀體。從兩面考察之。一面是物質的。一面是超物質的。即一面是生理。屬於自然科學範圍內者。一面是心理。於軀體之中。故曰一元學說。此蓋近頃歐洲新芽怒茁之學說。而其研究之工具。即自然科學與哲學。然超物質的智慧。何以人類獨有。他種動物無之。在理他種動物屬於哺乳類者。同是血肉之軀。應當亦有兩面。與人類相同。今不爾。何也。如云他種動物確與人類相同。不過有程度之差。此語未爲精當。蓋他種動物。雖有智慧。不能逾物質的勢力範圍。如犬類有時有不可思議之舉動。而其所恃者在嗅覺官能。此不可謂之超物質的智慧。如云他動物確與人類不同。則同是血肉之軀。何故不同。又人類之死。有細胞血肉筋骨完全壞變。而神

以为人类能运动，有智慧，必有不可思议之灵魂，住宿于躯体之中，为之主宰。宗教家言，与近顷之灵学，皆属此种。该书对于此说，痛加排诋，以为上古蒙昧时代之幼稚思想。所谓一元学说者，就一个躯体，从两面考察之，一面是物质的，一面是超物质的，即一面是生理，属于自然科学范围内者，一面是心理，于躯体之中，故曰一元学说。此盖近顷欧洲新芽怒茁之学说，而其研究之工具，即自然科学与哲学，然超物质的智慧，何以人类独有，他种动物无之，在理他种动物属于哺乳类者。同是血肉之躯，应当亦有两面，与人类相同。今不尔，何也？如云他种动物确与人类相同，不过有程度之差，此语未为精当。盖他种动物，虽有智慧，不能逾物质的势力范围，如犬类有时有不可思议之举动，而其所恃者在嗅觉官能，此不可谓之超物质的智慧。如云他动物确与人类不同，则同是血肉之躯，何故不同。又人类之死，有细胞血肉筋骨完全坏变，而神

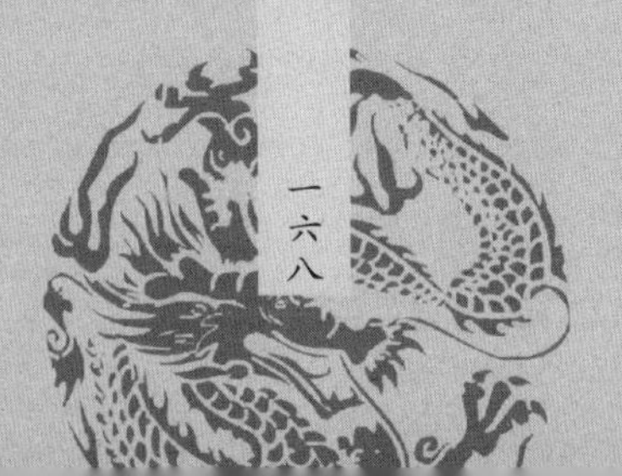

明不乱，至大渐之顷，猝然而绝者。当其全体坏变之时，智慧之继续不绝，何自供给？当其溘然淹化之顷，知识何以猝亡？凡此皆未能予吾人以满意之答复。是西人所谓一元学说，不过认此为解决人生观之适当方法，非谓用此方法已能解决人生问题也。

吾尝谓人身之神经系，以电池、电线为喻，最能得其近似，不过有精粗之辨耳。脑可以比之蓄电池，中枢神经有如总线，神经纤维，则分线也。脑为知识所居之府，神经为知识所行之路，然谓知识出于大脑，则此语容有未当。盖蓄电池能贮藏电气，不是能发生电气，电气当另是一物。然此说近乎两元学说，即脑为知识所居之府，并非知识出于头脑，知识为另有一物，是即灵魂说。若从一元说，则当云脑是发电机，即知识由脑而生，无复别有灵魂。然大脑若何制造知识，则疑问较之灵魂说更多，兹为分别研究如下：

明不亂。至大漸之頃。猝然而絕者。當其全體壞變之時。智慧之繼續不絕。何自供給。當其溘然淹化之頃。知識何以猝亡。凡此皆未能予吾人以滿意之答復。是西人所謂一元學說。不過認此爲解決人生觀之適當方法。非謂用此方法已能解決人生問題也。

吾嘗謂人身之神經系。以電池電線爲喻。最能得其近似。不過有精粗之辨耳。腦可以比之蓄電池。中樞神經有如總線。神經纖維。則分線也。腦爲知識所居之府。神經爲知識所行之路。然謂知識出於大腦。則此語容有未當。蓋蓄電池能貯藏電氣。不是能發生電氣。電氣當另是一物。然此說近乎兩元學說。即腦爲知識所居之府。並非知識出於頭腦。知識爲另有一物。是即靈魂說。若從一元說。則當云腦是發電機。即知識由腦而生。無復別有靈魂。然大腦若何製造知識。則疑問較之靈魂說更多。茲爲分別研究如下。

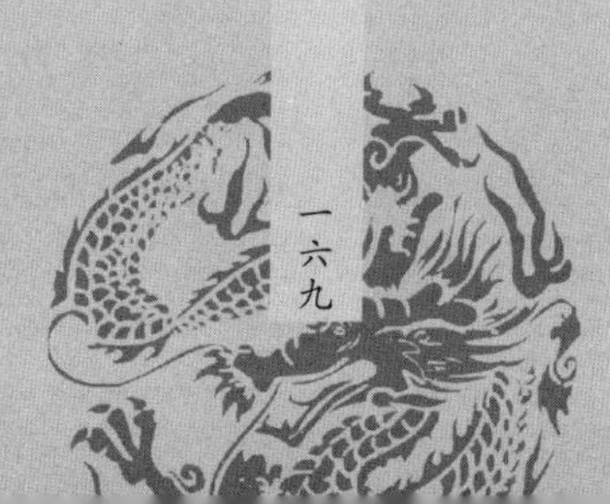

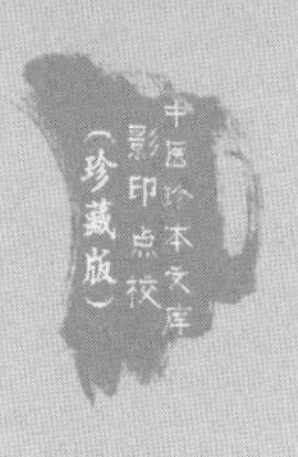

但就新舊約中所謂靈魂者觀之。只爲迷信。別無理由可供探討。若佛說則有深理奧旨。初非吾儕淺人可以信口反駁。然佛說論迴。畢竟有誰見來。總不免懷疑。吾常問之友人之深於佛學者。僅云。佛如此說。須知佛是不打誑語的。吾人祇能以信佛者信靈魂之確有。此乃信仰佛法與否之答語。非研究人生觀之答語。吾嘗思之。對於佛說。得如下之解釋。

大約頭腦愈簡單。則神鬼迷信之彩色愈濃厚。故文化幼稚時代。盡人皆信鬼神爲確有。而傳聞之說。不合理論。則不加思索也。例如人死爲鬼。以爲鬼是離軀體之靈魂。靈魂如其人生時之狀貌。此猶可說也。乃鬼又必有衣服。筆記中記鬼之衣。輒爲其人殯殮時所衣之衣。此明明是見鬼者自己腦中之幻影。非外界真有其物。否則人有靈魂。衣亦有靈魂耶。此在稍有思想者。當無有不懷疑者。

但就新旧约中所谓灵魂者观之，只为迷信，别无理由可供探讨。若佛说则有深理奥旨，初非吾侪浅人可以信口反驳。然佛说论回，毕竟有谁见来，总不免怀疑。吾常问之友人之深于佛学者，仅云，佛如此说。须知佛是不打诳语的，吾人只能以信佛者信灵魂之确有，此乃信仰佛法与否之答语，非研究人生观之答语。吾尝思之，对于佛说，得如下之解释：

大约头脑愈简单，则神鬼迷信之彩色愈浓厚，故文化幼稚时代，尽人皆信鬼神为确有，而传闻之说，不合理论，则不假思索也。例如人死为鬼，以为鬼是离躯体之灵魂，灵魂如其人生时之状貌，此犹可说也。乃鬼又必有衣服，笔记中记鬼之衣，辄为其人殡殓时所衣之衣。此明明是见鬼者自己脑中之幻影，非外界真有其物，否则人有灵魂，衣亦有灵魂耶？此在稍有思想者，当无有不怀疑者。

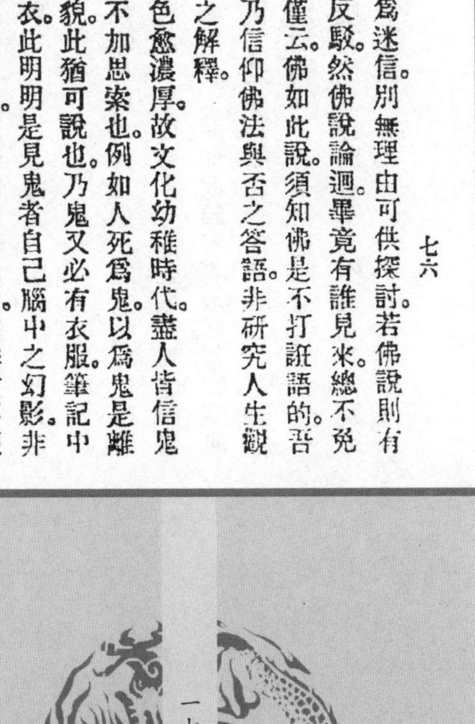

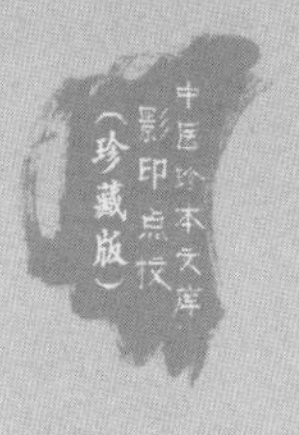

凡人既死，即不得复活。其复活者，皆其未死者也。死既不可复活，则死后之事，无由使生人得知。凡宗教家言，及社会上一切相传迷信之说，皆由生人推想，为之臆说。既是臆说。更参之以脑中之幻影，当然人各不同，其为说不中理者，乃其程度之卑下者，其比较中理者，乃其程度较高者，总之臆说而已。人生百年，总归于死，死之原因，最明显者是病是老，病与老，乃血肉官能坏变之名词也。如谓躯体死而有物不死，必其物与躯体无关系者，或虽有关系，必其物能命令躯体，而不为躯体所牵率者。果有此物否乎？如其有之，则躯体老死，此物必不与俱老死，谓该物为魂灵，不可谓之武断也。

脑之功用，因神经而显者，神经大别之凡三类：曰运动、曰感觉、曰知识。运动感觉，固不能与躯体歧而为二，知识亦复与躯体有密切关系。例如白痴，神经紊乱，遂无知识可言。且患白痴病者，其躯体往往柴瘠，且发育不全，无性欲，不能

凡人既死。卽不得復活。其復活者。皆其未死者也。死既不可復活。則死後之事。無由使生人得知。凡宗敎家言。及社會上一切相傳迷信之說。皆由生人推想。爲之臆說。既是臆說。更參之以腦中之幻影。當然人各不同。其爲說不中理者。乃其程度之卑下者。其比較中理者。乃其程度較高者。總之臆說而已。人生百年。總歸於死。死之原因。最明顯者是病是老。病與老。乃血肉官能壞變之名詞也。如謂軀體死而有物不死。必其物與軀體無關係者。或雖有關係。必其物能命令軀體。而不爲軀體所牽率者。果有此物否乎。如其有之。則軀體老死。此物必不與俱老死。謂該物爲魂靈。不可謂之武斷也。

腦之功用。因神經而顯著。神經大別之凡三類。曰運動、曰感覺、曰知識。運動感覺。固不能與軀體歧而爲二。知識亦復與軀體有密切關係。例如白癡。神經紊亂。遂無知識可言。且患白癡病者。其軀體往往柴瘠。且發育不全。無性慾。不能

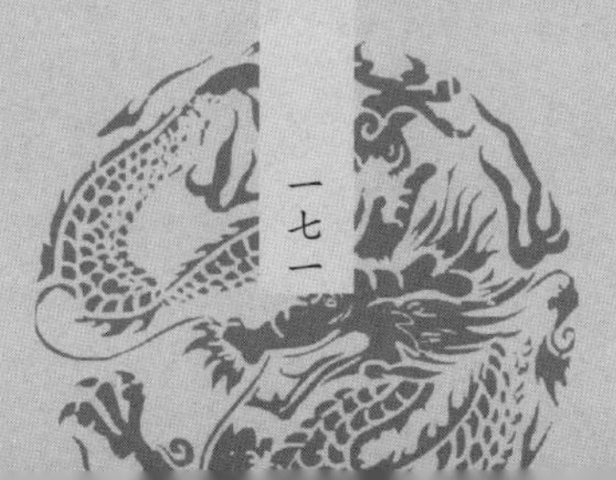

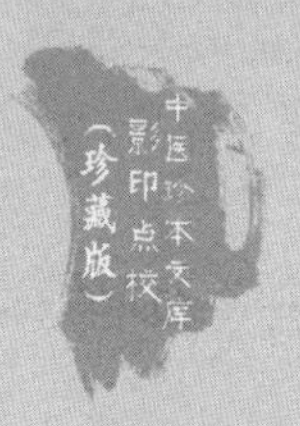

生殖。就形能之公例言之。神經與知識。與各種官能。有直接關係。即各種官能與知識有間接關係。是則軀體死。知識殆無有不死者。又如患腦炎病者。當其未病時。神明淸楚。病毒侵及神經系。卽知識昏蒙。若用藥治之而愈、則知識恢復常度。以上爲最顯著之二例。

又經謂腎者作強之官。伎巧出焉。此所謂腎。與西醫籍所謂腎者不同。內經所指者。當然是內腎。然實該生殖腺而言。腎藏之利尿作用。內經則屬之膀胱。又雖指生殖腺而言。所謂作強伎巧。並不指生殖。其主要之點。與西國所謂 AB-RENALIN之功用脗合。ABRENALIN 者西人近頃發明之一種內分泌也。經旨蓋謂腎藏充實。則其人精神滿足。不畏難而能奮勉。是之爲作強。百凡藝術。皆須精神足以舉之。如精細之雕刻。優美之文藝。皆所謂伎巧。第從反面觀之。內經所言。可以證明其不誤。凡多內病瘵之人。無論何事。皆畏難苟安。神昏而氣短。

生殖，就形能之公例言之。神经与知识，与各种官能，有直接关系，即各种官能与知识，有间接关系。是则躯体死，知识殆无有不死者。又如患脑炎病者，当其未病时，神明清楚，病毒侵及神经系，即知识昏蒙。若用药治之而愈、则知识恢复常度，以上为最显者之二例。

又经谓：肾者作强之官，伎巧出焉。此所谓肾，与西医籍所谓肾者不同。《内经》所指者，当然是内肾。然实该生殖腺而言，肾藏之利尿作用。《内经》则属之膀胱，又虽指生殖腺而言。所谓作强伎巧，并不指生殖，其主要之点，与西国所谓 ABRENALIN 之功用吻合，ABRENALIN 者，西人近顷发明之一种内分泌也。经旨盖谓肾藏充实，则其人精神满足，不畏难而能奋勉，是之为作强。百凡艺术，皆须精神足以举之，如精细之雕刻，优美之文艺，皆所谓伎巧。第从反面观之，《内经》所言，可以证明其不误。凡多内病瘵之人，无论何事，皆畏难苟安，神昏而气短，

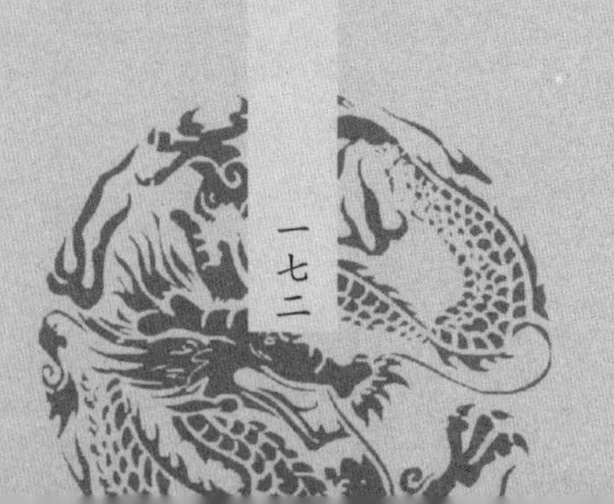

虽其人未死，生气索然。然则准此以谈，躯体与精神不能分而为二，是其第三例。

又阴虚者肝必王，所谓阴虚者，即血干液少。所谓肝王者，即神经过敏，此病浅者，不过多疑善怒；较深者，辄手颤脚软，失燥多悲；尤深者，语言不能出，神经错乱；其卑惵证，即此病之最深者。无食欲、性欲，无思想，无记忆力，无鉴别力，畏人，喜独处，日常恐怖，惕惕然如人将捕之。其精神如此之觳觫，而其致此之由，仅因血液少而神经枯燥，是精神与躯体不能离而为二，是其第四例。

由以上四例观之，不但躯体能左右精神，精神亦左右躯体，二者实交互为用，不但如辅车之相依，简直是一物之两面。超物质之精神，即产生于物质之躯体，是躯体死，精神即无有不死者。“生物与哲学境界”，即根据类此之观念，排斥二元学说为蒙昧幼稚，然此问题，实际上实不能如此简单，或者竟是西

雖其人未死。生氣索然。然則準此以談。軀體與精神不能分而爲二。是其第三例。

又陰虛者肝必王。所謂陰虛者。卽血乾液少。所謂肝王者。卽神經過敏。此病淺者。不過多疑善怒。較深者。輒手顫腳軟。矢燥多悲。尤深者。語言不能出。神經錯亂。其卑惵證。卽此病之最深者。無食慾性慾。無思想。無記憶力。無鑑別力。畏人。喜獨處。日常恐怖。惕惕然如人將捕之。其精神如此之觳觫。而其致此之由。僅因血液少而神經枯燥。是精神與軀體不能離而爲二。是其第四例。

由以上四例觀之。不但軀體能左右精神。精神亦左右軀體。二者實交互爲用。不但如輔車之相依。簡直是一物之兩面。超物質之精神。卽產生於物質之軀體。是軀體死。精神卽無有不死者。「生物與哲學境界」卽根據類此之觀念。排斥二元學說爲蒙昧幼稚。然此問題。實際上實不能如此簡單。或者竟是西

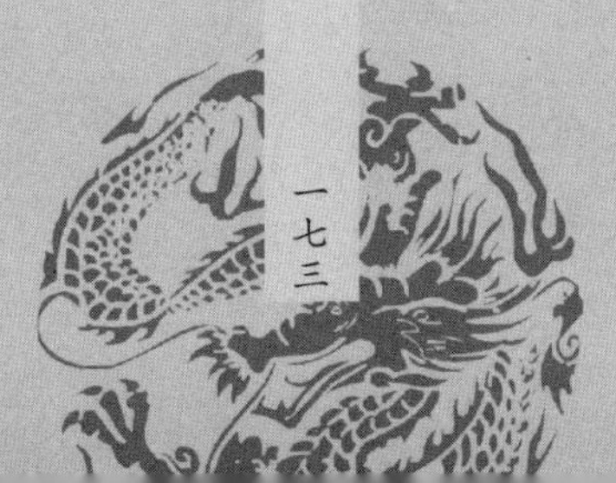

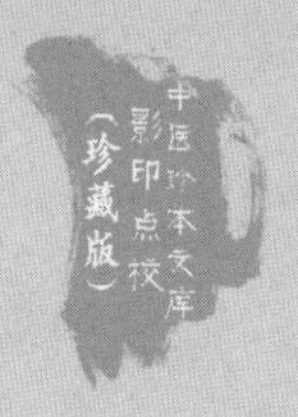

國哲學尙在幼稚時代。亦未可知。鄙人於哲學、自然科學、佛學。所知均極寒儉。今僅以說明本問題爲止。各種學術之優劣。固不許妄有評論也。

心與肺之運動。血管與淋巴管之輸送液體。以及體中其他部分不由意志命令而自動者。生理學家謂之植物官能。其眼、耳、鼻、手、足、由意志命令而動者。謂之動物官能。植物官能之動作。當然是軀體本身所發生。動物官能之感覺。亦何莫非軀體所發生。然佛家以眼耳鼻舌身意爲六賊。由眼耳鼻舌身所發生之感覺色聲香味觸爲五塵。五塵六賊。並不認爲卽是靈魂。且佛以意爲第六識。末那爲第七識。阿那耶爲第八識。必勘落第六識第七識始見。勘落第七識。第八識始見。至八識全不執著。而後得見眞如。眞如方是眞正靈魂。持此以較西方哲學家言。精粗之分。不待言說。故吾疑西方哲學家之程度尙幼稚也。所惜世之治佛學者無不蹈空。其所言輒不能與科學家頭腦相合。因羣名之爲

国哲学尚在幼稚时代，亦未可知。鄙人于哲学、自然科学、佛学，所知均极寒俭，今仅以说明本问题为止，各种学术之优劣，固不许妄有评论也。

心与肺之运动，血管与淋巴管之输送液体，以及体中其他部分不由意志命令而自动者，生理学家谓之植物官能。其眼、耳、鼻、手、足，由意志命令而动者，谓之动物官能。植物官能之动作，当然是躯体本身所发生。动物官能之感觉，亦何莫非躯体所发生。然佛家以眼、耳、鼻、舌、身、意为六贼，由眼、耳、鼻、舌、身所发生之感觉色、声、香、味、触为五尘。五尘六贼，并不认为即是灵魂。且佛以意为第六识，末那为第七识，阿那耶为第八识。必勘落第六识、第七识始见。勘落第七识，第八识始见，至八识全不执著，而后得见真如。真如，方是真正灵魂，持此以较西方哲学家言，精粗之分，不待言说。故吾疑西方哲学家之程度尚幼稚也，所惜世之治佛学者无不蹈空，其所言辄不能与科学家头脑相合，因群名之为

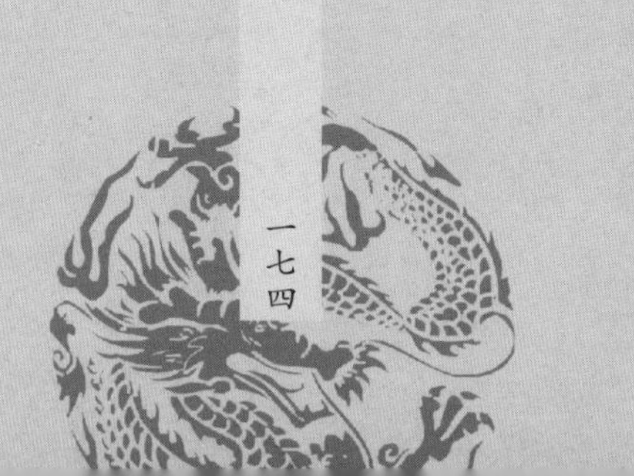

玄学。至今日风尚所趋，玄字几成为罪恶名词，大有匹夫无罪，玄学其罪之雅。其实平心论之，明理而已，吾又安知其玄与否。

是故超物质之精神，由动植物官能而发者，皆非所谓灵魂，皆能随躯体而死。其不由动植物官能而发生者，方不随躯体而死。此不随躯体而死之体，即佛所谓不生灭性。

按楞严、佛告波斯匿王，三岁时见恒河，与六十岁时见恒河，所见丝毫无异，谓是不生灭性。佛又申言："汝今伤白发，面皮皱，而观恒河与昔同，是性未曾皱，皱者为变，不皱非变，变者受灭，不变者无生灭。"此节乍观之，似尚非极成之论，因见由于视觉，三岁时与六十岁时同是见，固然，然身死，则视觉随之而死。不能于死后有所见，亦不能于垂死之顷，视觉不生差别。三岁、六十岁所见固同，六十岁与临危时所见恐不能同。抑初生时与三岁时亦不能同。又就事理

玄學。至今日風尙所趨。玄字幾成爲罪悪名詞。大有匹夫無罪。玄學其罪之稚。其實平心論之。明理而已。吾又安知其玄與否。

是故超物質之精神。由動植物官能而發者。皆非所謂靈魂。皆能隨軀體而死。其不由動植物官能而發生者。方不隨軀體而死。此不隨軀體而死之體。卽佛所謂不生滅性。

按楞嚴、佛告波斯匿王。三歲時見恆河。與六十歲時見恆河。所見絲毫無異。謂是不生滅性。佛又申言。「汝今傷白髮。面皮皺。而觀恆河與昔同。是性未曾皺。皺者爲變。不皺非變。變者受滅。不變者無生滅」此節乍觀之。似尙非極成之論。因見由於視覺。三歲時與六十歲時同是見。固然。然身死。則視覺隨之而死。不能於死後有所見。亦不能於垂死之頃。視覺不生差別。三歲六十歲所見固同。六十歲與臨危時所見恐不能同。抑初生時與三歲時亦不能同。又就事理

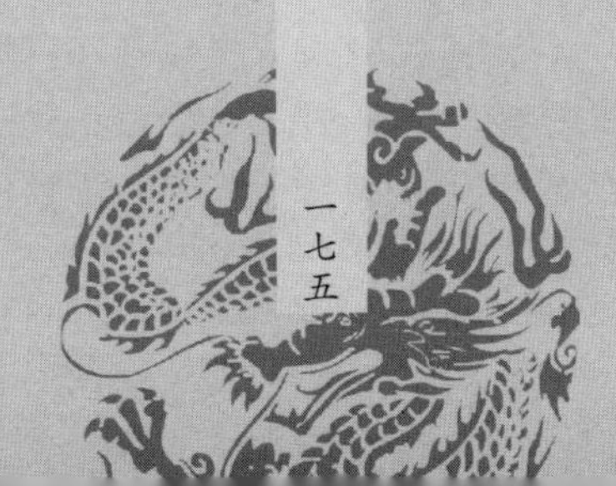

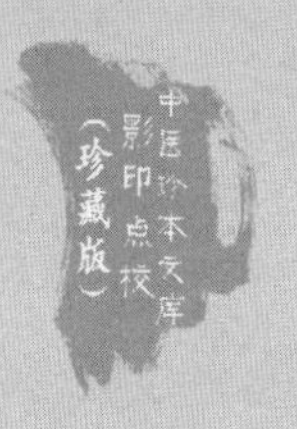

推考。所見者爲恒河。能見者爲視覺。在恒河則逝者滔滔。前水迴非後水。在人體則細胞新陳代謝。環境感覺。今昔懸殊。雖云同是見河。外而所見之物質。內而因見覺而起之感念。固自完全不同。然佛說精密。迴非吾儕凡庸所能窺測。卽治十年佛學。亦不必能入其堂奧。就楞嚴言之。在外者爲見相。在內者爲見性。佛云不生滅。乃專指見性。欲窮見性不生滅之理。乃讀楞嚴者所當有事。不佞於佛未嘗學問。不敢妄說。不過性靈不滅。就我思想所得者。似尚能言之成理。可以自喻喻人。此當分三節以研究之。第一、性靈是何物。第二、不滅之證據。第三、身死後此不滅之性靈作何竟究。

人類自呱呱墮地時。僅知吮乳與啼哭。其後知識乃逐漸增加。凡百學問。皆自外輸入的。而非與有生俱來的。就知識輸入論。更當分二層說明之。(一)人類能輸入知識。獸類不能輸入知識。若精密言之。獸類雖亦能輸入知識。是有限

推考，所见者为恒河，能见者为视觉，在恒河则逝者滔滔，前水迥非后水，在人体则细胞新陈代谢，环境感觉，今昔悬殊。虽云同是见河，外而所见之物质，内而因见觉而起之感念，固自完全不同。然佛说精密，迥非吾侪凡庸所能窥测。即治十年佛学，亦不必能入其堂奥。就楞严言之，在外者为见相，在内者为见性，佛云不生灭，乃专指见性。欲穷见性不生灭之理，乃读楞严者所当有事，不佞于佛未尝学问，不敢妄说。不过性灵不灭，就我思想所得者，似尚能言之成理，可以自喻喻人，此当分三节以研究之：第一、性灵是何物？第二、不灭之证据；第三、身死后此不灭之性灵作何竟究。

人类自呱呱堕地时，仅知吮乳与啼哭，其后知识乃逐渐增加。凡百学问，皆自外输入的，而非与有生俱来的。就知识输入论，更当分二层说明之：（一）人类能输入知识，兽类不能输入知识。若精密言之，兽类虽亦能输入知识，是有限

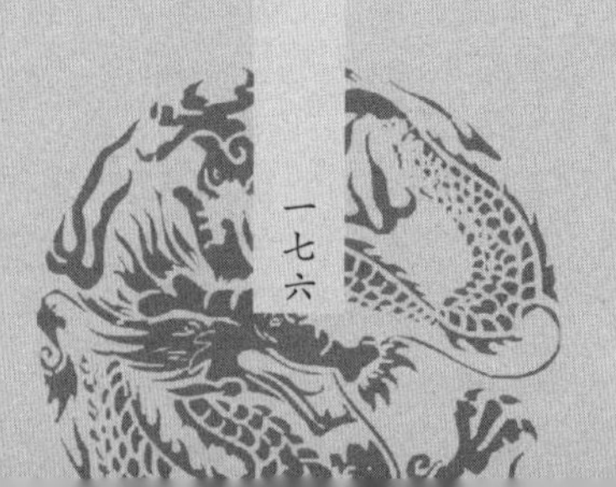

的，机械的，生理冲动的，例如蚁能列阵而斗，蜂知互助而群，皆属机械的，无不测之变化。猴与犬最慧而不能言，鹦鹉鸜鹆能言，而不解语言之意义，是有限的。古时有舞马，闻音乐而能舞。近日有警犬，利用嗅觉能缉盗，虽能输入，其能力既限于由藏器机能而发生，而其奔走效忠，亦只限于受豢养与积渐之习惯，是仅仅限于筋肉神经诸生理之上感觉冲动而止。人类则不然，是无限的，是变化不测的，是能控制生理冲动的。人类血、肉、筋、骨、神经、藏府，与高等之兽类略同，在胎生学上最初之胚胎亦同，乃至由细胞分胚叶，由胚叶成藏器，产生而后由哺乳而逐渐发育，亦无不相同。人类知识所以无限，所以不测，所以能控制生理冲动，全赖乎输入，输入之方法以学，兽类不能学，并非不能学，实是不能受。人兽之血肉藏府官能略同，生理之功用亦同，何以有能受与不能受之辨。是必人类于同样躯体之外，多一能受学之物，此物竟不能以自然科

的。機械的。生理衝動的。例如蟻能列陣而鬬。蜂知互助而羣。皆屬機械的。無不測之變化。猴與犬最慧而不能言。鸚鵡鸜鵒能言。而不解語言之意義。是有限的。古時有舞馬。聞音樂而能舞。近日有警犬。利用嗅覺能緝盜。雖能輸入。其能力既限於由藏器機能而發生。而其奔走效忠。亦祇限於受豢養與積漸之習慣。是僅僅限於筋肉神經諸生理上之感覺衝動而止。人類則不然。是無限的。是變化不測的。是能控制生理衝動的。人類血、肉、筋、骨、神經、藏府。與高等之獸類略同。在胎生學上最初之胚胎亦同。乃至由細胞分胚葉。由胚葉成藏器。產生而後由哺乳而逐漸發育。亦無不相同。人類知識所以無限。所以不測。所以能控制生理衝動。全賴乎輸入。輸入之方法以學。獸類不能學。並非不能學。實是不能受。人獸之血肉藏府官能略同。生理之功用亦同。何以有能受與不能受之辨。是必人類於同樣軀體之外。多一能受學之物。此物竟不能以自然科

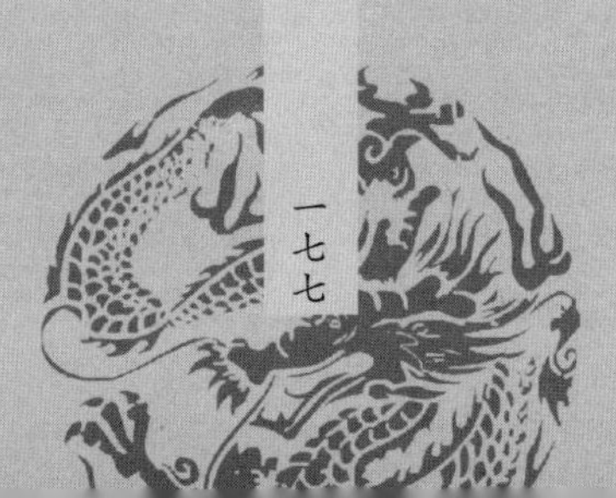

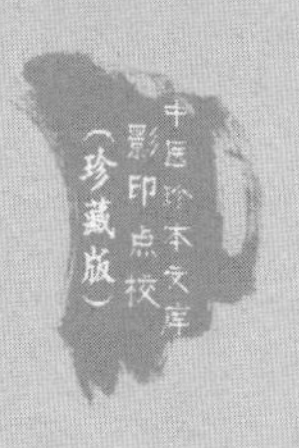

學證明之。是此物竟是超科學的。將來是否能以科學方法證明此物。固未能斷言。現在則確處於超科學地位。(二)收受知識。不止一面。而大部份則在教育。人類以教育收受知識。亦由同樣方法輸出知識。若僅以所受者授之於人。則不過如一桶水傾入另一桶。是則無多意味。所奇者。從各方面收集知識。如蜂之采花釀蜜。必加以一番蘊釀。自出機杼。然後著之於書。見之於行爲。己身受之於先覺者。還以授之於後輩。又其從各方面采集知識。加以蘊釀。不僅集各種知識加以調和變化而已。又必發明新義。有所增益。此實人類進化之源泉。決非他動物所能有。既爲他動物所無。可以測知必然與血肉之軀所具之生理機能無與。是又不得不假定有一超科學之物實主宰之。是即吾人所謂性靈者是也。

就以上所言。性靈之爲物。其體與用之界說如下。是人類所獨有。非物物所共

学证明之。是此物竟是超科学的，将来是否能以科学方法证明此物，固未能断言。现在则确处于超科学地位。（二）收受知识，不止一面，而大部分则在教育，人类以教育收受知识，亦由同样方法输出知识。若仅以所受者授之于人，则不过如一桶水倾入另一桶，是则无多意味。所以奇者，从各方面收集知识，如蜂之采花酿蜜，必加以一番蕴酿，自出机杼，然后著之于书，见之于行为，己身受之于先觉者，还以授之于后辈。又其从各方面采集知识，加以蕴酿，不仅集各种知识加以调和变化而已，又必发明新义，有所增益，此实人类进化之源泉，决非他动物所能有。既为他动物所无，可以测知必然与血肉之躯所具之生理机能无与，是又不得不假定有一超科学之物实主宰之，是即吾人所谓性灵者是也。

就以上所言，性灵之为物，其体与用之界说如下，是人类所独有，非物物所共

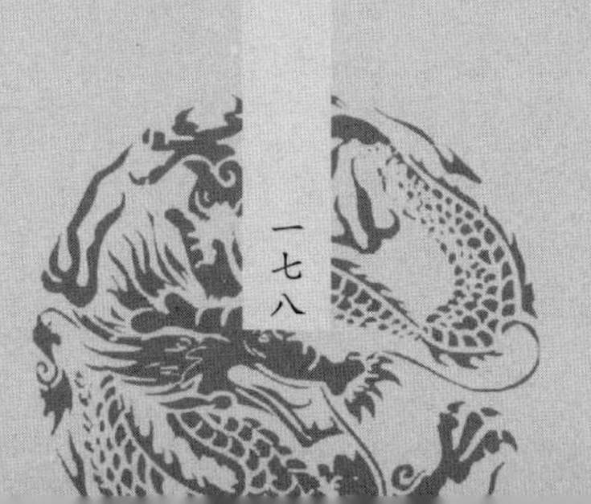

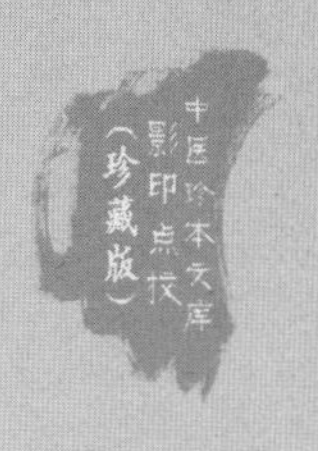

有。非专就物质研究之自然科学所得推测，是无实质，不可以数量计的。能使识阅收受各种知识，能调和各种知识，加以连络贯串或化合，使成片段的知识，能发生新义，使成进化之源泉。

欲研究性灵是否与躯体同死，则有如下当注意之各点：第一，死乃躯体坏变，凡躯体皆不遽死，其来以渐，死之前一步为病，病之前一步为老，是为正命。其未老而病，病而死者，非正命。非正命虽不老，然必病，病是死者，神经细胞藏器各官以能坏变，至不能维持，骤现继灭之谓，非正命，当然是病理上事。今仅言属于正命者，死之前躯为老，而照《内经》所言，人生之前半节为生为长，以生长与老病对勘，则知凡壮盛，皆由萌芽发展而来。凡老死，皆由壮盛渐衰而致。日中则昃，月盈则蚀，人生既壮而后，无有不逐渐衰老者。故人生无有不死者，而此超物质无数量之性灵，却与躯体相反，苟能知修养，不加以戕贼，则阅年愈久，

有。非專就物質研究之自然科學所得推測。是無實質。不可以數量計的。能使識閱收受各種知識能調和各種知識。加以連絡貫串或化合。使成片段的知識。能發生新義。使成進化之源泉。

欲研究性靈是否與軀體同死。則有如下當注意之各點。第一。死乃軀體壞變。凡軀體皆不遽死。其來以漸。死之前一步爲病。病之前一步爲老。是爲正命。其未老而病。病而死者。非正命。非正命雖不老。然必病。病是死者。神經細胞藏器各官能壞變。至不能維持。驟現斷滅之謂。非正命。當然是病理上事。今僅言屬於正命者。死之前軀爲老。而照內經所言。人生之前半節爲生爲長。以生長與老病對勘。則知凡壯盛皆由萌芽發展而來。凡老死。皆由壯盛漸衰而致。日中則昃。月盈則蝕。人生既壯而後。無有不逐漸衰老者。故人生無有不死者。而此超物質無數量之性靈。卻與軀體相反。茍能知修養。不加以戕賊。則閱年愈久。

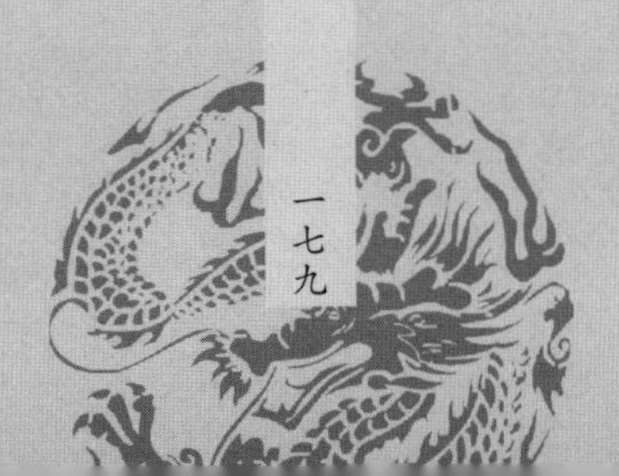

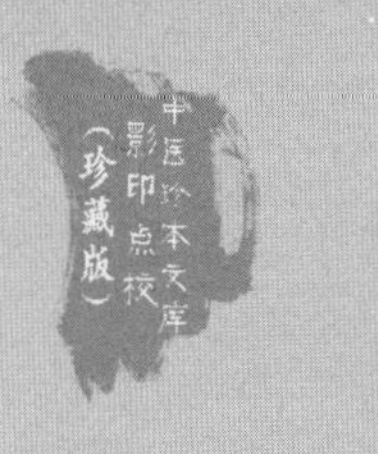

愈形盛大。論語所記四十不惑。五十知命。六十耳順。七十從心。其明證也。漸趨壯盛是生路。漸就衰歇是死路。然則性靈不死。固自有其顯明可證之理。其次。當證明是否性靈與軀體無關。如其眞確無關。當然不與軀體俱死。否則不死之說。總不成立。前文謂性靈爲人類所獨有。血肉之軀。則人與高等動物所不同者幾希。是西國之主張一元學說者。謂軀體之有靈魂。如盾之兩面。一面是物質的。一面是超物質的。其說不爲圓滿。蓋彼所指爲超物質的。僅指感覺思想知識之根於生理衝動而發生者。不能包括高踞其上之性靈。欲證明此說。亦非難事。假使謂性靈亦由軀體發生。則戕賊軀體。性靈當有影響。補益軀體。性靈當受影響。乃事實上殊不爾。自古聖賢豪傑。處窮困境地。乃至囹圄之中。大杖之下。極人世所難堪者。往往坦然受之。舉止轉覺安詳。神志反形清朗。此種事實。隨在皆是。孟子所謂富貴不能淫。貧賤不能移。威武不能屈。是其證據。

愈形盛大。《论语》所记四十不惑，五十知命，六十耳顺，七十从心，其明证也。渐趋壮盛是生路，渐就衰歇是死路。然则性灵不死，固自有其显明可证之理。其次，当证明是否性灵与躯体无关，如其真确无关，当然不与躯体俱死，否则不死之说，总不成立。前文谓性灵为人类所独有，血肉之躯，则人与高等动物所不同者几希。是西国之主张一元学说者，谓躯体之有灵魂，如盾之两面，一面是物质的，一面是超物质的，其说不为圆满。盖彼所指为超物质的，仅指感觉思想知识之根于生理冲动而发生者，不能包括高踞其上之性灵，欲证明此说，亦非难事。假使谓性灵亦由躯体发生，则戕贼躯体，性灵当有影响，补益躯体，性灵当受影响。乃事实上殊不尔，自古圣贤豪杰，处穷困境地，乃至囹圄之中，大杖之下，极人世所难堪者，往往坦然受之，举止转觉安详，神志反形清朗，此种事实，随在皆是。孟子所谓富贵不能淫，贫贱不能移，威武不能屈，是其证据。

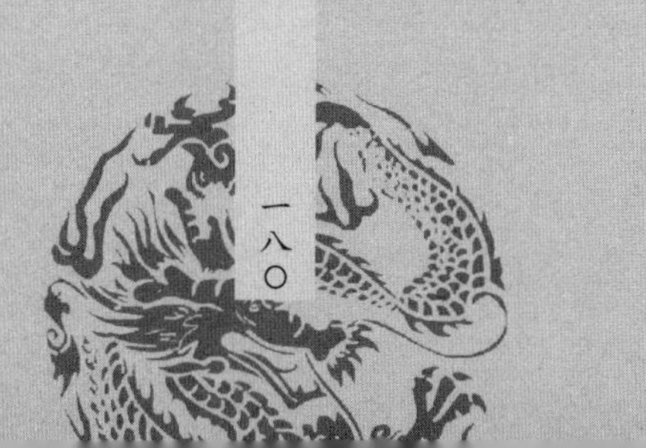

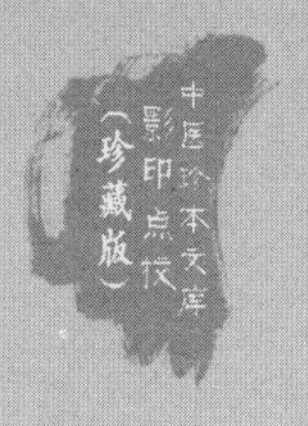

因富贵、贫贱、威武之势力，仅仅及于躯体之苦感快感，即有波及于意识方面，亦限于由生理冲动而发生之低等知识。惟性灵高踞于此等知识之上层，不由于血肉官能发生，为富贵、贫贱、威武势力所不及。故不能淫，不能移，不能屈也。至于药物，当然是藏府官能血肉方面事，虽亦有改勇为怯，变贞为淫之事实，然充其量不能出生理冲动之范围。鸦片烟、吗啡针，能兴奋精神，割换青春腺，能令衰老之人增食欲、性欲。无论如何，总不能因吃药打针之故，使宵小变为君子，俗物变为雅人，是可知变化气质是学问上事，非物质方面之改变，所能左右者，此则尤为显著者矣。

性灵果与躯体无关，何以事实上有因嗜好之故，累及人格者。又自古巨人长德，无不讲修养，人格宜若性灵方面事，修养之目的，保其天真，亦性灵方面事。嗜好，当然是生理冲动方面事，既各不相涉，何以能累，又何自修养，宁非甚费

因富貴貧賤威武之勢力。僅僅及於軀體之苦感快感。即有波及於意識方面。亦限於由生理衝動而發生之低等知識。惟性靈高踞於此等知識之上層。不由於血肉官能發生。爲富貴貧賤威武勢力所不及。故不能淫。不能移。不能屈也。至於藥物。當然是藏府官能血肉方面事。雖亦有改勇爲怯。變貞爲淫之事實。然充其量不能出生理衝動之範圍。鴉片烟嗎啡針。能興奮精神。割換青春腺。能令衰老之人增食慾性慾。無論如何。總不能因吃藥打針之故。使宵小變爲君子。俗物變爲雅人。是可知變化氣質是學問上事。非物質方面之改變。所能左右者。此則尤爲顯著者矣。

性靈果與軀體無關。何以事實上有因嗜好之故。累及人格者。又自古巨人長德。無不講修養。人格宜若性靈方面事。修養之目的。保其天眞。亦性靈方面事。嗜好。當然是生理衝動方面事。既各不相涉。何以能累。又何自修養。甯非甚費

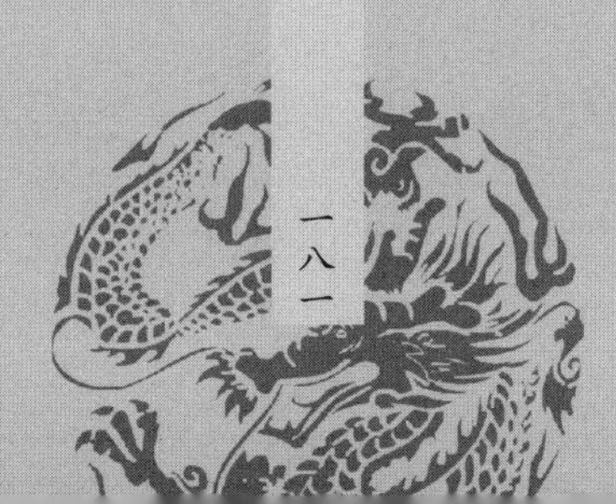

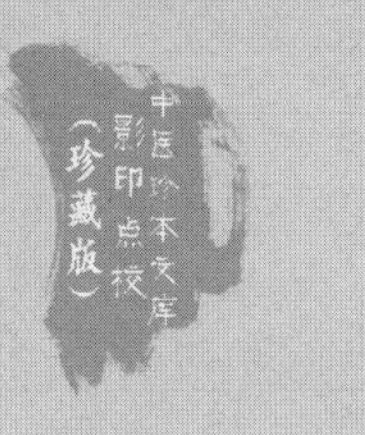

解者。按軀體之物質方面。血、肉、筋、骨、神經、腺體、藏府、官能。人類大略與高等獸類相同。超物質方面。如喜、怒、愛、戀、嗜慾、記憶、認識。亦復大略相同。其有不同者。乃環境習慣不同之故。若夫仁、恕、廉潔、慈悲、信義、諸道德方面事。獸類則絕對無之。人類於初生期。亦僅具胚胎。成人之有諸道德者。全在乎感染。其最要條件在能受。是道德之發生。全賴乎能受之性靈。與輸入之學問。（道德最初發生當是從恕字起其後逐漸繁複全賴推理的思想亦爲他動物所絕無）此種豈但非從生理發生。且從各方面精密考察。實與由生理發生諸肉慾嗜好。立於敵對的地位。此伸彼絀。互爲消長。既立於敵對地位。非出一源。尤爲明顯。故有時道德克制情慾。有時軀體累及性靈。惟其如此。故有待乎修養。修養之法。人各不同。大約東方哲人。泰半偏重於性靈方面。西方哲人。泰半偏重於軀體方面。

佛主超世法。持苦行。修眞如。絀肉慾。乃其最走極端者。西人偏重物質文明。修

解者。按躯体之物质方面，血、肉、筋、骨、神经、腺体、藏府、官能，人类大略与高等兽类相同。超物质方面，如喜、怒、爱、恋、嗜欲、记忆、认识，亦复大略相同。其有不同者，乃环境习惯不同之故。若夫仁、恕、廉洁、慈悲、信义、诸道德方面事，兽类则绝对无之。人类于初生期，亦仅具胚胎，成人之有诸道德者，全在乎感染。其最要条件在能受，是道德之发生，全赖乎能受之性灵，与输入之学问。

道德最初发生，当是从恕字起其后，逐渐繁复全赖推理的思想，亦为他动物所绝无。

此种岂但非从生理发生，且从各方面精密考察，实与由生理发生诸肉欲嗜好，立于敌对的地位，此伸彼绌，互为消长。既立于敌对地位，非出一源，尤为明显。故有时道德克制情欲，有时躯体累及性灵，惟其如此，故有待乎修养。修养之法，人各不同，大约东方哲人，泰半偏重于灵方面，西方哲人，泰半偏重于躯体方面。

佛主超世法，持苦行，修真如，绌肉欲，乃其最走极端者。西人偏重物质文明，修

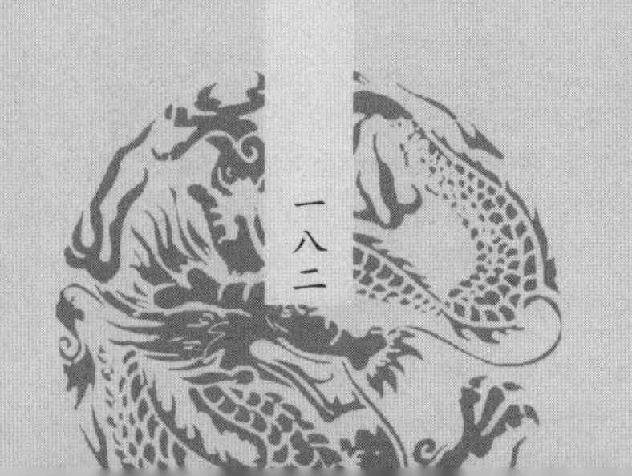

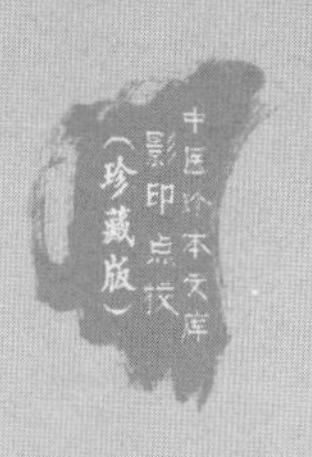

明政治，划清群已，其种种设施，无非欲达到乐利目的，亦其最走极端者。宋儒抬出天理克制人欲，而又排斥佛学，是亦走极端。且不免自相矛盾。以上三者，均有可议，佛学、宋学，千余年来得失，已昭然可见。西方物质文明，处处征伏天然为能事，结果天行复仇，受祸亦至酷，科学愈发达，贫富愈不均。下层社会蠢蠢欲动，上层社会乃非常恐慌，而欧风东渐，中国之受祸，尤为酷烈。今日荆棘满地，淫书、媚药、跳舞场，充斥于都市，非孝、离婚，已为习见不鲜之事，是皆非吾家所固有。不过此种欧化，未免橘逾淮泗，变本加厉耳。惟其欧人科学万能之观念太深，故研究性灵问题，总觉格格不相入。孔门以六艺为教，曰礼以节文，乐以和志，则心身并重。孟子对于性灵问题，色彩最为鲜明，教人则云毋养一指而失肩背，主旨在求放心，律己，则云不失其赤子之心。又云：吾善养吾浩然之气，皆以性灵为主，以躯体为附属品也。

明政治。劃清羣己。其種種設施。無非欲達到樂利目的。亦其最走極端者。宋儒擡出天理尅制人欲。而又排斥佛學。是亦走極端。且不免自相矛盾。以上三者。均有可議。佛學宋學。千餘年來得失。已昭然可見。西方物質文明。處處征伏天然爲能事。結果天行復仇。受禍亦至酷。科學愈發達。貧富愈不均。下層社會蠢蠢欲動。上層社會乃非常恐慌。而歐風東漸。中國之受禍。尤爲酷烈。今日荆棘滿地。淫書、媚藥、跳舞場。充斥於都市。非孝、離婚。已爲習見不鮮之事。是皆非吾家所固有。不過此種歐化。未免橘逾淮泗。變本加厲耳。惟其歐人科學萬能之觀念太深。故研究性靈問題。總覺格格不相入。孔門以六藝爲敎。曰禮以節文。樂以和志。則心身並重。孟子對於性靈問題。色彩最爲鮮明。敎人則云毋養一指而失肩背。主旨在求放心。律己。則云不失其赤子之心。又云吾善養吾浩然之氣。皆以性靈爲主。以軀體爲附屬品也。

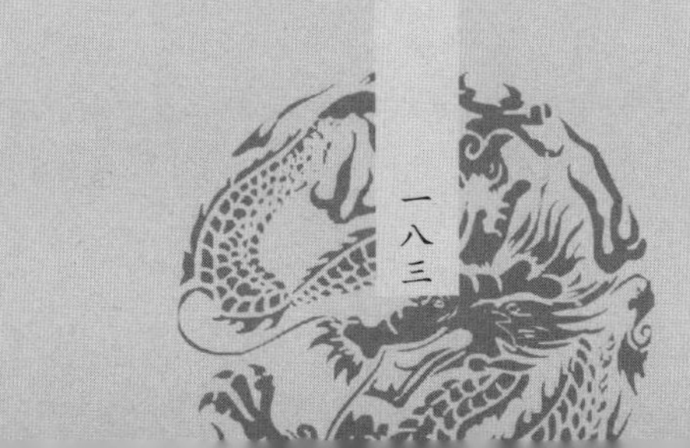

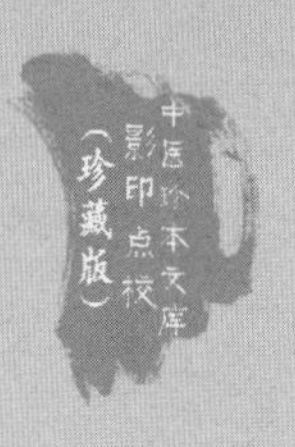

準以上所談。則有一問題。即我字之意義是也。試問何者是我。一爲思索。殊耐人尋味。蓋我字不過一假定名詞。若認軀體爲我。而遺其性靈。甯非顚倒。洗浴而去垢。剃頭而翦爪髮。此垢與爪髮。實是軀體中已死之細胞。可謂一部分之我死去。然尋常不認爲死者。以軀體有新陳代謝之功能。有新生者爲之補償。故不名爲死。然若去其一肢或一官能則何如。卽如下走。病聵二十年。耳不聞鉦鼓。是聽官已死。亦無新生之物以爲補償。然只自認軀體殘廢。不認我之爲我。已不完全。無他。以爲性靈未嘗殘廢也。普天下之殘疾人。皆與我同具此種心理。是普天下之殘廢者。皆認靈魂爲我。不認軀體爲我也。至尋常所謂死。乃全軀體一時斷滅之謂。此與一肢體一官能之死。如五十步百步之相去。

軀體之死。爲細胞新陳代謝之作用。一時斷絕之故。其斷絕有前軀。曰病。曰衰老。軀體與性靈。不能併爲一談。而性靈若得其所養。則愈老愈壯盛。是性靈不

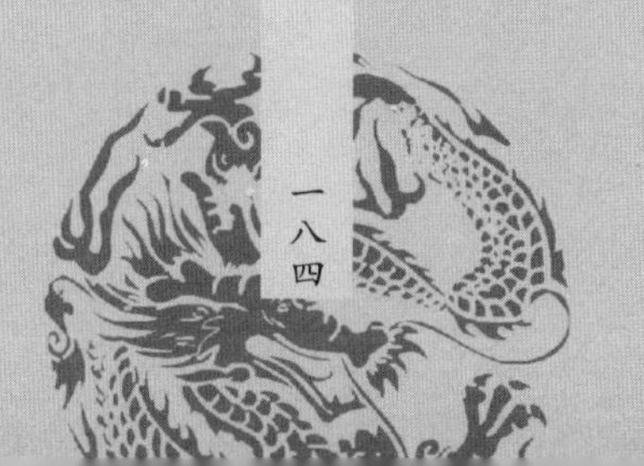

准以上所谈，则有一问题，即我字之意义是也。试问何者是我？一为思索，殊耐人寻味。盖我字不过一假定名词，若认躯体为我，而遗其性灵，宁非颠倒，洗浴而去垢，剃头而剪爪发，此垢与爪发，实是躯体中已死之细胞，可谓一部分之我死去。然寻常不认为死者，以躯体有新陈代谢之功能，有新生者为之补偿，故不名为死。然若去其一肢或一官能则何如？即如下走，病聩二十年，耳不闻钲鼓，是听官已死，亦无新生之物以为补偿。然只自认躯体残废，不认我之为我，已不完全，无他，以为性灵未尝残废也。普天下之残疾人，皆与我同具此种心理，是普天下之残废者，皆认灵魂为我，不认躯体为我也。至寻常所谓死，乃全躯体一时断灭之谓，此与一肢体、一官能之死，如五十步百步之相去。躯体之死，为细胞新陈代谢之作用，一时断绝之故，其断绝有前躯，曰病，曰衰老，躯体与性灵，不能并为一谈，而性灵若得其所养，则愈壮盛，是性灵不

与躯体同死，已真确无疑。既不与躯体同死，则躯体死后，此性灵作何状态乎？现在吾侪仅具普通常识之人，知星球皆如地球，其行动有一定轨道可以测算，是地球自身之动作，是机械的，是可计量的，是物质的，而地球上产生之有机物，任指一种，其构造动作，繁复不可胜数。就中最灵为人类，人类之生活状态，任指一种，一加研究，皆不可究诘。吾侪知识之短浅，恰与吾侪躯体之在沈沈大块之中之渺小程度为正比例。思想不可仿佛之事何限，而灵魂尤不可捉摸，将谓人类为地球之主人翁。如古人所谓三才，以人与天地并列乎？其然，其不然，不知也。将谓人类之上，更有不可见之仙佛神圣，为地球之主人翁乎？是亦不可知也。若据理推测，当认人类为地球上万有之主宰，而仙佛宜存而不论。至人类死后之灵魂，其可知者，为无苦楚。盖人世一切苦乐，皆发生于躯体。故老子云，吾之大患，在吾有身，无躯体，则无恐怖罣碍，是可断言者。其次决

與軀體同死。已眞確無疑。既不與軀體同死。則軀體死後。此性靈作何狀態乎。現在吾儕僅具普通常識之人。知星球皆如地球。其行動有一定軌道可以測算。是地球自身之動作。是機械的。是可計量的。是物質的。而地球上產生之有機物。任指一種。其構造動作。繁復不可勝數。就中最靈爲人類。人類之生活狀態。任指一種。一加研究。皆不可究詰。吾儕知識之短淺。恰與吾儕軀體之在沈沈大塊之中之渺小程度爲正比例。思想不可彷彿之事何限。而靈魂尤不可捉摸。將謂人類爲地球之主人翁。如古人所謂三才。以人與天地並列乎。其然。其不然。不知也。將謂人類之上。更有不可見之仙佛神聖。爲地球之主人翁乎。是亦不可知也。若據理推測。當認人類爲地球上萬有之主宰。而仙佛宜存而不論。至人類死後之靈魂。其可知者。爲無苦楚。蓋人世一切苦樂。皆發生於軀體。故老子云。吾之大患。在吾有身。無軀體。則無恐怖罣礙。是可斷言者。其次決

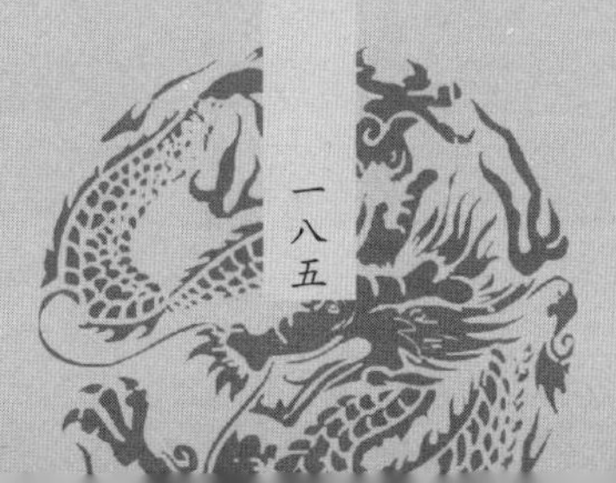

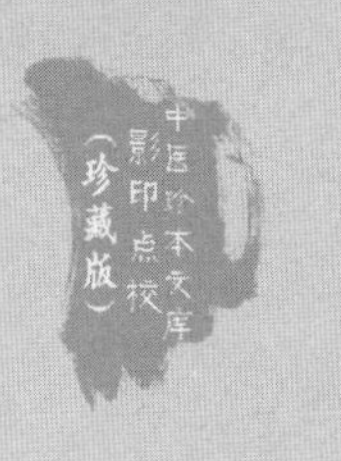

非如世俗所傳神鬼之具有形體。如生時形狀者。因軀體形骸已經死去。甯復留有此幻影之理。凡尋常人之相驚以伯有者。皆屬心理作用。藉曰有之。當不過如易經所謂遊魂。乃軀體之餘影。決非所謂性靈。又其次各個人死後之性靈。是否仍爲各個體。亦無得而擬議。凡地球上產物。皆爲地球所有原質之集合體。性靈自不能爲例外。或者竟如電流。亦未可知。如云是個體。便有分別。有分別。便有數量。宜不致至現在尚未發明。以既有數量。便非超科學的故也。人死不能復活。現在生存者又從未死過。而性靈之爲物。又無數量。不可以科學測驗。則死後作何狀。又孰得而名狀之。故可以推測者。僅能如右所言而止。本文之目的。本不在研究死後之性靈。惟在明白人生之意趣。是不可知者。不妨置之。

明白人生意趣奈何。照以上所言。共得兩要點。其一軀體非我。性靈是我。其二。

非如世俗所传神鬼之具有形体，如生时形状者，因躯体形骸已经死去，宁复留有此幻影之理。凡寻常人之相惊以伯有者，皆属心理作用，藉曰有之，当不过如《易经》所谓游魂，乃躯体之余影，决非所谓性灵。又其次各个人死后之性灵，是否仍为各个体，亦无得而拟议。凡地球上产物，皆为地球所有原质之集合体，性灵自不能为例外，或者竟如电流，亦未可知。如云是个体，便有分别，有分别，便有数量，宜不致至现在尚未发明，以既有数量，便非超科学的故也。人死不能复活，现在生存者又从未死过，而性灵之为物，又无数量，不可以科学测验，则死后作何状，又孰得而名状之。故可以推测者，仅能如右所言而止，本文之目的，本不在研究死后之性灵，惟在明白人生之意趣，是不可知者，不妨置之。

明白人生意趣奈何？照以上所言，共得两要点，其一躯体非我，性灵是我。其二，

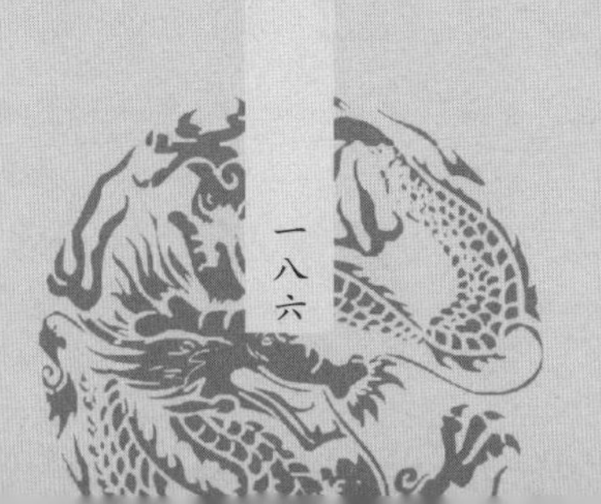

死不足惧，世界不足恋。而第二点即从第一点来，性灵是我，躯体是附属于我者，认之既确，决不至于颠倒。如孟子所云：养一指而失肩背，人格不期高而自高。然主从认得真确，却非易事。孟子谓：一箪食，一豆羹，得之则生，勿得则死。呼尔而与之，行道之人勿受，蹴尔而与之，乞人不屑。又乡为生死而不受，今为宫室之美而为之。乡为身死而不受，今为妻妾之奉而为之，乡为生死而不受，今为所载穷乏者德我而为之。此两节实将寻常人不能认得真确之病根，说得深刻显著，无可躲闪。常谓贫困而丧其操守者，为最下品。其次为枉尺直寻者；其次为利令智昏者；其次为沈溺宴安者；其次为临难苟免者。以上五种，有程度深浅之不同，其实同一颠倒，同一不认得主从，彼因贫困丧所守者，仅仅知有躯体，不曾知有灵魂，故当最下。其余皆因躯体之故，而累灵魂者，而尤劣者，在虚荣心。大约此层最难克制，宫室之美，妻妾之奉，所识穷乏者得我，此三事，

死不足懼。世界不足戀。而第二點卽從第一點來。性靈是我。軀體是附屬於我者。認之旣確。決不至於顚倒。如孟子所云養一指而失肩背。人格不期高而自高。然主從認得眞確。卻非易事。孟子謂一簞食一豆羹。得之則生。勿得則死。呼爾而與之。行道之人勿受。蹴爾而與之。乞人不屑。又鄉爲生死而不受。今爲宮室之美而爲之。鄉爲身死而不受。今爲妻妾之奉而爲之。鄉爲生死而不受。今爲所載窮乏者德我而爲之。此兩節實將尋常人不能認得眞確之病根。說得深刻顯著。無可躲閃。常謂貧困而喪其操守者。爲最下品。其次爲枉尺直尋者。其次爲利令智昏者。其次爲沈溺宴安者。其次爲臨難苟免者。以上五種。有程度深淺之不同。其實同一顚倒。同一不認得主從。彼因貧困喪所守者。僅僅知有軀體。不曾知有靈魂。故當最下。其餘皆因軀體之故。而累靈魂者。而尤劣者。在虛榮心。大約此層最難尅制。宮室之美。妻妾之奉。所識窮乏者得我。此三事。

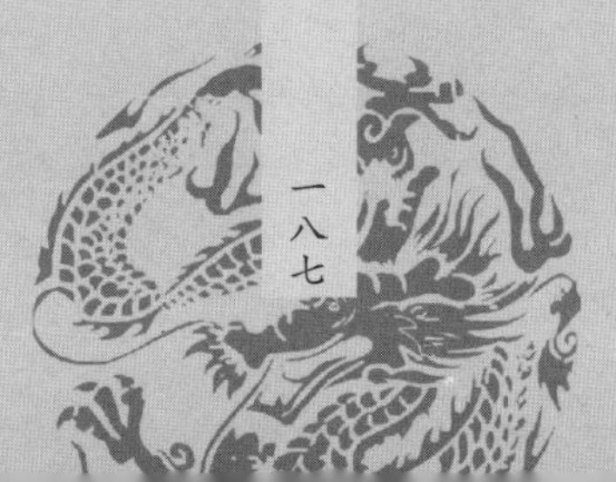

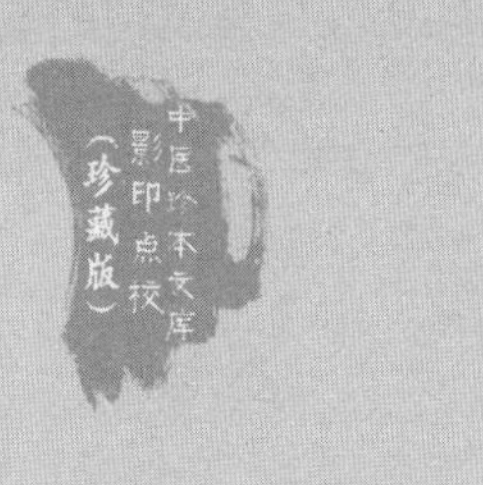

皆有一個虛榮心在內。就我國最近三十年社會上事實。一考慮之。可謂種種紛擾。皆此虛榮心爲祟。例如負債而坐汽車住洋房。擁資數萬乃至數十萬而營投機事業。問既負債。何故必洋房汽車。既已擁有巨資。何事尚行險僥倖。則虛榮心繼長增高爲之也。惟其虛榮心勝。則精神外傾。卽孟子所爲謂有放心而不知求。於是種種敗德之事。相緣而起。而社會乃多事矣。孟子謂使民養生救死之不贍。奚暇治禮義哉。顧亭林謂學者先治生。此皆言凡人處境。不可太窮。雖云無恆產而有恆心。然必內顧無憂。然後可以治學。顏夫子簞瓢陋巷。屢空宴如。亦畢竟須有陋巷可以棲身。簞瓢可以果腹。中國舊俗。重視人格與學問。不必言甚盛時。卽亂世亦如此。王宏以都督之尊。屈駕至陶靖節五柳之宅。賞花荒徑。飲酒東籬。此等事。可謂在今人頭腦中。意想不到者。卽在近世。先達獎借後進。以專閫之貴官。與布衣訂交者。自曾文正以後。直至光緒末葉。此風

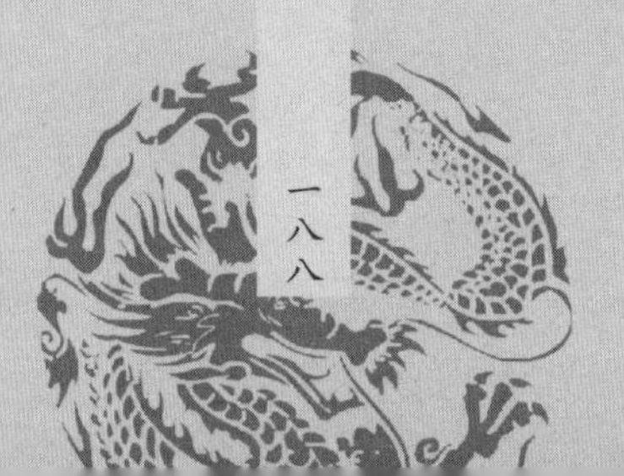

皆有一个虚荣心在内。就我国最近三十年社会上事实，一考虑之，可谓种种纷扰，皆此虚荣心为祟。例如负债而坐汽车、住洋房，拥资数万乃至数十万而营投机事业，问既负债，何故必洋房、汽车。既已拥有巨资，何事尚行险侥幸，则虚荣心继长增高为之也。惟其虚荣心胜，则精神外倾，即孟子所为谓有放心而不知求，于是种种败德之事，相缘而起，而社会乃多事矣。孟子谓：使民养生救死之不赡，奚暇治礼义哉。顾亭林谓：学者先治生，此皆言凡人处境，不可太穷，虽云无恒产而有恒心，然必内顾无忧，然后可以治学。颜夫子箪瓢陋巷，屡空宴如，亦毕竟须有陋巷可以楼身，箪瓢可以果腹。中国旧俗，重视人格与学问，不必言甚盛时，即乱世亦如此。王宏以都督之尊，屈驾至陶靖节五柳之宅，赏花荒径，饮酒东篱，此等事，可谓在今人头脑中，意想不到者。即在近世，先达奖借后进，以专闽之贵官，与布衣订交者，自曾文正以后，直至光绪末叶，此风

未泯。二十年来，拜金主义渐渐普及于社会，学问乃不为人贵视，在巨人长德，有何损失。所可惜者，莘莘学子，不复知有国学，欧化又不甚道地，谓为中国人，既名不副实，谓为外国人，又似是而非，而中国学术乃不期而破产，是使国家先无灵魂也。是故就吾人个人之立场言之，处境稍裕者，当屏除虚荣心；处境寒俭者，当亟图自立，既有恒产，或是恒业，即当潜修学术，不复孳孳为利。此所谓从吾所好，不以心为形役之道也。

或谓现在生活难而失业者众，正是养生救死不赡之时，以云自立，谈何容易。应之曰，此固非本文所欲言者，然救济之道，不外在人人能认清主从。譬如富人而营正当事业，则五十万资本之实业，间接直接赖以存活者，当数千人。以五十万资本而投机，一旦失败，间接直接蒙害者，当亦如之。又如贫人而得职业，安常守分，则资本家亦受其利，营业发达，则外国银行存款减少，而国中实

未泯。二十年來。拜金主義漸漸普及於社會。學問乃不爲人貴視。在巨人長德。有何損失。所可惜者。莘莘學子。不復知有國學。歐化又不甚道地。謂爲中國人。既名不副實。謂爲外國人。又似是而非。而中國學術乃不期而破產。是使國家先無靈魂也。是故就吾人個人之立場言之。處境稍裕者。當屏除虛榮心。處境寒儉者。當亟圖自立。既有恆產。或是恆業。卽當潛修學術。不復孳孳爲利。此所謂從吾所好。不以心爲形役之道也。

或謂。現在生活難而失業者衆。正是養生救死不贍之時。以云自立。談何容易。應之曰。此固非本文所欲言者。然救濟之道。不外在人人能認淸主從。譬如富人而營正當事業。則五十萬資本之實業。間接直接賴以存活者。當數千人。以五十萬資本而投機。一旦失敗。間接直接蒙害者。當亦如之。又如貧人而得職業。安常守分。則資本家亦受其利。營業發達。則外國銀行存款減少。而國中實

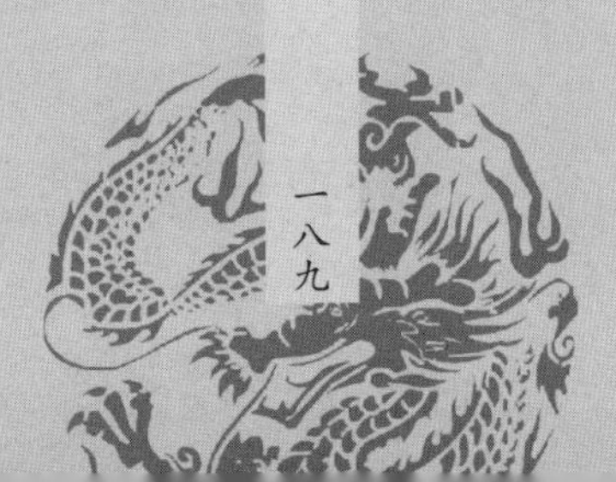

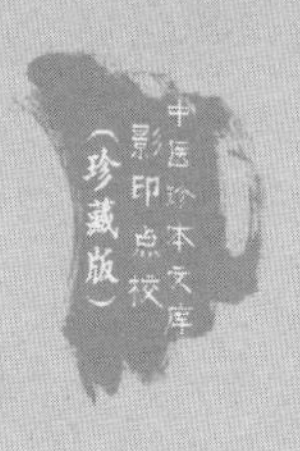

業增多。安在職業之難得。故世界治亂。只在人心一轉移之間。

西國學説有極精到語。値得吾人注意者。哲學家謂人類乃追目的性動物。此語甚耐人尋味。其含意與莊子哀莫大於心死句同。何以言之。追目的者。謂凡人皆有一目的。不論美惡大小。總之必有。夫所謂目的。謂其事爲心願所祈望而未能實現之謂。欲其實現。須盡力奔赴。是名爲追。盡人皆有此種性情。故名追目的性。凡人前途有希望。雖處窮困不堪之境。亦油然有生氣。不以爲苦。若前途全無希望。愈是處絢爛境界。愈是恐慌。然恐慌云者。猶有死中求活意。若竟不恐慌。則其心已死。無復生氣。就有更可哀於此者。是莊子此語。已明白指出人爲追目的性動物矣。吾人既知性靈是眞我。軀體不過附屬品。而人世一切物質。僅與軀體生關係。勢不能視物質方面事。較重於性靈方面事。

所當注意者。生理衝動所發生事。能累性靈。則雖明知軀體爲附屬品。要不能

业增多，安在职业之难得。故世界治乱，只在人心一转移之间。

西国学说有极精到语，值得吾人注意者，哲学家谓人类乃追目的性动物，此语甚耐人寻味，其含意与庄子哀莫大于心死句同。何以言之？追目的者，谓凡人皆有一目的，不论美恶大小，总之必有。夫所谓目的，谓其事为心愿所祈望而未能实现之谓。欲其实现，须尽力奔赴，是名为追。尽人皆有此种性情，故名追目的性。凡人前途有希望，虽处穷困不堪之境，亦油然而生气，不以为苦。若前途全无希望，愈是处绚斓境界，愈是恐慌。然恐慌云者，犹有死中救活意。若竟不恐慌，则其心已死，无复生气，就有更可哀于此者，是庄子此语，已明白指出人为追目的性动物矣。吾人既知性灵是真我，躯体不过附属品，而人世一切物质，仅与躯体生关系，势不能视物质方面事，较重于性灵方面事。

所当注意者，生理冲动所发生事，能累性灵，则虽明知躯体为附属品，要不能

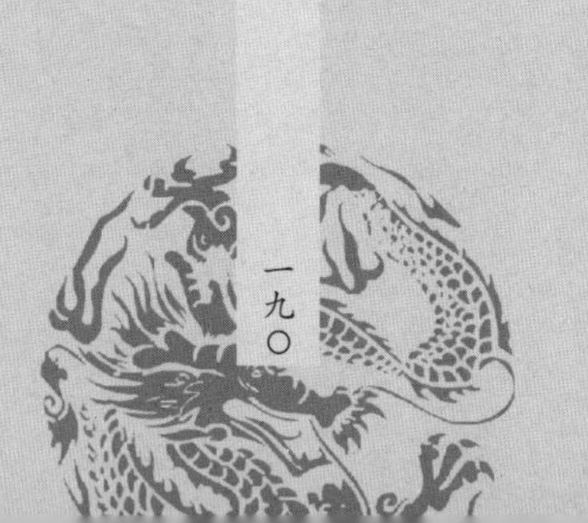

置之不问，吾人既入世网，自身纵能穷饿，然室人交谪，啼饥号寒，则性灵受累矣。于此可知学者先治生一语，有若何意味。其次当知躯体之累性灵，不但是贫困之境，贫困固累人，富贵尤甚。谚云，人世无百年富贵，何以无百年富贵，不仅世家子弟多宴安鸩毒。大约人类苦于眼光短浅，知躯体穷饿之可怕。不知学问饥饿之尤可怕，故处艰苦之境，则努力奋斗，其追目的性能充分发挥。迨既席丰履厚，则此种本能渐失，一再传后，变为无目的之人，有之，亦不过饮食男女为目的，不败何待。于此可知，《论语》君子谋道不谋食数语，有若何意味。孟子所谓无名之指，简直是指贫富，求放心是指学问。

是故，依赖为害群恶德，人贵自立，古训早已明白诏人。若夫衣食既足自给，则苟有苟完，不当更贪多务得，如云性灵虽是真我，然人世一切绚斓繁华，皆与躯体生直接关系，只恐富不可求耳。否则吾宁暂阁真我，取快一时，世人作此

置之不問。吾人既入世網。自身縱能窮餓。然室人交謫。啼饑號寒。則性靈受累矣。於此可知學者先治生一語。有若何意味。其次當知軀體之累性靈。不但是貧困之境。貧困固累人。富貴尤甚。諺云。人世無百年富貴。何以無百年富貴。不僅世家子弟多宴安酖毒。大約人類苦於眼光短淺。知軀體窮餓之可怕。不知學問飢餓之尤可怕。故處艱苦之境。則努力奮鬥。其追目的性能充分發揮。迨既席豐履厚。則此種本能漸失。一再傳後。變爲無目的之人。有之。亦不過飲食男女爲目的。不敗何待。於此可知。論語君子謀道不謀食數語。有若何意味。孟子所謂無名之指。簡直是指貧富。求放心是指學問。

是故。依賴爲害羣惡德。人貴自立。古訓早已明白詔人。若夫衣食既足自給。則苟有苟完。不當更貪多務得。如云性靈雖是眞我。然人世一切絢爛繁華。皆與軀體生直接關係。祗恐富不可求耳。否則吾甯暫閣眞我。取快一時。世人作此

論醫集　九七

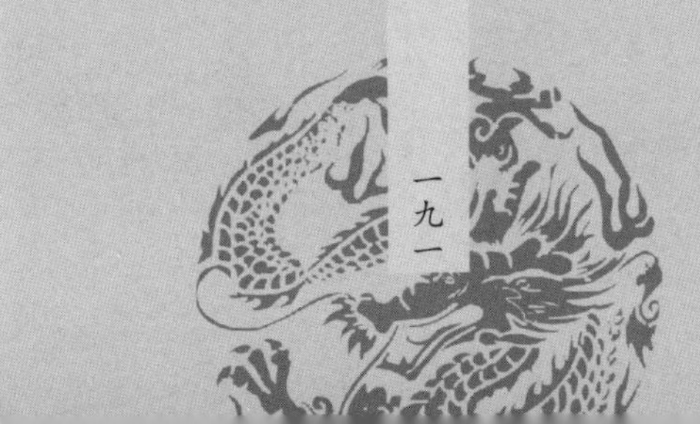

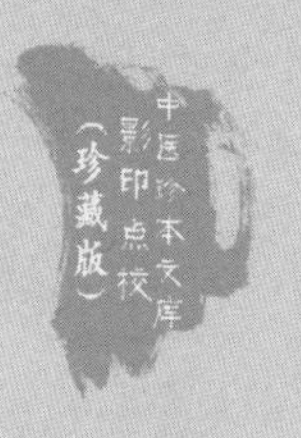

想者自居多數。然苟明知眞我非軀體。而猶有如此錯誤者。可謂之自暴自棄。蓋聲色嗜好。恣所欲爲。卽人生僅有之生趣。已被蹂躪淨盡。此在稍有閱歷者。類能言之。而就醫學上一加考察。則聲色嗜好之流弊。其予人類以苦痛。竟有不可究詰者。試問一般富豪達官。亦知濕爲何物。欬嗽、吐血、中風、之遠因爲何事乎。苟一爲詳細詮釋。恐抱快樂主義諸君。翹舌汗下。不能自制也。

文孔老莊。爲中土四聖。（此本章太炎先生所著之蓟漢微言）故吾亞洲文明。當以易經、論語、道德、南華、爲正榦。周秦諸子爲枝葉。綜合之爲一切學術之大源。比諸佛學。是世法的。非超世法的。比諸歐洲。是超物質的。非物質的。其主要有三事。曰立德、立言、立功。何謂立德。卽不以嗜慾害性靈也。何謂立功。謂自身有德。能爲人羣模範。能感化人類。使去惡遷善也。立言。則以己身受之先民者。加以蘊釀。著之簡策。傳之後來。言其綱要。如此而已。近日一般歐化學者。但論及古代學術。便下一總

想者自居多数。然苟明知真我非躯体，而犹有如此错误者，可谓之自暴自弃。盖声色嗜好，恣所欲为，即人生仅有之生趣，已被蹂躏净尽，此在稍有阅历者，类能言之。而就医学上一加考察，则声色嗜好之流弊，其予人类以苦痛，竟有不可究诘者。试问一般富豪达官，亦知湿为何物，欬嗽、吐血、中风。之远因为何事乎？苟一为详细诠释，恐抱快乐主义诸君，翘舌汗下，不能自制也。

文、孔、老、庄，为中土四圣。此本章太炎先生所著之《蓟汉微言》。故吾亚洲文明，当以《易经》、《论语》、《道德》、《南华》为正干，周秦诸子为枝叶，综合之，为一切学术之大源。比诸佛学，是世法的，非超世法的。比诸欧洲，是超物质的，非物质的。其主要有三事，曰立德、立言、立功。何谓立德？即不以嗜欲害性灵也；何谓立功？谓自身有德，能为人群模范，能感化人类，使去恶迁善也；立言，则以己身受之先民者，加以蕴酿，著之简策，传之后来。言其纲要，如此而已。近日一般欧化学者，但论及古代学术，便下一总

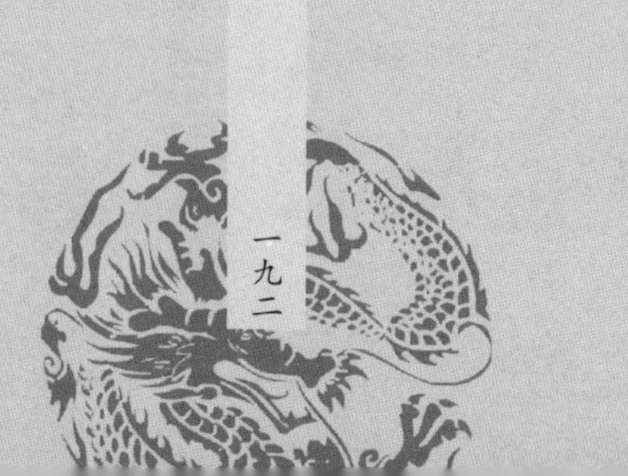

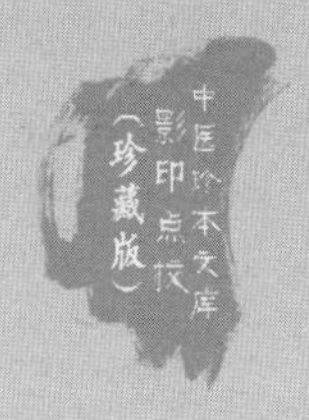

括之批评曰玄学；其面部辄显一种不屑之表情，若曰，是不足学，抑亦不能得学。夫所谓玄者，谓其言空洞，带有神秘色彩，令人不懂之谓，自不佞视之。古代学术实不如此，欧化学者自不懂耳，何尝玄。

中国学术，非但不玄，亦且平淡无奇。然却如布帛菽粟，不能一日无之。今之青年，大多数不复知有旧学，此非青年之过，尸其咎者何人，将来历史上自无所逃责，不待吾之饶舌也。不过以有五千年历史之古国，竟因喜新厌旧之故，使先民遗留之故物荡焉无存，谓非奇耻大辱，吾不信也。抑吾犹有说，无论古今中外之哲人，佥谓人类为宰制地球上万有之主人翁，果如所言，毕竟人类以何种资格取得此主人翁之位置乎？吾知最多数之答语，必为物质文明。何以故，因物质文明能征服自然，今日之枪炮飞机，固然是物质文明，即古代之网罟舟楫，何尝不是物质文明。假使上古无弧矢，兽蹄鸟迹遍中国，人类绝灭久

括之批評曰玄學。其面部輒顯一種不屑之表情。若曰。是不足學。抑亦不能得學。夫所謂玄者。謂其言空洞。帶有神祕色彩。令人不懂之謂。自不佞視之。古代學術實不如此。歐化學者自不懂耳。何嘗玄。

中國學術。非但不玄。亦且平淡無奇。然卻如布帛菽粟。不能一日無之。今之青年。大多數不復知有舊學。此非青年之過。尸其咎者何人。將來歷史上自無所逃責。不待吾之饒舌也。不過以有五千年歷史之古國。竟因喜新厭舊之故。使先民遺留之故物蕩焉無存。謂非奇恥大辱。吾不信也。抑吾猶有說。無論古今中外之哲人。僉謂人類爲宰制地球上萬有之主人翁。果如所言。畢竟人類以何種資格取得此主人翁之位置乎。吾知最多數之答語。必爲物質文明。何以故。因物質文明能征服自然。今日之槍砲飛機。固然是物質文明。即古代之網罟舟楫。何嘗不是物質文明。假使上古無弧矢。獸蹄鳥迹徧中國。人類絕滅久

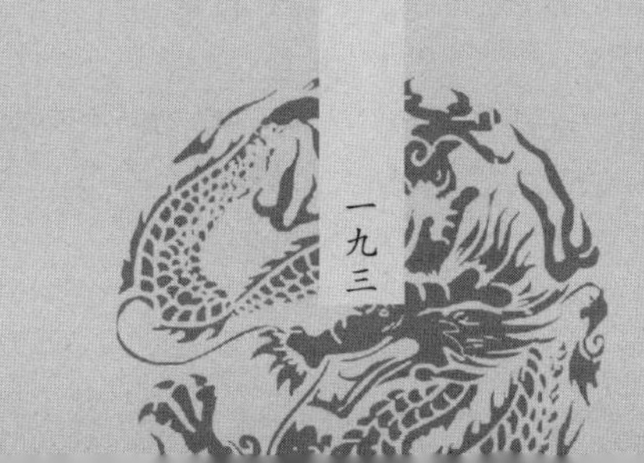

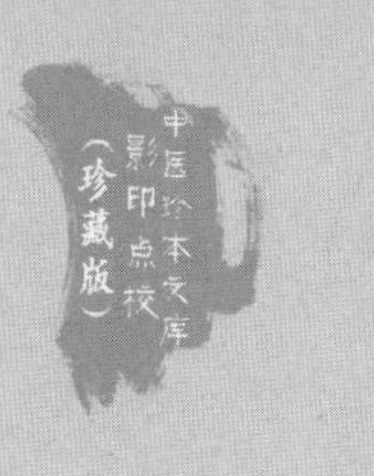

矣。然而今之物質文明。其價値有可注意者。殺人之器械日精。國家之負擔日重。制造機器愈進步。社會之貧富愈懸殊。科學益進。人民益苦。謂長此以往。便是地球主人翁之生活。吾總疑之。若云尙須別謀他道以圖救濟。則吾說雖老生常談。未始非壯熱時一帖淸涼散矣。

既認明性靈是我。軀體不是我。可以省却無數的無謂紛擾。既知人類同有追目的性。則仰事俯蓄有餘力。當別立目的以自課。知宴安酖毒之足以殺身。知席豐履厚之足以喪志。則所謂別擇目的。決不是聲色貨利。而古訓之詔我者。可以心領神會。無捍格不入之患矣。然後知絢爛無可樂。恬淡可樂。雖有所爲而胸中空空恫恫無有成見。大功不必自我而成。政令不必由我而出。簡直等於無爲。是則黃老之學之微旨也。讀吾書者病未能乎。何不卽以此事爲目的。而努力修持之。是卽躬行實踐之已。

矣。然而今之物质文明，其价值有可注意者，杀人之器械日精，国家之负担日重，制造机器愈进步，社会之贫富愈悬殊。科学益进，人民益苦，谓长此以往，便是地球主人翁之生活，吾总疑之。若云尚须别谋他道以图救济，则吾说虽老生常谈，未始非壮热时一贴清凉散矣。

既认明性灵是我，躯体不是我，可以省却无数的无谓纷扰。既知人类同有追目的性，则仰事俯蓄有余力，当别立目的以自课。知宴安鸩毒之足以杀身，知席丰履厚之足以丧志，则所谓别择目的，决不是声色货利，而古训之诏我者，可以心领神会，无捍格不入之患矣。然后知绚斓无可乐，恬淡可乐，虽有所为而胸中空空恫恫无有成见。大功不必自我而成，政令不必由我而出，简直等于无为。是则黄老之学之微旨也。读吾书者病未能乎？何不即以此事为目的，而努力修持之，是即躬行实践之己。

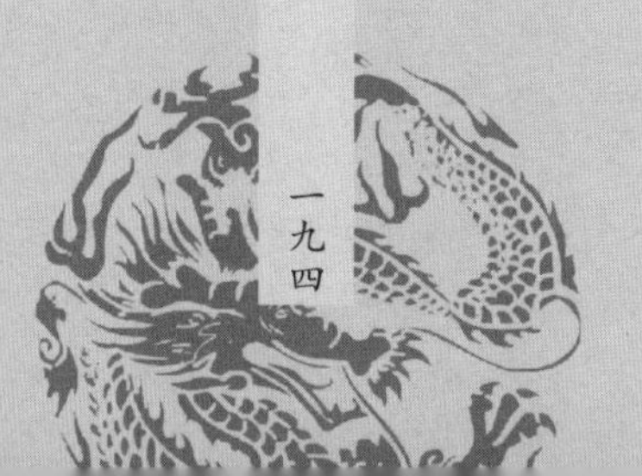

或问性灵不死，而躯体死后，性灵作何状？竟不可知。亦毕竟有何意味，既不可知，即最后无有归束。难怪宗教家创为天堂地狱之说，以范围人心，而桀黠之徒，当人欲横流之际，觑破神道设教之毫无凭证，于是倒行逆施，肆无忌惮。此社会所以多事，而人心所以不平。今本篇题曰“人生意味”，对于此点不能解决，则千言万语，徒辞费耳。应之曰此自有说。

第一当知者，为推理所得，百无一差。例如佛经上说，见角知牛，墙外有牛。吾未之见，仅见其角，知必是牛。此由推理而得，不能谓因未见牛，否认此推断为不确。又如《左传》见披发于伊川，知百年而为戎，此与见角知牛同理，不过时间较长，为事较不易之耳。不但此也，算学之测量，亦同此理。隔河有塔，测算其高度，用已知之三角，推算未知之三角，得数同实地丈量，且千不爽一，万不爽一。宁得因未经实地丈量，而怀疑测量之得数为不确乎？

或問性靈不死。而軀體死後。性靈作何狀。竟不可知。亦畢竟有何意味。既不可知。卽最後無有歸束。難怪宗教家創爲天堂地獄之說。以範圍人心而桀黠之徒。當人欲橫流之際。覷破神道設教之毫無憑證。於是倒行逆施。肆無忌憚。此社會所以多事。而人心所以不平。今本篇題曰人生意味。對於此點不能解決。則千言萬語。徒辭費耳。應之曰此自有說。

第一當知者。爲推理所得。百無一差。例如佛經上說。見角知牛。牆外有牛。吾未之見。僅見其角。知必是牛。此由推理而得。不能謂因未見牛。否認此推斷爲不確。又如左傳見披髮於伊川。知百年而爲戎。此與見角知牛同理。不過時間較長。爲事較不易之耳。不但此也。算學之測量。亦同此理。隔河有塔。測算其高度。用已知之三角。推算未知之三角。得數同實地丈量。且千不爽一。萬不爽一。寧得因未經實地丈量。而懷疑測量之得數爲不確乎。

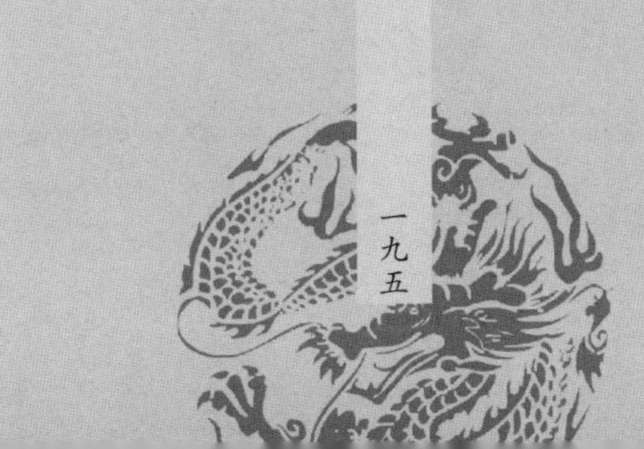

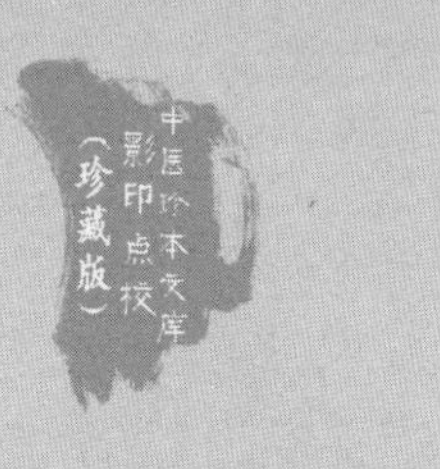

其次當知感應之理。燐寸之效用在取火。假使浸之水中。而欲其燃燒。則必不可得。是卽易經所謂水流濕。火就燥。同聲相應。同氣相求。故積善有餘慶。作惡有餘殃。左氏傳云。禍福無門。惟人自召。書傳類此之文字。多至不勝縷指。明乎此二者。則性靈之爲物。於人死後。其體態雖無從擬議。但以見角知牛爲例。可以知其必有。以聲應氣求爲推斷。假定其爲物爲電流爲以太。可知其必與光風霽月爲伍。決不與朽壞濁穢爲隣。是故佛說眞如。當是從推斷而得。說西方極樂。當是從感應而言。至若恣情於聲色貨利。心放而不知求。則積非成是。不復有惻隱羞惡諸良知。是卽性靈汨沒。雖其軀體未死。已等於行尸走肉。是尙不如草木之經得朽腐。更何有死後性靈。

是故。吾人當認定眞我。不使受累。更不容有疑慮。但就上文所述者之外。更有一事當補充言之。孟子謂浩然之氣至大至剛。孔子謂申棖多慾不能剛。合而

其次当知感应之理，磷寸之效用在取火，假使浸之水中，而欲其燃烧，则必不可得。是即《易经》所谓水流湿，火就燥，同声相应，同气相求。故积善有余庆，作恶有余殃。左氏《传》云：祸福无门，惟人自召。书传类此之文字，多至不胜缕指。

明乎此二者，则性灵之为物，于人死后，其体态虽无从拟议，但以见角知牛为例，可以知其必有。以声应气求为推断，假定其为物、为电流、为以太，可知其必与光风霁月为伍，决不与朽壤浊秽为邻，是故佛说真如，当是从推断而得。说西方极乐，当是从感应而言，至若恣情于声色货利，心放而不知求，则积非成是。不复有恻隐羞恶诸良知，是即性灵汩没，虽其躯体未死，已等于行尸走肉。是尚不如草木之经得朽腐，更何有死后性灵。

是故，吾人当认定真我，不使受累，更不容有疑虑，但就上文所述者之外，更有一事当补充言之。孟子谓：浩然之气至大至刚。孔子谓：申枨多欲不能刚。合而

观之，可知所谓善养，即是去欲，所谓欲则不刚，即是多欲能戕贼性灵之证据。食色两字，实有连带关系，西人割腺术，验之于鼠，足以证明之。鼠之甚老将死者，予之食不能食，亦无牝牡之求，割其肾腺，以幼鼠之腺易之，则斗见壮盛，性欲、食欲皆增，是即所谓返老还童术也。然生老病死，根乎天运，故《内经》以合四时之生长收藏。欲求真个返老还童，除非真个虞渊返日。不问返日，则所谓返老，总属假而非真。试问以乙鼠之腺接之甲鼠，杀其一，生其一，所增益者何在。若以山羊之腺接之于人，当更有不可思议之流弊，亦许以人而产羊，亦许所产者虽仍是人，竟尔性灵不具，或竟为人兽混和的头脑，而呈一种空前未有的怪象，则为之奈何。况所谓返老还童，不过缓死须臾，并不是长生久存，是亦不可以已乎。昔苏省某绅，本负时望，有令誉，因割换外肾之故，秽德彰闻，被其毒者，饮恨切齿，致将其手书绮语，付诸影印，到处播扬，某绅死时，报载其致死

觀之。可知所謂善養。卽是去慾。所謂慾則不剛。卽是多慾能戕賊性靈之證據。食色兩字。實有連帶關係。西人割腺術。驗之於鼠。足以證明之。鼠之甚老將死者。予之食不能食。亦無牝牡之求。割其腎腺。以幼鼠之腺易之。則斗見壯盛。性慾食慾皆增。是卽所謂返老還童術也。然生老病死。根乎天運。故內經以合四時之生長收藏。欲求眞個返老還童。除非眞個虞淵返日。不問返日。則所謂返老。總屬假而非眞。試問以乙鼠之腺接之甲鼠。殺其一。生其一。所增益者何在。若以山羊之腺接之於人。當更有不可思議之流弊。亦許以人而產羊。亦許所產者雖仍是人。竟爾性靈不具。或竟爲人獸混和的頭腦。而呈一種空前未有之怪象。則爲之奈何。況所謂返老還童。不過緩死須臾。並不是長生久存。是亦不可以已乎。昔蘇省某紳。本負時望。有令譽。因割換外腎之故。穢德彰聞。被其毒者。飲恨切齒。致將其手書綺語。付諸影印。到處播揚。某紳死時。報載其致死

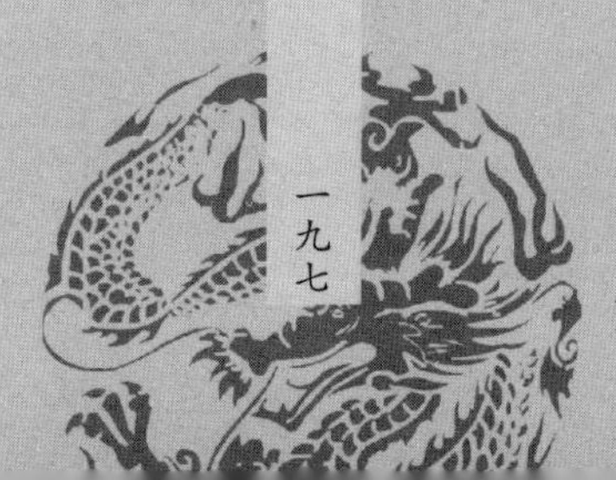

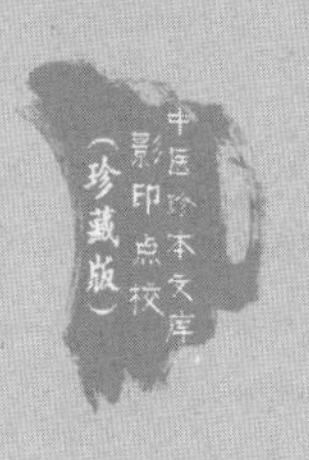

之由。因進糰子十二枚之故。七十老翁。一餐食爾許。食量固可驚。然不可謂之考終正命。準此以談。是創此術者與受術者皆可謂之不智。孟子君子不立乎巖牆之下句。與論語惟酒無量不及亂句同。何以言之。巖牆能壓人。酒能亂性。於此等處加以戒愼。不以一指失肩背。自全之道也。古代能亂性之物。僅僅是酒。今則危機徧地皆是。如返老還童術。卽其著者。吾儕既不能如苦行頭陀。亦無爲無端自取墮落。修身以俟命。則人生之正軌也。

更進一步。驗之人情。人類既含有性靈。則人與人交接。必不止物質上交換。性靈方面當然有甚繁複之交換事件。物質無價值。性靈當有價值。然則性靈之交換爲事何如。通常所爲情誼。凡根於利欲者。仍非超物質的。其最有價值者。但有兩事。其一。感念舊恩。不渝生死。此言報施。雖初起之事實。總不離物質。其後卻純粹是性靈。人類一切優美行爲。皆築基於此兩字之上。若欲詳晰言

之由，因进团子十二枚之故。七十老翁，一餐食尔许，食量固可惊，然不可谓之考终正命。准此以谈，是创此术者与受术者，皆可谓之不智。《孟子》：君子不立乎岩墙之下句，与《论语》惟酒无量不及乱句同，何以言之？岩墙能压人，酒能乱性，于此等处加以戒慎，不以一指失肩背，自全之道也。古代能乱性之物，仅仅是酒，今则危机遍地皆是，如返老还童术，即其著者。吾侪既不能如苦行头陀，亦无为无端自取堕落，修身以俟命，则人生之正轨也。

更进一步，验之人情，人类既含有性灵，则人与人交接，必不止物质上交换，性灵方面当然有甚繁复之交换事件。物质无价值，性灵当有价值，然则性灵之交换为事何如？通常所为情谊，凡根于利欲者，仍非超物质的，其最有价值者，但有两事：其一，感念旧恩，不渝生死，此言报施，虽初起之事实，总不离物质，其后却纯粹是性灵。人类一切优美行为，皆筑基于此两字之上，若欲详晰言

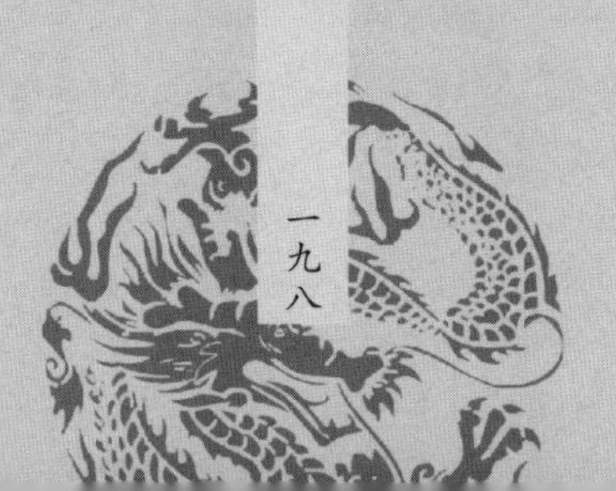

之，累纸不能尽，读者潜心思索，当自得之。其二，是先觉觉后觉，此是教育，人类之知识，既全赖感受，则教育事业，当然是超物质的，故为学不厌，诲人不倦，是孔子生平一件大事。

此两事以现在流行语译之，前者是小己的人格，后者是互助的精神。就人格言之，无论学说如何变更，国家社会组织如何变更，此基础却绝对不能变更，或者谓感恩报德，是寒士心理。数年前曾于报端见此论调，为此语者，真是胡说，岂席丰履厚，便可以忘恩负义乎？不过因感情冲动，倒置重轻，热烈一时，境迁情冷者，当然不可为训。然此当纠正以学问，非性灵本能之罪也。就互助方面言之，此事之范围绝广，时与境均不足以限之。古人嘉言懿行，既常在人心，而东西学术切磋，亦全无国界，是认定性灵为主，躯体为副，则居重要事业之第一位者，当是不朽事业。死亡虽大事，当屈居第二位，而兵轮炮火，强权霸业，

之。累紙不能盡。讀者潛心思索。當自得之。其二。是先覺覺後覺。此是教育。人類之知識。既全賴感受。則教育事業。當然是超物質的。故爲學不厭。誨人不倦。是孔子生平一件大事。

此兩事以現在流行語譯之。前者是小己的人格。後者是互助的精神。就人格言之。無論學說如何變更。國家社會組織如何變更。此基礎却絕對不能變更。或者謂感恩報德。是寒士心理。數年前曾於報端見此論調。爲此語者。眞是胡說。豈席豐履厚。便可以忘恩負義乎。不過因感情衝動。倒置重輕。熱烈一時。境遷情冷者。當然不可爲訓。然此當糾正以學問。非性靈本能之罪也。就互助方面言之。此事之範圍絕廣。時與境均不足以限之。古人嘉言懿行。既常在人心。而東西學術切磋。亦全無國界。是認定性靈爲主。軀體爲副。則居重要事業之第一位者。當是不朽事業。死亡雖大事。當屈居第二位。而兵輪炮火。强權霸業。

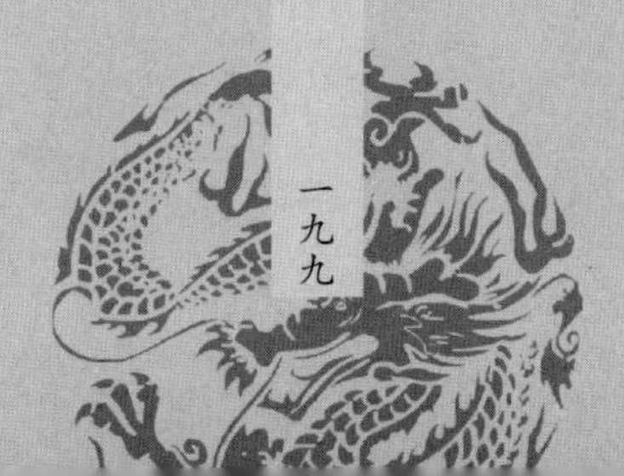

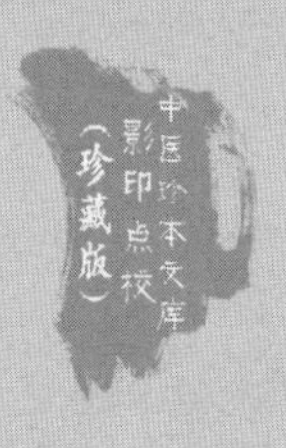

究其眞際。竟是無謂之紛擾。

除此二者之外。其他種種。吾人既有此身。當然是不可省。然亦不過不可省而止。如題應付。無造惡因。古哲人無心流露之言。往往有此意味。如論語富不可求。從我所好。蔬食飲水。富貴浮雲等。又如陶淵明寓形宇內復幾時。曷不委心任去留。胡爲皇皇欲何之。皆是。猶憶有人曾謂陶淵明是廢物。此語亦於前數年報端見之。此因物質文明。功利主義。深中人心。遂有此種見解。將來總有自悟其非之一日。無待不佞饒舌也。既明白以上種種。則知百凡人事。總不過過渡生活。縱有所爲。自不背無爲之旨。（無爲之爲讀如字即無爲而天下治之意）而眞正可樂之境界。總不在世人所謂絢爛之場。是則孔孟亦同此旨趣。不必黃老爲然矣。

驚風經驗談

驚風之辨證。　欲治驚風。須先明何者是驚風症。通常以抽搐戴眼者爲驚風。

究其真际，竟是无谓之纷扰。

除此二者之外，其他种种，吾人既有此身，当然是不可省。然亦不过不可省而止，如题应付，无造恶因，古哲人无心流露之言，往往有此意味。如《论语》富不可求，从我所好，蔬食饮水，富贵浮云等。又如陶渊明寓形宇内复几时，曷不委心任去留，胡为皇皇欲何之皆是。犹忆有人曾谓陶渊明是废物，此语亦于前数年报端见之，此因物质文明，功利主义，深中人心，遂有此种见解。将来总有自悟其非之一日，无待不佞饶舌也。既明白以上种种，则知百凡人事，总不过过渡生活，纵有所为，自不背无为之无为之为，读如字即无为而天下治之意。而真正可乐之境界，总不在世人所谓绚斓之场，是则孔孟亦同此旨趣，不必黄老为然矣。

惊风经验谈

惊风之辨证，欲治惊风，须先明何者是惊风症，通常以抽搐戴眼者为惊风。

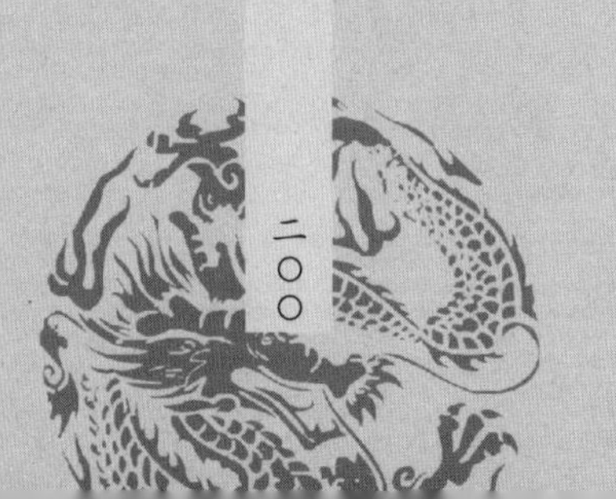

抽搐戴眼者，惊风已成之候也。已成而延医，便多危险，因为真能治惊风之医生，截止今日为止，无论何处，实不多见。而惊风为病甚急，延医既需时，买药又需时，鲜有不误事者。若医生医术不高明，更不必说。病家有鉴于此，往往贮藏惊药，以为预防。然而治惊之药，都非平善之品，小有不合，为祸甚烈。凡夭折之惨祸，由引因缘而酿成者，盖不知凡几。故辨症实为诸重要节目之先务。

惊风之朕兆，凡小孩发热，热壮，寐中惊跳者，咬牙者，手指自动者，口唇鼻旁青色者，唇干绛、面色青、手指冷者，啼无涕泪者，目光异常者，皆真惊风之朕兆也。此外更有极恶劣者四种：一嗒嘴。二弄舌，嗒嘴，唇辟阖如尝物辨味，然弄舌，恒以舌舐出唇外。三唇舌发黑。四两手冷热不同。既见种种惊风朕兆，复见此四种恶候，其为病之险恶，异乎寻常，虽未见抽搐，已可知其必抽搐，且可以断定是凶多吉少之症。此外更有一种，不发热，仅目光呆钝，啼声低缓，有时亦能

抽搐戴眼者。驚風已成之候也。已成而延醫。便多危險。因爲眞能治驚風之醫生。截止今日爲止。無論何處。實不多見。而驚風爲病甚急。延醫旣需時。買藥又需時。鮮有不誤事者。若醫生醫術不高明。更不必說。病家有鑒於此。往往購藏驚藥。以爲預防。然而治驚之藥。都非平善之品。小有不合。爲禍甚烈。凡夭折之慘禍。由此因緣而釀成者。蓋不知凡幾。故辨症實爲諸重要節目之先務。

驚風之朕兆。　凡小孩發熱。熱壯。寐中驚跳者。咬牙者。手指自動者。口脣鼻旁青色者。脣乾絳、面色青手指冷者。啼無涕淚者。目光異常者。皆眞驚風之朕兆也。此外更有極惡劣者四種。一嗒嘴。二弄舌。嗒嘴。脣闢闔如嘗物辨味。然弄舌。恒以舌舐出脣外。三脣舌發黑。四兩手冷熱不同。旣見種種驚風朕兆。復見此四種惡候。其爲病之險惡。異乎尋常。雖未見抽搐。已可知其必抽搐。且可以斷定是凶多吉少之症。此外更有一種。不發熱。僅目光呆鈍。啼聲低緩。有時亦能

論瘈集　一〇七

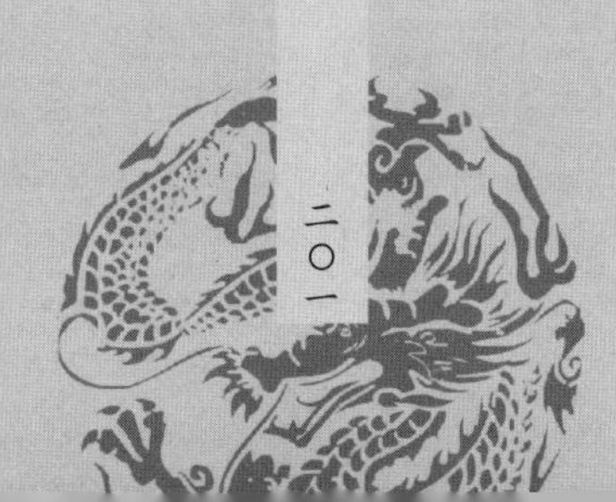

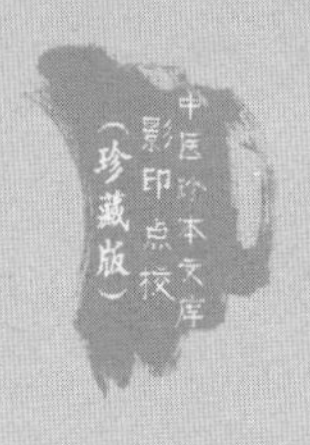

笑。惟神氣總不敏活。此種最不易覺察。惟細心之父母與經驗多之醫生。爲能知之。此種極不易治。患此之病孩。其年齡以兩歲者爲最多。且多肥碩之兒。其血色脈象。往往甚好。尤能令醫者迷惑。

驚風已成之病症。繼前朕兆而見者。爲抽搐。亦云瘈瘲。謂手足痙攣也。凡抽搐。皆陣發。當發作時。手足牽掣。面部之肌肉亦牽掣。如眼皮口唇皆牽動。而目則上視。爲狀至爲可怕。約亙一兩分鐘漸漸自定。既定後。神氣恢復常度。如無病者。抽搐時手脚或冷。定後亦漸溫。抽搐時面青。定後則轉紅潤。脈則緩滑有胃氣。逾半日或一日再發。若不得適當治法。照例愈發愈頻。可以一日二三十次發。當發一二次時。定後完全無病象可見。三四次發作之後。則目必微歧。或微鬥。其兩眸子之所向。不作平行線。此卽病候漸深。變症將作矣。

以上所述者。可分爲兩層。第一層是朕兆。未卽成驚。其發熱者。以退熱爲主。以

笑，惟神气总不敏活，此种最不易觉察。惟细心之父母与经验多之医生，为能知之。此种极不易治，患此之病孩，其年龄以两岁者为最多，且多肥头之儿，其血色脉象，往往甚好，尤能令医者迷惑。

惊风已成之病症，继前朕兆而见者，为抽搐，亦云瘈疭，谓手足痉挛也。凡抽搐，皆阵发，当发作时，手足牵制，面部之肌肉亦牵制，如眼皮口唇皆牵动，而目则上视，为状至为可怕，约亘一两分钟渐渐自定。既定后，神气恢复常度，如无病者，抽搐时手脚或冷，定后亦渐温，抽搐时面青，定后则转红润，脉则缓滑有胃气，逾半日或一日再发。若不得适当治法，照例愈发愈频，可以一日二三十次发。当发一二次时，定后完全无病象可见；三四次发作之后，则目必微歧，或微斗，其两眸子之所向，不作平行线，此即病候渐深，变症将作矣。

以上所述者，可分为两层：第一层是朕兆，未即成惊，其发热者，以退热为主，以

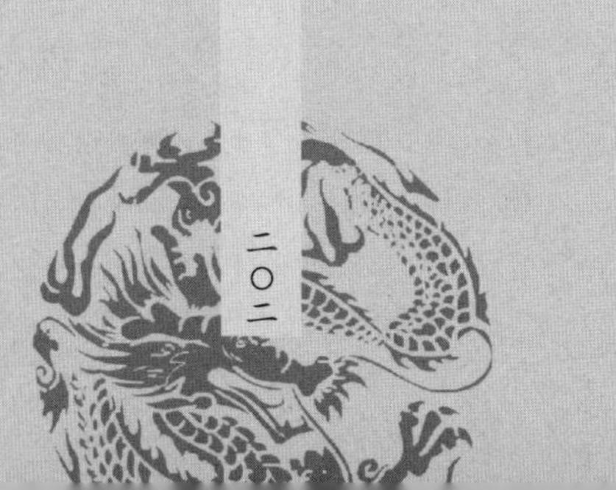

治惊为副。凡唇红而干，舌色干绛，有汗，手微凉，鼻旁隐青色者，葛根、芩、连加龙胆草、安脑丸主之，方如下：

葛根一钱　黄芩一钱　川连三分　龙胆草二分　安脑丸一粒药化服

按惊风，古时概以痓名之，痓即伤寒之一种，拙著热病学保赤新书有详细说明，此处惊风由热病转属而来，亦与后文兼证相同。既云治热为主要，治惊为次要。则凡治热之药，悉照伤寒法办理，病证同葛根芩连汤症。其无汗者，葛根、芩、连加麻黄三四分，其唇不绛，舌不干，汗出而形寒者，加桂枝三四分，而治惊之药则胆草、安脑丸，惟分量不可重，倘不及彀，宁可再服一剂，乃万无一失之道也。

前列朕兆之最后一种，即不发热而目光有异征，神气有时不敏活者，虽未见抽搐，亦须照惊风已成法治之。惊风在朕兆已见，尚未实现抽搐之时，兼见四

治驚爲副。凡脣紅而乾。舌色乾絳。有汗。手微涼。鼻旁隱青色者。葛根芩連加龍胆草安腦丸主之。方如下。

葛根一錢　黄芩一錢　川連三分　龍胆草二分　安腦丸一粒藥化服

按驚風。古時概以痓名之。痓卽傷寒之一種。拙著熱病學保赤新書有詳細說明。此處驚風由熱病轉屬而來。亦與後文兼證相同。既云治熱爲主要。治驚爲次要。則凡治熱之藥。悉照傷寒法辦理。病證同葛根芩連湯症。其無汗者。葛根芩連加麻黄三四分。其脣不絳。舌不乾。汗出而形寒者。加桂枝三四分。而治驚之藥則胆草安腦丸。惟分量不可重。倘不及轂。甯可再服一劑。乃萬無一失之道也。

前列朕兆之最後一種。卽不發熱而目光有異徵。神氣有時不敏活者。雖未見抽搐。亦須照驚風已成法治之。驚風在朕兆已見。倘未實現抽搐之時。兼見四

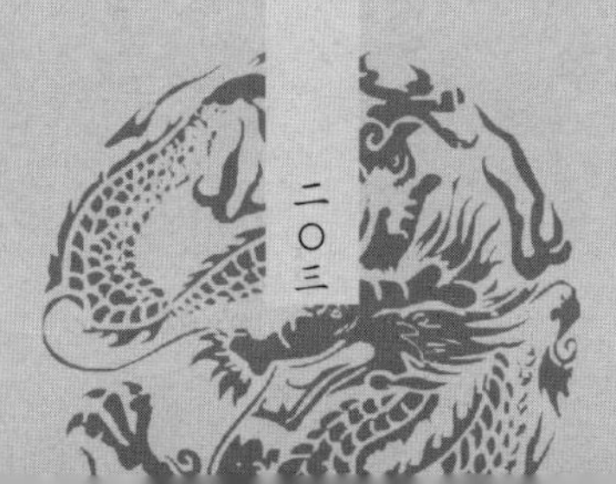

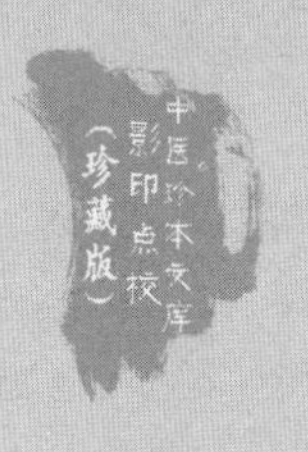

惡候者。爲難治。四惡候中之脣黑。與目呆啼聲低緩兩證。結果都不良。蓋前者初起卽脣黑。其血已死。後者雖較緩。其病根在先天故也。其理由言之頗冗長。本篇恕不詳贅。

其已成驚風而見抽搐者。縱有發熱之兼證。亦以治驚爲主。熱度無論高低。如不暇兼顧時。皆姑置之方如下。

薄荷一錢　天麻一錢　獨活六分　龍胆草三分　炙蠍尾一分研末冲

防風八分　歸身三錢　知母一錢　細生地三錢　安腦丸三小粒藥化服

右爲治驚最有效之方。服法。每劑藥分三次每次用安腦丸一粒。藥化服。其進藥時間。病重者每次相距一點鐘。一劑服完再作一劑。病輕者。可以相隔四五點鐘。飲食或乳。須減少其量。若在窮鄉僻壤。夜深市遠之時。卽不用藥方。但服安腦丸。用温開水化服。

恶候者，为难治。四恶候中之唇黑，与目呆、啼声低缓两证，结果都不良。盖前者初起即唇黑，其血已死，后者虽较缓，其病根在先天故也。其理由言之颇冗长，本篇恕不详赘，

其已成惊风而见抽搐者，纵有发热之兼证，亦以治惊为主，热度无论高低，如不暇兼顾时，皆姑置之。方如下：

薄荷一钱　天麻一钱　独活六分　龙胆草三分　炙蝎尾一分，研末冲　防风八分　归身三钱　知母一钱　细生地三钱　安脑丸三小粒药，化服

右为治惊最有效之方，服法，每剂药分三次，每次用安脑丸一粒，药化服，其进药时间，病重者每次相距一点钟，一剂服完，再作一剂。病轻者，可以相隔四五点钟，饮食或乳，须减少其量。若在穷乡僻壤，夜深市远之时，即不用药方，但服安脑丸，用温开水化服。

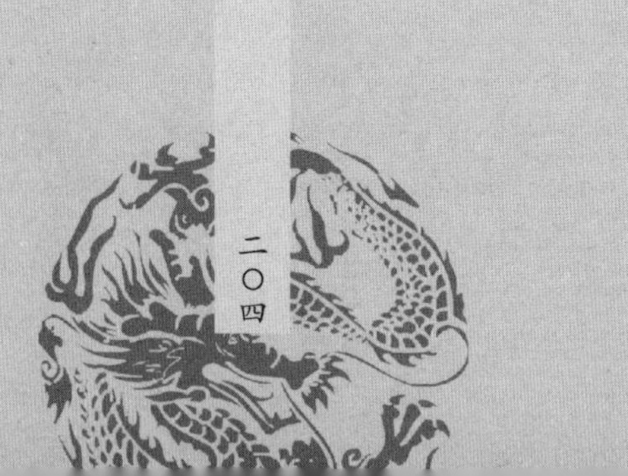

惊风之变症，凡惊至一日十余次发，当然生命极为危险，用寻常惊药治之，即使幸免，其结果亦不良。最多之变症，为痫、为耳聋、为哑、为瘫痪、为解颅（头颅放大），为项反折（即后文之脑脊髓膜炎症），为白痴，或延喘至数月之久，仍归一死，或成终身之累，变为废人。其为祸之酷，令人言之惊怖，惟用安脑丸治之，则统无此等流弊。

安脑丸专治两大症：其一为惊风；其二为脑脊髓膜炎症。

脊髓炎与惊风不同之处，惊风抽搐神昏，脊髓炎亦抽搐神昏。惊风阵发，脊髓炎初起亦阵发。惊风变症有项反折，脊髓炎亦项反折。此皆其相同者。其不同之点，脊髓炎为流行性，同时、同地、同病者可数十百人，惊风则非流行性，惊风限于婴儿，三岁以前最多，三岁以后较少，八岁以后更少。脊髓炎则无论童稚、成人或老人，皆能患之。此外更有不同之点，详下节病状。

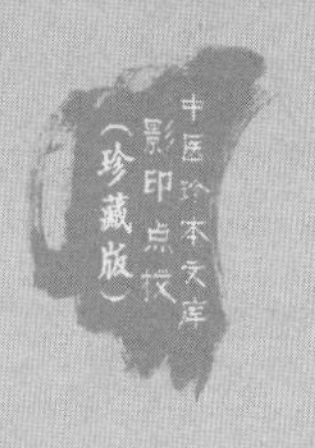

驚風之變症。凡驚至一日十餘次發。當然生命極爲危險。用尋常驚藥治之。卽使幸免。其結果亦不良。最多之變症。爲癇、爲耳聾、爲啞、爲癱瘓、爲解顱（頭顱放大）爲項反折、（卽後文之腦脊髓膜炎症）爲白癡。或延喘至數月之久。仍歸一死。或成終身之累。變爲廢人。其爲禍之酷。令人言之驚怖。惟用安腦丸治之。則統無此等流弊。

安腦丸專治兩大症。其一爲驚風。其二爲腦脊髓膜炎症。

脊髓炎與驚風不同之處。驚風抽搐神昏。脊髓炎亦抽搐神昏。驚風陣發。脊髓炎初起亦陣發。驚風變症有項反折。脊髓炎亦項反折。此皆其相同者。其不同之點。脊髓炎爲流行性。同時同地同病者可數十百人。驚風則非流行性。驚風限於嬰兒。三歲以前最多。三歲以後較少。八歲以後更少。脊髓炎則無論童稚成人或老人。皆能患之。此外更有不同之點。詳下節病狀。

論醫集　一一

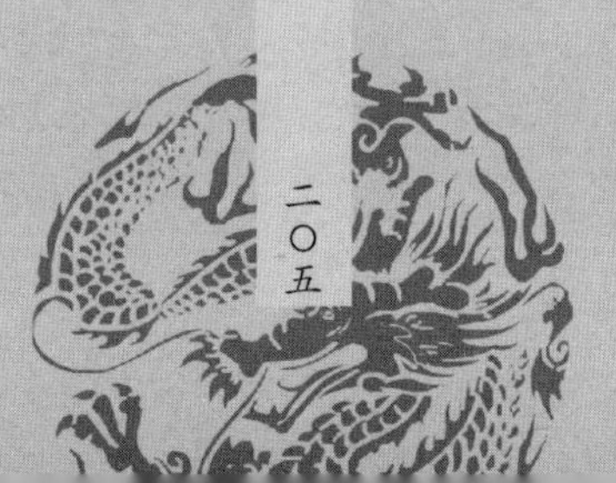

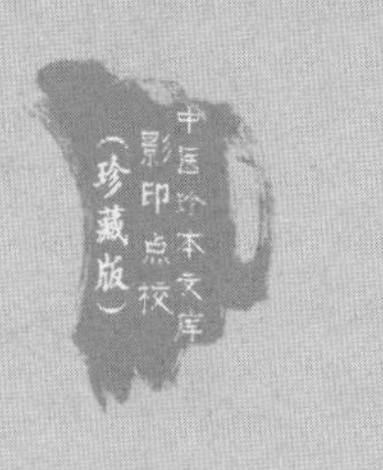

脊髓炎之病狀。脊髓炎之病狀。大段與驚風同。其不同者。在初期目赤、頭痛、後腦痠痛。其發熱甚者。渾身振振動搖。凡此皆非驚風所有。就中發熱一項。驚風雖有之。非必具條件。腦炎則無有不發熱者。其在中期。驚風陣發。當其定時。神色甚安詳。腦炎則躁煩、骨楚、頭痛、脘悶、泛噁等症。錯雜而見。病情與傷寒相似。故仲景傷寒論謂痙濕暍與傷寒相濫。痙卽現在流行性之腦症也。其在末期。不但項反折。脚亦踡。譫語奇多。不但譫語。且叫號。凡此皆爲驚風所無。此其大較也。

腦炎亦有等差。有比較平善者。謂之普通腦脊髓炎。有甚凶險者。謂之惡性腦脊髓炎。此其病源病理。與我所發見與西醫不同之處。皆非簡單數語可了。欲知其詳。實非本篇所能。今僅言其有效之治法。其方如下。

烏犀尖 三分　鮮生地 三錢　蠍尾 二分炙研冲　防風 一錢　薄荷 一錢後下

脊髓炎之病状：脊髓炎之病状，大段与惊风同，其不同者，在初期目赤、头痛、后脑酸痛，其发热甚者，浑身振振动摇，凡此皆非惊风所有。就中发热一项，惊风虽有之，非必具条件，脑炎则无有不发热者。其在中期，惊风阵发，当其定时，神色甚安详，脑炎则躁烦、骨楚、头痛、脘闷、泛恶等症，错杂而见，病情与伤寒相似。故仲景《伤寒论》，谓痉湿暍与伤寒相滥，痉即现在流行性之脑症也。其在末期，不但项反折，脚亦蜷，谵语奇多，不但谵语，且叫号，凡此皆为惊风所无，此其大较也。

脑炎亦有等差，有比较平善者，谓之普通脑脊髓炎；有甚凶险者，谓之恶性脑脊髓炎。此其病源病理，与我所发见与西医不同之处，皆非简单数语可了。欲知其详，实非本篇所能，今仅言其有效之治法，其方如下：

乌犀尖三分　鲜生地三钱　蝎尾二分，炙，研冲　防风一钱　薄荷一钱，后下

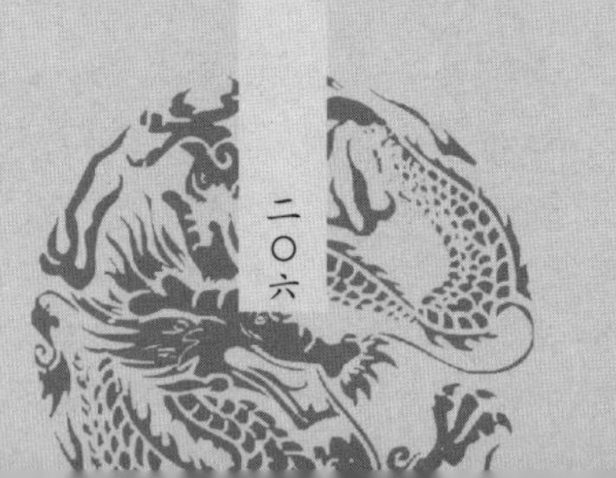

独活一钱　安脑丸三粒，药化服

凡平善之普通脑脊髓炎，往往颈反项折，至五日以上，不变不动。初起发热，后来热度较减，若有若无，此种虽比较平善，然项反折可以百药不效，延至五日至七日，殆无有不变者。恶性者一二日即可以致命。总之，既患此病，便生命在不可知之数，即较平善者，亦未容轻视。右方每剂分三次服，每次隔一点钟恣予之，不论剂数，以病情增减为进退。若谵语除，神志清，仅余项反折，则稍疏阔其进药时间。

犀角甚贵，无力者不易办，乡曲亦不易得，果仓猝不及措手，即不用犀角，亦效。惟胆草则为流行性脑症必须品。

安脑丸之历史与效力：安脑丸，为鄙人创获之方，根据平日读《伤寒论》、《千金方》、《药证真诀》三书之心得，证以实地经验，斟酌成方，最初在民十四，用以治虹

獨活一錢　安腦丸三粒藥化服

凡平善之普通腦脊髓炎。往往頸反項折。至五日以上。不變不動。初起發熱。後來熱度較減。若有若無。此種雖比較平善。然項反折可以百藥不效。延至五日至七日。殆無有不變者。惡性者一二日卽可以致命。總之。既患此病。便生命在不可知之數。卽較平善者。亦未容輕視。右方每劑分三次服。每次隔一點鐘恣予之。不論劑數。以病情增減爲進退。若譫語除。神志清。僅餘項反折。則稍疏闊其進藥時間。

犀角甚貴。無力者不易辦。鄉曲亦不易得。果倉猝不及措手。卽不用犀角。亦效。惟胆草則爲流行性腦症必須品。

安腦丸之歷史與效力。　安腦丸。爲鄙人創獲之方。根據平日讀傷寒論、千金方、藥證眞訣三書之心得。證以實地經驗。斟酌成方。最初在民十四。用以治虹

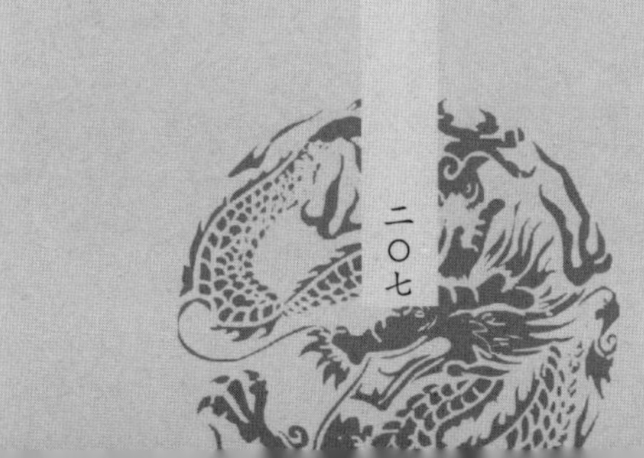

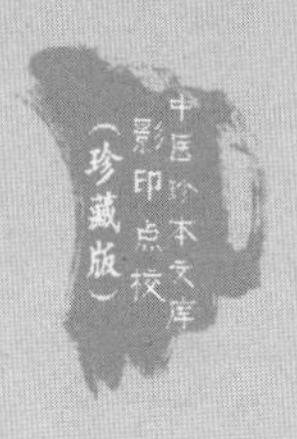

口殷楚記小孩腦脊髓膜炎症。嗣是以治驚風及腦症。效果之良。迴出他藥之上。大約治普通流行腦脊髓炎。及尋常驚風。可以十愈其九。惟惡性者僅得半之數。民十九。上海流行性腦症盛行。報載西醫界藥水感缺乏。商會某君宣言欲用飛機向歐洲辦治此病之血清。余固灼知此病之病理與治法。且中藥之良。確有一日之長。而且治愈之後。並無白癡耳聾等遺後症。尤爲特殊優點。乃登報發售。意在挽救浩刼於萬一。視市儈謀利以含有毒質之品。大登廣告。專事宣傳者。原有薰蕕之判。然涇渭同流。清濁莫辨。頗招細人之猜忌。無已。乃呈請衛生局化驗及得證書。前後相距已半年。其後未繼續登報者。一因疫勢已稍減殺。二則因此丸治惡性腦炎僅得半之數。究竟彼不愈之半數。其故安在。年來悉心研求。分量頗有增損。成績則較前更良。近來江浙各地。流行腦病復熾。外埠來函指購此丸者。日有數起。現在之成績。治普通驚風及流行腦症。可

口殷楚记小孩脑脊髓膜炎症，嗣是以治惊风及脑症，效果之良，迥出他药之上，大约治普通流行脑脊髓炎，及寻常惊风，可以十愈其九。惟恶性者仅得半之数。民十九，上海流行性脑症盛行，报载西医界药水感缺乏，商会某君宣言欲用飞机向欧洲办治此病之血清。余固灼知此病之理与治法，且中医之良，确有一日之长，而且治愈之后，并无白痴、耳聋等遗后症，尤为特殊优点。乃登报发售，意在挽救浩劫于万一，视市侩谋利以含有毒质之品，大登广告，专事宣传者，原有薰莸之判，然泾渭同流，清浊莫辨，颇招细人之猜忌，无已，乃呈请卫生局化验及得证书。前后相距已半年，其后未继续登报者，一因疫势已稍减杀，二则因此丸治恶性脑炎仅得半之数，究竟彼不愈之半数。其故安在，年来悉心研求，分量颇有增损，成绩则较前更良。近来江浙各地，流行脑病复炽，外埠来函指购此丸者，日有数起，现在之成绩，治普通惊风及流行脑症，可

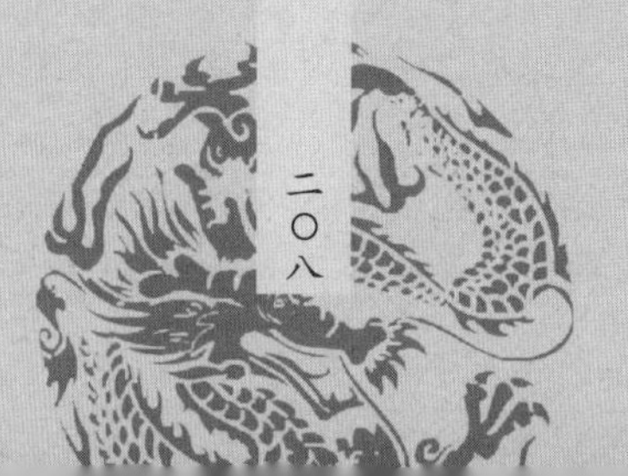

谓已在百分之九十以上，惟仍未能十全。兹将未能十全之病症列后，并略言其所以然之故。

（一）见惊风朕兆，又兼见气急鼻扇者，此种欬嗽必不爽，乃惊风与急性支气管炎症并发之病。所谓炎，必具三个条件：曰红，曰肿，曰痛。支气管发炎则气管变窒，呼吸不利，鼻孔与气管，生理上有此呼彼应之功能，气管觉窒息，则鼻孔扩张以为救济，以故见鼻孔扇动，即可知其气管炎肿。单纯之支气管炎症，为急性肺炎，其险恶不亚于脑病，若惊与鼻扇并见，是肺脑并病，单用安脑丸治脑，肺炎不兼顾，当然无良好效果。而治此种急性肺炎极难，以我经验所得，较为稳捷有效之法，用无价散半分冲服，如无无价散，则须临时延医。

此种肺脑并见之症，十九皆出瘖子，当以透发为主，胆草既不能不用，却不可多用，尤忌推拿，是皆不可不知者。

謂已在百分之九十以上。惟仍未能十全。茲將未能十全之病症列後。并略言其所以然之故。

（一）見驚風朕兆。又兼見氣急鼻扇者。此種欬嗽必不爽。乃驚風與急性支氣管炎症并發之病。所謂炎。必具三個條件。曰紅。曰腫。曰痛。支氣管發炎則氣管變窒。呼吸不利。鼻孔與氣管。生理上有此呼彼應之功能。氣管覺窒息則鼻孔擴張以爲救濟。以故見鼻孔扇動。即可知其氣管炎腫。單純之支氣管炎症。爲急性肺炎。其險惡不亞於腦病。若驚與鼻扇並見。是肺腦並病。單用安腦丸治腦。肺炎不兼顧。當然無良好效果。而治此種急性肺炎極難。以我經驗所得。較爲穩捷有效之法。用無價散半分沖服。如無無價散。則須臨時延醫。

此種肺腦並見之症。十九皆出瘖子。當以透發爲主。胆草既不能不用。卻不可多用。尤忌推拿。是皆不可不知者。

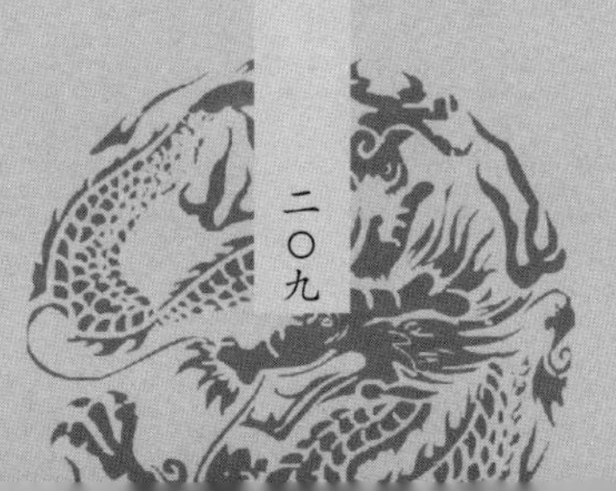

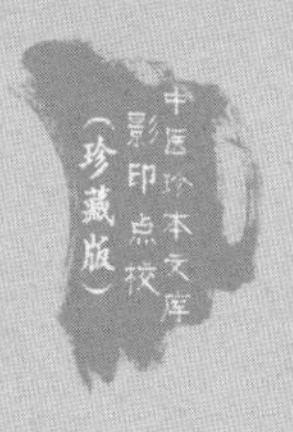

(二)誤藥之壞病。　誤藥之種類甚多。無從悉數。扼要言之。失表使病內傳。誤汗至於動血。悍藥攻裏創其內部。皆是。

(三)風緩。　神經緊張。則爲拘攣。爲痓。神經馳緩。則爲風緩。拙著熱病學中。曾證明風緩卽是柔痓。柔痓實較剛痓爲難治。近來發見。凡柔痓致病之由。雖不止一途。而病人若本有潛伏性梅毒者。苟患腦症。輒歸屬柔痓。其症狀。徧身無力。不但不拘攣。并不能轉動。如此者。則安腦丸不能取效。須用金匱大建中湯。此種雖不拘攣。其神昏目歧諸腦症。仍然可見。所謂潛伏性梅毒。亦有種種症據。如爪疥鵝掌等是。在嬰兒。則其病從先天來。故花柳病爲害之酷烈。實有不勝究詰者。若盡人能明白此中利害。當無有更向青樓中自尋死路者。又不但青樓。凡反自然之媾合。卽能致花柳病。拙論皆從生理病理上立脚。讀者幸勿視爲村夫子迂腐之談。則此後沈淪苦海者當減少其數。或者於衛生强種之

（二）误药之坏病，误药之种类甚多，无从悉数，扼要言之，失表使病内传，误汗至于动血，悍药攻里创其内部，皆是。

（三）风缓，神经紧张，则为拘挛，为痓；神经弛缓，则为风缓。拙著《热病学》中，曾证明风缓即是柔痓，柔痓实较刚痓为难治。近来发见，凡柔痓致病之由，虽不止一途，而病人若本有潜伏性梅毒者，苟患脑症，辄归属柔痓。其症状，遍身无力，不但不拘挛，并不能转动，如此者，则安脑丸不能取效，须用金匮大建中汤，此种虽不拘挛，其神昏目歧诸脑症，仍然可见。所谓潜伏性梅毒，亦有种种症据，如爪疥鹅掌等是，在婴儿，则其病从先天来，故花柳病为害之酷烈，实有不胜究诘者。若尽人能明白此中利害，当无有更向青楼中自寻死路者。又不但青楼，凡反自然之媾合，即能致花柳病。拙论皆从生理、病理上立脚，读者幸勿视为村夫子迂腐之谈，则此后沈沦苦海者当减少其数，或者于卫生强种之

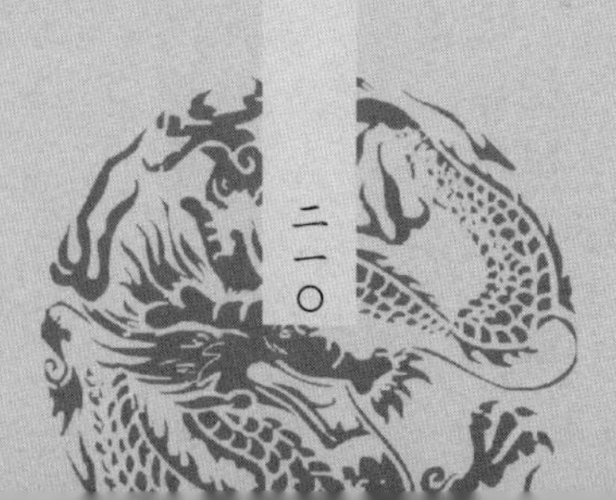

道，不无小补矣乎。

宜慎之药：本篇为安脑丸而设，今号于众曰，惊风为病，各种药都不可服，只可服我之安脑丸，岂非笑谈。安脑丸纵十全，亦安知安脑丸之外，竟无药可用，且此种口吻，非有饭大家吃主义，窃所不取。不过凭学理与经验而言，实有不容不声明者，既有误药坏病不可救治之病症，岂容置之不加讨论，所当注意者如下：

表药不适用，上文谓见朕兆未成惊风时，以退热为主，此言由伤寒热病转属之症。若起病即见诸惊朕兆，而兼见一二恶候，则其病本非伤寒，表药只能增病，不能去病（伤寒二字是广义的，包括一切热病说，表药二字亦包括诸发汗解肌药说），此可以一言解决。各种热病是荣卫为病，即体温反射为病，惊风乃神经系病证也。喻嘉言欲以桂枝汤治惊，彼为时代所限，不知有神经

道。不無小補矣乎。

宜愼之藥。 本篇爲安腦丸而設。今號於衆曰。驚風爲病。各種藥都不可服。祇可服我之安腦丸。豈非笑談。安腦丸縱十全。亦安知安腦丸之外。竟無藥可用。且此種口脗。非有飯大家吃主義。竊所不取。不過憑學理與經驗而言。實有不容不聲明者。旣有誤藥壞病不可救治之病症。豈容置之不加討論。所當注意者如下。

表藥不適用。 上文謂見朕兆未成驚風時。以退熱爲主。此言由傷寒熱病轉屬之症。若起病卽見諸驚朕兆。而兼見一二惡候。則其病本非傷寒。表藥祇能增病。不能去病。（傷寒二字是廣義的。包括一切熱病說。表藥二字亦包括諸發汗解肌藥說）此可以一言解決。各種熱病是榮衞爲病。卽體溫反射爲病。驚風乃神經系病證也。喻嘉言欲以桂枝湯治驚。彼爲時代所限。不知有神經

論醫集　　一一七

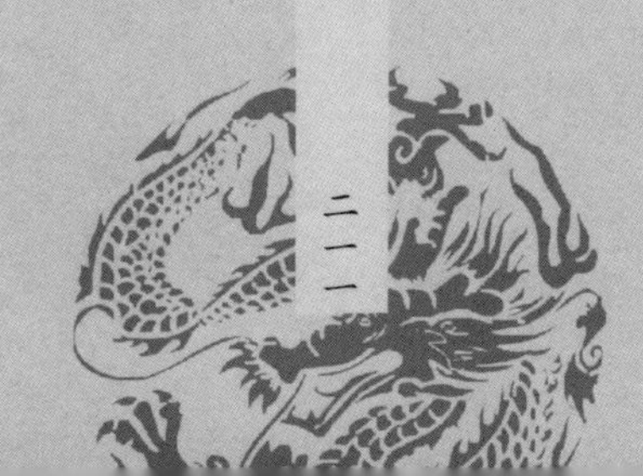

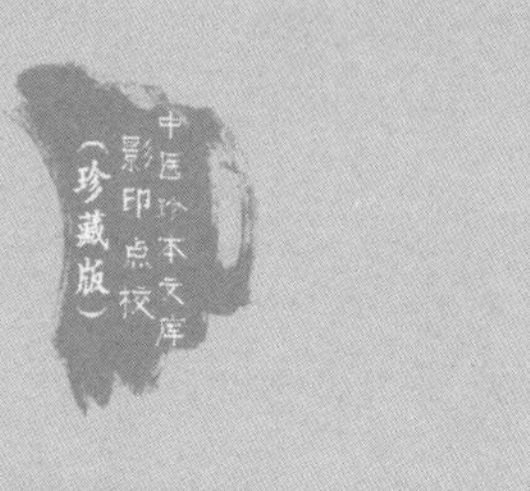

系。又强不知以爲知。故其持論無些微價値。

攻藥不能一例適用。　攻藥者。通大便之藥也。徐靈胎有云。痙病初起時。有以大黃攻之而生者。若其病候已成。則百無一治。（見蘭臺軌範。余未檢查。大意如此。）小孩停積。因胃叢神經緊張。影響中樞神經。而成病者。乃驚風之一種。去積可效。然限於初起僅見朕兆之時。今就經驗言之。亦只宜消導。斷非大黃。若大胆用大黃。創其內部。藏氣騷亂。卽是壞病。舌苔厚膩而泛噁者。胃有積之證據。舌苔黃厚當臍痛放屁者。腸有積之證據。胃積可消導。枳實竹茹腹皮查炭之類。腸積用皮硝縛當臍。最穩捷。若中脘及腹部按之皆痛。乃腸胃並實。是有大險。不攻固不可。攻之而小有不當。傷及胃腸神經。驚乃益甚。胃腸並實。雖非死證。已無十全辦法。此惟有平日愼食。余曾治此種病多起。皆十三四歲小孩。早起赴學校時。購粢飯團及粽子等爲食。蓋滬人慣宴起。小孩上學。家中早

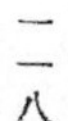

系，又强不知以为知，故其持论无些微价值。

攻药不能一例适用，攻药者，通大便之药也。徐灵胎有云：痉病初起时，有以大黄攻之而生者。若其病候已成，则百无一治（见《兰台轨范》，余未检查，大意如此）。小孩停积，因胃丛神经紧张，影响中枢神经，而成病者，乃惊风之一种，去积可效，然限于初起仅见朕兆之时。今就经验言之，亦只宜消导，断非大黄。若大胆用大黄，创其内部，藏气骚乱，即是坏病。舌苔厚腻而泛恶者，胃有积之证据；舌苔黄厚当脐痛放屁者，肠有积之证据。胃积可消导，枳实、竹茹、腹皮、查炭之类。肠积用皮硝缚当脐，最稳捷。若中脘及腹部按之皆痛，乃肠胃并实，是有大险，不攻固不可，攻之而小有不当，伤及胃肠神经，惊乃益甚。胃肠并实，虽非死证，已无十全办法。此惟有平日慎食，余曾治此种病多起，皆十三四岁小孩，早起赴学校时，购粢饭团及粽子等为食，盖沪人惯宴起，小孩上学，家中早

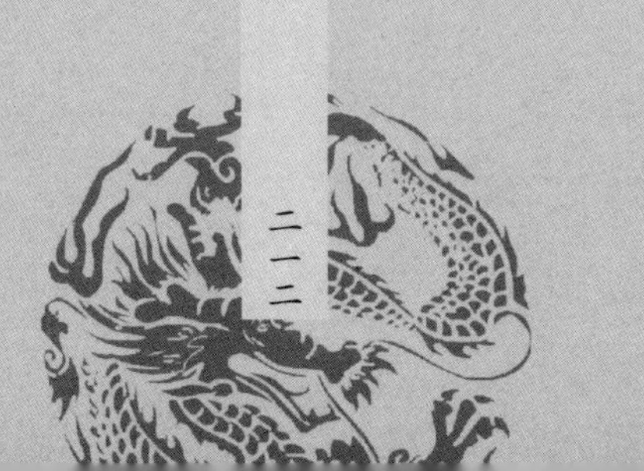

膳未备，给以铜币数枚，听其自购，其弊在贪图便当，大约经济在中线以下人家，十九如此。此等食物，在将消化未消化时，不幸遇惊怖，或气候剧变，即成大病。若值脑流症行时，则此孩更无幸免之理。凡攻积之药太悍，最能使藏府受伤，仲景对于三承气用法，非常审慎，正是注目在既下之后之变化，并非畏承气汤本身之效力。今人往往有用大黄三数钱者，自谓能师法古人，其实心粗胆大，不知艰难耳。

惊药与推拿：普通惊药，皆含有攻下性，皆当审慎。凡服惊药而下痰及青粪者，其内部已受伤，此其理由，非简单数语能明，只能暂从阙略。推拿，于惊风之因积而成者，确有效力。惟将出痧疹之病，绝对不可推拿。故在一地方痧疹流行之时，小孩如其发热，须照拙著痧子调护法办理。

痧子调护法

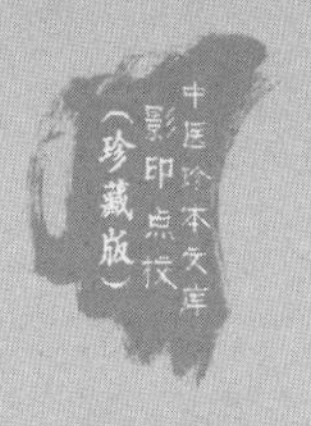

膳未備。給以銅幣數枚。聽其自購。其弊在貪圖便當。大約經濟在中線以下人家。十九如此。此等食物。在將消化未消化時。不幸遇驚怖。或氣候劇變。即成大病。若值腦流症行時。則此孩更無幸免之理。凡攻積之藥太悍。最能使藏府受傷。仲景對於三承氣用法。非常審慎。正是注目在既下之後之變化。並非畏承氣湯本身之效力。今人往往有用大黃三數錢者。自謂能師法古人。其實心粗胆大。不知艱難耳。

驚藥與推拿。 普通驚藥。皆含有攻下性。皆當審慎。凡服驚藥而下痰及青糞者。其內部已受傷。此其理由。非簡單數語能明。只能暫從闕略。推拿。於驚風之因積而成者。確有效力。惟將出痧疹之病。絕對不可推拿。故在一地方痧疹流行之時。小孩如其發熱。須照拙著痧子調護法辦理。

痧子調護法

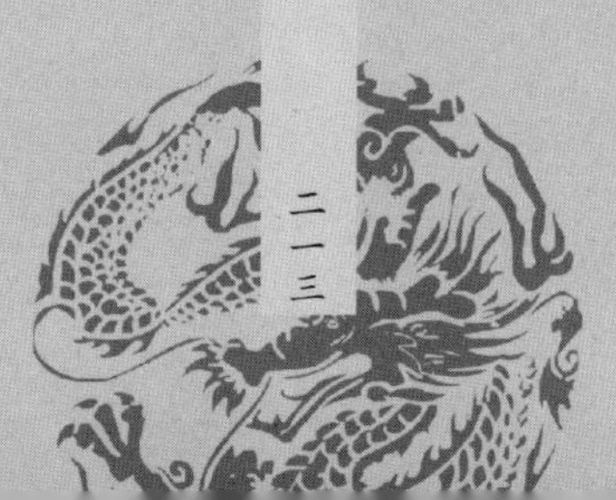

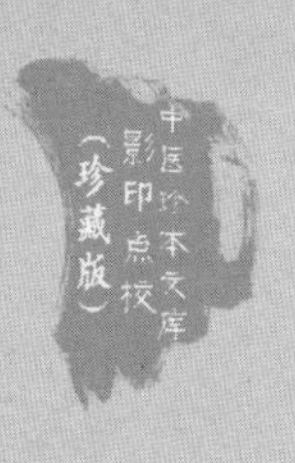

痧子有順逆。順者不藥亦愈。逆者調護得法。亦十愈八九。近來滬上此症盛行。我一日診十數出痧小孩多半都是逆症。而且有十成之三不及救治者。推究原因。都是不知禁忌之故。茲爲詳說如下。

第一不可瀉大便。凡是發熱的病。有外感必有內因。原來是單絲不成線。外感是風寒。內因是食積。熱病的原因在成人是很複雜的。在小孩什九都是這個風寒食積。這是大家都知道的。因爲小孩的病不過是風寒食積。於是一見發熱。不問情由。先給他些瀉藥。以爲先去食積。無論如何。病勢可以減少一半。不但病家有醫藥知識的如此設想。便是醫家亦都是如此設想。豈知按之事實。這設想竟錯了。

有大多數熱病。初起時都應該從發汗解肌治的。倘然先給瀉藥。那熱就陰陽怪氣。時輕時重。或者日輕夜重。老是不退。胸脘痞悶。肚皮隱痛。這些花樣。就統

痧子有顺逆，顺者不药亦愈。逆者调护得法，亦十愈八九。近来沪上此症盛行，我一日诊十数出痧小孩，多半都是逆症，而且有十成之三不及救治者，推究原因，都是不知禁忌之故，兹为详说如下：

第一，不可泻大便，凡是发热的病，有外感必有内因，原来是单丝不成线。外感是风寒，内因是食积，热病的原因，在成人是很复杂的，在小孩什九都是这个风寒食积，这是大家都知道的。因为小孩的病不过是风寒食积，于是一见发热，不问情由，先给他些泻药，以为先去食积，无论如何，病势可以减少一半。不但病家，有医药知识的如此设想，便是医学亦都是如此设想，岂知按之事实，这设想竟错了。

有大多数热病，初起时都该从发汗解肌治的，倘然先给泻药，那热就阴阳怪气，时轻时重，或者日轻夜重，老是不退，胸脘痞闷，肚皮隐痛，这些花样，就统

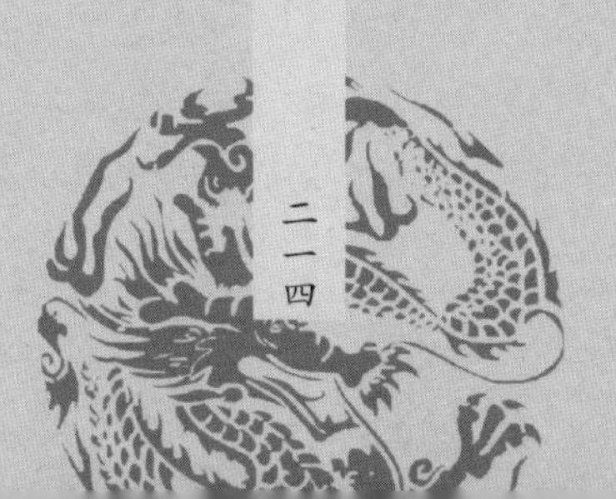

来了，这个名为内陷。仲景《伤寒论》中三令五申的说，表邪未罢，不可攻下。他这话真好比金科玉律，他那部《伤寒论》太阳篇，有许多方法，都是救误下的，无奈后人都不很注意。如今西法更是动不动讲究通大便，所以往往小病弄成大病，这还是讲的普通热病。若是痧子初起时先通大便，更是受累不浅。

痧子这个病，一定要皮肤见红点，然后病毒能减少，红点见得愈多，病毒减少得愈快，红点见之无可再见，病毒净尽，病就好了。可以说得红点就是病毒的出路，那病毒，罚咒不肯从大便出去的，当病孩初见红点之时，若用药透发，红点续续而多，病孩就渐渐爽慧，本来欬嗽不爽快也会爽快，本来手足微冷也会转温，本来多迷睡也会清醒，本来恶心吐乳也会不吐，本来阴阳怪气发热，或是日轻夜重，就会热一个爽利，一日半日慢慢退清。倘然初见红点之时，用泻药通大便，大便一泻，已见的红点就会隐没不见，同时就会手指尖发冷，而

來了。這個名爲內陷。仲景傷寒論中三令五申的說。表邪未罷。不可攻下。他這話眞好比金科玉律。他那部傷寒論太陽篇。有許多方法。都是救誤下的。無奈後人都不很注意。如今西法更是動不動講究通大便。所以往往小病弄成大病。這還是講的普通熱病。若是痧子初起時先通大便。更是受累不淺。

痧子這個病。一定要皮膚見紅點。然後病毒能減少。紅點見得愈多。病毒減少得愈快。紅點見之無可再見。病毒淨盡。病就好了。可以說得紅點就是病毒的出路。那病毒。罰咒不肯從大便出去的。當病孩初見紅點之時。若用藥透發。紅點續續而多。病孩就漸漸爽慧。本來欬嗽不爽快也會爽快。本來手足微冷也會轉溫。本來多迷睡也會清醒。本來噁心吐乳也會不吐。本來陰陽怪氣發熱。或是日輕夜重。就會熱一個爽利。一日半日慢慢退淸。倘然初見紅點之時。用瀉藥通大便。大便一瀉。已見的紅點就會隱沒不見。同時就會手指尖發冷。而

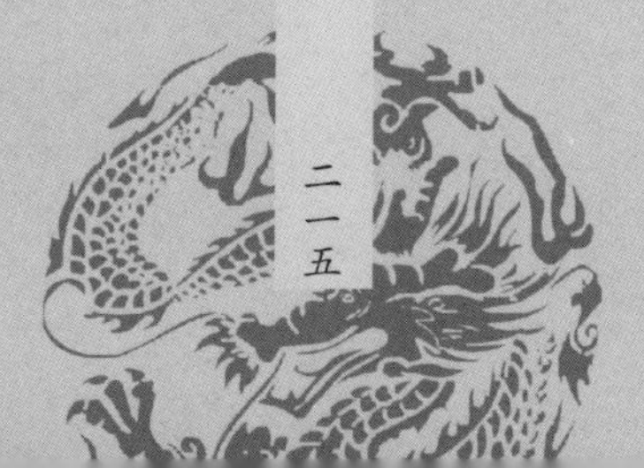

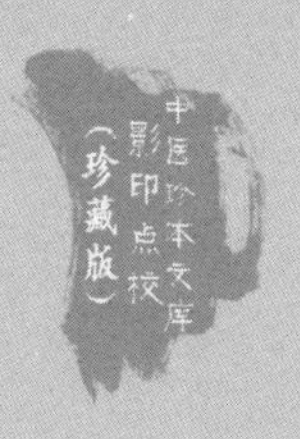

本來的高熱。也就變做陰陽怪氣。這病從此就一天一天的重了。這個就是內陷。此時尚勉强可救。病家若誤認熱陷爲熱退。不思變計。那就糟了。

第二衣被寒暖要當心。痧子要溫保。衣被常要帶暖。病孩不可吹風。這是大家都知道的。但也不是一句籠統話。須知溫保。只能適可爲止。若過於蓋得暖。着得多。病孩大汗淋漓。已出的痧子亦能隱沒。而且受熱變病。較之受涼更是難救。大汗淋漓。汗腺啓閉失職。就會亡陽。此種是漏汗。最是危險的。然則如何而可。這問題的答案很簡單的。就是衣着被蓋的多寡。須以病孩渾身蒸蒸有汗爲標準。最好用三層薄覆。汗多則去一層。汗少則加一層。尤其不可不知的是季候。冬天可以用毛織物。春夏只能用綿織物。若在淸明以後。用皮或是駝毛毯子。那就逼熱向裏。渾身無汗暵熱。只消幾點鐘工夫。就會使得小孩起驚。各種熱病的調護都是如此。不但是痧子。

本来的高热，也就变做阴阳怪气，这病从此就一天一天的重了，这个就是内陷，此时尚勉强可救，病家若误认热陷为热退，不思变计，那就糟了。

第二，衣被寒暖要当心，痧子要温保，衣被常要带暖，病孩不可吹风，这是大家都知道的。但也不是一句笼统话，须知温保，只能适可为止。若过于盖得暖，着得多，病孩大汗淋漓，已出的痧子亦能隐没，而且受热变病，较之受凉更是难救。大汗淋漓，汗腺启闭失职，就会亡阳，此种是漏汗，最是危险的。然则如何而可，这问题的答案很简单的，就是衣着被盖的多寡，须以病孩浑身蒸蒸有汗为标准，最好用三层薄覆，汗多则去一层，汗少则加一层。尤其不可不知的是季候。冬天可以用毛织物，春夏只能用绵织物。若在清明以后，用皮或是驼毛毯子，那就逼热向里，浑身无汗暵热，只消几点钟工夫，就会使得小孩起惊。各种热病的调护都是如此，不但是痧子。

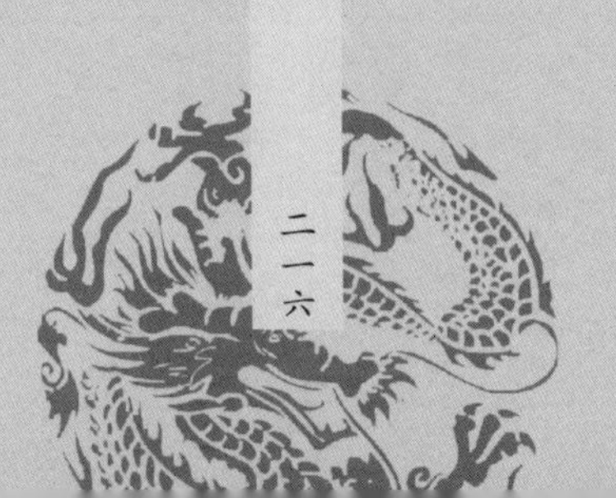

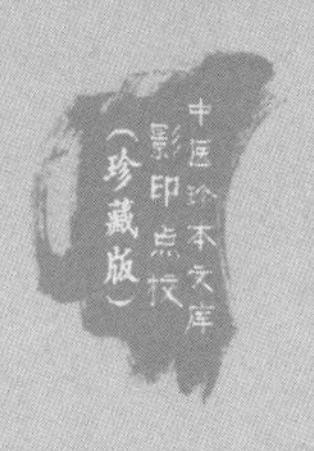

第三，病孩的面孔不可露在外边，痧子有特例，红点要见得多固然，但是要面部见得多是顺的，若是面部甚少，胸背、臀部、臂腿、手脚各处，无论如何多，都是逆的。若是面部见得多，身上各部见得很少，或竟无有，亦是顺的，逆的有险，顺的无险。痧子又有第二个特例，热即出，凉即隐，例如正在出痧子时，一手露在被外，那手上定不出，面孔露在被外，面孔定不出。若全身受风着凉，全身都不出，此所以痧子贵温保。不过温保过当，至于漏汗，那更是危险。因为漏汗仅能致虚，并不能透达痧子。人家不懂调护之法，往往将病孩重重厚覆，却将面部露在外面，于是面部则因冷而不出，其余各部分则因过热而汗多，虽痧点甚多，亦无益于病，竟有因此致命者。故衣被当适可而止，而面部则须注意不可露在被外，大约此层在冬令最为紧要，春寒时尤甚。

第四，不可吃荤，《内经》谓热病不可吃肉，原是凡发热都应守此禁，而痧子为尤

第三病孩的面孔不可露在外邊。痧子有特例。紅點要見得多固然。但是要面部見得多是順的。若是面部甚少。胸背臀部臂腿手脚各處。無論如何多。都是逆的。若是面部見得多。身上各部見得很少。或竟無有。亦是順的。逆的有險。順的無險。痧子又有第二個特例。熱即出。涼即隱。例如正在出痧之時。一手露在被外。那手上定不出。面孔露在被外。面孔定不出。若全身受風着涼。全身都不出。此所以痧子貴溫保。不過溫保過當。至於漏汗。那更是危險。因爲漏汗僅能致虛。並不能透達痧子。人家不懂調護之法。往往將病孩重重厚覆。却將面部露在外面。於是面部則因冷而不出。其餘各部分則因過熱而汗多。雖痧點甚多。亦無益於病。竟有因此致命者。故衣被當適可而止。而面部則須注意不可露在被外。大約此層在冬令最爲緊要。春寒時尤甚。

第四不可吃葷。內經謂熱病不可吃肉。原是凡發熱都應守此禁。而痧子爲尤

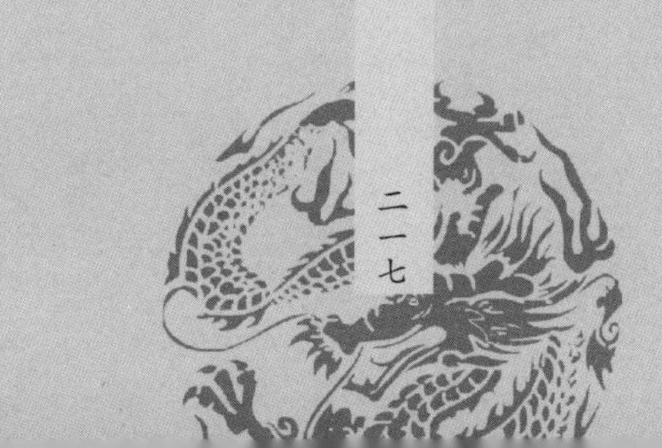

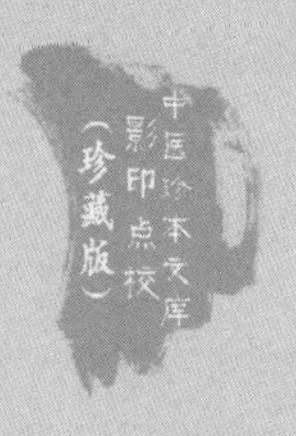

甚。若犯此禁例危險非常。而且難救。不但是吃葷。卽豬油氣味亦不可聞嗅。又茶食中有豬油者。如杏仁酥米花糖之類。皆在禁忌之列。其乳孩出痧疹。乳母亦須吃素。

第五藥禁。用藥本是醫生的職務。不是病家的事情。然而有病家不可不知者數條。茲爲簡單說明如下。

(甲)回春丹不可吃。前四年我著保赤新書。亦曾有此聲明。證以近年閱歷。此話益發證明不錯。凡是痧疹流行之時。小孩見傷風欬嗽。便須防是痧疹。立刻要屏除葷腥。予以疏解藥。若見發熱。須解肌藥。若熱盛神昏。或指頭自動。或寐中驚悸。此時是有驚意。驚尚未成。可以涼解。於涼透藥中加消導藥最好。不必忙著吃各種驚藥。亦不必推拏。尤其不可的是回春丹。按回春丹的藥味。是犀黃、腰黃、麝香、冰片、辰砂、天竺黃、胆星、川貝、防風、羌活、天痲、殭蠶、全蠍、白附子、蛇

甚。若犯此禁例危险非常，而且难救，不但是吃荤，即猪油气味亦不可闻嗅。又茶食中有猪油者，如杏仁酥米花糖之类，皆在禁忌之列。其乳孩出痧疹，乳母亦须吃素。

第五，药禁，用药本是医生的职务，不是病家的事情，然而有病家不可不知者数条，兹为简单说明如下：

（甲）回春丹不可吃，前四年我著《保赤新书》，亦曾有此声明，证以近年阅历，此话益发证明不错。是痧疹流行之时，小孩见伤风欬嗽，便须防是痧疹，立刻要屏除荤腥，予以疏解药。若见发热，须解肌药。若热盛神昏，或指头自动，或寐中惊悸，此时是有惊意，惊尚未成，可以凉解，于凉透药中加消导药最好，不必忙著吃各种惊药。亦不必推拿，尤其不可的是回春丹。按回春丹的药味，是犀黄、腰黄、麝香、冰片、辰砂、天竺黄、胆星、川贝、防风、羌活、天麻、僵蚕、全蝎、白附子、蛇

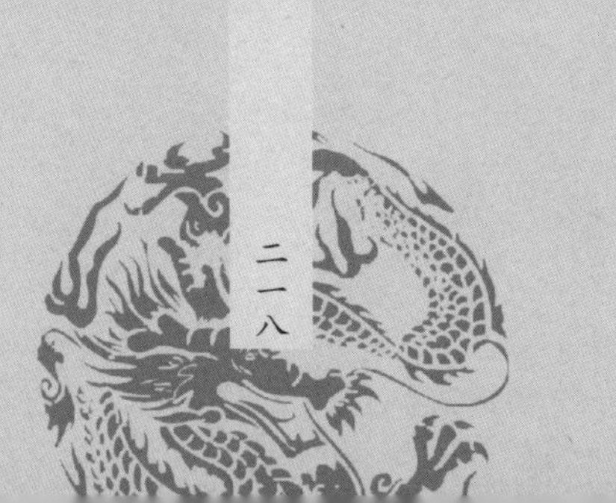

含石，论这十五味药，可说得有五个作用：其一是清血热开闭，前五味是也。其二化痰，天竺黄等三味是也。其三是疏散外风，防风等三味是也。其四是祛内风，僵蚕、全蝎是也。其五温化行药，白附子是也。其蛇含石一味，只是镇惊。综观各药，亦甚寻常，然服此丹者，往往下青色粪，痰从大便出，此盖由于天竺黄、蛇含石、胆星、犀黄并用之故。凡小儿皆不知吐痰，此丹能使痰从大便出，故病家信之。其实各种热病，以热为主，能退得热，痰自不为患，不能退热，徒化痰无益，而下青色粪最是不妥。须知青色是胆汁，是人体中消化要素之一，胆汁从大便出，便是消化机能失职。若是服药之后而见青粪，便是不当攻下而误攻之证据。这是极显明的理论，而切合于事实的。惟其如此，所以痧子初起误服回春丹，是无有不内陷的。如何是内陷，就是本来面色红的，药后发青，本来大便实的，药后泄泻。（乙）不可吃葶苈，痧子无有不欬嗽的，虽亦有例外，不过千份

含石。論這十五味藥。可說得有五個作用。其一是清血熱開閉。前五味是也。其二化痰。天竺黃等三味是也。其三是疏散外風。防風等三味是也。其四是袪內風。殭蠶全蠍是也。其五溫化行藥。白附子是也。其蛇含石一味。只是鎮驚。綜觀各藥。亦甚尋常。然服此丹者。往往下靑色糞。痰從大便出。此蓋由於天竺黃蛇含石胆星犀黃並用之故。凡小兒皆不知吐痰。此丹能使痰從大便出。故病家信之。其實各種熱病。以熱爲主。能退得熱。痰自不爲患。不能退熱。徒化痰無益。而下靑色糞。最是不妥。須知靑色是胆汁。是人體中消化要素之一。胆汁從大便出。便是消化機能失職。若是服藥之後而見靑糞。便是不當攻下而誤攻之證據。這是極顯明的理論。而切合於事實的。惟其如此。所以痧子初起誤服回春丹。是無有不內陷的。如何是內陷。就是本來面色紅的。藥後發靑。本來大便實的。藥後泄瀉。(乙)不可吃葶藶。痧子無有不欬嗽的。雖亦有例外。不過千份

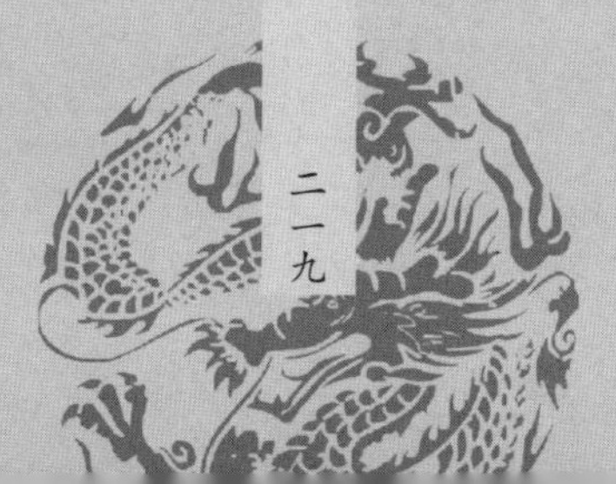

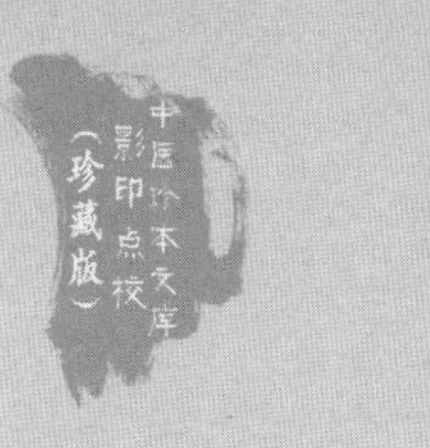

之一。當痧疹流行時。總是傷風欬嗽起頭。以後逐步加重。至於無時不欬。又欬不出因而氣急鼻扇。須知這是肺閉。不是肺實。古人用葶藶。分量極輕。而且炒過製過。今人往往一錢八分。並不炒。古人用此的標準。是胸中有飲。喘滿不得臥。主要是痰是水。小孩出痧子。欬嗽氣急鼻扇。是肺爲風束。主要是風。葶藶性格是向下。是能開胸結利水腫的。痧子病症宜透發不宜攻下的。因此之故。痧子用葶藶無不誤事。若僅根據喘滿瀉肺等字面。便胡亂放胆用藥。未免看得醫道太容易了。(丙)不可服猴棗。按猴棗能治痰熱驚癇。相傳其功用等於犀黃馬寶。醫家所以用猴棗。是因爲他能化痰。以我經驗所得。尋常熱病有服猴棗而無敗象者。亦有不可收拾而病家告我曾服猴棗者。是否因猴棗而壞。未能斷言。不過痧子因服猴棗而愈者。見聞所及。竟無一人。以病理衡之。痧子無論在初期或末傳。其欬嗽完全是風熱。卽初起受寒。亦無不化熱。絕非化痰清

之一。当痧疹流行时，总是伤风欬嗽起头，以后逐步加重，至于无时不欬，又欬不出，因而气急鼻扇，须知这是肺闭，不是肺实。古人用葶苈，分量极轻，而且炒过制过，今人往往一钱八分，并不炒。古人用此的标准，是胸中有饮，喘满不得卧，主要是痰是水。小孩出痧子，欬嗽、气急、鼻扇，是肺为风束，主要是风，葶苈性格是向下，是能开胸结利水肿的。痧子病症宜透发，不宜攻下的，因此之故，痧子用葶苈无不误事。若仅根据喘满泻肺等字面，便胡乱放胆用药，未免看得医道太容易了。（丙）不可服猴枣，按猴枣能治痰热惊痫，相传其功用等于犀黄、马宝。医家所以用猴枣，是因为他能化痰。以我经验所得，寻常热病有服猴枣而无败象者，亦有不可收拾，而病家告我曾服猴枣者，是否因猴枣而坏，未能断言。不过痧子因服猴枣而愈者，见闻所及，竟无一人。以病理衡之，痧子无论在初期或末传，其欬嗽完全是风热，即初起受寒，亦无不化热，绝非化痰清

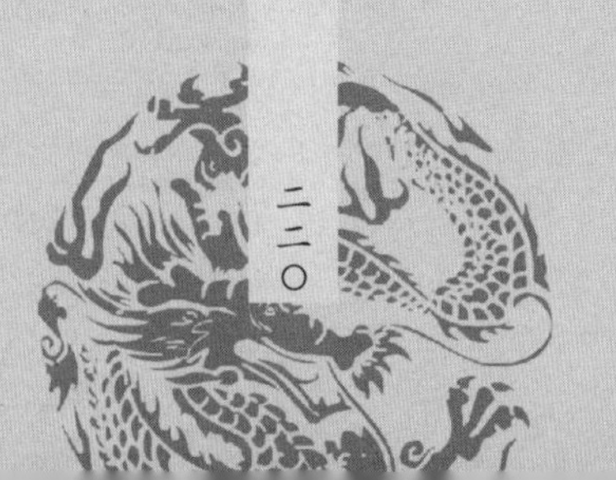

热可以济事。因所以有痰，所以化热，皆因风邪闭不得出，疏散则愈。因为此病总是热的，故温散不愈，必定要清凉透达方愈。因为此病是血中热毒向皮肤宣泄，为唯一愈病之路。故甘凉嫌其遏抑，初起时必须苦寒兼透发方愈。猴枣既与犀黄作用略同，即可知与上列各要点不合。凡是犀黄一类的药，虽云清血毒，但他的路径是使病毒从大小便出去的，可以施之于他种疾病，不能施之于痧子。（丁）不可服远志，远志照古方的效用看来，是心肾药，痧子是肺风胃热，可谓与远志丝毫无关，且此物是温性，与痧子当清凉透达的公例不合。（戊）不得妄用麻黄、石膏，麻黄、石膏是当用之药，痧子当初起时，欬嗽不爽，壮热无汗，非麻黄不解。若复烦躁引饮口渴，更非用石膏不可。若当此之时，仅用麻黄，不用石膏，可以虽用多量麻黄，竟不出汗。况痧子当壮热无汗，烦躁大渴之时，不用麻黄、石膏，更有何药可用，不过用此二味，须有两个条件：其一，须壮

熱可以濟事。因所以有痰。所以化熱。皆因風邪閉不得出。疏散則愈。因爲此病總是熱的。故温散不愈。必定要清涼透達方愈。因爲此病是血中熱毒向皮膚宣泄。爲唯一愈病之路。故甘涼嫌其遏抑。初起時必須苦寒兼透發方愈。猴棗既與犀黄作用略同。卽可知與上列各要點不合。凡是犀黄一類的藥。雖云清血毒。但他的路徑是使病毒從大小便出去的。可以施之於他種疾病。不能施之於痧子。(丁)不可服遠志。遠志照古方的效用看來。是心腎藥。痧子是肺風胃熱。可謂與遠志絲毫無關。且此物是温性。與痧子當清涼透達的公例不合。(戊)不得妄用麻黄石膏。麻黄石膏是當用之藥。痧子當初起時。欬嗽不爽。壯熱無汗。非麻黄不解。若復煩躁引飲口渴。更非用石膏不可。若當此之時。僅用麻黄。不用石膏。可以雖用多量麻黄。竟不出汗。況痧子當壯熱無汗煩躁大渴之時。不用麻黄石膏。更有何藥可用。不過用此二味。須有兩個條件。其一。須壯

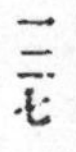

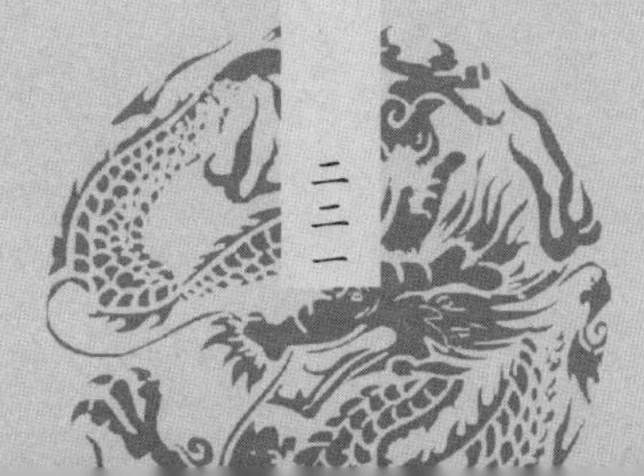

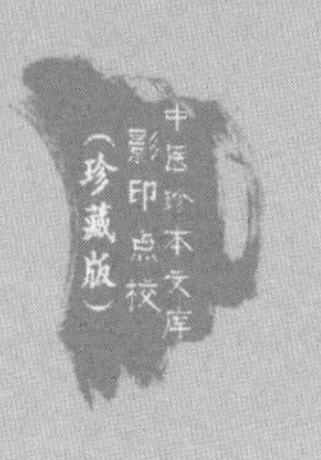

熱、無汗而喘、煩躁、大渴引飲、四種見症皆具。其二。藥量與病候宜相得。嘗謂凡用傷寒方而僨事者。小半是見證未能脗合之故。大半是藥量不中肯之故。吾用麻黃以三分至四分爲止。石膏一錢半至三錢爲止。如其藥力不能及彀。則繼進一劑。此從傷寒論及聖濟總錄方後悟得。傷寒方後常云。水若干。煎若干。分三服。得汗後。止後服。聖濟則一方研末取四五錢匙煎服者。比比是也。吾留心計算其藥量。往往悍藥有每服不及一分者。同道中人不知其故。妄相詆譏。甚至吾之被開除學徒某甲。亦以此爲口實。又陸九芝章太炎兩先生。均著有藥量考。考據眞確。自是讀書人所當致力者。然醫家之最要條件。仍在實驗。能愈病卽是眞確。近見有妄人用細辛至一錢半乃至三錢者。病人渙汗失神。不過尚未遽絕。而彼妄人且引以自豪。謂膽識邁越古人。吁。用藥顧可意氣用事哉。近見日本人渡邊熙著和漢醫學實驗一書。謂「漢醫之祕不告人者。卽在

热、无汗而喘、烦躁、大渴引饮，四种见症皆具。其二，药量与病候宜相得，尝谓凡用伤寒方而偾事者，小半是见证未能吻合之故，大半是药量不中肯之故。吾用麻黄以三分至四分为止，石膏一钱半至三钱为止，如其药力不能及彀，则继进一剂，此从《伤寒论》及《圣济总录》方后悟得。伤寒方后常云：水若干，煎若干，分三服，得汗后，止后服。《圣济》则一方研末，取四五钱匙煎服者，比比是也。吾留心计算其药量，往往悍药有每服不及一分者，同道中人不知其故，妄相诋议，甚至吾之被开除学徒某甲，亦以此为口实。又陆九芝、章太炎两先生，均著有药量考，考据真确，自是读书人所当致力者。然医家之最要条件，仍在实验，能愈病即是真确。近见有妄人用细辛至一钱半乃至三钱者，病人涣汗失神，不过尚未遽绝，而彼妄人且引以自豪，谓胆识迈越古人，吁！用药顾可意气用事哉。近见日本人渡边熙著和汉医学实验一书，谓“汉医之秘不告人者，即在

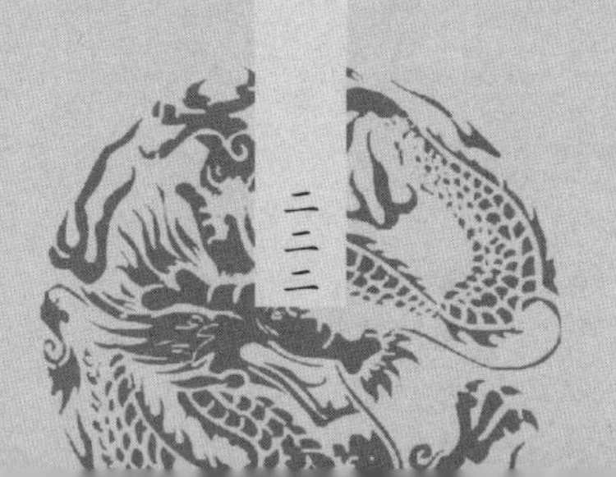

药量，《伤寒》、《金匮》中所记，有一日之药量，亦有一剂之药量，总之不可尽信”。是则经验之谈也。近见痧子夹惊风而发者甚多，所以有此。盖因脑症流行之故，此病极难治，绝非麻黄、石膏可以济事，昧者不察，往往以重量膏麻予之。上文所谓病症不吻合，药量不中肯，两皆犯之，病何由治。吾于本年三月中一个月，治痧子与流行性脑炎及急性支气管炎三病并发之险症，凡二十余人，吾大孙儿亦罹此重症，吾用清透药与脑炎药加无价散救治，全愈无后患者十余人。凡曾服葶苈、远志、回春丹，与大剂不合病症之麻黄、石膏者，均不能挽救。吾今袒白言之，毫无隐秘，愿吾同道稍加注意也。

第六，救治急性肺炎法，肺炎之症状，即是欬不爽，气急鼻扇，医多用葶苈、远志，只能增病。若以无价散予之，则为效甚良。此物只能用一次，且多不过一分，最好先予半分，不瘥，再予半分，用清透药冲服，痧透欬爽，鼻孔可以不扇，是即病

藥量。傷寒金匱中所記。有一日之藥量。亦有一劑之藥量。總之不可盡信」是則經驗之談也。近見痧子夾驚風而發者甚多。所以有此。蓋因腦症流行之故。此病極難治。絕非麻黃石膏可以濟事。昧者不察。往往以重量膏麻予之。上文所謂病症不脗合。藥量不中肯。兩皆犯之。病何由治。吾於本年三月中一個月。治痧子與流行性腦炎及急性支氣管炎三病併發之險症。凡二十餘人。吾大孫兒亦罹此重症。吾用清透藥與腦炎藥加無價散救治。全愈無後患者十餘人。凡曾服葶藶遠志回春丹。與大劑不合病症之麻黃石膏者。均不能挽救。吾今袒白言之。毫無隱祕。願吾同道稍加注意也。

第六救治急性肺炎法。肺炎之症狀。卽是欬不爽。氣急鼻扇。醫多用葶藶遠志。祇能增病。若以無價散予之。則爲效甚良。此物只能用一次。且多不過一分。最好先予半分。不瘥。再予半分。用清透藥沖服。痧透欬爽。鼻孔可以不扇。是卽病

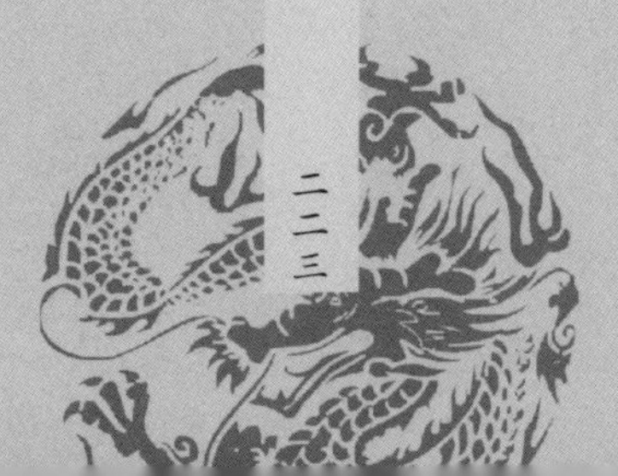

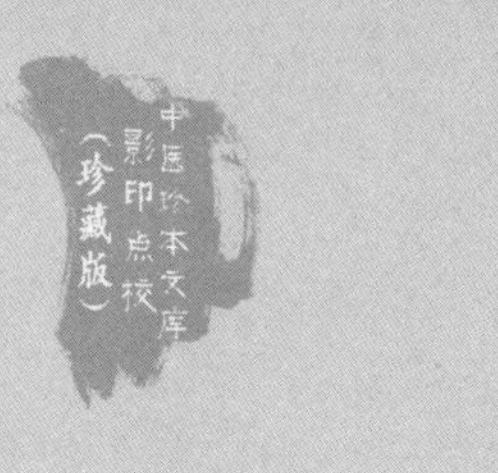

機轉變之好現象。若不出痧子。氣急鼻扇欬嗽。亦能減退。通常用此治痧子。余屢次經驗。審其治肺之功效。先自服驗其藥性。然後施之於人。爲效良佳。惟限於肺爲風束。氣急鼻扇之支氣管炎症。其他尋常傷風欬嗽非險症。無需乎此。其慢性欬嗽肺燥肺萎等。當然不合用也。無價散內地藥店恆不備。此物係用臘月中健全小兒之糞。傾入銀罐內鹽泥封固。炭火煅赤。令成灰。加麝香冰片少許。同研而成。吐血用童便。痧不得出用無價散。均極效。眞可謂道在矢溺矣。

第七芫荽燙熨最爲穩當有效之法。此法人多知之。然苦於不知其詳。用之不得法。卽無效。故雖知之。無多用處。玆爲詳細說明如下。芫荽卽香菜。此物最能透發痧子。然而並非當藥吃。可以透發痧子。曾屢見醫者用芫荽一撮。以爲藥引。却絲毫於病無益。凡藥。順的病症用他不着。逆的病症。不能救險。都是無用之物。芫荽之效力。不在內服。全在燙熨。燙熨之法。於病孩欬嗽發熱。身上已見

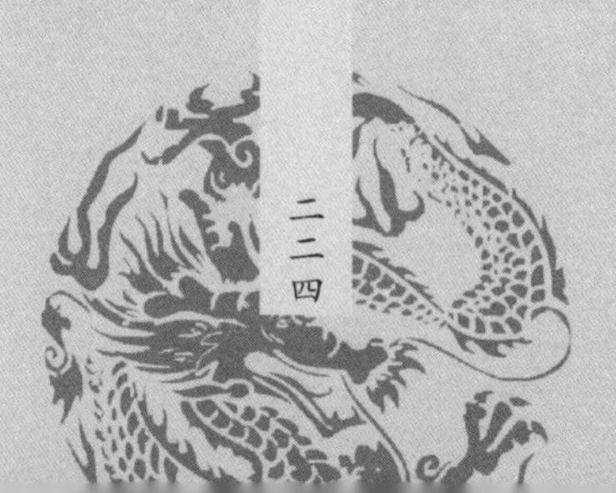

机转变之好现象。若不出痧子，气急、鼻扇、咳嗽，亦能减退，通常用此治痧子。余屡次经验，审其治肺之功效，先自服验其药性，然后施之于人，为效良佳，惟限于肺为风束。气急、鼻扇之支气管炎症，其他寻常伤风欬嗽非险症，无需乎此。其慢性欬嗽、肺燥、肺萎等，当然不合用也。无价散内地药店恒不备，此物系用腊月中健全小儿之粪，倾入银罐内盐泥封固，炭火煅赤，令成灰，加麝香、冰片少许，同研而成。吐血用童便，痧不得出用无价散，均极效，真可谓道在矢溺矣。

第七，芫荽烫熨，最为稳当有效之法，此法人多知之，然苦于不知其详，用之不得法，即无效。故虽知之，无多用处，兹为详细说明如下：芫荽即香菜，此物最能透发痧子，然而并非当药吃，可以透发痧子，曾屡见医者用芫荽一撮，以为药引，却丝毫丁病无益。凡药，顺的病症用他不着，逆的病症，不能救险，都是无用之物。芫荽之效力，不在内服，全在烫熨，烫熨之法，于病孩欬嗽发热，身上已见

红点之时行之。用芫荽菜一斤，分两次，先用半斤，沸水一大壶，大盆一个，入芫荽盆中，以沸水泡之，切不可煎，亦不可用火炖，泡则香，炖而臭也。泡时须将房间中门窗皆关闭，使香菜气味充满室中，最为合法。既泡之后，却乘热用洁净毛巾，醮（蘸）透绞干（巾须甚热，绞须极干），用此热巾，向病孩面部轻轻熨之，频频熨之，巾须著肉即起，不可揿紧在面上。又不可揩，揿则烫痛，揩则皮破也。须连续不已，使病孩面部之肉红，红则痧透故也。巾不须摊开，只须总把握在手中，以一部份著小孩之面，巾之一部份冷，则翻转用较热之一面；一巾冷，则更换一巾；盆水冷，则更换一盆（即泡第二个半斤）。烫熨之主要部份，在病儿之鼻旁、口唇之上，颊肉之微近中部处，此处在医书上谓之人王之部。凡病孩痧子内陷，或欲出未得，人王之部必白而不红，且微隐青色，于此处熨之，其痧即出，乃陷者举之之最稳捷有效之方法也。凡烫熨，当专注力于人王之部，他处可

紅點之時行之。用芫荽菜一斤。分兩次。先用半斤。沸水一大壺。大盆一個。入芫荽盆中。以沸水泡之。切不可煎。亦不可用火燉。泡則香。燉則臭也。泡時須將房間中門窗皆關閉。使香菜氣味充滿室中。最爲合法。既泡之後。卻乘熱用潔淨毛巾。醮透絞乾。(巾須甚熱。絞須極乾。)用此熱巾向病孩面部輕輕熨之。頻頻熨之。巾須著肉卽起。不可撳緊在面上。又不可揩。撳則燙痛。揩則皮破也。須連續不已。使病孩面部之肉紅。紅則痧透故也。巾不須攤開。只須總把握在手中。以一部份著小孩之面。巾之一部份冷。則翻轉用較熱之一面。一巾冷。則更換一巾。盆水冷。則更換一盆。(卽泡第二個半斤)燙熨之主要部份。在病兒之鼻旁、口脣之上。頰肉之微近中部處。此處在醫書上謂之人王之部。凡病孩痧子內陷。或欲出未得。人王之部必白而不紅。且微隱青色。於此處熨之。其痧卽出。乃陷者舉之之最穩捷有效之方法也。凡燙熨。當專注力於人王之部。他處可

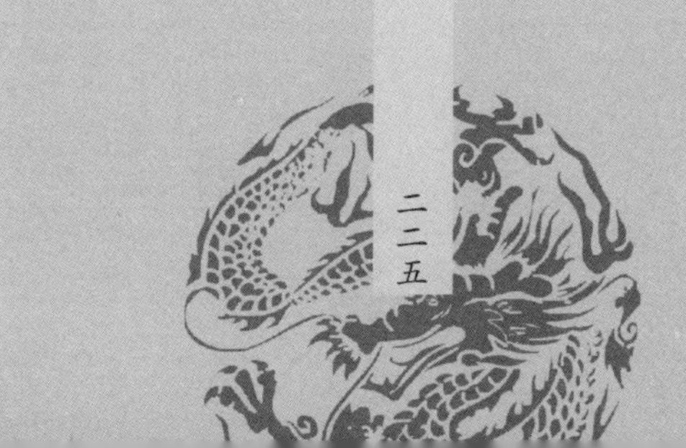

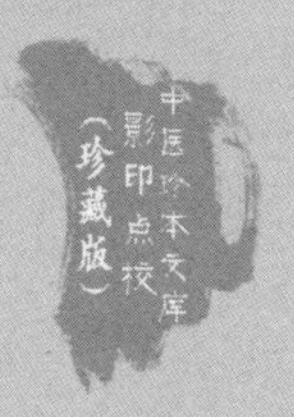

以不問。手脚固不必燙。胸背兩部尤不可。因解衣則著涼。反添病也。燙熨之時間。以藥後五分或十分鐘時開始行之。最爲適當。既熨之後。即行温保。勿使面部外露。如此。則病機必轉。若翌日熱尚未退。痧尚不多。欬尚不爽。可再如法燙熨之。

以上七條雖甚淺而易懂。卻是痧子極緊要關鍵。皆從實地經驗得來。絲毫無疑義者。余固以此告病家。然醫家正未可因其淺易而忽之。今之小孩患痧子之險症。無一非由小事化爲大事者。豈盡病家之咎哉。

以不问，手脚固不必烫，胸背两部尤不可，因解衣则著凉，反添病也。烫熨之时间，以药后五分或十分钟时开始行之，最为适当。既熨之后，即行温保，勿使面部外露，如此，则病机必转。若翌日热尚未退，痧尚不多，欬尚不爽，可再如法烫熨之。

以上七条虽甚浅而易懂，却是痧子极紧要关键，皆从实地经验得来，丝毫无疑义者。余固以此告病家，然医家正未可因其浅易而忽之。今之小孩患痧子之险症，无一非由小事化为大事者，岂尽病家之咎哉。

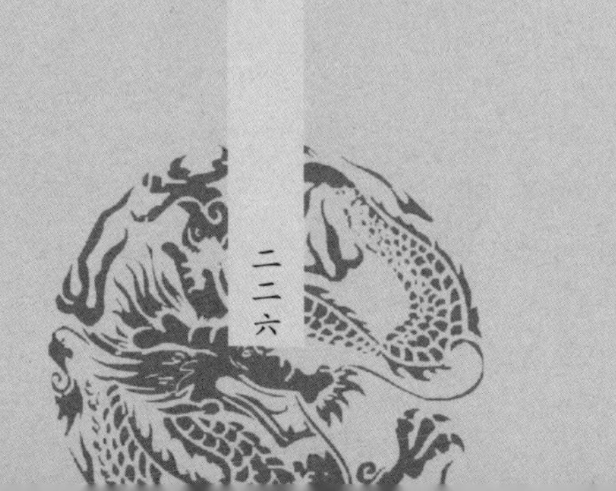

致严独鹤书

独鹤先生台鉴，近日余君云岫等倡议取缔中医，而中医界则函电交驰，声言不能承认，本月九日见

先生快活林谈话，议论极持平，然在西医方面，必以为：

尊论左袒中医，盖西医不但营业关系，其心目中以为中医有铲除之必要，固自以为所言公而非私也。中医之争，则不免辞不达意，横说中国医学数千年，竖说中国医学数千年，无非中医有悠久之历史，如此便不当废。岂知西医所持者，纯为学术问题，进化问题，中医惟其年久而无进步，陈腐已甚，留之徒为污沾，非去不可。中医数千年一语，不足为自己辩护也。故此事欲图解决，非有澈底明瞭之理由，总无由使人洽心而首肯。自鄙见言之，西医之言，虽似乎近理，毕竟有主奴之见，其实似是而非，中医之说，则未能搔着痒处，倘双方长此

致嚴獨鶴書

獨鶴先生台鑒。近日余君雲岫等倡議取締中醫。而中醫界則函電交馳。聲言不能承認。本月九日見

先生快活林談話。議論極持平。然在西醫方面。必以爲

尊論左袒中醫。蓋西醫不但營業關係。其心目中以爲中醫有鏟除之必要。固自以爲所言公而非私也。中醫之爭。則不免辭不達意。横說中國醫學數千年。豎說中國醫學數千年。無非中醫有悠久之歷史。如此便不當廢。豈知西醫所持者。純爲學術問題。進化問題。中醫惟其年久而無進步。陳腐已甚。留之徒爲汚玷。非去不可。中醫數千年一語。不足爲自己辯護也。故此事欲圖解決。非有澈底明瞭之理由。總無由使人洽心而首肯。自鄙見言之。西醫之言。雖似乎近理。畢竟有主奴之見。其實似是而非。中醫之說。則未能搔着癢處。倘雙方長此

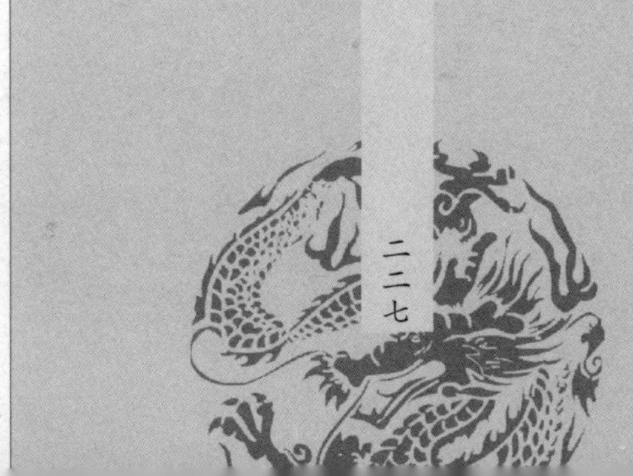

爭執。或中醫竟被取締。或幸而保存。總覺未能渙然冰釋於心。今欲使此事得一允當解決。爰爲疏其理由如下。

此可分兩層說明之。第一人的問題。第二學的問題。中醫比較西醫。可謂腐化已甚。而衡量中西醫二者。卻是中醫較適宜於社會。既是腐化。何以又適宜於社會。豈我國之社會腐敗已甚。倖色揣稱。當用此腐敗之中醫乎。果爾。亦復成何話說。然則此話怎講。中醫學的價值。當於後文大略說明之。其所以適宜於社會者。則以治法簡捷而爲效良也。中醫之所以有效。其根抵自在古書。然僅僅讀書。不能取效。必須有經驗。以所經驗證所謂古書。則古書眞義。可以明瞭。而效果可以操券。經驗愈多。體會變化之公例。因習見而多所領悟。古書之明瞭者愈多。則望色可以知病。而其治法乃益簡捷。效果乃益良好。昔人所謂見垣一方者。即是指此。王冰序素問。謂未嘗有行不由徑出不由戶者。蓋中醫之

争执，或中医竟被取缔，或幸而保存，总觉未能涣然冰释于心，今欲使此事得一允当解决，爰为疏其理由如下：

此可分两层说明之：第一，人的问题；第二，学的问题。中医比较西医，可谓腐化已甚，而衡量中西医二者，却是中医较适宜于社会。既是腐化，何以又适宜于社会，岂我国之社会腐败已甚，倖色揣称，当用此腐败之中医乎？果尔，亦复成何话说。然则此话怎讲，中医学的价值，当于后文大略说明之。其所以适宜于社会者，则以治法简捷而为效良也。中医之所以有效，其根抵自在古书，然仅仅读书，不能取效，必须有经验。以所经验证所谓古书，则古书真义，可以明瞭，而效果可以操券。经验愈多，体会变化之公例。因习见而多所领悟，古书之明瞭者愈多，则望色可以知病，而其治法乃益简捷，效果乃益良好。昔人所谓见垣一方者，即是指此。王冰序《素问》，谓未尝有行不由径出不由户者。盖中医之

成，舍此道以外，亦竟无他途。此中有两要点，值得吾人注意者：其一，以此种方法成功学医，与现在科学方法完全不同，中医竟无由加入寰球医学研究会，且以如此方法成就，当其未成之时，治病必多出入，用药必多错误。故苏东坡有学医费人之语。然此层并不足为病，即用科学方法研究成功之西医，亦何尝不有待于经验，亦何尝不学医费人。其二，由经验以明古书，由古书以明体工变化之公例，此种工夫，非等闲之辈可以梦见，必旷代一遇之良医然后能之。自春秋战国和缓扁鹊以至今日，其学说有记载可以考见者，二千四五百年之中，不过寥寥三数十人耳。明乎以上二者，乃知中医所以有今日晦盲痞塞之现状，其症结即在此处。盖彼旷代一遇之良医，当其未成之时，在学医费人之试验时期中，本无多成绩可言，及其成功，则已头童齿豁，人类多劣根性，而自私自利，乃诸劣根性中之最强有力者，血气既衰，戒之在得，苟无学问以

成。舍此道以外。亦竟無他途。此中有兩要點。値得吾人注意者。其一。以此種方法成功學醫。與現在科學方法完全不同。中醫竟無由加入寰球醫學研究會。且以如此方法成就。當其未成之時。治病必多出入。用藥必多錯誤。故蘇東坡有學醫費人之語。然此層並不足爲病。卽用科學方法研究成功之西醫。亦何嘗不有待於經驗。亦何嘗不學醫費人。其二。由經驗以明古書。由古書以明體工變化之公例。此種工夫。非等閒之輩可以夢見。必曠代一遇之良醫然後能之。自春秋戰國和緩扁鵲以至今日。其學說有記載可以考見者。二千四五百年之中。不過寥寥三數十人耳。明乎以上二者。乃知中醫所以有今日晦盲痞塞之現狀。其癥結卽在此處。蓋彼曠代一遇之良醫。當其未成之時。在學醫費人之試驗時期中。本無多成績可言。及其成功。則已頭童齒豁。人類多劣根性。而自私自利。乃諸劣根性中之最强有力者。血氣旣衰。戒之在得。苟無學問以

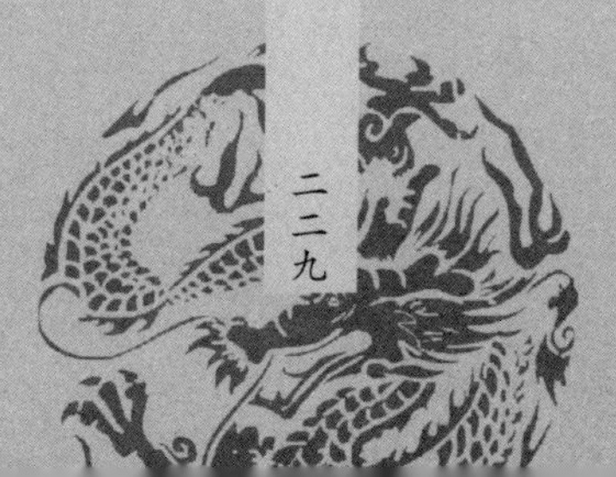

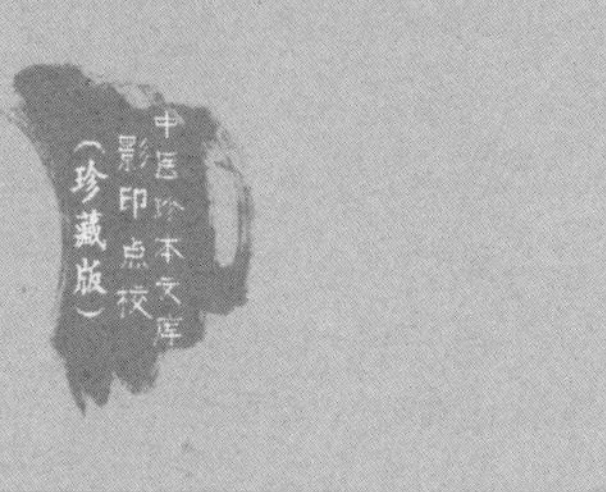

克明之。則此自私自利之劣性。至老而勢力愈張。一也。社會重虛榮。政府獎功利。上下不重藝術。二也。少年多好上人。後生薄視前輩。其甚者雖不必有犯上作亂之事。總不免有逢蒙殺羿之嫌。三也。我國自古以宗敎治國。子孫因襲之習慣。卽是人生意味之究竟。傳世之觀念太濃。四也。彼名醫者。自問區區心得。乃共畢生精力所寄。當其行將就木之年。自當謀妥善處置之法。因在前述四種情形之下。於是滿志躊躇。而定一傳子不傳女之政策。記云。醫不三世。不服其藥。醫之有世業。在表面不過箕裘弓治。在裏面造成世業之原料。則不外上述各節。殆今古一轍也。但禮記所說。亦不圓滿。醫必三世然後服其藥。爲其有經驗也。然使盡人如我。則彼爲醫者。雖三世何從得經驗。若云在我必須三世之醫。在人不妨就初懸壺者診治。是以他人之生命。供醫家之試驗。待其成功然後我就之。如此則不恕已甚。抑世業何嘗能精。生兒象賢。自古難之。况治醫

克明之，则此自私自利之劣性。至老而势力愈张，一也。社会重虚荣，政府奖功利，上下不重艺术，二也。少年多好上人，后生薄视前辈，其甚者虽不必有犯上作乱之事，总不免有逢蒙杀羿之嫌，三也。我国自古以宗教治国，子孙因袭之习惯，即是人生意味之究竟，传世之观念太浓，四也。彼名医者，自问区区心得，乃共毕生精力所寄，当其行将就木之年，自当谋妥善处置之法。因在前述四种情形之下，于是满志踌躇，而定一传子不传女之政策。记云：医不三世，不服其药，医之有世业，在表面不过箕裘弓治，在里面造成世业之原料，则不外上述各节，殆今古一辙也。但体记所说，亦不圆满，医必三世然后服其药，为其有经验也。然使尽人如我，则彼为医者，虽三世何从得经验。若云在我必须三世之医，在人不妨就初悬壶者诊治，是以他人之生命，供医家之试验，待其成功然后我就之。如此则不恕已甚，抑世业何尝能精。生儿象贤，自古难之，况治医

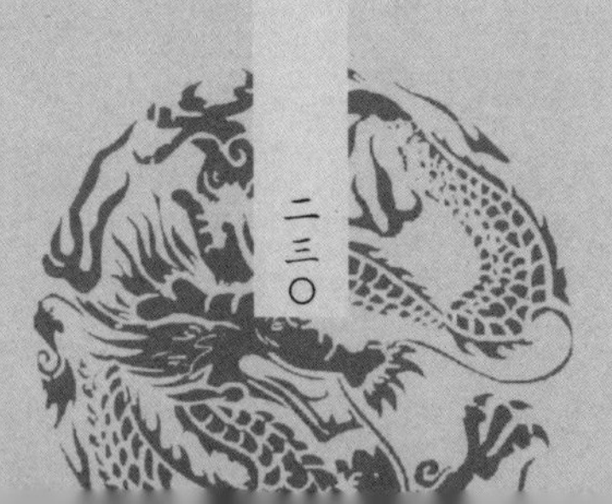

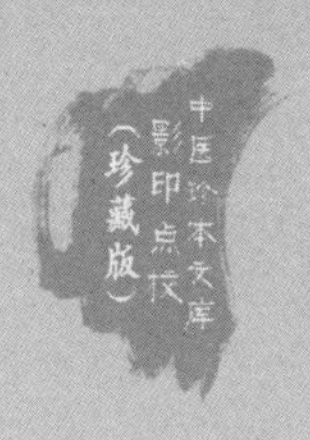

须有天才彼良医之以绝诣传子。不过予以大好饭碗，席丰履厚，惰性以起，非但不能勤求古训，并前人已得之公例，亦茫然不知其故。结果只有一纸效方，病与方合者效，病与方不合者不效。至于何以效，何以不效，因不明体工变化公例，不能知也。故时医能治之病，往往限于最习见之伤寒温疟痢病，以有效方故也。然此数病变化甚多，不明公例，则不变者能治，变者不能治。然毕竟轻病多重者少，不变者多变者少，庸医所愈病仍在百分之五十以上。此中之黠者，值病之已变者无术挽救，只予以不能愈人，并不能杀人之方药，而社会以其能愈过半之病，趋之者渐多。其后见就诊者多，群益趋之，其业日隆，其名日高，而为医者世故愈熟，趋避愈工，而治病之方愈劣。

阁下曾吃过中医之苦，吾知必属于此种情形下之中医。

阁下谓尤其是大名鼎鼎之中医该取缔，亦即此种情形下之中医也。一般人

須有天才彼良醫之以絕詣傳子。不過予以大好飯碗。席豐履厚。惰性以起。非但不能勤求古訓。幷前人已得之公例。亦茫然不知其故。結果只有一紙效方。病與方合者效。病與方不合者不效。至於何以效何以不效。因不明體工變化公例。不能知也。故時醫能治之病。往往限於最習見之傷寒溫瘧痢病。以有效方故也。然此數病變化甚多。不明公例。則不變者能治。變者不能治。然畢竟輕病多重者少。不變者多變者少。庸醫所愈病仍在百分之五十以上。此中之黠者。值病之已變者無術挽救。只予以不能愈人。幷不能殺人之方藥。而社會以其能愈過半之病。趨之者漸多。其後見就診者多。羣益趨之。其業日隆。其名日高。而爲醫者世故愈熟。趨避愈工。而治病之方愈劣。

閣下曾吃過中醫之苦。吾知必屬於此種情形下之中醫。

閣下謂尤其是大名鼎鼎之中醫該取締。亦卽此種情形下之中醫也。一般人

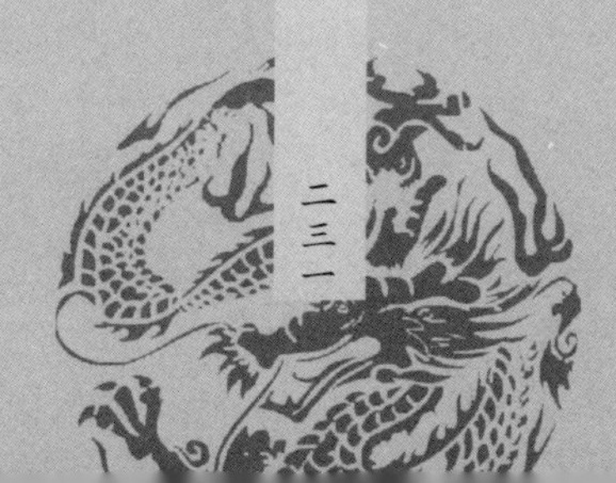

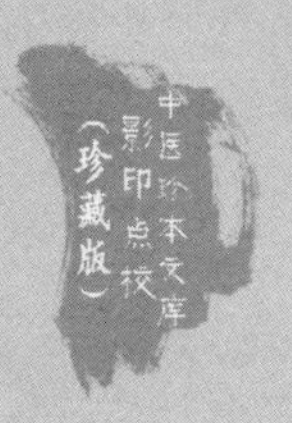

見中醫名愈高業愈隆。技乃愈劣。百思不得其故。其實不過如此。吾儕必明白其癥結所在。然後可以對證發藥。局外人當知擇醫之標準不在乎二世三世。亦不在乎門庭如市之醫生。局內人當知傳子非計之得者。且非勤求古訓。僅執一二紙效方不足自存。則師與弟子繼續研求後先繼美。中醫之取信於社會。當視今日且倍蓰。所謂適宜於國情也。至於當取締與否。則當問中醫學自身有眞價値與否。苟有價値。雖欲取締而不能。苟無價値。雖欲保存而不得。此則學術問題。凡學術之優劣。欲說明之。至少著書成帙。决非八行信紙所能濟事者。今既以西醫取締中醫。則吾不妨將中西醫之短長一相比較。證諸事實。賢於空論。雖是非不必由此而定。要之羣衆可以較明白也。其一。是傷寒。西醫無特效藥。只有對證治法。聽其自然傳變。必須二十一日乃可脫險。然用中醫仲景法。一日而愈。第二。是喉證。弟之豚兒。西醫院治之十六日發猩紅熱而死。

见中医名愈高业愈隆，技乃愈劣，百思不得其故，其实不过如此。吾侪必明白其症结所在，然后可以对证发药。局外人当知择医之标准不在乎二世三世，亦不在乎门庭如市之医生。局内人当知传子非计之得者，且非勤求古训，仅执一二纸效方不足自存。则师与弟子继续研求后先继美，中医之取信于社会，当视今日且倍蓰。所谓适宜于国情也，至于当取缔与否，则当问中医学自身有真价值否？苟有价值，虽欲取缔而不能。苟无价值，虽欲保存而不得。此则学术问题，凡学术之优劣，欲说明之，至少著书成帙，决非八行信纸所能济事者。今既以西医取缔中医，则吾不妨将中西医之短长一相比较，证诸事实，贤于空论。虽是非不必由此而定，要之群众可以较明白也。其一，是伤寒，西医无特效药，只有对证治法，听其自然传变，必须二十一日乃可脱险。我用中医仲景法，一日而愈。第二，是喉证，弟之豚儿，西医院治之十六日发猩红热而死，

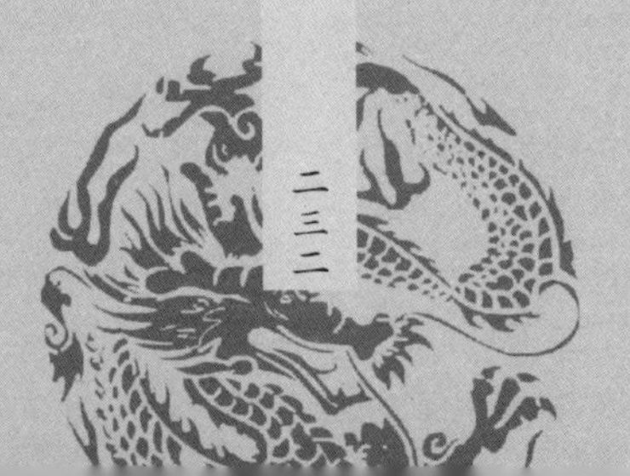

嗣后值同样之症，弟用中药麻杏石甘汤两日而愈（以上两事皆吾自己儿女所亲历，详拙著《伤寒研究》中）。三曰脑脊髓炎证，中医前此无治法，嗣吾用虫类惊风药收效甚良，详拙著医案中。四曰舞蹈病，同乡刘东轩之女，西医治之不能愈，而吾愈之。五曰颠狂病，新靶子路三民纸厂吴震寰，西医治之不愈，断其必死，而吾愈之。六曰单腹胀，虹口胡桢祥，西医不能愈而吾愈之。七曰女人卵巢病，王襄臣君之夫人，多数西医断为必须割治，吾以一千金方丸药愈之。八曰乳岩，同乡钱琳叔之女公子，多数西医皆谓必须割治，吾以千金方丸药愈之。其他尚有十余案，以不能举病者姓名之无征，兹不复赘，吾不愿自伐，亦不愿自贬。以上所言，皆事实，逐节可以复按者。此就吾个人言之，乃群众中医中之一分子之成绩，未知亦可以证明中医学之价值否？更就西医方面言之，中医之病，在对于脏府内景不甚明瞭，西医之病，在对于脏府内景过分明

嗣後值同樣之症。弟用中藥麻杏石甘湯兩日而愈。（以上兩事皆吾自己兒女所親歷詳拙著傷寒研究中）三曰腦脊髓炎證。中醫前此無治法。嗣吾用蟲類驚風藥收效甚良。詳拙著醫案中。四曰舞蹈病。同鄉劉東軒之女。西醫治之不能愈而吾愈之。五曰顛狂病。新靶子路三民紙廠吳震寰。西醫治之不愈。斷其必死。而吾愈之。六曰單腹脹。虹口胡楨祥。西醫不能愈而吾愈之。七曰女人卵巢病。王襄臣君之夫人。多數西醫斷爲必須割治。吾以一千金方丸藥愈之。八曰乳岩同鄉錢琳叔之女公子。多數西醫皆謂必須割治。吾以千金方丸藥愈之。其他尚有十餘案。以不能舉病者姓名之無徵。茲不復贅。吾不願自伐。亦不願自貶。以上所言皆事實逐節可以復按者。此就吾個人言之。乃羣衆中醫中之一分子之成績。未知亦可以證明中醫學之價值否。更就西醫方面言之。中醫之病。在對於臟府內景不甚明瞭。西醫之病。在對於臟府內景過分明

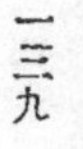

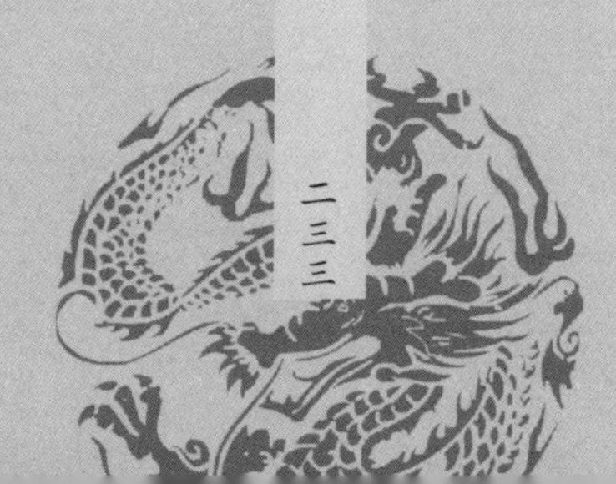

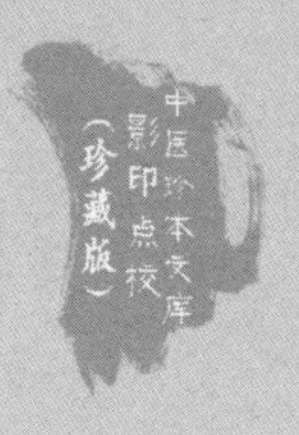

瞭。過分明瞭。何足爲病。病其反自然也。近世學者。常言天行復仇。例如機器發明。可以省人力增出品利也。結果社會之經濟不平衡。造成勞資衝突之恐慌。其弊害乃甚於所得之利益。清潔居處。精美飲食。講究衞生。體魄健康利也。結果體內抗毒素減少。向來不病人之病菌。亦得而侮之。其弊害乃甚於所得之利益。如此者謂之天行復仇。西醫因精密之研究。知臟府之內景。對於疾病恒喜以已意左右天然以爲治療。其結果天行復仇之事以起。其顯著者。如治嘔血而含冰。防腦炎而用冰枕。治肺炎而用酸素噴霧以助呼吸。結果均不甚良好是也。

閣下謂曾吃西醫之苦。吾知必屬於此種情形之下者也。又體工之此呼彼應。實有解剖所不能見者。例如肺與大腸相表裏。中國靈樞之舊說也。肺與大腸有若何關係。解剖不能知也。近見譯本歐氏內科學肺病門。以中國墨飼天竺

瞭，过分明瞭，何足为病，病其反自然也。近世学者，常言天行复仇，例如机器发明，可以省人力，增出品利也，结果社会之经济不平衡，造成劳资冲突之恐慌，其弊害乃甚于所得之利益。清洁居处，精美饮食，讲究卫生，体魄健康利也。结果体内抗毒素减少，向来不病人之病菌，亦得而侮之，其弊害乃甚于所得之利益。如此者谓之天行复仇，西医因精密之研究，知脏府之内景，对于疾病恒喜以已意左右天然以为治疗。其结果天行复仇之事以起，其显著者，如治呕血而含冰，防脑炎而用冰枕，治肺炎而用酸素喷雾以助呼吸，结果均不甚良好是也。

阁下谓曾吃西医之苦，吾知必属于此种情形之下者也。又体工之此呼彼应，实有解剖所不能见者。例如肺与大肠相表里，中国《灵枢》之旧说也。肺与大肠有若何关系，解剖不能知也。近见译本欧氏内科学肺病门，以中国墨饲天竺

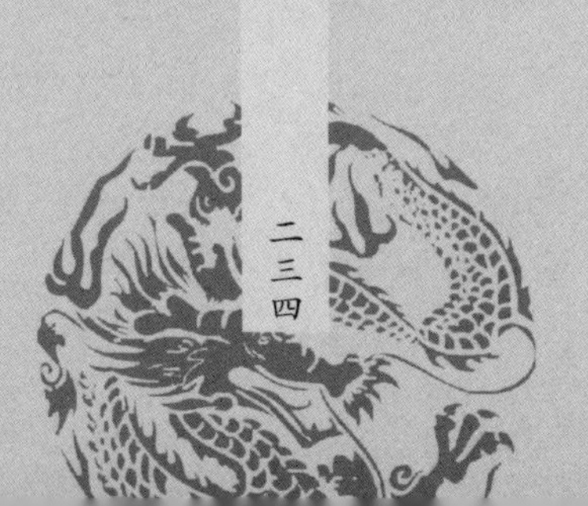

鼠，墨由食道入胃肠，其结果乃肺中蓄有墨汁。某医博士谓，将来或能考察得各种肺病，均由大肠传变而来之证据，亦未可知云云，是中医二千年前所已知，而为西医近顷所觅得者，此非由于附会。中法治呕血用五胆药墨，其效甚良，即是证据。且中西书籍俱在，可以覆按也。就我所已发见者，类此之事，有十数节之多，俱在拙著《伤寒辑义》按中，不知此颇足以证明中医之价值否。

抑吾尤有说者，西医之治病也，权力甚大，病人之会客，亲友之探病，皆须得医生许可而后可。此在欧美贵族，已视为照例文，我国则国民性不惯，此等削趾适履之举动，假使谓非此不可，吾无訾焉。然中医之良者，纯任自然，未尝不能取效，则又何也。遇传染证，衣服被褥，必须消毒也，病室必须隔离也，空气必须清洁也。然吾前此豚儿入某公立医院，住二等病房，迨后发猩红热，则移入十数患猩红热者同居之一室，则又何也。又如真性伤寒，与副伤寒病相似，而菌

鼠。墨由食道入胃腸。其結果乃肺中蓄有墨汁。某醫博士謂。將來或能考察得各種肺病。均由大腸傳變而來之證據。亦未可知云云。是中醫二千年前所已知。而爲西醫近頃所覓得者。此非由於附會。中法治嘔血用五胆藥墨。其效甚良。卽是證據。且中西書籍俱在。可以覆按也。就我所已發見者。類此之事。有十數節之多。俱在拙著傷寒輯義按中。不知此頗足以證明中醫之價値否。

抑吾尤有說者。西醫之治病也。權力甚大。病人之會客。親友之探病。皆須得醫生許可而後可。此在歐美貴族。已視爲照例文。我國則國民性不慣。此等削趾適履之舉動。假使謂非此不可。吾無訾焉。然中醫之良者。純任自然。未嘗不能取效。則又何也。遇傳染證。衣服被褥。必須消毒也。病室必須隔離也。空氣必須清潔也。然吾前此豚兒入某公立醫院。住二等病房。迨後發猩紅熱。則移入十數患猩紅熱者同居之一室。則又何也。又如眞性傷寒。與副傷寒病相似。而菌

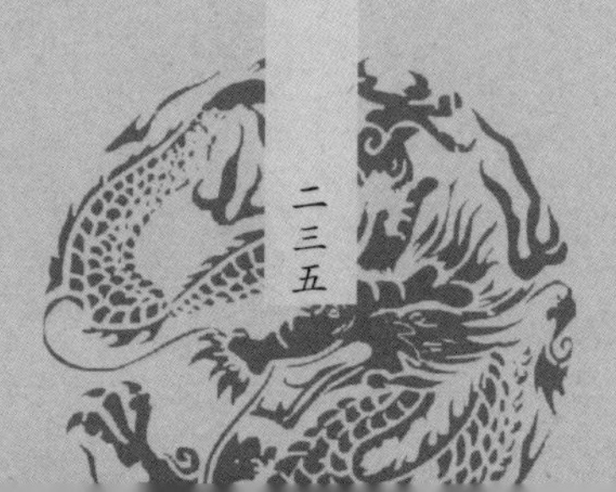

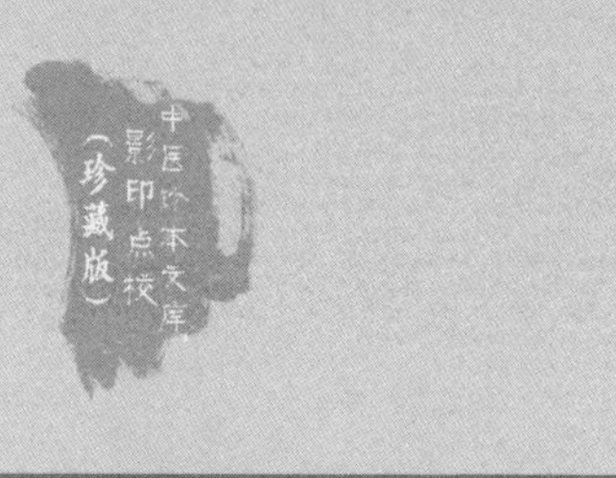

不同。必須驗菌驗血而後知。如腦炎、急性肺炎、急性粟粒結核，莫不各有其菌。而在某時期時。各病均有相似之點。非驗菌不能明白也。然通常西醫都不驗菌。惟値富家。西醫則勸其愼重而驗菌。驗菌有專家。每驗一次。須洋十元。驗菌與治療無關。則菌學爲無益。驗菌與治療有關。則不驗菌爲非是。將悉數驗之乎。將惟擇富人而驗之乎。籍曰悉數驗之。中人之家。財力有不及。將奈何。貧民小家。又將奈何。此所謂不適於國情也。此外如其取締中醫而用西醫。則憑空當增數千百萬金之西藥入口。同時當增數千百萬藥店失業之人。一方則閭閻騷然。一方則財用愈竭。不知將何以善其後也。弟雖以醫爲業。鑒於前人傳子不傳女之失所。有一知半解。悉數公布。已印之書。已有八種。昭昭在人耳目。而豚犬兒子。亦已畢業高中入商界。取締中醫與否。於我絲毫無所損失。不過因衛生當局。此舉之失當。全國明此中眞相者少。故不辭詞費。覶縷言之。弟方

不同，必须验菌验血而后知，如脑炎、急性肺炎、急性粟粒结核，莫不各有其菌，而在某时期时，各病均有相似之点，非验菌不能明白也。然通常西医都不验菌，惟值富家，西医则劝其慎重而验菌，验菌有专家，每验一次，须洋十元，验菌与治疗无关，则菌学为无益。验菌与治疗有关，则不验菌为非是，将悉数验之乎？将惟择富人而验之乎？籍日悉数验之，中人之家，财力有不及，将奈何？贫民小家，又将奈何？此所谓不适于国情也。此外如其取缔中医而用西医，则凭空当增数千百万金之西药入口，同时当增数千百万药店失业之人。一方则闾阎骚然，一方则财用愈竭，不知将何以善其后也。弟虽以医为业，鉴于前人传子不传女之失所，有一知半解，悉数公布，已印之书，已有八种，昭昭在人耳目，而豚犬儿子，亦已毕业高中入商界，取缔中医与否，于我丝毫无所损失。不过因卫生当局，此举之失当，全国明此中真相者少，故不辞词费，觇缕言之，弟方

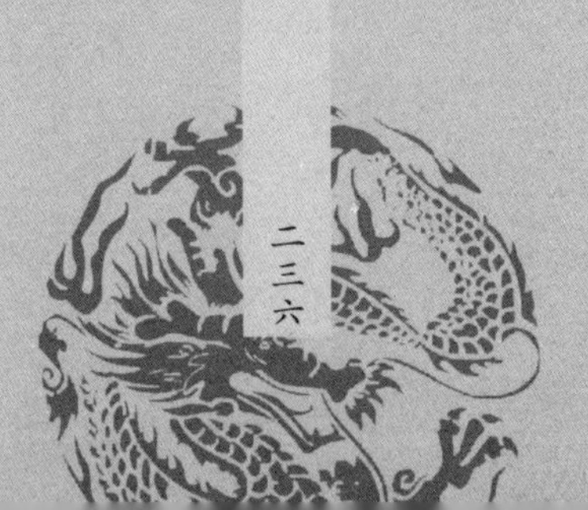

惧名高为累，因先生曾发表意见于快活林，故将其所蕴蓄者，一吐为快。若云借此出风头，为自己登广告，吾敢矢言天厌之也。此颂

台安　弟恽铁樵顿首

论血压致庄百俞先生书（一）

百俞老哥台鉴，前日小女自 尊处归，得悉贵恙近状，鄙意血压高不足为患，凡患病最苦是不知真相，既不知以前来历，又不知以后变化，复不知现在当如何摄养。则虽小病，亦非常之苦。假使悉数了了，虽大病，亦可以袒然。按血压之所以高，由于脉管变窄，西医治此病，其主要方法在使脉管扩大。若问脉管何以变窄，其实乃年龄为之，不是病也。脉管壁膜之中，藏有两种纤维神经，其作用专能调节血行。一种是交感神经，主催动；一种是迷走神经，主制动。此

懼名高爲累。因先生曾發表意見於快活林。故將其所蘊蓄者。一吐爲快。若云借此出風頭。爲自己登廣告。吾敢矢言天厭之也。此頌

台安　　弟惲鐵樵頓首

論血壓致莊百俞先生書（一）

百俞老哥台鑒。前日小女自　尊處歸。得悉　貴恙近狀。鄙意血壓高不足爲患。凡患病最苦是不知眞相。既不知以前來歷。又不知以後變化。復不知現在當如何攝養。則雖小病。亦非常之苦。假使悉數了了。雖大病。亦可以袒然。按血壓之所以高。由于脈管變窄。西醫治此病。其主要方法在使脈管擴大。若問脈管何以變窄。其實乃年齡爲之。不是病也。脈管壁膜之中。藏有兩種纖維神經。其作用專能調節血行。一種是交感神經。主催動。一種是迷走神經。主制動。此

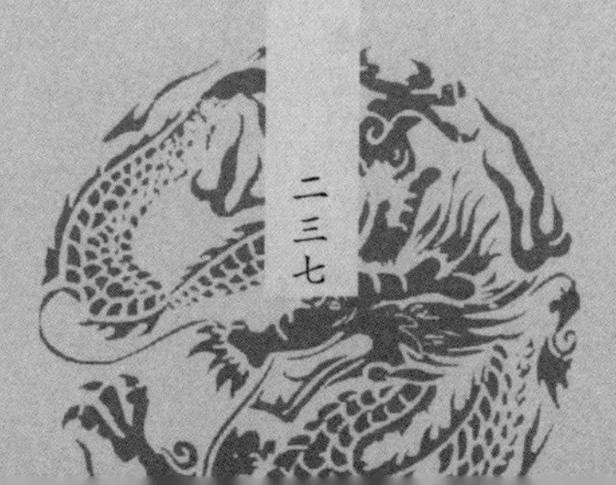

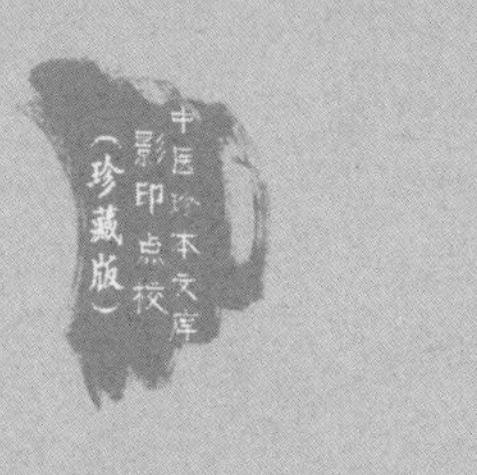

兩種神經。互相頡頏。互相箝制。如此則有節律。肺呼吸中樞與心房動脈。都有此兩種神經。渾身脈管壁中。處處有之生理之設施。不是兩種。不能有節律。既是兩種。則必有一種先壞。一種先壞。則不得平衡。不平衡。卽呈病態。凡因工作勤奮而血壓亢進。因而見血壓高者。交感神經爲病也。不因工作勤奮。而亦見血壓高者。迷走神經爲病也。蓋催動力强。則血壓高。制動力弱。則血壓亦高。問制動力何故會弱。則一半是氣候關係。人身與氣候之燥濕寒暖。息息相關。氣候有變遷。則神經亦起變化。然此種情形。必在中年以後然後見之。若年富力强。則體內各種機件伸縮力都强。不起變化也。準此以談。因工作而血壓高者。是興奮性。因氣候變遷而血壓高者。是衰弱性。因興奮者。休息則愈。因衰弱者。法當補益。安居是休息。尋快樂是休息。避免刺激是休息。吃藥是補益。適當運動。亦是補益。

两种神经，互相颉颃，互相箝制，如此则有节律，肺呼吸中枢与心房动脉，都有此两种神经。浑身脉管壁中，处处有之，生理之设施，不是两种，不能有节律。既是两种，则必有一种先坏，一种先坏，则不得平衡，不平衡，即呈病态。凡因工作勤奋而血压亢进，因而见血压高者，交感神经为病也。不因工作勤奋，而亦见血压高者，迷走神经为病也。盖催动力强，则血压高，制动力弱，则血压亦高，问制动力何故会弱，则一半是气候关系，人身与气候之燥湿寒暖，息息相关，气候有变迁。则神经亦起变化，然此种情形，必在中年以后见之。若年富力强，则体内各种机件伸缩力都强，不起变化也。准此以谈，因工作而血压高者，是兴奋性；因气候变迁而血压高者，是衰弱性；因兴奋者，休息则愈；因衰弱者，法当补益。安居是休息，寻快乐是休息，避免刺激是休息，吃药是补益，适当运动，亦是补益。

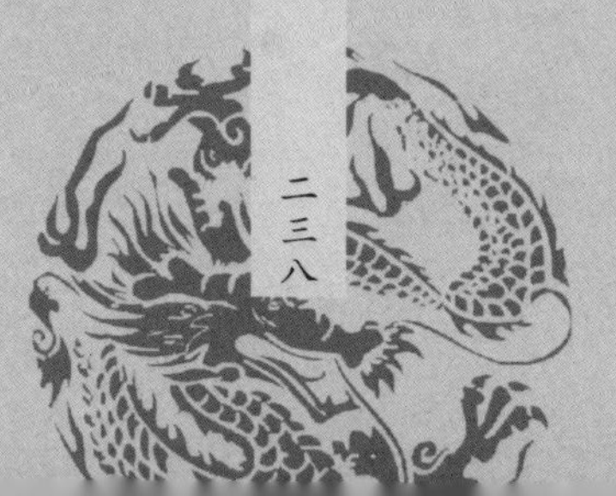

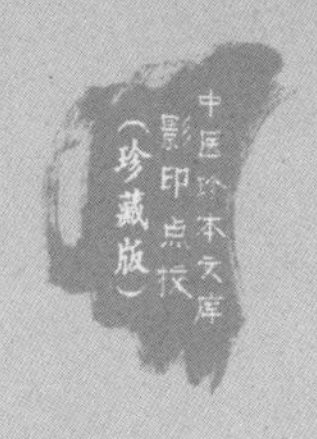

西医见血压高，则谈虎色变，见尿中有蛋白质，以为是血压高之故，见心房扩大，以为是血压高之故，于是用利小便之药，强心之药，种种方法以为试验。自从发明血压计以来，截至今日，尚在试验期中，而病人却不蒙其福，只受其害。弟所见者数十人，结果都不良，未服西药之前，面色华好，行动如常，既服西药之后，面色枯黄，甚至卧床不能动弹，或者弟所见者不是高明西医，原未可据此论定西国医学。然毕竟是严墙之下，故鄙意奉劝老哥，少吃西药，专此奉肃。即颂

痊安　　弟铁樵顿首

论血压致庄百俞先生书（二）

百俞老哥大鉴，大函拜悉，王说见血压高有五种病症，原是对的。但此种病理，极繁复，若欲与事实相合，却不是粗枝大叶一句话，王说五种病，从第二种

西醫見血壓高則談虎色變。見尿中有蛋白質。以爲是血壓高之故。見心房擴大以爲是血壓高之故。于是用利小便之藥。用强心之藥。種種方法以爲試驗。自從發明血壓計以來。截至今日。尚在試驗期中。而病人却不蒙其福。只受其害。弟所見者數十人。結果都不良。未服西藥之前面色華好。行動如常。既服西藥之後。面色枯黄。甚至臥牀不能動彈。或者弟所見者不是高明西醫。原未可據此論定西國醫學。然畢竟是嚴牆之下。故鄙意奉勸老哥。少吃西藥。專此奉肅。卽頌

痊安　　弟鐵樵頓首

論血壓致莊百俞先生書（二）

百俞老哥大鑒。大函拜悉。王說見血壓高有五種病症。原是對的。但此種病理。極繁複。若欲與事實相合。却不是粗枝大葉一句話。王說五種病。從第二種

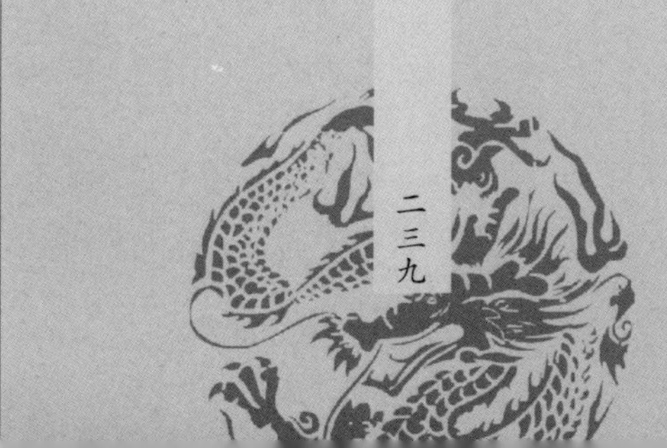

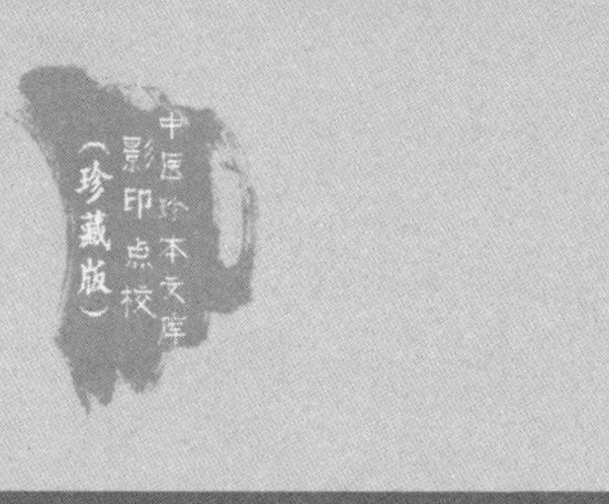

起至第五種。只是一個中風病。不過是四個階級。其第五種猝然而死者。乃中風最重之惡候。所以猝然而死。腦中脈管壁硬化。無伸縮能力。氣候劇變。人事劇變。腦中聚血。逾于能容之量。血管猝然破裂。病者數點鐘卽死。死後解剖。見腦中聚血。故西醫謂中風是腦充血之病。若問何故脈管硬化。又何故硬化之脈管却在頭腦。此則來源甚遠。天下無無因之果。此事在今日。有從速說明之必要。故弟不辭詞費。不但爲

老哥釋疑辨惑也。

中風病之來源有四。最重者是潛伏性梅毒。最初腎藏生殖腺受病。爲橫痃。爲白濁。無論中西。只能治愈十之七八。其二三成之餘毒。從腎藏內傳入胃。則爲中毒性胃炎。入肝則渾身筋骨痠痛。由肝藏從血分傳脾。則爲貧血性陰黃病。由淋巴入枝節溪谷。則爲關節炎痛風。從此而達皮膚。則爲種種風濕症皮膚

起至第五种，只是一个中风病，不过是四个阶级，其第五种猝然而死者，乃中风最重之恶候。所以猝然而死，脑中脉管壁硬化，无伸缩能力，气候剧变，人事剧变，脑中聚血，逾于能容之量，血管猝然破裂，病者数点钟即死。死后解剖，见脑中聚血，故西医谓中风是脑充血之病。若问何故脉管硬化，又何故硬化之脉管却在头脑，此则来源甚远，天下无无因之果，此事在今日，有从速说明之必要，故弟不辞词费，不但为老哥释疑辨惑也。

中风病之来源有四：最重者是潜伏性梅毒，最初肾藏生殖腺受病，为横痃，为白浊，无论中西，只能治愈十之七八。其二三成之余毒，从肾藏内传入胃，则为中毒性胃炎；入肝则浑身筋骨酸痛，由肝藏从血分传脾，则为贫血性阴黄病；由淋巴入枝节溪谷，则为关节炎痛风。从此而达皮肤，则为种种风湿症皮肤

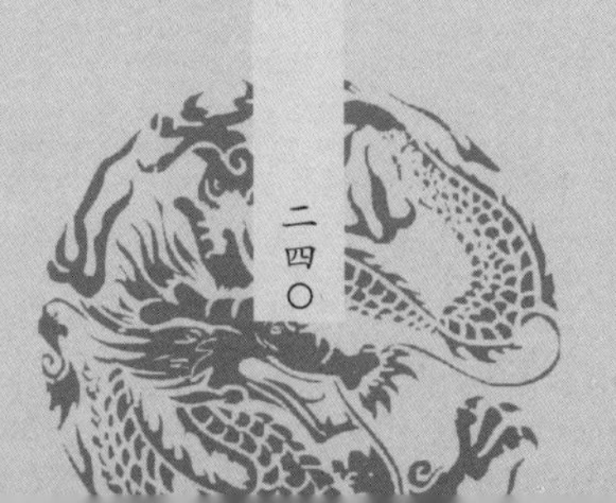

病，由急性而转慢性，则为鹅掌疯，为石灰指甲，此为病毒由肝藏一条路内传之第一二期。其第三期则入脑，凡病毒传肝者，无有不入脑，故此一条路最劣。入脑之后，神经逐渐硬化，脉管壁亦逐渐硬化，此时若用血压计量之，则见高压，因年龄关系，气候关系，人事关系，会逢其适，病发则血管破裂，此为第一种。其次为酒风，凡酒家大户，年深月久，至中年以后，汗腺受病，神经受病，启闭失职，则容易出汗。皮肤变性，亦形成风湿，亦有变为骨脊痛、心悸、欬嗽等症。若值拂逆忧郁，则亦入脑，因人事气候关系，病发则手脚不仁，不必猝死，其所以然之故。因中酒精毒者，不过神经麻痹，其脉管壁之韧力仍在，故虽发病，血管不破裂。中风病可以医治与不可以医治，其分别即在此处，此为第二种。其次为多内，钟鸣漏尽，夜行不休，乞灵于春药，如此者则有种种不可思议之病症，百份之五十以上，都得中风之结果。当其精枯血竭，外强中干之时，病虽未发，用

病。由急性而轉慢性。則爲鵝掌瘋爲石灰指甲。此爲病毒由肝藏一條路內傳之第一二期。其第三期則入腦。凡病毒傳肝者。無有不入腦。故此一條路最劣。入腦之後。神經逐漸硬化。脈管壁亦逐漸硬化。此時若用血壓計量之。則見高壓。因年齡關係。氣候關係。人事關係。會逢其適。病發則血管破裂。此爲第一種。其次爲酒風。凡酒家大戶。年深月久。至中年以後。汗腺受病。神經受病。啓閉失職。則容易出汗。皮膚變性。亦形成風溼。亦有變爲骨脊痛、心悸、欬嗽等症。若值拂逆憂鬱。則亦入腦。因人事氣候關係。病發則手腳不仁。不必猝死。其所以然之故。因中酒精毒者。不過神經痲痺。其脈管壁之韌力仍在。故雖發病血管不破裂。中風病可以醫治與不可以醫治。其分別卽在此處。此爲第二種。其次爲多內。鐘鳴漏盡。夜行不休。乞靈于春藥。如此者則有種種不可思議之病症。百份之五十以上。都得中風之結果。當其精枯血竭。外强中乾之時。病雖未發用

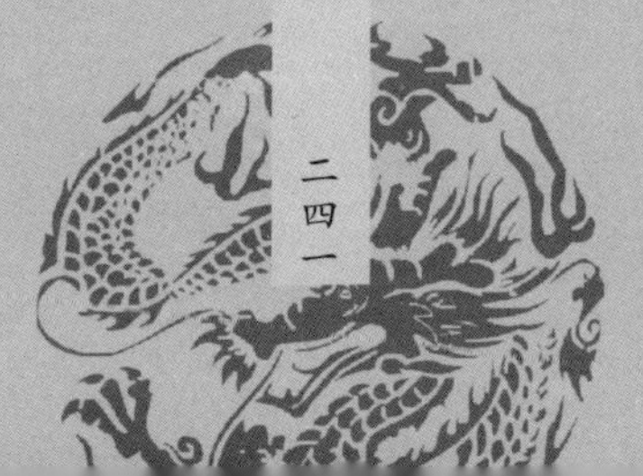

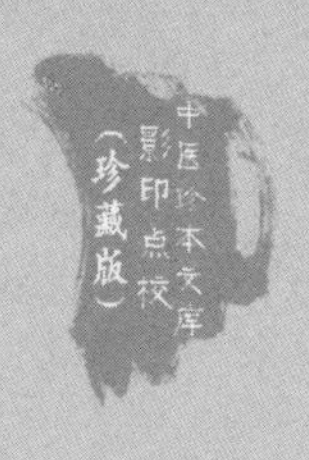

血壓計量之。則見高壓。此爲第三種。其次爲厚味。體格强盛。食慾强盛。非紅燒煎炙。不足以快朶頤。如此者年深月久。血中所含化學成分變性。而爲自身中毒。則神經亦硬化。若量其血壓。常在二百度以上。此種表面恒不見病態。百份之四十爲糖尿病。百份之三十爲心房病。百份之三十爲中風病。常見因吃粽子等。輒患中風。舊時謂之食中。卽是此種病。雖在腦。其重心則在胃神經。此爲第四種。就大多數言之。只有潛伏性梅毒發病。則多有猝然而死者。其餘都爲王說之第三四級病。此四種之外。更有病毒從遺傳來者。則其發作常在二十四歲之前。至于王說之第二級病。是中風症之最輕者。但何以限于一局部。則弟尚不能言其故。至于王說之第一級病。則爲另一件事。卽弟前函所說之衰弱性。不必定爲中風也。

我輩揩大吃苦一世。最容易患心藏病胃病。若中風則居少數。卽使有之。亦極

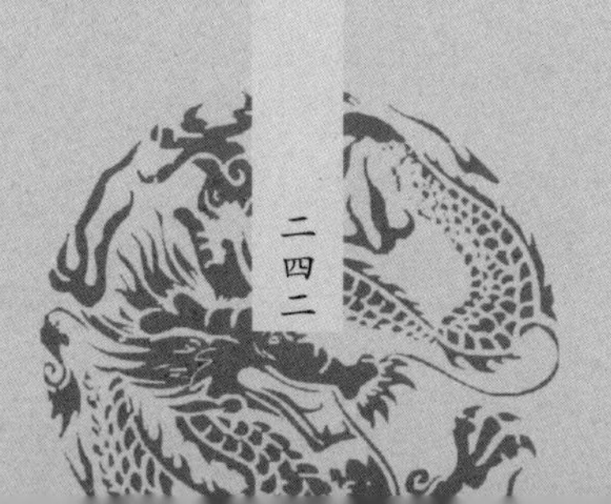

血压计量之，则见高压，此为第三种。其次为厚味，体格强盛，食欲强盛，非红烧煎炙，不足以快朵颐，如此者年深月久，血中所含化学成分变性，而为自身中毒，则神经亦硬化。若量其血压，常在二百度以上，此种表面恒不见病态，百份（分）之四十为糖尿病，百份之三十为心房病，百份之三十为中风病，常见因吃粽子等，辄患中风，旧时谓之食中，即是此种病。虽在脑，其重心则在胃神经，此为第四种。就大多数言之，只有潜伏性梅毒发病，则多有猝然而死者，其余都为王说之第三四级病。此四种之外，更有病毒从遗传来者，则其发作常在二十四岁之前，至于王说之第二级病，是中风症之最轻者，但何以限于一局部，则弟尚不能言其故。至于王说之第一级病，则为另一件事，即弟前函所说之衰弱性，不必定为中风也。

我辈揩大吃苦一世，最容易患心藏病、胃病，若中风则居少数，即使有之，亦极

容易料理，断乎不病第三四级重症，更无论第五级。兹将预防之法，略述如下：最轻之药方，为滁菊、钩尖；其次为西洋参、钗斛、羌活、防风、秦艽；其次犀角地黄汤；其次为回天丸、活络丹，此其大略。其中有寒化、热化兼外感、兼食积、兼虚、兼肝气，种种不同，用药亦不同，短简不能尽也。亦有因神经弛缓，血压太低者，则为类似中风之风缓症。

老哥怵于西医之言，终日忧虑，即此忧虑，可以致病，岂知无其因，必无其果。今见血压高，更心中惴惴，惟恐患猝死之中风。此如未经人道之处女，终日以产私生子为愁，同一不经，岂不令人喷饭。西医对于脑病，至今无良好办法，尤劣者，是放血，惟其无办法，宜乎谈虎色变也。今人讲乐利主义，精神外倾，中风之四种原因，犯之者多，得吾说而存之，可以略有忌惮，则于社会风俗，不无小补。故趁此机会，力疾详言之，贱恙亦属神经病，所以袒然不忧者，正因明白因果

容易料理。斷乎不病第三四級重症。更無論第五級。茲將預防之法。略述如下。最輕之藥方。爲滁菊、鉤尖。其次爲西洋參、釵斛、羌活、防風、秦艽。其次爲犀角地黃湯。其次爲回天丸、活絡丹。此其大略。其中有寒化、熱化、兼外感、兼食積、兼虛、兼肝氣。種種不同。用藥亦不同。短簡不能盡也。亦有因神經弛緩。血壓太低者。則爲類似中風之風緩症。

老哥怵于西醫之言。終日憂慮。卽此憂慮。可以致病。豈知無其因。必無其果。今見血壓高。更心中惴惴。惟恐患猝死之中風。此如未經人道之處女。終日以產私生子爲愁。同一不經。豈不令人噴飯。西醫對于腦病。至今無良好辦法。尤劣者。是放血。惟其無辦法。宜乎談虎色變也。今人講樂利主義。精神外傾。中風之四種原因。犯之者多。得吾說而存之。可以略有忌憚。則于社會風俗。不無小補。故趁此機會。力疾詳言之。賤恙亦屬神經病。所以袒然不憂者。正因明白因果

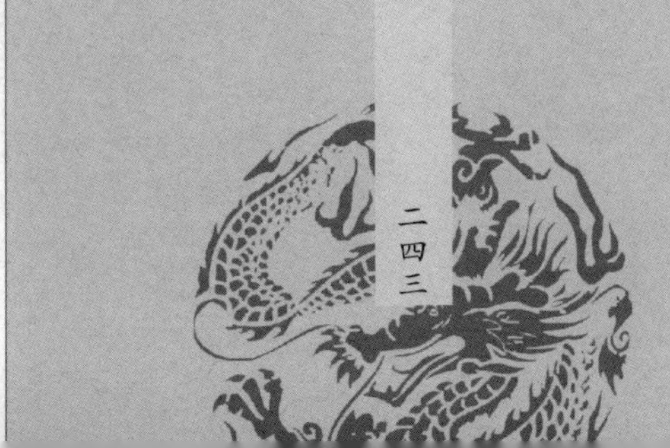

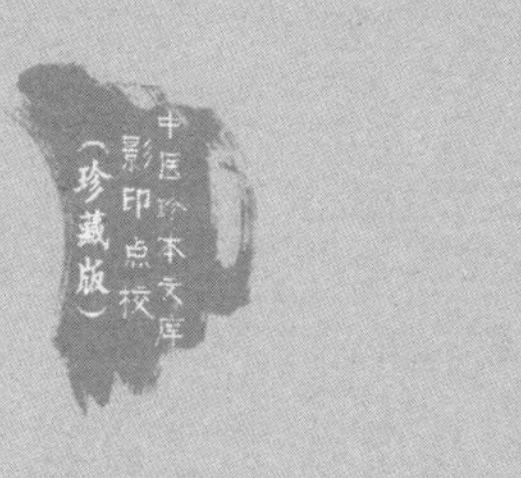

之故。諸維

鑒管卽請　台安

弟鐵樵頓首

按血壓高是脈管變窄。血量過于脈管能容之量。則見高壓。故西醫治中風症。有放血一法。卽是將過分之血放去。減少血壓之高度。若問脈管何以變窄。就病理推論。却是脈管壁纖維神經緊張之故。故血壓高之爲病。其癥結不在血。而在神經。西醫用血壓計。可以測知血壓之高度。中醫並無此項器械。而血壓之高否。僅恃診脈。並不能知。則此事當爲西醫特長。非中醫所能置喙。余初時便以此爲疑。如其必待西醫診斷病人血壓高。然後中醫據西醫之診斷商量治法。如此則中醫不成其爲醫學。則此後將何以自立。如其必須依賴他人。鄙人亦無須饒舌矣。須知此病既屬神經性。則自有其神經性之證據可見。例如手指震戰。肌肉瞤動。古人謂是風信。所謂風信者。其意義卽是中風之前兆。西

之故。诸维

鉴詧即请　台安

弟铁樵顿首

【按】血压高，是脉管变窄，血量过于脉管能容之量，则见高压，故西医治中风症，有放血一法，即是将过分之血放去，减少血压之高度。若问脉管何以变窄，就病理推论，却是脉管壁纤维神经紧张之故，故血压高之为病，其症结不在血，而在神经。西医用血压计，可以测知血压之高度，中医并无此项器械，而血压之高否，仅恃诊脉，并不能知，则此事当为西医特长，非中医所能置喙。余初时便以此为疑，如其必待西医诊断病人血压高，然后中医据西医之诊断商量治法，如此则中医不成其为医学，则此后将何以自立。如其必须依赖他人，鄙人亦无须饶舌矣。须知此病既属神经性，则自有其神经性之证据可见，例如手指震战，肌肉瞤动，古人谓是风信，所谓风信者，其意义即是中风之前兆。西

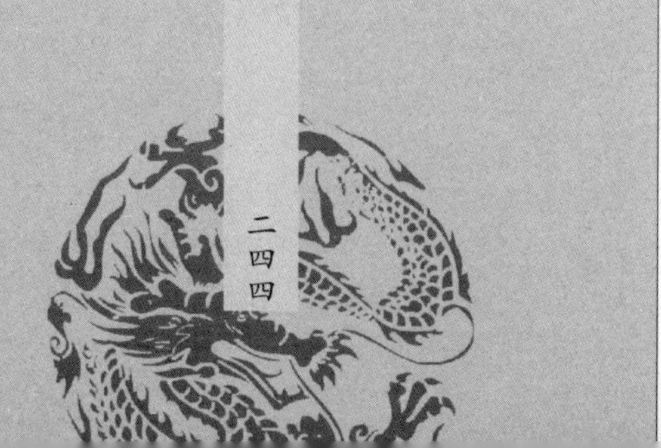

医见血压高，断为其人将中风，是血压高即为中风之前兆，此与中国风信之说，正如一句话，不是两句话。不过古人所谓风信，因无科学帮助，言之不详，是则时代限之，非古人之过也。今就余研究所得，风信当分两种：甲种可谓是神经性；乙种可谓之中毒性。手指瞤动、手战、肌肉瞤动、心跳、筋骨痠楚、脉搏不匀，及见各种风信，而兼见脉弦、脉紧者，是甲种神经性风信也。舌本强、舌麻、死肌、爪疥、鹅掌、黄涕、鼻中息肉，凡见此种而兼见脉硬者，是乙种中毒性风信。无论何种风信，观其面色（凡将患中风之病，其人面上必有风色），合之脉象，可以测知其人血压之高。若见风缓症象，并可以测知其人血压之不及彀。鄙人曾经试验十不爽一，百不爽一，不过不能知血压高至何度，低至何度。然色脉合参，有时能先西医而知，此如热度表，中医不用，仅能知病人发热，不能知病人热至若何度数。然候病人颜额、后脑、手掌此数处，热度孰高孰低，合之病症

醫見血壓高。斷爲其人將中風。是血壓高卽爲中風之前兆。此與中國風信之說。正如一句話。不是兩句話。不過古人所謂風信。因無科學幫助。言之不詳。是則時代限之。非古人之過也。今就余研究所得。風信當分兩種。甲種可謂之神經性。乙種可謂之中毒性。手指瞤動、手戰、肌肉瞤動、心跳、筋骨痠楚、脈搏不匀。及見各種風信。而兼見脈弦脈緊者。是甲種神經性風信也。舌本強、舌麻、死肌、爪疥、鵝掌、黃涕、鼻中息肉。凡見此種而兼見脈硬者。是乙種中毒性風信。無論何種風信。觀其面色。（凡將患中風之病。其人面上必有風色。）合之脈象。可以測知其人血壓之高。若見風緩症象。並可以測知其人血壓之不及彀。鄙人曾經試驗十不爽一。百不爽一。不過不能知血壓高至何度。低至何度。然色脈合參。有時能先西醫而知。此如熱度表。中醫不用。僅能知病人發熱。不能知病人熱至若何度數。然候病人顏額、後腦、手掌此數處。熱度孰高孰低。合之病症

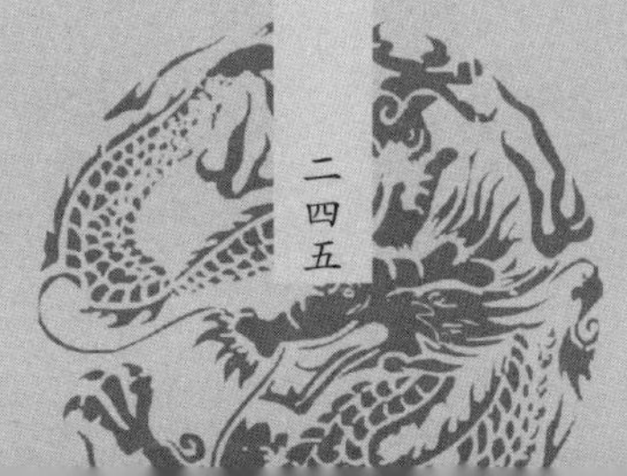

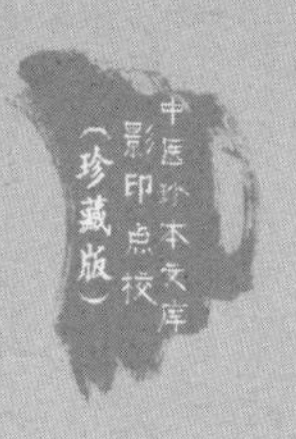

脈象。則能知其熱之虛實。優點反在熱度表以上。此與不用血壓計。同一巧妙。至于血壓高者。不定有中風之症。其非見中毒性風信而患中風。必不至于猝死。手脚不仁。不限于中風一症。都是事實。不容以口舌爭者。因書中並未說明此點。讀者不免疑不能明。故附說明于此。　鐵樵自識

莊先生來函云。西醫王完白在電台播音中報告。謂血壓高分五種。一不耐繁劇。多想多動多說。即覺疲勞。二嘴脣歪牽。三右手足不能動作。四全身不遂。五猝然絕命……故惲師覆函中。有王說見血壓高有五種病症云云。巨膺附記。

答張仲純君殤女函(附張君來函)

鐵師函丈。小女佩蘭近竟因驚風夭折矣。因驚夭折。夫復何言。然所以成驚與治驚不效之理。竊惑莫能解也。惑之不解。豈惟誤女。且將誤人。學醫至此。曷勝悲愧。用敢前來瀆問。望吾

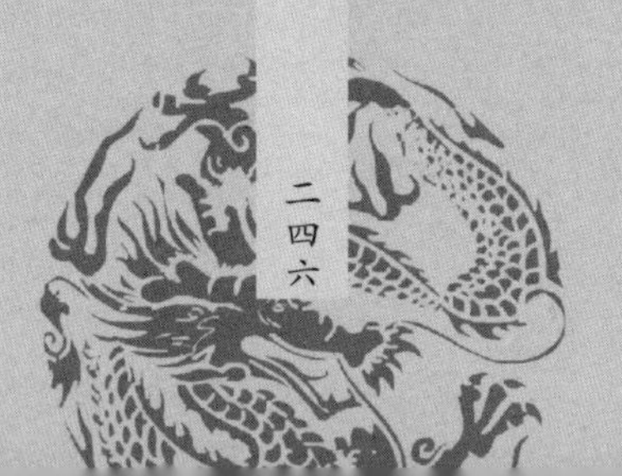

脉象，则能知其热之虚实，优点反在热度表以上，此与不用血压计，同一巧妙。至于血压高者，不定有中风之症，其非见中毒性风信而患中风，必不至于猝死。手脚不仁，不限于中风一症，都是事实，不容以口舌争者。因书中并未说明此点，读者不免疑不能明，故附说明于此。

铁樵自识

庄先生来函云，西医王完白在电台播音中报告，谓血压高分五种：一、不耐繁剧，多想、多动、多说，即觉疲劳；二、嘴唇歪牵；三、右手足不能动作；四、全身不遂；五、猝然绝命……故恽师覆函中，有王说见血压高有五种病症云云，巨膺附记。

答张仲纯君殇女函

（附张君来函）

铁师函丈，小女佩兰，近竟因惊风夭折矣。因惊夭折，夫复何言？然所以成惊与治惊不效之理，窃惑莫能解也。惑之不解，岂惟误女，且将误人，学医至此，曷胜悲愧，用敢前来渎问，望吾

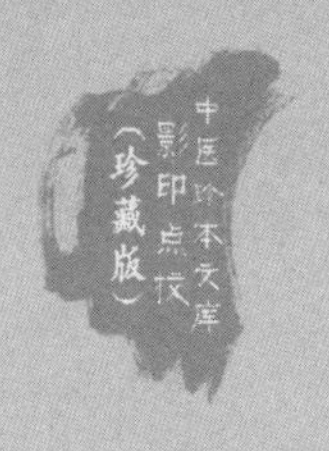

师悯其愚而教之，则幸甚焉。兹将小女病状及所服方药，胪举如左：

女年五足岁，自幼大病数次，以调护得宜，体格不尪羸也。去年十月左右，两颐齿龈作痛，两颊时红，红则痛益烈，甚至饮食不敢入，服金鉴肥儿丸加芜荑，得色滞微溏大便，并蛔虫数次，全愈。愈后饮食如常，乃月余后，食欲忽异常不振，审别无他病，大便次数如常，惟微溏滞浊差异平时。余认是前药寒凉克削太甚所致，用香砂六君为丸，间作理中汤调理之，半月不效。正疑虑间，面目微浮，又数日，足亦微浮，兼见舌白滑，尿短赤，形寒，微渴，间微呼头痛等症，是病湿兼感寒之象。改服五皮饮加杏仁、防风、苏叶、花粉、木通一剂，尿长肿消，余症亦减，此一月十八九日事也。廿一日复大呼头痛，恶寒、无汗、微渴，饮食下咽即吐，服二陈汤加藿香、白芷、羌活、麦冬、生姜等药，为温覆得微汗，汗后发热。廿二日早尽退，问之，头痛全愈，恶寒已微，呕亦略止，食粥二三匙，可不吐，惟唇较红，口较

師憫其愚而敎之。則幸甚焉。茲將小女病狀及所服方藥。臚舉如左。女年五足歲。自幼大病數次。以調護得宜。體格不尪羸也。去年十月左右。兩頤齒齦作痛。兩頰時紅。紅則痛益烈。甚至飲食不敢入。服金鑑肥兒丸加蕪荑。得色滯微溏大便。并蛔蟲數次。全愈。愈後飲食如常。乃月餘後食慾忽異常不振。審別無他病。大便次數如常。惟微溏滯濁差異平時。余認是前藥寒涼尅削太甚所致。用香砂六君爲丸。間作理中湯調理之。半月不效。正疑慮間面目微浮。又數日。足亦微浮。兼見舌白滑。尿短赤。形寒。微渴。間微呼頭痛等症。是病濕兼感寒之象。改服五皮飲加杏仁、防風、蘇葉、花粉、木通一劑。尿長腫消。餘症亦減。此一月十八九日事也。廿一日復大呼頭痛。惡寒。無汗。微渴。飲食下咽即吐。服二陳湯加藿香、白芷、羌活、麥冬、生薑等藥。爲溫覆得微汗。汗後發熱。廿二日早盡退。問之。頭痛全愈。惡寒已微。嘔亦略止。食粥二三匙。可不吐。惟脣較紅。口較

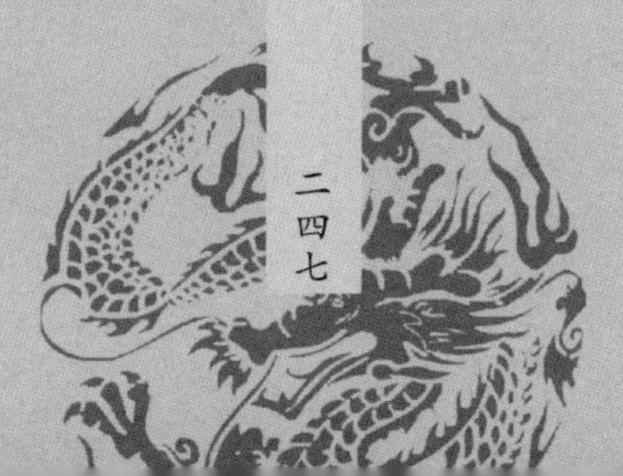

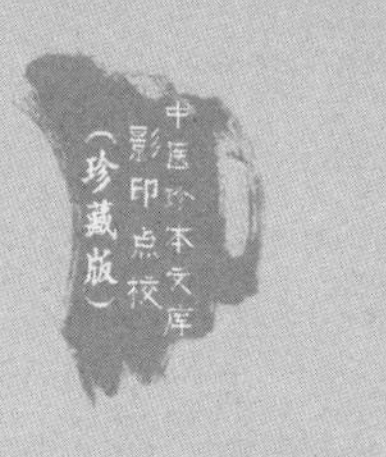

渴。苔厚白微帶黃。大便次數微溏如舊。色則更老黃。溲仍短赤。知是裏熱。尚帶表寒之故。用花粉、麥冬、姜夏、竹茹、木通、甘草。少加薄荷、芥穗。服之。入夜仍發熱。廿三早復盡退。不復惡寒。粥量有加。惟二便如昨。嘔仍未全止。口益渴。唇益紅。舌黃厚而燥。是陽明經病已顯。用竹葉石膏湯温膽湯加減。生石膏麥冬三錢。姜夏、竹茹、木通、錢半。枳實甘草八分。川連六分。復因間有燥咳。佐杏仁二錢。川貝錢半。煎爲二份。分廿三廿四兩日服盡。嘔止。渴差。苔潤。黃退。夜亦不熱。粥量愈增。且能啖生孛薺、花生等物。至廿五見其病狀全消。胃益健旺。因念前本胃弱。何可過服寒涼。停與服藥。誰知劇變竟於是日作耶。先是廿五晨。呼其食粥。時睡眼張開。微帶上視。頗疑之。然呼之目隨還原狀。問所苦。胥曰無有。撫其四肢及小腦延髓各處，亦不熱。余念神識既清明。旁無發驚見症。疑始釋。傍晚進粥復覩上視狀。斯時神識雖仍清明。尚能啖粥半碗。然已知其裏熱必未清。隨

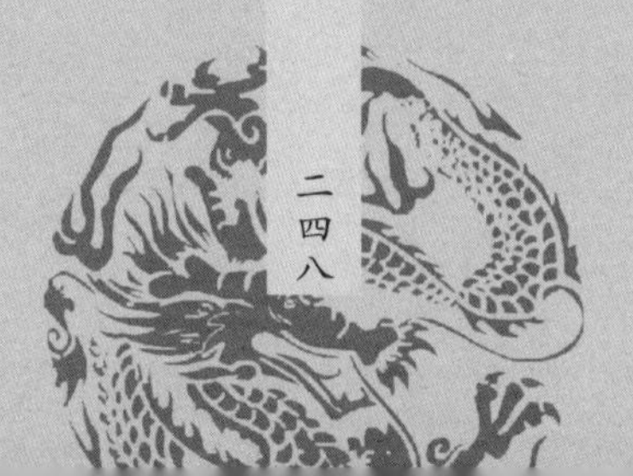

渴，苔厚白微带黄，大便次数微溏如旧，色则更老黄，溲仍短赤，知是里热，尚带表寒之故。用花粉、麦冬、姜夏、竹茹、木通、甘草，少加薄荷、芥穗，服之，入夜仍发热。廿三早复尽退，不复恶寒，粥量有加，惟二便如昨，呕仍未全止，口益渴，唇益红，舌黄厚而燥，是阳明经病已显。用竹叶石膏汤、温胆汤加减，生石膏、麦冬三钱，姜夏、竹茹、木通钱半，枳实、甘草八分，川连六分，复因间有燥咳，佐杏仁二钱，川贝钱半。煎为二份，分廿三、廿四两日服尽，呕止，渴差，苔润，黄退，夜亦不热，粥量愈增，且能啖生荸荠、花生等物。至廿五见其病状全消，胃益健旺，因念前本胃弱，何可过服寒凉，停与服药。谁知剧变竟于是日作耶，先是廿五晨，呼其食粥，时睡眼张开，微带上视，颇疑之，然呼之目随还原状。问所苦？胥曰无有。抚其四肢及小脑延髓各处，亦不热。余念神识既清明，旁无发惊见症，疑始释。傍晚进粥，复睹上视状，斯时神识虽仍清明，尚能啖粥半碗。然已知其里热必未清，随

检旧购存桑叶、竹叶、滁菊各若干，嘱室人煎与服。煎毕夜已昏，室人抱之起，方拟进药，讵惊搐已作矣。俄惊稍定，即将药一饮而尽，时唇愈红，面色与目中结膜亦红，且能多饮药汁，足证其口必渴。可见表虽不热，其里必热无疑。急往配药施救，计夜八时进竹沥数匙，少佐姜汁，历三时，惊不止。十一时思其数日来大便虽微溏，究仅一日一次，份量甚少，而色老黄，昨夜至斯时，且未大便，近数日进粥，又迭见加多。爰根据《保赤新书》小儿手足抽搐、热壮、面赤（表实无壮热），皆属胃中有积之理，仿千金龙胆汤意，用钩藤、胆草、大黄、蝎尾等与服。又三时许，得微溏老黄大便二次，惊仍不止。五时复将《热病学》中犀角地黄协诸风药方与之（虎骨缺，未用，安脑丸未备，以牛黄丸代），亦不效。最后遂知觉全失，手足厥冷，而循衣摸床等恶象毕作。余细揣其面赤、唇红、口渴（因各药饮皆立尽而知），又无吐泻、汗出、亡阳等症，明知厥冷抽搐由里热，决非古书

檢舊購存桑葉、竹葉、滁菊各若干。囑室人煎與服。煎畢夜已昏。室人抱之起。方擬進藥。詎驚搐已作矣。俄驚稍定。卽將藥一飲而盡。時唇愈紅。面色與目中結膜亦紅。且能多飲藥汁。足證其口必渴。可見表雖不熱。其裏必熱無疑。急往配藥施救。計夜八時進竹瀝數匙。少佐薑汁。歷三時。驚不止。十一時思其數日來大便雖微溏。究僅一日一次。份量甚少。而色老黃。昨夜至斯時。且未大便。近數日進粥。又迭見加多。爰根據保赤新書小兒手足抽搐、熱壯面赤。（表實無壯熱。）皆屬胃中有積之理。仿千金龍胆湯意。用鈎藤膽草大黃蠍尾等與服。又三時許。得微溏老黃大便二次。驚仍不止。五時復將熱病學中犀角地黃協諸風藥方與之。（虎骨缺。未用。安腦丸未備。以牛黃丸代。）亦不效。最後遂知覺全失。手足厥冷。而循衣摸床等惡象畢作。余細揣其面赤唇紅口渴（因各藥飲皆立盡而知。）又無吐瀉、汗出、亡陽等症。明知厥冷抽搐由裏熱。決非古書

論醫集　一五五

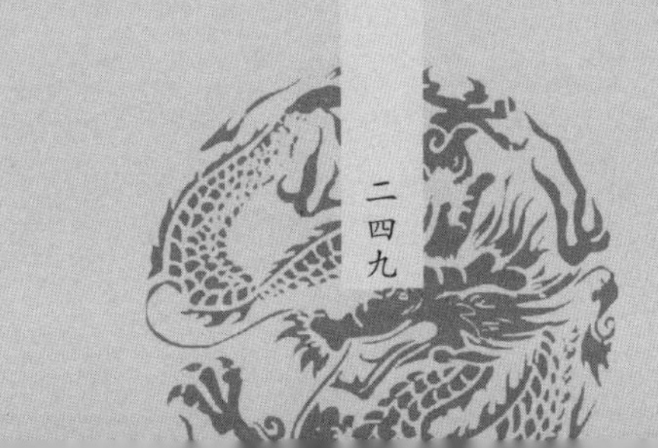

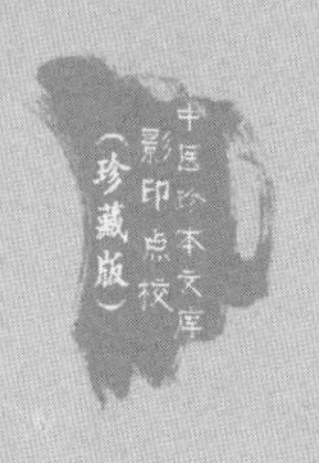

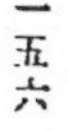

所謂慢驚慢脾等可用辛熱之陰寒症。惟清涼攻破。均不效。是病無理可喻。此心寧不被其轉移。因煎炮附錢許參倍之。擬與服以盡人事。而圖幸中。適天大明。招同道鄧君來商。鄧君對參附不甚主張。謂是痰迷心竅。主服鹽蛇散。姑從之。服半瓶。復毫無影響。日午勉將前煎參附進。亦絕不效。後且舌起白泡。是附不受之證也。本日日夜計抽搐死而復蘇者。殆十餘次。余以技窮。並認其難度今宵。不再與藥。不料廿七天明殘喘依然。且抽搐略止。進粥尚能納受。無可奈何中。午前繼進演山截風丹。重加生地當歸一劑。午後三時。目還原狀。手足抽搐止。惟語仍不開。咬牙作聲。頸項反折如舊。余坐覘其變。六時目上視。手足抽搐復作。是夜猶從容進粥數匙。廿八早牙關始閉。不復能飲食。奄奄一息至廿九早夭逝。

此吾女慘死史也。吾女之死。吾實殺之。咎何能辭。然有惑而莫解者數點如下。

所谓慢惊、慢脾等可用辛热之阴寒症。惟清凉攻破，均不效，是病无理可喻。此心宁不被其转移，因煎炮附钱许、参倍之，拟与服以尽人事，而图幸中。适天大明，招同道邓君来商，邓君对参附不甚主张，谓是痰迷心窍，主服盐蛇散，姑从之。服半瓶，复毫无影响。日午勉将前煎参附进，亦绝不效。后且舌起白泡，是附不受之证也。本日日夜计抽搐死而复苏者，殆十余次，余以技穷，并认其难度今宵，不再与药。不料廿七天明残喘依然，且抽搐略止，进粥尚能纳受。无可奈何中，午前继进演山截风丹，重加生地、当归一剂，午后三时，目还原状，手足抽搐止。惟语仍不开，咬牙作声，颈项反折如旧。余坐觇其变，六时目上视，手足抽搐复作，是夜犹从容进粥数匙。廿八早牙关始闭，不复能饮食，奄奄一息，至廿九早夭逝。

此吾女惨死史也，吾女之死，吾实杀之，咎何能辞，然有惑而莫解者数点如下：

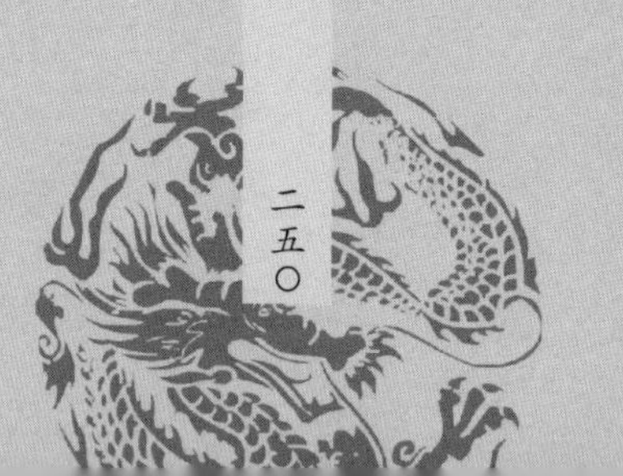

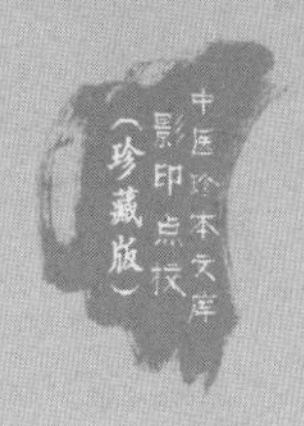

（一）当食欲异常不振时，认是肥儿丸寒凉克削太过，以香砂六君与理中调补之，半月而面足浮肿，及服五皮饮利水祛寒，而尿长肿消，是前药误，后药相得，为病湿感寒无疑。然在食欲不振之初，何以绝无寒湿病象，必半月后始见浮肿形寒等症，且六君理中汤之术、苓、香砂、干姜，独不能祛寒湿乎？此其一。

（二）廿一日之大呼头痛，无汗、恶寒、呕吐，是太阳伤寒而与脑炎初起症，亦甚相似，第就药效言，首服羌芷等，得汗而头痛、恶寒愈。化热后，服石膏等而呕止，余症全消。治伤寒成效已见，可知初起决非脑症。又至廿四各症尽除，病确出险，何以廿五突变如许剧烈之脑症，药误欤？则前症当不因药误反尽差，新感欤？则更无若何诱因与他种预兆，此其二。

（三）自惊作，心乱投药，自知太杂，然似尚未出吾师治惊学理范围，何以均不效，此其三。

(一)當食慾異常不振時。認是肥兒丸寒涼尅削太過。以香砂六君與理中調補之。半月而面足浮腫。及服五皮飲利水祛寒。而尿長腫消。是前藥誤。後藥相得。爲病濕感寒無疑。然在食慾不振之初。何以絕無寒濕病象。必半月後始見浮腫形寒等症。且六君理中湯之朮苓香砂乾薑。獨不能祛寒濕乎。此其一。

(二)廿一日之大呼頭痛。無汗、惡寒、嘔吐。是太陽傷寒而與腦炎初起症。亦甚相似。第就藥效言。首服羌芷等。得汗而頭痛惡寒愈。化熱後。服石膏等而嘔止。餘症全消。治傷寒成効已見。可知初起決非腦症。又至廿四各症盡除。病確出險。何以廿五突變如許劇烈之腦症。藥誤歟。則前症當不因藥誤反盡差。新感歟。則更無若何誘因與他種預兆。此其二。

(三)自驚作。心亂投藥。自知太雜。然似尚未出吾師治驚學理範圍。何以均不效。此其三。

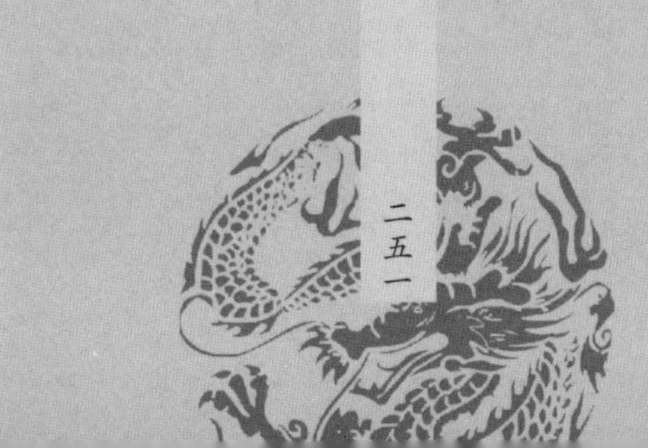

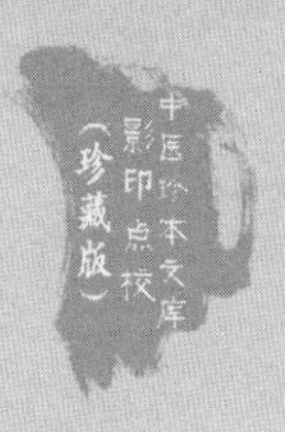

（四）服胆草大黃犀角牛黃後。而手足厥冷。（時脈亦甚遲）與古籍所謂慢驚慢脾等應用辛熱藥之陰寒症。頗相類似。惟觀其脣紅面赤口渴。與前服石羔而嘔吐止。後用參附而舌起泡。及厥厥冷後亦絕無吐瀉交作汗出亡陽等寒象。故始終認其表雖不熱。其裏必熱。決非寒症。在診斷上。究否有誤。此其四。

（五）每見驚風多痰聲漉漉。表熱如炙。治以竹瀝薑汁合藥。或龍胆湯輒效。此則始終不聞若何痰聲。表亦不熱。竊思古人風痰常相提並論。與驚由熱炙神經而起之理。豈無痰表不熱。亦足致驚耶。此其五。

（六）吾師發明之安腦丸。治此能對症否。此其六。

瀆問六點。非函授範圍內事。亦非通函論症要求治方也。爲學理不明求解惑耳。吾

師其許之乎。嗟乎。家人多病。學醫自救。何圖自誤。乃莫知所由。遺恨其何能休。

（四）服胆草、大黄、犀角、牛黄后，而手足厥冷（时脉亦甚迟），与古籍所谓慢惊、慢脾等应用辛热药之阴寒症，颇相类似。惟观其唇红、面赤、口渴，与前服石羔（膏）而呕吐止，后用参附而舌起泡，及厥厥冷后亦绝无吐泻交作，汗出亡阳等寒象。故始终认其表虽不热，其里必热，决非寒症，在诊断上，究否有误，此其四。

（五）每见惊风，多痰声漉漉，表热如炙，治以竹沥姜汁合药，或龙胆汤辄效。此则始终不闻若何痰声，表亦不热，窃思古人风痰常相提并论，与惊由热炙神经而起之理，岂无痰表不热，亦足致惊耶？此其五。

（六）吾师发明之安脑丸，治此能对症否？此其六。

渎问六点，非函授范围内事，亦非通函论症要求治方也，为学理不明，求解惑耳。吾师其许之乎，嗟乎！家人多病，学医自救，何图自误，乃莫知所由，遗恨其何能休。

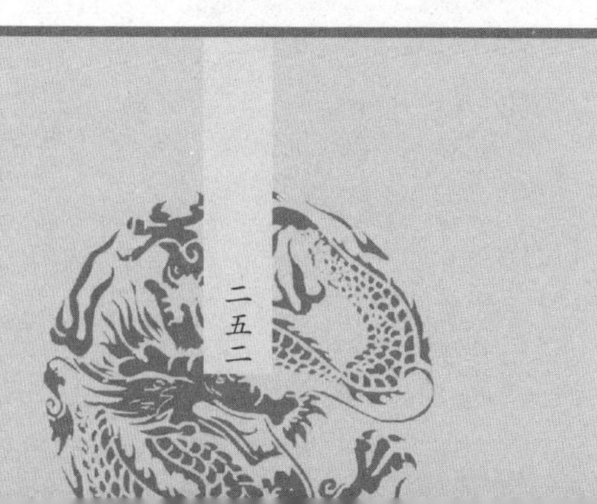

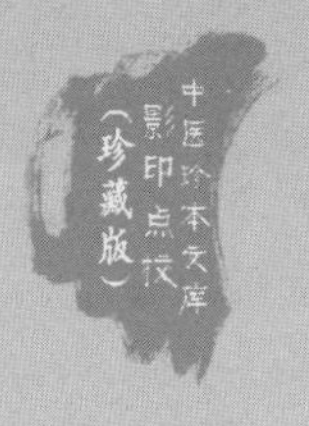

用敢前来渎问，伏乞赐予指教误治理由，庶免再误他人，藉可稍赎此愆，则拜赐多矣。临纸依依，不胜翘企，肃此，敬请

诲安，

受业生张仲纯顿首

三月十二日

本篇问得甚好，是当竭诚奉答，我想学员如遇有类似此等之事，不妨随意发问。又不但此也，即鄙人亦尝值有此种疑难事情，当公布之，供大众讨论。个人之心思才力有限，众擎则易举，必如此然后能实收教学相长之效。中医改良方法，无有逾于此者，直可比之吕览悬之国门，幸吾同志注意于此，敝月刊不惮扩充篇幅，以容此种文字也。张君所问者，敬答如下：

【按】肥儿丸确是苦寒克伐之品，不知当时用多少分量，鄙人尝用九味芦荟丸治虫积，用量不过三四分，已经应手可以取效，可知多则无益有害。大约此等苦寒之品，多服则俞气化薄，而当时或竟不觉，观后文手脚、面部皆肿而可知，

用敢前來瀆問。伏乞賜予指教誤治理由。庶免再誤他人。藉可稍贖此愆。則拜賜多矣。臨紙依依。不勝翹企。肅此。敬請

誨安。

受業生張仲純頓首

三月十二日

本篇問得甚好。是當竭誠奉答。我想學員如遇有類似此等之事。不妨隨意發問。又不但此也。即鄙人亦嘗值有此種疑難事情。當公布之。供大衆討論。個人之心思才力有限。衆擎則易舉。必如此然後能實收教學相長之效。中醫改良方法。無有逾于此者。直可比之呂覽懸之國門。幸吾同志注意于此。敝月刊不憚擴充篇幅。以容此種文字也。張君所問者。敬答如下。

按肥兒丸確是苦寒尅伐之品。不知當時用多少分量。鄙人嘗用九味蘆薈丸治蟲積。用量不過三四分。已經應手可以取效。可知多則無益有害。大約此等苦寒之品。多服則俞氣化薄。而當時或竟不覺。觀後文手脚面部皆腫而可知。

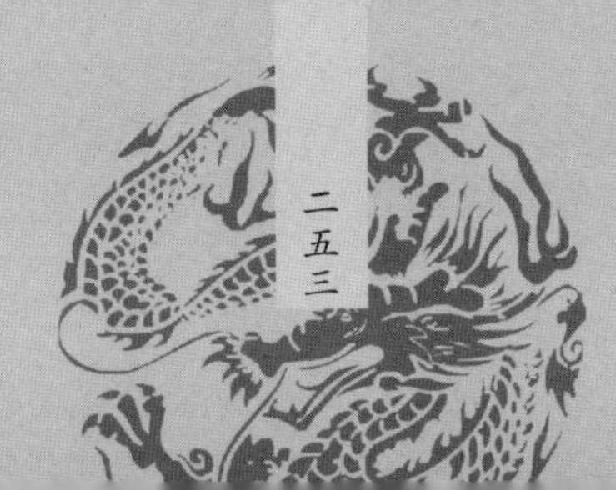

是藏氣受傷。（凡外面之腫。都是裏面藏氣有傷。此事古所未言。鄙人從實地體會而得）此其一。理中丸之乾薑最不適用。凡用姜必須脣舌都從寒化。腹滿自利。肢冷汗出。然後適用。否則當時不過略著熱象。其後藏氣熱化上行。則必見頭痛齒衄舌紅等症。而面色則反見寒象。故薑附等溫藥用之而當。起死囘生者十之一二。用之不當。輕病致重。重病致死者。十之七八。此亦多年悉心體會。然後知之。此其二。又凡寒涼剋削之藥誤之于先。最忌用溫劑救之于後。此其理由極充足而極難懂。寒涼誤之于先。藏府是活體。本來自起救濟而化熱。剋伐誤之于先。藏府亦自起救濟而組織興奮。寒涼之失。當然救之以溫。剋伐之失。當然救之以補。但只能用極平和之劑。極輕之分量。徐俟其復。若藥猛藥量重。往往令藏氣亂。是治絲而紊也。此其三。廿一日之大呼頭痛。就原理推之。寒邪外束。胃氣因逆。胆火上行。故得疏解藥而差。解其外面之束縛。復以石

是藏气受伤（凡外面之肿，都是里面藏气有伤，此事古所未言，鄙人从实地体会而得），此其一。理中丸之干姜最不适用，凡用姜必须唇舌都从寒化，腹满自利，肢冷汗出，然后适用。否则当时不过略著热象，其后藏气热化上行，则必见头痛、齿衄、舌红等症，而面色则反见寒象，故姜附等温药用之而当，起死回生者十之一二，用之不当，轻病致重，重病致死者，十之七八，此亦多年悉心体会，然后知之，此其二。又凡寒凉克削之药误之于先，最忌用温剂救之于后，此其理由极充足而极难懂。寒凉误之于先，藏府是活体，本来自起救济而化热，克伐误之于先，藏府亦自起救济而组织兴奋。寒凉之失，当然救之以温，克伐之失，当然救之以补。但只能用极平和之剂，极轻之分量，徐俟其复。若药猛药量重，往往令藏气乱，是治丝而紊也，此其三。廿一日之大呼头痛，就原理推之，寒邪外束，胃气因逆，胆火上行，故得疏解药而差。解其外面之束缚，复以石

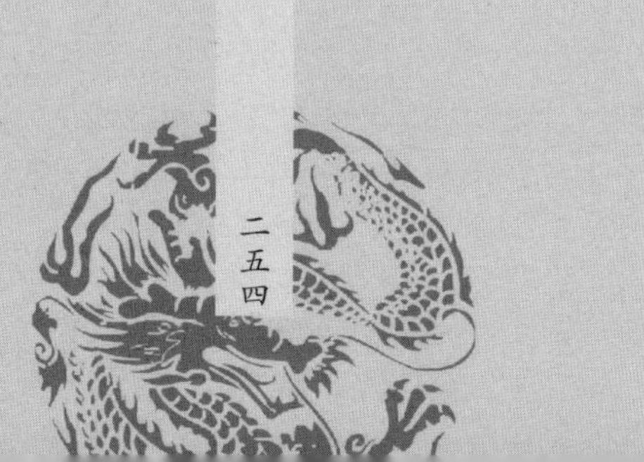

膏清之，所以得差。服大黄而手足厥冷，恐又是药量太重，压之过当，冲气无有不上逆者，流行性脑症本是上行性病，别无其他巧妙，安脑丸良效，此其四。既无痰声，不宜竹沥，须知阴虚从火化之病，都无痰声，脑炎之所以成，不在痰不痰，而在肝胆与胃之经气逆不逆。肝胆与胃经气皆下行，此《内经》之训也。里热为外寒所束，不得外达，则必逆而上行，神经受薰炙而紧张，则见抽搐。阴虚无液，则无痰，竹沥虽非误，嫌其用之不当，理中加姜，尤其可商。此皆为古人成法所拘之故，此其五。至以后用参附则甚可商，恐非治，此其六。以上六点都有研究之价值，但亦不必懊丧，死生有命，古言三折肱为良医，《离骚》且言九折臂。自古虽仓公、扁鹊，其成功都从颠踬中来，所以东坡说学医费人，抑吾言亦不必便是。神经系病症，经得探讨，现在无论新旧医学，都在六十五分左右，不曾到七十分。鄙人曾与德人某医（此德人前数年在沪上有盛名）会诊，我已知病

膏清之。所以得差。服大黃而手足厥冷。恐又是藥量太重。壓之過當。衝氣無有不上逆者。流行性腦症本是上行性病。別無其他巧妙。安腦丸良效此其四。既無痰聲。不宜竹瀝。須知陰虛從火化之病。都無痰聲。腦炎之所以成。不在痰不痰。而在肝胆與胃之經氣逆不逆。肝胆與胃經氣皆下行。此內經之訓也。裏熱爲外寒所束。不得外達。則必逆而上行。神經受薰炙而緊張。則見抽搐。陰虛無液。則無痰。竹瀝雖非誤。嫌其用之不當。理中加薑。尤其可商。此皆爲古人成法所拘之故。此其五。至以後用參附則甚可商。恐非治。此其六。以上六點都有研究之價值。但亦不必懊喪。死生有命。古言三折肱爲良醫。離騷且言九折臂。自古雖倉公扁鵲。其成功都從顚躓中來。所以東坡說學醫費人。抑吾言亦不必便是。神經系病症。經得探討。現在無論新舊醫學。都在六十五分左右。不曾到七十分。鄙人曾與德人某醫。(此德人前數年在滬上有盛名)會診。我已知病

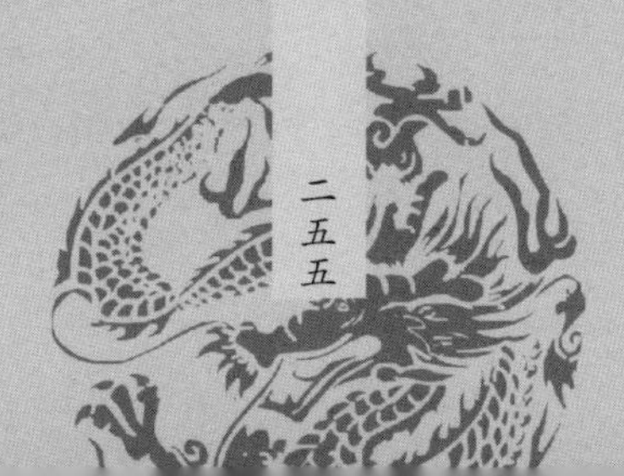

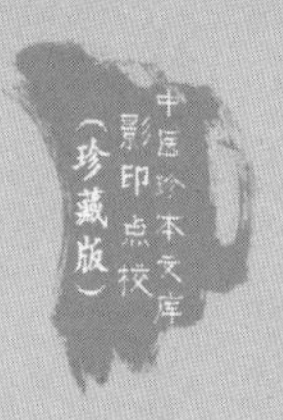

人必死。而德醫尚未知。又曾與俄國博士會診急性腦病。余認爲無法。彼則以爲有法。乃治之廿八日毫無功效。直致病人于死。此醫乃腦病專科博士也。而鄙人于治腦症。常致垂頭喪氣。故我輩現在研究腦症。平心而論。實在幼稚地位。後有神經系病理治療。言腦症較之保赤新書所言者。詳細不止倍蓰。茲不贅

鐵樵謹覆

（註）本篇公布於鐵樵醫學月刊故有第一段之語調也

苦笑

尚書美大禹之言曰。惟汝不矜。天下莫與汝爭能。惟汝不伐。天下莫與汝爭功。講到人生正軌。勛勞著乎旂常。名字垂諸竹帛。德澤被蔭人羣。功罪聽諸後世。此乃第一等大丈夫之所爲。其次人生總有一節之長。能自知所短。雖有寸長。自視欿然。亦不失爲正人君子。倘然有一知半解可取。便自以爲是當世豪傑。

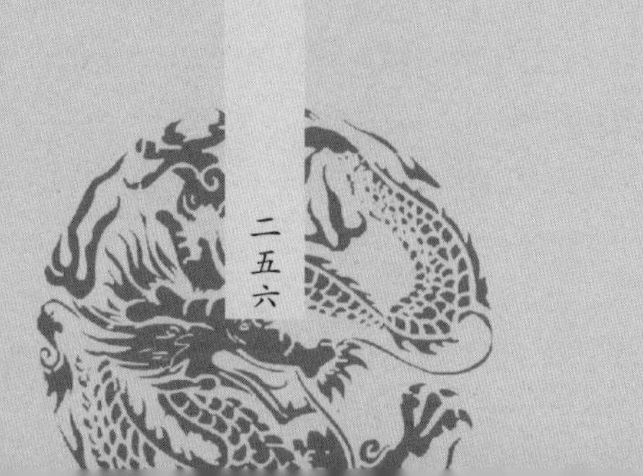

人必死，而德医尚未知。又曾与俄国博士会诊急性脑病，余认为无法，彼则以为有法，乃治之廿八日毫无功效，直致病人于死。此医乃脑病专科博士也，而鄙人于治脑症，常致垂头丧气。故我辈现在研究脑症，平心而论，实在幼稚地位，后有神经系病理治疗，言脑症较之《保赤新书》所言者，详细不止倍蓰。兹不赘

铁樵谨覆

【注】本篇公布于铁樵医学月刊，故有第一段之语调也。

苦笑

《尚书》美大禹之言曰，惟汝不矜，天下莫与汝争能，惟汝不伐，天下莫与汝争功。讲到人生正轨，勋劳著乎旗常，名字垂诸竹帛，德泽被荫人群，功罪听诸后世，此乃第一等大丈夫之所为。其次人生总有一节之长，能自知所短，虽有寸长，自视欿然，亦不失为正人君子。倘然有一知半解可取，便自以为是当世豪杰，

惟恐人家不知，向人强聒，说来说去，不过这一点能耐，那就不免令人齿冷，如此者叫做丑表功。我们历来相传的孔子的教训，专勉人以不矜不伐，而以丑表功为戒。西洋人则不然，凡事不肯退然自处，如有寸长，非尽量宣传不可，这是东西文化大异之点。所以近来人说中国文明是反省的，是克己民族；西国文化是向前的，是争斗民族，这都不在话下。我现在要说的，是我们切己关系的医学，我有一位朋友某君，他是在国医馆办事的，偶然见枉。我问他国医馆办得怎样了？他皱着眉说：没有一件事办得好。中国医学要改良是做不到的。我说你们弄错了方针，改良这件事，是要向青年后进说话的，老一辈的只好听其自便。某君瞿然道，就是老一辈的反对，说中医只要望、问、闻、切，用不着什么改良，因此凡事制肘，言下太息。当时我亦不肯深说，事后我想只要望、问、闻、切，用不着什么改良，就这两句话推敲，可知是有些误会。一者是误认改良是

惟恐人家不知。向人强聒。說來說去。不過這一點能耐。那就不免令人齒冷。如此者叫做丑表功。我們歷來相傳的孔子的敎訓。專勉人以不矜不伐。而以丑表功爲戒。西洋人則不然。凡事不肯退然自處。如有寸長。非儘量宣傳不可。這是東西文化大異之點。所以近來人說中國文明是反省的。是克己民族。西國文化是向前的。是爭鬥民族。這都不在話下。我現在要說的。是我們切己關係的醫學。我有一位朋友某君。他是在國醫館辦事的。偶然見枉。我問他國醫館辦得怎樣了。他皺着眉說。沒有一件事辦得好。中國醫學要改良是做不到的。我說你們弄錯了方針。改良這件事。是要向青年後進說話的。老一輩的只好聽其自便。某君瞿然道。就是老一輩的反對。說中醫只要望問聞切。用不着什麼改良。因此凡事掣肘。言下太息。當時我亦不肯深說。事後我想只要望問聞切。用不着什麼改良。就這兩句話推敲。可知是有些誤會。一者是誤認改良是

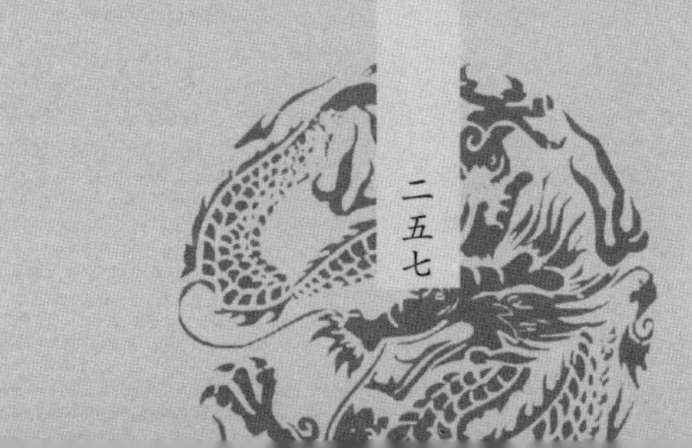

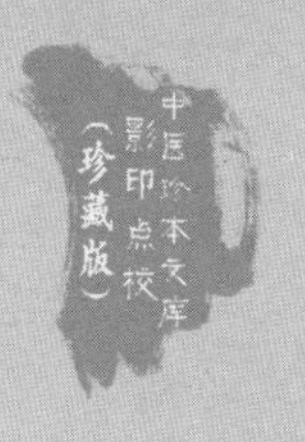

用儀器改變診法。以爲如此則中醫根本動搖。所以不肯改良。其次是誤認歷來相傳之望問聞切。以爲可以診病有把握。用藥有標準。據我看來。這兩層都不甚靠得住。假使改良要講求儀器。乃就連帶要講求病灶。研究微菌。研究提煉藥物。豈但中國舊學說根本動搖。簡直是將舊法根本剷除。如此改良。不如爽快學了西醫。此事鄙人與國醫館來往文件。已經大略說明是不妥當的。至于第二項。若說舊法之望問聞切。可以診病有把握。用藥有標準。正未必然。第一照王叔和脈經左寸候心候小腸。左關候肝胆。左尺候腎。右寸候肺候大腸。右關候脾胃。右尺候命門。處處模糊影響。至于論浮沉講三粟六粟之重。又如瀕湖脈訣。拍拍而浮是洪。如榆莢似毛輕是浮。如此說法。更是可以使人墮入五里霧中。是切字靠不住。內經有五色診脈。假使無所發明。不能心知其故。單就字面推敲。內經說黃高是心病。又說黃是脾病。肝病者顏青。脾病者脣黑。諸

用仪器改变诊法，以为如此则中医根本动摇，所以不肯改良。其次是误认历来相传之望、问、闻、切，以为可以诊病有把握，用药有标准。据我看来，这两层都不甚靠得住。假使改良要讲求仪器，乃就连带要讲求病灶，研究微菌，研究提炼药物，岂但中国旧学说根本动摇，简直是将旧法根本铲除。如此改良，不如爽快学了西医，此事鄙人与国医馆来往文件，已经大略说明是不妥当的。至于第二项，若说旧法之望、问、闻、切，可以诊病有把握，用药有标准，正未必然。第一，照王叔和《脉经》左寸候心、候小肠，左关候肝胆，左尺候肾；右寸候肺、候大肠，右关候脾胃，右尺候命门。处处模糊影响，至于论浮沉，讲三粟、六粟之重。又如《濒湖脉诀》，拍拍而浮是洪，如榆荚似毛轻是浮。如此说法，更是可以使人堕入五里雾中，是切字靠不住。《内经》有五色诊脉，假使无所发明，不能心知其故，单就字面推敲，《内经》说黄高是心病，又说黄是脾病，肝病者颜青，脾病者唇黑，诸

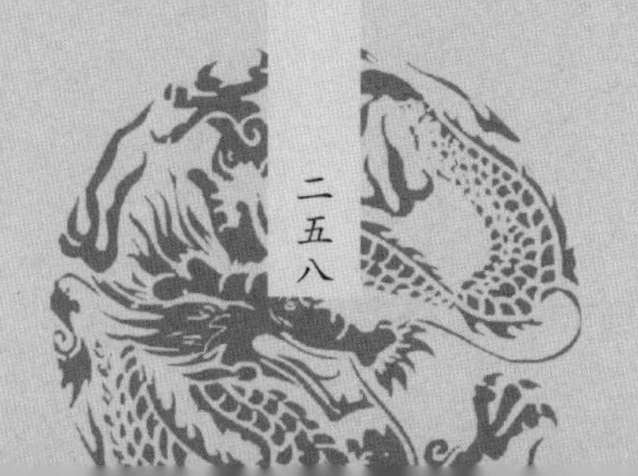

如此类，无一可以施诸实用，如此则望字靠不住。又戴北山说伤寒无臭味，温病有臭味，请问我们同业中人，无论何人，每天都要看几个温病，究竟这个臭味，是如何辨别法子，如此则闻字靠不住。热病口渴，有因内热而然，有因阴虚而然，头痛有因风寒头痛，有因肝胆上逆而头痛，假使不能心知其故，即使问了病人，病人明白告诉，你还是莫明其妙，如此则问字又靠不住。《内经·举痛论篇》云，言而可知，望而可见，扪而可得，并非欺人之谈，即如拙著《脉学发微》，虽甚简陋，却是扪而可得。又如鄙人与国医馆意见书，说上唇青者停经是瘀，上唇不青别无病症，而见滑脉者是孕，其理由是宫监无须推动而得，这个却是望而可见。至于拙著各书，变更金元以来论病方法，参以西国学理，确是言而可知。凡此事实俱在，不必以口舌争胜，孰是孰非，彰彰明白，难道可以不改良么？天壤间无论何种事物，积久无有不敝，不能不与时推移，这是一个公例。所

如此類。無一可以施諸實用。如此則望字靠不住。又戴北山說傷寒無臭味。溫病有臭味。請問我們同業中人。無論何人。每天都要看幾個溫病。究竟這個臭味。是如何辨別法子。如此則聞字靠不住。熱病口渴。有因內熱而然。有因陰虛而然。頭痛有因風寒頭痛。有因肝胆上逆而頭痛。假使不能心知其故。即使問了病人。病人明白告訴。你還是莫明其妙。如此則問字又靠不住。內經舉痛論篇云。言而可知。望而可見。捫而可得。並非欺人之談。即如拙著脈學發微。雖甚簡陋。却是捫而可得。又如鄙人與國醫館意見書。說上唇青者停經是瘀。上唇不青別無病症。而見滑脈者是孕。其理由是由宮監無鬚推勘而得。這個却是望而可見。至于拙著各書。變更金元以來論病方法。參以西國學理。確是言而可知。凡此事實俱在。不必以口舌爭勝。孰是孰非。彰彰明白。難道可以不改良麼。天壤間無論何種事物。積久無有不敝。不能不與時推移。這是一個公例。所

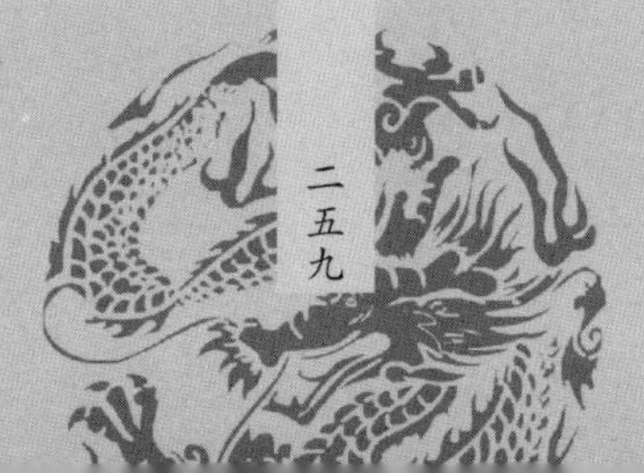

以易經上說。窮則變。變則通。準此以談。中醫學要改良。是必須的。是無貳無疑的。不過照我的方法改良。是否是不二法門。我可不敢說。照事勢平心衡量。鄙人的方法。雖不高明。大約是十不離九。諸君須知前數年取締中醫。其眞相可怕。取締中醫之原動力。因爲近來我國潮流趨勢。一味崇拜外國。有許多人看見日本明治維新之後。中醫漸歸消滅。以爲這個是中國應該遵循之軌道。齊巧當時科學化的呼聲甚高。兩個原因。凑合起來。取締中醫之議發動了。但是這不過是動機。西醫因營業競爭的原故。將他從西洋鬥爭民族學來的向前文明。用以推倒中醫。就本有之動機。推波助瀾。于是取締中醫的議論一時如荼如火的爆發起來。等到時機成熟的時候。西醫界中人。忘其所以。只覺中國醫學非連根消滅不可。其實何嘗是合于事實的正當理論。當時中醫界呼號奔走。力竭聲嘶。向政府請願。總算勉强苟延殘喘。這件事到如今已五年多。但

以《易经》上说，穷则变，变则通。准此以谈，中医学要改良，是必须的，是无贰无疑的。不过照我的方法改良，是否是不二法门，我可不敢说。照事势平心衡量，鄙人的方法，虽不高明，大约是十不离九，诸君须知前数年取缔中医，其真相可怕，取缔中医之原动力，因为近来我国潮流趋势，一味崇拜外国。有许多人看见日本明治维新之后，中医渐归消灭，以为这个是中国应该遵循之轨道，齐巧当时科学化的呼声甚高，两个原因，凑合起来，取缔中医之议发动了。但是这不过是动机，西医因营业竞争的原故，将他从西洋斗争民族学来的向前文明，用以推倒中医，就本有之动机，推波助澜，于是取缔中医的议论一时如荼如火的爆发起来。等到时机成熟的时候，西医界中人，忘其所以，只觉中国医学非连根消灭不可。其实何尝是合于事实的正当理论，当时中医界呼号奔走，力竭声嘶，向政府请愿，总算勉强苟延残喘，这件事到如今已五年多，但

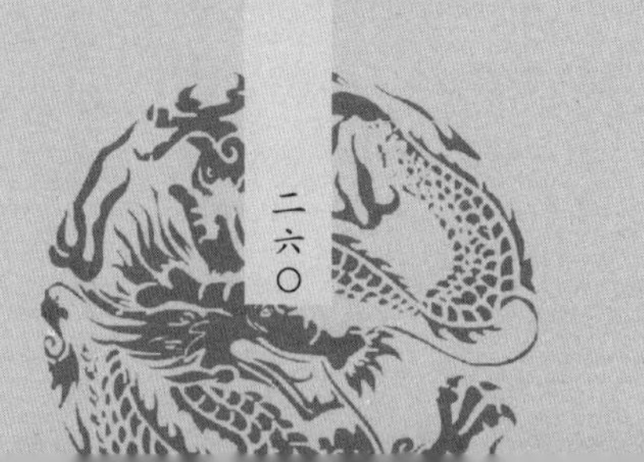

是一为回想，历历在目，所以得苟延残喘，并非奔走呼号之功，乃是千数百万人托业于医药，以故形格势禁，不能遽废。而西医界中人，一种嫉视的情形，尚在在可见，并未减少，二度取缔自在意中，不过时间问题，等着罢了。《孟子》上说及是时明其政刑，现在中医假使能努力改良，假使能急起直追，照鄙人的方法不消三年，可以唤起全国知识界的同情，等到二次取缔发作之时，中医改良已经粗有头绪，反对嫉视的人，虽欲取缔而无从。即使不然，我们亦不至于毫无抵抗，而受城下之盟，这是讲的事实。至于功效方面，改良之后，一层是诊断方面确有把握。二层是用药方面确有标准。三层是循因执果，见角知牛，用推理方法，因甲以知乙，用已知以例未知，从多数之中可以求得公例。如此则不但可以自喻喻人，并且可以得无穷进步，而此种学术，以比较现在欧洲之科学，亦绝对无愧色。我所说这些话都是有事实可以证明，不是单单说得好

是一爲回想。歷歷在目。所以得苟延殘喘。並非奔走呼號之功。乃是千數百萬人托業于醫藥。以故形格勢禁。不能遽廢。而西醫界中人。一種嫉視的情形。尚在在可見。並未減少。二度取締自在意中。不過時間問題。等着罷了。孟子上說及是時明其政刑。現在中醫假使能努力改良。假使能急起直追。照鄙人的方法不消三年。可以喚起全國知識界的同情。等到二次取締發作之時。中醫改良已經粗有頭緒。反對嫉視的人。雖欲取締而無從。卽使不然。我們亦不至于毫無抵抗。而受城下之盟。這是講的事實。至于功效方面。改良之後。一層是診斷方面確有把握。二層是用藥方面確有標準。三層是循因執果。見角知牛。用推理方法。因甲以知乙。用已知以例未知。從多數之中可以求得公例。如此則不但可以自喻喻人。並且可以得無窮進步。而此種學術。以比較現在歐洲之科學。亦絕對無愧色。我所說這些話都是有事實可以證明。不是單單說得好

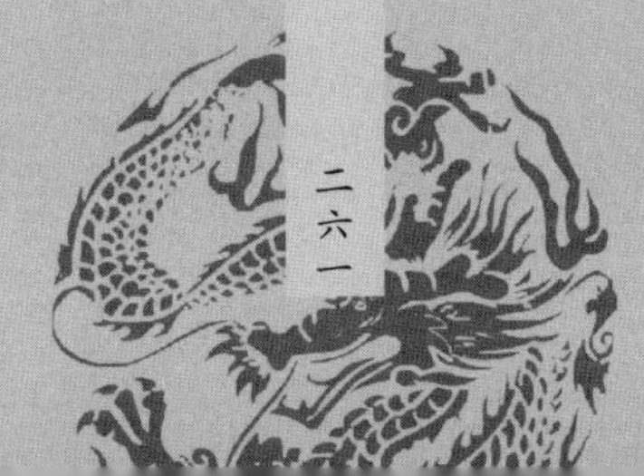

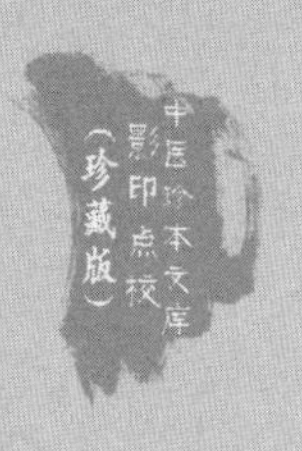

聽。但我不願再說。我不難敘述醫案說明改良中醫優點。如今付諸闕如。是不願背孔子之訓。專做丑表功工作。我常想我們中國向來所尙的是孔子的倫理與文學。倫理。是做人之道。不是吃飯本領。文學不過是治學問的基礎。亦不是吃飯本領。單就這上頭打轉。當然國勢日見其衰。現在入超萬萬。失業激增。仔細算來。沒有一樣可以抵抗外國。而商業方面。軍事方面。外國人進步一日千里。以後中國只有自己實業上有所發明。然後是一條活路。改良中醫。說到發明兩字。尙多慚愧。然而能維持藥業。抵抗外藥侵入。是實在的。及今不爲。以後醫藥兩項營業。可不堪設想。鄙人衰朽餘年。有何希冀。如今爲此喋喋。眞正出于不得已罷了。孟子說越人彎弓而射之。則已談笑而道之。其兄彎弓而射之。則涕泣而道之。我用丑表功爲說。有些滑稽色彩。究竟是談笑而道。還是涕泣而道。如其說談笑而道。委實是哭不出而笑。只好說是苦笑。

听，但我不愿再说。我不难叙述医案说明改良中医优点，如今付诸阙如，是不愿背孔子之训，专做丑表功工作。我常想我们中国向来所尚的是孔子的伦理与文学，伦理，是做人之道，不是吃饭本领，文学不过是治学问的基础，亦不是吃饭本领。单就这上头打转，当然国势日见其衰，现在入超万万，失业激增，仔细算来，没有一样可以抵抗外国，而商业方面，军事方面，外国人进步一日千里，以后中国只有自己实业上有所发明，然后是一条活路。改良中医，说到发明两字，尚多惭愧，然而能维持药业，抵抗外药侵入，是实在的，及今不为，以后医药两项营业，可不堪设想。鄙人衰朽余年，有何希冀，如今为此喋喋，真正出于不得已罢了。孟子说越人弯弓而射之，则已谈笑而道之，其兄弯弓而射之，则涕泣而道之。我用丑表功为说，有些滑稽色彩，究竟是谈笑而道，还是涕泣而道，如其说谈笑而道，委实是哭不出而笑，只好说是苦笑。

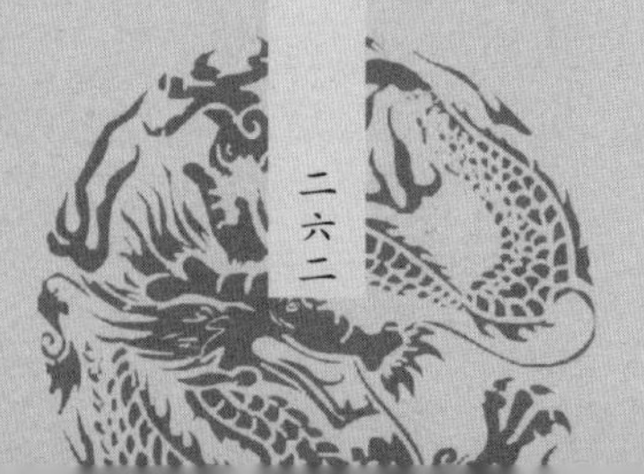

医学盛衰之关系

凡事皆有盛衰。孟子说：自生民以来，一治一乱，这一治一乱，即是盛衰，其大者如国运，如孔子，如释迦大道，二千年中盛衰之迹，历历可数。其小者如个人之运命，乃至一虫一鸟，综计其一生，亦必有一时期，有飞腾之乐，得意之鸣，此大约根于天运。故无大无小，不能外此公例。但概括言之，所以有盛衰之故，有两种：其一合于时势之需要而盛，背于时势之需要而衰。其二为人利用而盛，至无可利用而衰。前者是本身有价值，而为时势所旋转，后者是本身无价值，而为时势所激扬。无论何种，虽外观之迹象有盛衰，其本身实际却是不垢不净，不增不减。有价值者，大而如宗教，小而如艺术。其无价值者，如明清两朝之八股文试帖诗。其有价值者，如水沤之在波涛中，有起必有伏，有兴必有废。其无价值者，会逢其适，为人利用，当其盛时，虽亦如火如荼，及其衰废，遂一落千丈，

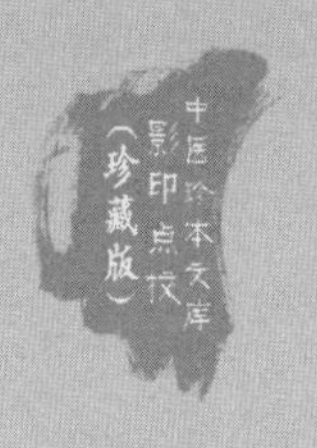

醫學盛衰之關係

凡事皆有盛衰。孟子說。自生民以來。一治一亂。這一治一亂。卽是盛衰。其大者如國運。如孔子。如釋迦大道。二千年中盛衰之跡。歷歷可數。其小者如個人之運命。乃至一蟲一鳥。綜計其一生。亦必有一時期。有飛騰之樂。得意之鳴。此大約根于天運。故無大無小。不能外此公例。但概括言之。所以有盛衰之故。有兩種。其一合于時勢之需要而盛。背于時勢之需要而衰。其二爲人利用而盛。至無可利用而衰。前者是本身有價值。而爲時勢所旋轉。後者是本身無價值。而爲時勢所激揚。無論何種。雖外觀之跡象有盛衰。其本身實際却是不垢不淨。不增不減。有價值者。大而如宗教。小而如藝術。其無價值者。如明淸兩朝之八股文試帖詩。其有價值者。如水漚之在波濤中。有起必有伏。有興必有廢。其無價值者。會逢其適。爲人利用。當其盛時。雖亦如火如荼。及其衰廢。遂一落千丈。

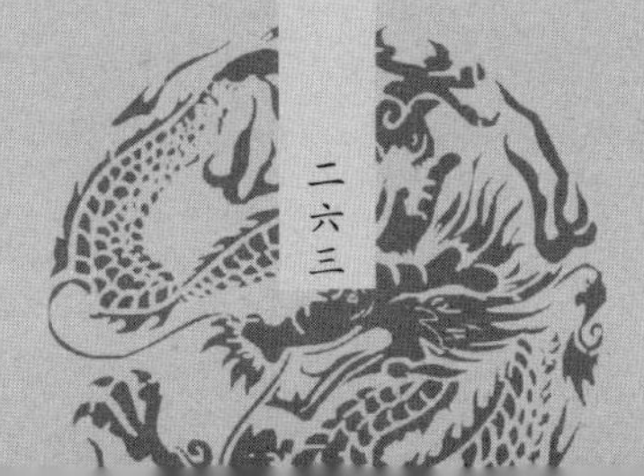

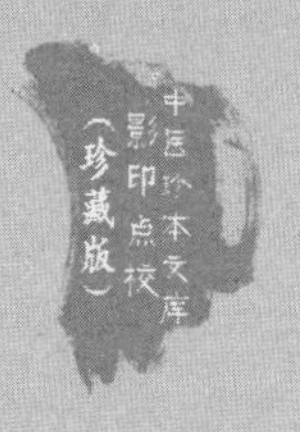

不可復振。醫學之興廢。當是屬前一種之有價值者。絕對不是八股文試帖詩。故醫學之衰落。不必爲抱杞憂。醫學之興盛。亦絕非人力所能左右。

時勢于中醫之需要

孔佛之道。如日月行天。所以有盛衰起伏者。亦不外乎自然之趨勢。史記孔子世家。載齊景公欲用孔子。晏子阻之。謂儒者之道。繁複而難行。按晏子之學。與樂毅略同。一再傳而爲蓋公爲曹參。成漢朝文景之治。執果溯因。晏子實爲黃老之學。以恬淡無爲爲宗。故不以儒術爲然。晏子爲齊相。而孔子不得志于齊。豈非時勢之需要關係。漢高既定天下。博士定朝儀。然後知皇帝之尊。此時儒術已有蓬勃興盛之勢。至漢武遂定爲一尊。觀其興盛之所以然。豈非時勢須要關係。今後恐孔子之道當衰落。而佛教當盛行。蓋禮教漸廢。人心詭詐。非地獄之說。不足以範圍。故其趨勢如此。此其盛衰之故。又莫非時勢需要爲之。

不可复振。医学之兴废，当是属前一种之有价值者，绝对不是八股文试帖诗，故医学之衰落，不必为抱杞忧，医学之兴盛，亦绝非人力所能左右。

时势于中医之需要

孔佛之道，如日月行天，所以有盛衰起伏者，亦不外乎自然之趋势。《史记·孔子世家》载：齐景公欲用孔子，晏子阻之，谓儒者之道，繁复而难行。按晏子之学，乐毅略同，一再传而为盖公为曹参，成汉朝文景之治。执果溯因，晏子实为黄老之学，以恬淡无为为宗，故不以儒术为然。晏子为齐相，而孔子不得志于齐，岂非时势之需要关系。汉高既定天下，博士定朝仪，然后知皇帝之尊，此时儒术已有蓬勃兴盛之势，至汉武遂定为一尊，观其兴盛之所以然，岂非时势须要关系。今后恐孔子之道当衰落，而佛教当盛行。盖礼教渐废，人心诡诈，非地狱之说，不足以范围。故其趋势如此，此其盛衰之故，又莫非时势需要为之。

我现在口不择言，讲了这样一篇大话，似乎话说得太大了，与题目不相称。如今拣小的说，中国艺术中，如围棋，其盛衰之迹，亦有可得而言者。围棋发源甚古，至唐而大盛，王积薪、柳吴兴当时都是内廷供奉，再盛于北宋。苏东坡、黄山谷诗文中都屡及围棋。第三次最盛时期，就在清乾隆时，此后渐渐衰落，却移殖于日本。日本之本因坊，现在已第十九代，围棋虽无用，却自有其真价值。细按其盛衰之迹，与国家之富力为正比例，从宗教之大，围棋之小，两方面考察其兴衰之故，都可以推测今后中医之趋势。

诸公知道，黄绵袄子的价值高过于狐裘么？此话怎讲，狐裘是富贵东西，黄绵袄子，可以衣被苍生，无论何人皆可以御寒，不比狐裘单限于少数人受用。围棋是有价值的，所以不消灭，医学更是有价值的，当然亦不消灭。围棋之兴废，既与国家富力为正比例，实在是一件富贵东西，那末中国医学呢？恰恰与之

我現在口不擇言。講了這樣一篇大話。似乎話說得太大了。與題目不相稱。如今揀小的說。中國藝術中。如圍棋。其盛衰之跡。亦有可得而言者。圍棋發源甚古。至唐而大盛。王積薪柳吳興當時都是內廷供奉。再盛于北宋。蘇東坡黃山谷詩文中都屢及圍棋。第三次最盛時期。就在清乾隆時。此後漸漸衰落。却移殖於日本。日本之本因坊現在已第十九代。圍棋雖無用。却自有其眞價值。細按其盛衰之跡。與國家之富力爲正比例。從宗敎之大。圍棋之小。兩方面考察其興衰之故。都可以推測今後中醫之趨勢。

諸公知道。黃綿襖子的價値高過于狐裘麼。此話怎講。狐裘是富貴東西。黃綿襖子。可以衣被蒼生。無論何人皆可以禦寒。不比狐裘單限于少數人受用。圍棋是有價値的。所以不消滅。醫學更是有價値的。當然亦不消滅。圍棋之興廢。既與國家富力爲正比例。實在是一件富貴東西。那末中國醫學呢。恰恰與之

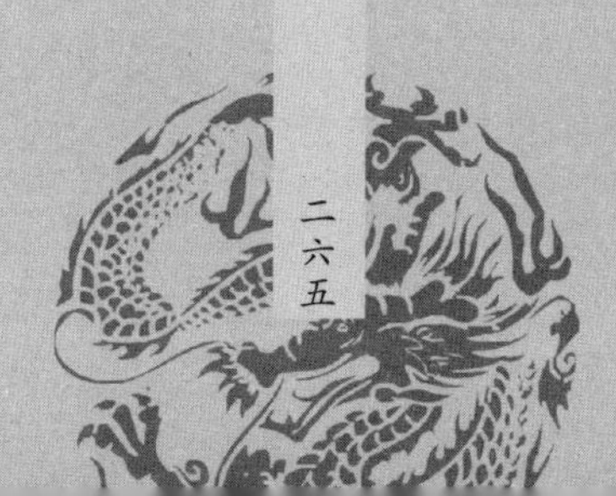

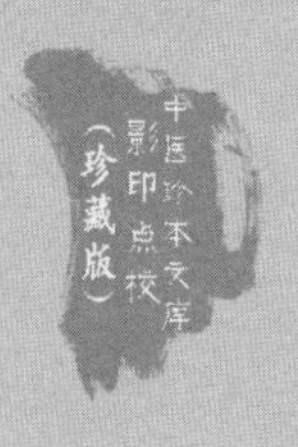

相反。正正當當是一件黃綿襖子。何以言之。譬如將西醫來比較。西醫診病。要用儀器。中醫無需的。西醫診病。要驗血驗尿。量熱度聽肺。中醫無需的。望聞問切够了。西醫用藥。要講化學。要提煉。要注射。中醫無需的。樹皮草根够了。學西醫必須大學專科。試驗室解剖學醫化學微菌學種種。中醫無需的。只要肯將自己心得告訴人。不鄙吝。不祕密。說句笑話。像鄙人的緘授就够了。所說够了。並不是一句空話。西醫與中醫表面上看來。是文野不同。實際上成效却如魯衛之政。近來人都說中醫用樹皮草根治病。是野蠻。我說這話不對的。毛布底鞋子。平實走得路耐得著。何必皮鞋。綿布絲綢男子一裹圓。女子旗袍好看而受用。何必洋裝。西瓜皮帽子。實在說不出不如銅盆帽的所在。樹皮草根。野蠻不過形式上的事。何關重要。總不能因此一句空話。將本有的藥材。擱起不用。平空添千百萬西藥進口。前文說時勢需要則興。不需要則廢。講到現在中國

相反。正正当当是一件黄绵袄子，何以言之，譬如将西医来比较，西医诊病，要用仪器，中医无需的；西医诊病，要验血验尿，量热度听肺，中医无需的，望、闻、问、切够了；西医用药，要讲化学，要提炼，要注射，中医无需的，树皮草根够了。学西医必须大学专科，试验室、解剖学、医化学、微菌学种种，中医无需的，只要肯将自己心得告诉人，不鄙吝，不秘密，说句笑话，像鄙人的缄授，就够了。所说多了，并不是一句空话。西医与中医表面上看来，是文野不同，实际上成效却如鲁卫之政，近来人都说中医用树皮草根治病，是野蛮。我说这话不对的，毛布底鞋子，平实走得路耐得著，何必皮鞋。绵布、丝绸男子一裹圆，女子旗袍好看而受用，何必洋装；西瓜皮帽子，实在说不出不如铜盆帽的所在。树皮草根，野蛮不过形式上的事，何关重要，总不能因此一句空话，将本有的药材，搁起不用，平空添千百万西药进口。前文说时势需要则兴，不需要则废，讲到现在中国

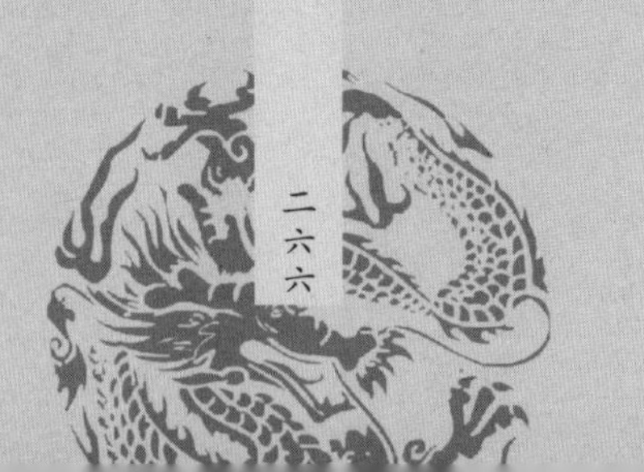

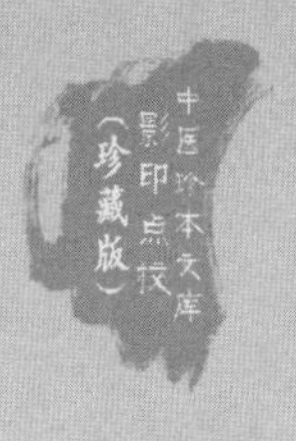

情形，就因为中医简单有效，民间对于此项学术之需要，几乎到百分之九十五以上。说到此处，我要掉两句文，叫做天之所兴，谁能废之。

医学进步与我们的医学

是故医学本身，是有真价值之物，其兴废视时世需要与否为进退，绝对与八股试帖不同。故现在虽极衰落，不久即循一治一乱之常轨，而渐趋于兴盛方面。医学以治病为目的，食功而非食志，其衰落毕竟是民族健康上吃亏，然则其兴盛，当然要收同登寿域之效果。但其事又不如常情之观察，其理由如下：例如通常习见之病，伤风咳嗽为第一级；发热为第二级；发热而有进行性，即是正式伤寒温病为第三级，各种流行性热病，如痧子、喉症亦第三级；热病而误药，或食复、劳复之感，则其病为比较难治，当是第四级；第四级之病症失治，延日久而见败象者，为第五级；藏器已坏，败症悉见，不可救药者，为第六级，初

情形。就因爲中醫簡單有效。民間對于此項學術之需要。幾乎到百分之九十五以上。說到此處。我要掉兩句文。叫做天之所興。誰能廢之。

醫學進步與我們的醫學

是故醫學本身。是有眞價値之物。其興廢視時世需要與否爲進退。絕對與八股試帖不同。故現在雖極衰落。不久卽循一治一亂之常軌。而漸趨于興盛方面。醫學以治病爲目的。食功而非食志。其衰落畢竟是民族健康上吃虧。然則其興盛。當然要收同登壽域之效果。但其事又不如常情之觀察。其理由如下。例如通常習見之病。傷風咳嗽爲第一級。發熱爲第二級。發熱而有進行性。卽是正式傷寒温病爲第三級。各種流行性熱病。如痧子喉症亦第三級。熱病而誤藥。或食復勞復之感。則其病爲比較難治。當是第四級。第四級之病症失治。延日久而見敗象者。爲第五級。藏器已壞。敗症悉見。不可救藥者。爲第六級。初

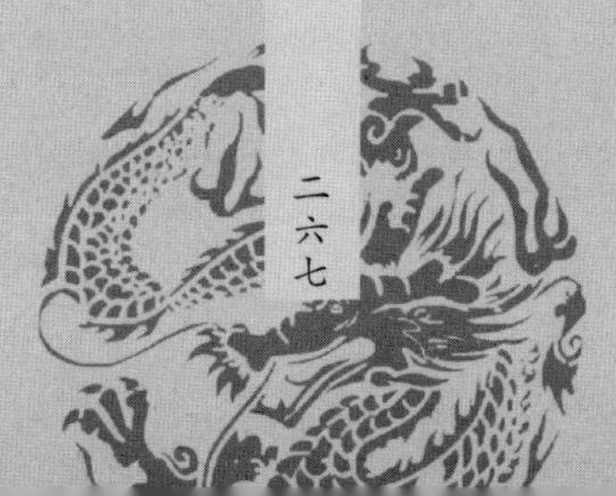

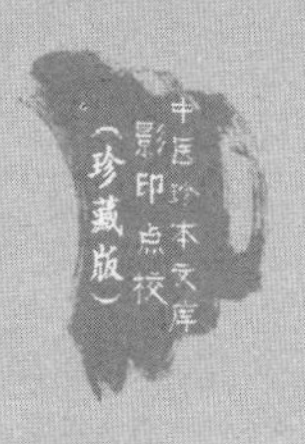

起卽見甚複雜之惡性病。醫藥無從用力者。亦屬第六級此六級之病。庸手僅能治第一二級。高手能治第四級乃至第五級。庸手值第六級之病。盲然不知厲害高手則不但知其不治。且可以知致命之時日。所謂醫學進化者。有豎的進化。有橫的進化。如其個人研究至于極深地步。多所發見。前此不知者能知之。不治者能治之。此豎的進化也。個人以其研求所得。不祕不私。公諸大衆。使各都會各通商大埠。以及鄉僻之處。平添許多良好醫生。此橫的進化也。無論若何進化。病家可以完全不知。何以故。因高手治第四級以前之病。治之而愈。完全不以爲意。庸手治第一二級之病。治之而愈。卽已意氣不可一世。高手必值第五六級之病。然後告病家已有危險。否則不肯多作危言。庸手則值第二三級之病。爲自己卸責地步。必多作聳人聽聞之語。高手治難症。往往舉止安詳，外面無所表見。庸手遇難症。則胸中漆黑。神氣騷擾。凡此等處。病家無從辨

起即见甚复杂之恶性病，医药无从用力者，亦属第六级。此六级之病，庸手仅能治第一二级，高手能治第四级乃至第五级。庸手值第六级之病，盲然不知历害，高手则不但知其不治，且可以知致命之时日。所谓医学进化者，有竖的进化，有横的进化，如其个人研究至于极深地步，多所发见，前此不知者能知之。不治者能治之，此竖的进化也，个人以其研求所得，不秘不私，公诸大众，使各都会、各通商大埠，以及乡僻之处，平添许多良好医生，此横的进化也。无论若何进化，病家可以完全不知，何以故，因高手治第四级以前之病，治之而愈，完全不以为意。庸手治第一二级之病，治之而愈，即已意气不可一世。高手必值第五六级之病，然后告病家已有危险，否则不肯多作危言。庸手则值第二三级之病，为自己卸责地步，必多作耸人听闻之语。高手治难症，往往举止安详，外面无所表见。庸手遇难症，则胸中漆黑，神气骚扰，凡此等处，病家无从辨

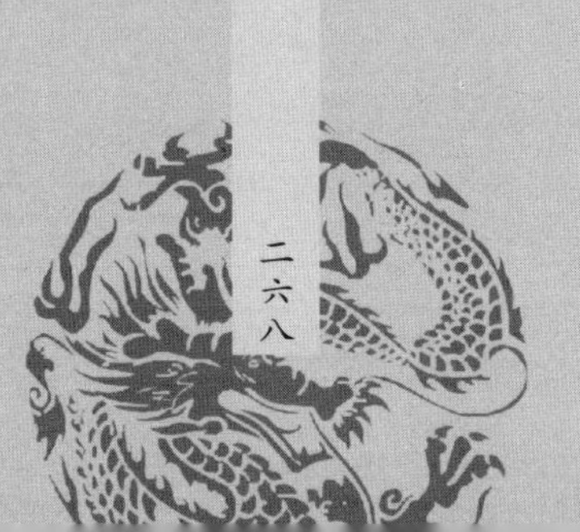

别，方且颠倒是非，以为庸手之能过于高手，此如巧宦拙官，其所得之利益，与其所尽之义务，往往处于相反地位。世人只以获禽之多寡为优劣，岂知其中有诡遇获禽，范我驰驱两种。

虽然学术进步，表面上若与事实不相侔，其实如其真真进步，则实际亦迥然不同，此可以证之我们的医学。吾非谓我们的医学有若何特长，但其中有两点，一经指出，其事显然共见共闻，绝无模糊影响。所谓两点，其一古书满纸五行，无论何人不能澈底明白，不但外行不明白，即业医数十年乃至数代之世家，若随便于何书检出古人议论一两节，一相质证，则可以瞠目不能致答。我们医学则不然，尽人可懂，不但师弟授受，毫无凿说，即无论何人，取吾书读之，只要其人文理清通，便能了然明白。第二点古书之议论，往往于诊病用药不能相应，故不满于旧医学者甚多。我们之医学则不然，凡病有其见症，病之进

别。方且顛倒是非。以爲庸手之能過于高手。此如巧宦拙官。其所得之利益與其所盡之義務。往往處于相反地位。世人只以獲禽之多寡爲優劣。豈知其中有詭遇獲禽。範我馳驅兩種。

雖然學術進步。表面上若與事實不相侔。其實如其眞眞進步。則實際亦迥然不同。此可以證之我們的醫學。吾非謂我們的醫學有若何特長。但其中有兩點。一經指出。其事顯然共見共聞。絕無模糊影響。所謂兩點。其一古書滿紙五行。無論何人不能澈底明白。不但外行不明白。卽業醫數十年乃至數代之世家。若隨便于何書檢出古人議論一兩節。一相質證。則可以瞠目不能致答。我們醫學則不然。盡人可懂。不但師弟授受。毫無鑿說。卽無論何人。取吾書讀之。只要其人文理淸通。便能了然明白。第二點古書之議論。往往于診病用藥不能相應。故不滿于舊醫學者甚多。我們之醫學則不然。凡病有其見症。病之進

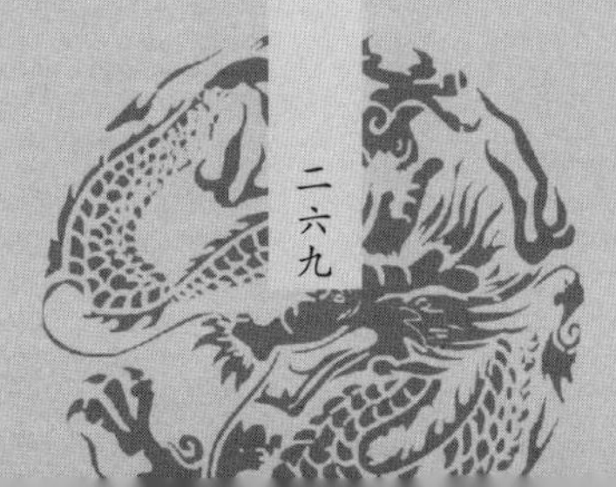

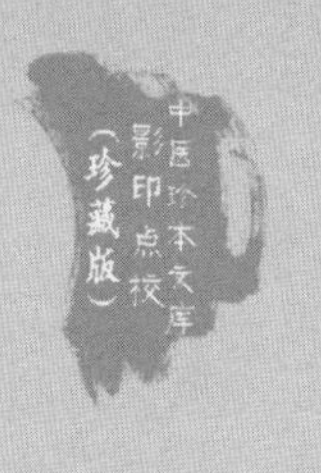

行有其一定之程序。病有主從。藥有主從。據當前病症。可以推求起病之原因。可以測知將來之變化。此則理論與診治打成一片。此則我們醫學之特色。以上所據兩點。既非自伐。亦無取撝謙。老實話而已。由此兩點。更產生出兩點。因理論與事實相合。絕對不模糊影響。故能採取他人之長。以補自己之短。此其一。因理論與診治相合。故診病卽是讀書。其醫學之基礎不建築于古書之上。而建築于病人軀體之上。此其二。此產生之兩點。實爲我們醫學之命脈。因有此兩點。無論何人。苟治我們醫學而肯刻苦用功。無有不突飛猛進者。蓋此兩點乃進步之原則。故就個人而論。人人可以得豎的進化。就我們團體而論。時時可以擴張而成橫的進化。有豎的進化。則日新月異。不難與西醫競爭。有橫的進化。則醫生固然內行。久而久之。病家亦成內行。如此則有兩層好處。其一醫生能得病家之諒解。用藥可以不掣肘。可以不代人受過。而受無謂之寃抑。

行有其一定之程序，病有主从，药有主从，据当前病症，可以推求起病之原因，可以测知将来之变化，此则理论与诊治打成一片，此则我们医学之特色。以上所据两点，既非自伐，亦无取㧑谦，老实话而已。由此两点，更产生出两点：因理论与事实相合，绝对不模糊影响，故能采取他人之长，以补自己之短，此其一。因理论与诊治相合，故诊病即是读书，其医学之基础不建筑于古书之上，而建筑于病人躯体之上，此其二。此产生之两点，实为我们医学之命脉，因有此两点，无论何人，苟治我们医学而肯刻苦用功，无有不突飞猛进者。盖此两点乃进步之原则，故就个人而论，人人可以得竖的进化，就我们团体而论，时时可以扩张而成横的进化。有竖的进化，则日新月异，不难与西医竞争；有横的进化，则医生固然内行，久而久之，病家亦成内行。如此则有两层好处：其一，医生能得病家之谅解，用药可以不制肘，可以不代人受过，而受无谓之冤抑。

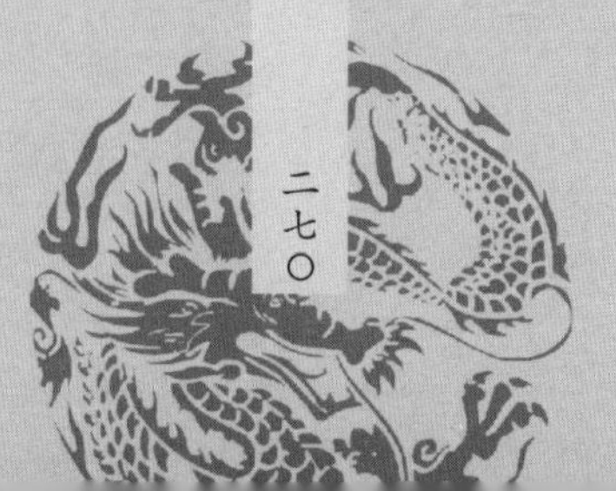

其二，凡业医者，非有真实功夫不可。凡欺人江湖术，无从滥竽，准此以谈，前文所说六阶级，庸手与好手、病家往往颠倒是非之弊，但得我们医学，果能逐渐昌明，则此种弊病，可以一扫而空矣。

脑炎救治法

脑炎是新名词，可不是什么新病，病名是外国来的，病症可不是外国来的，切莫要弄错了以为这个病，只有西医会医。话虽如此，不过要将病理弄明白，若是以意会之，胡乱用药尝试，是不会有效的。

脑炎病起病的情形和病的变化，种种不同，各种不同之中，有一个相同之点，就是初起见头痛，其次见抽搐，其次见神昏。寻常头痛痛在两太阳，流行性脑症头痛，痛在颈项，就算两太阳亦痛，却必定兼著颈项痠痛，这是因为延髓膜紧张的缘故。所以这个病的正当名称，该说是流行性脑脊髓膜炎。那第二步

其二凡業醫者。非有眞實功夫不可。凡欺人江湖術。無從濫竽。準此以談。前文所說六階級。庸手與好手病家往往顚倒是非之弊。但得我們醫學。果能逐漸昌明。則此種弊病。可以一掃而空矣。

腦炎救治法

腦炎是新名詞。可不是什麼新病。病名是外國來的。病症可不是外國來的。切莫要弄錯了以爲這個病。只有西醫會醫。話雖如此。不過要將病理弄明白。若是以意會之。胡亂用藥嘗試。是不會有效的。

腦炎病起病的情形和病的變化。種種不同。各種不同之中。有一個相同之點。就是初起見頭痛。其次見抽搐。其次見神昏。尋常頭痛痛在兩太陽。流行性腦症頭痛。痛在頸項。就算兩太陽亦痛。卻必定兼著頸項痠痛。這是因爲延髓膜緊張的緣故。所以這個病的正當名稱。該說是流行性腦脊髓膜炎。那第二步

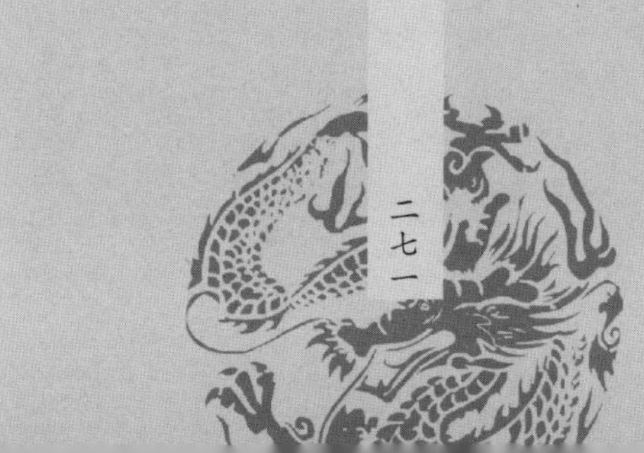

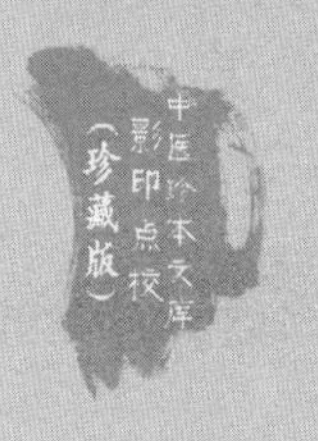

的抽搐。就是我們常見的小孩子驚風的樣子。手腳抽動。兩目上視。形狀極可怕。到手腳抽動。本無有不神昏的。不過抽動一陣。會自己停止。神氣仍能略爲清楚。到第三步就沒有清楚的時候了。

此病與驚風不同之點。一驚風只孩子會病。腦炎却無論老幼男女都會病。二驚風是難得有的。腦炎是流行性。同時一地方同患的。不計其數。三驚風病因是驚嚇食積風寒。腦炎不必定有驚嚇食積。眞病源是空氣中一種微菌。不過就事實上推考。微菌之外。還有一種原因。就是人體內的抵抗力弱。微菌是顯微鏡看得見的。這種抵抗力是看不見的。不過就事實上推考。確有這樣東西。西國人名這種看不見的東西。叫做抗毒素。若是健體。這種抗毒素是很有效力的。微菌雖入人身不會患病。要是抗毒素失了效用。微菌一入。就無有不病了。故所以說腦炎病的病源是微菌。這句話是不完全的。專用滅菌的方法治

的抽搐，就是我们常见的小孩子惊风的样子，手脚抽动，两目上视，形状极可怕，到手脚抽动，本无有不神昏的，不过抽动一阵，会自己停止，神气仍能略为清楚。到第三步就没有清楚的时候了。

此病与惊风不同之点：一、惊风只孩子会病，脑炎却无论老幼男女都会病；二、惊风是难得有的，脑炎是流行性，同时一地方同患的，不计其数；三、惊风病因是惊吓、食积、风寒，脑炎不必定有惊吓食积。真病源是空气中一种微菌，不过就事实上推考，微菌之外，还有一种原因，就是人体内的抵抗力弱，微菌是显微镜看得见的，这种抵抗力是看不见的。不过就事实上推考，确有这样东西。西国人名这种看不见的东西，叫做抗毒素，若是健体，这种抗毒素是很有效力的，微菌虽入人身不会患病，要是抗毒素失了效用，微菌一入，就无有不病了。故所以说脑炎病的病源是微菌，这句话是不完全的，专用灭菌的方法治

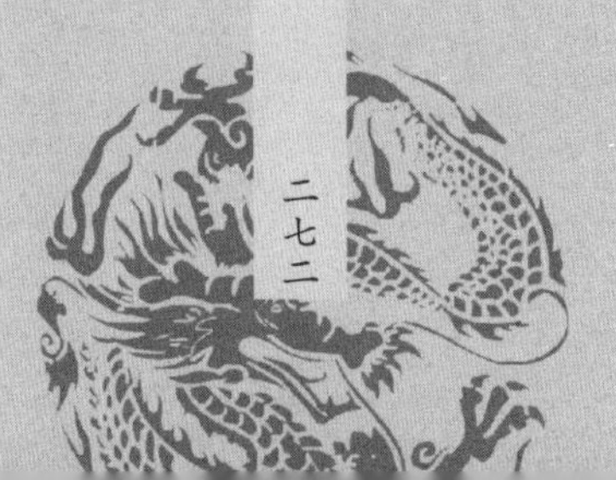

脑炎，这治法是不健全的。要知道菌在空气之中，无人不呼吸空气，就无人身中不有微菌。然而有病有不病者，即是抵抗力有健全与不健全的缘故。所以菌入人体的外因，抵抗力健全与否是内因，单有外因不病，单有内因亦不病。既病之后，除去外因病可愈，振刷内因亦可愈，两法比较，还是振刷内因的治法健全。因为抵抗力不强，单靠杀菌，那菌是续续由空气中输入人身的，所以此病初起时，用西法要五六天才愈，用中法两天就好了。用西法有耳聋、疟疾等遗后症，用中法可是没有的。而且西国人极怕此病传染，我从各方面考察，敢断定不是传染的，果真传染，难道带一个嘴套子就济事了么。

此病之治法，有兼症与不兼症之别，已成脑炎后之效方如下：

犀角尖磨冲，三分　胆草五分，炒　细生地四钱　蝎尾二分，炙，研冲　川连三分　归身三钱　安脑丸两粒，药化服

腦炎。這治法是不健全的。要知道菌在空氣之中。無人不呼吸空氣。就無人身中不有微菌。然而有病有不病者。卽是抵抗力有健全與不健全的緣故。所以菌入人體是外因。抵抗力健全與否是內因。單有外因不病。單有內因亦不病。既病之後。除去外因病可愈。振刷內因亦可愈。兩法比較。還是振刷內因的治法健全。因爲抵抗力不強。單靠殺菌。那菌是續續由空氣中輸入人身的。所以此病初起時。用西法要五六天纔愈。用中法兩天就好了。用西法有耳聾瘧疾等遺後症。用中法可是沒有的。而且西國人極怕此病傳染。我從各方面考察。敢斷定不是傳染的。果眞傳染。難道帶一個嘴套子就濟事了麼。

此病之治法。有兼症與不兼症之別。已成腦炎後之效方如下。

犀角尖磨冲三分　胆草五分炒　細生地四錢　蝎尾二分炙研冲

川連三分　歸身三錢　安腦丸兩粒藥化服

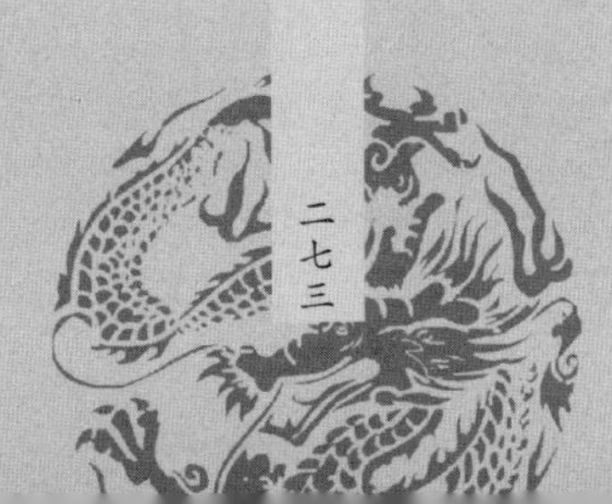

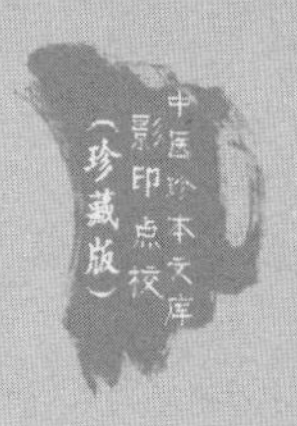

病重者須連服四五帖。并且第一帖可以加羚羊貳分。此指最重者而言。其實亦難得遇着。通常只要照安腦丸仿單服藥。即已妥當。其初起傷風發熱而後見腦症者。照傷寒兼證治。

安腦丸

(方藥)金錢白花蛇六條去頭隔紙烘研篩 全蠍三錢 白附子一錢五分

薄 荷三錢 梅 片三錢 獨 活五錢 川生烏二錢

天 麻三錢 明 雄二兩 麻 黃二兩 犀 黃一錢五分

麝 香一錢

右藥陳酒熬膏製丸如菉豆大如無金錢白花蛇眞蘄蛇可代用眞蘄蛇約須六錢

此丸曾經於民國十九年一月呈請中央衛生試驗所化驗奉有成字二二二三

病重者须连服四五帖，并且第一帖可以加羚羊二分，此指最重者而言，其实亦难得遇着。通常只要照安脑丸仿单服药，即已妥当。其初起伤风发热而后见脑症者，照伤寒兼证治。

安脑丸

（方药）金钱白花蛇六条，去头，隔纸烘研筛　全蝎三钱　白附子一钱五分　薄荷三钱　梅片三钱　独活五钱　川生乌二钱　天麻三钱　明雄二两　麻黄二两　犀黄一钱五分　麝香一钱

右药陈酒熬膏，制丸如绿豆大，如无金钱白花蛇，真蕲蛇可代用，真蕲蛇约须六钱。

此丸曾经于民国十九年一月呈请中央卫生试验所化验奉有成字二二三

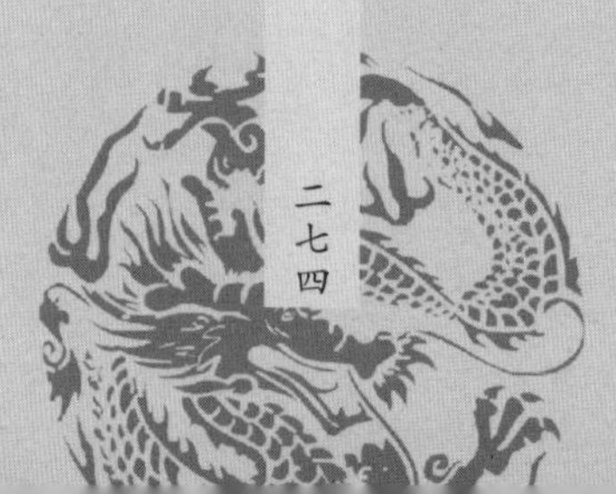

号验单在案

【说明】本方学理说明，参考惊风经验谈。

【用法】小孩发热，指头自动，寐中惊跳，唇红而干，口渴无泪，服丸半粒，薄荷一钱，煎汤化服。

手脚抽搐，两目上视，角弓反张，其发作阵一日二三次发作，发时面青，种种恶候并见。不发时，略如平常无病光景。此是惊风已成，不必慌乱，俟其发过，用薄荷一钱，酒炒，龙胆草二分，煎汤二三羹匙，用此丸一粒化服即安。隔六小时再服一粒，仍用薄荷一钱，龙胆草一分，煎汤化服，即不再发。惊风最利害者，一天可发二三十次，亦只照样煎服，无有不愈。

有一种惊，发作时手脚痉挛，抽搐，面色发青，两目上视。不发作时，面色不转，目光不正，两眸或微斗，或一眼向前，一眼旁视，此是病毒已经入脑之

號驗單在案

（說明）本方學理說明。參考驚風經驗談。

（用法）小孩發熱。指頭自動。寐中驚跳。脣紅而乾。口渴無淚。服丸半粒。薄荷一錢煎湯化服。

手脚抽搐。兩目上視。角弓反張。其發作陣一日二三次發作。發時面青。種種惡候並見。不發時。略如平常無病光景。此是驚風已成。不必慌亂。俟其發過用薄荷一錢酒炒龍胆草二分煎湯二三羹匙。用此丸一粒化服即安。隔六小時再服一粒仍用薄荷一錢龍胆草一分煎湯化服。即不再發。驚風最利害者。一天可發二三十次。亦只照樣煎服。無有不愈。

有一種驚。發作時手脚痙攣抽搐。面色發青。兩目上視。不發作時。面色不轉。目光不正。兩眸或微鬥或一眼向前一眼旁視。此是病毒已經入腦之

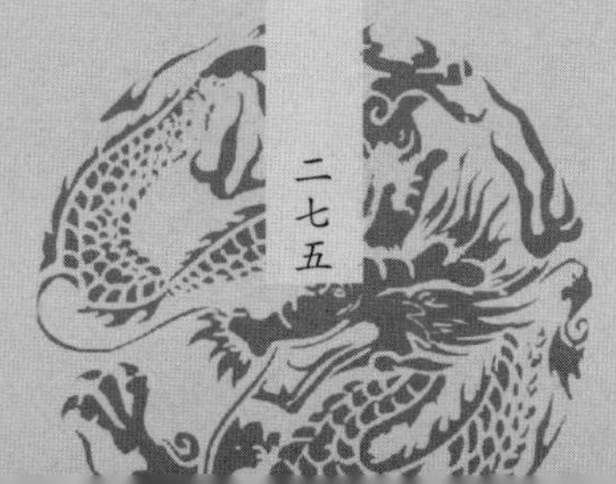

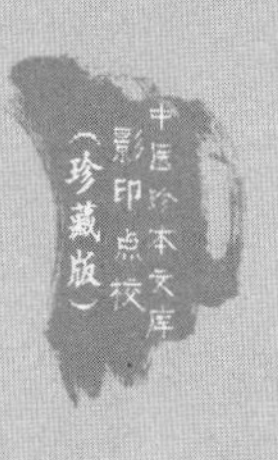

證據。而且兼虛。病候較深。切勿亂藥。各種發汗攻積方法。只能添病。不能愈病。只有此丸非常靈驗。服法用歸身一錢細生地一錢清炙甘草四分酒炒龍胆草二分爲一服。煎湯。取約三羹匙。將此丸一粒化開灌入病兒口中。再將餘藥徐徐灌入。撫之安眠。不可驚動。三小時後。再服一次。照前配藥分量同。第三次須隔六小時。藥量亦照前。共服藥三服。丸三粒。便能霍然。

更有一種。病孩後腦發痠。頸項反折。此是腦脊髓膜緊強之故。即近年江浙兩省流行之腦炎症。此病不但近年流行。無論何時何地。都可以有。又不但小孩會患此病。成人患此病者。亦常遇之。不過這兩年爲最多耳。此症之起病與兼症。亦各不同。有頭痛後腦痠。起病第二三日即頸項反折者。有初起即與手腳抽搐角弓反張同見者。有先是驚風。後來變爲脊髓

证据，而且兼虚，病候较深，切勿乱药。各种发汗攻积方法，只能添病，不能愈病，只有此丸非常灵验。服法用归身一钱，细生地一钱，清炙甘草四分，酒炒龙胆草二分为一服，煎汤，取约三羹匙，将此丸一粒化开，灌入病儿口中，再将余药徐徐灌入，抚之安眠，不可惊动。三小时后，再服一次，照前配药分量同。第三次须隔六小时，药量亦照前，共服药三服，丸三粒，便能霍然。

更有一种，病孩后脑发酸，颈项反折，此是脑脊髓膜紧强之故。即近年江浙两省流行之脑炎症，此病不但近年流行，无论何时何地，都可以有，又不但小孩会患此病，成人患此病者，亦常遇之。不过这两年为最多耳，此症之起病与兼症，亦各不同，有头痛后脑酸，起病第二三日即颈项反折者，有初起即与手脚抽搐、角弓反张同见者，有先是惊风，后来变为脊髓

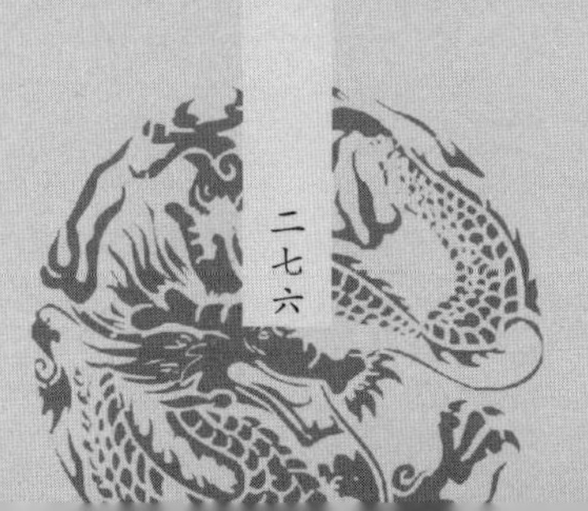

炎症者。有急性两三日即死者，亦有慢性五七日不变不动者。有神昏谵语者，亦有神气比较清楚者。总之无论若何变化，颈项反折，是其主症。所谓颈项反折，并非角弓反张，角弓反张是全身反张作弧形，颈项反折乃仅仅头向后仰，此病最恶劣。一见颈项反折，便可以百药不效，自古无治法，西国亦只有脊椎穿刺一法，据说有最新发明的一种血清能治此病，百人之中，可愈四十多人。然成人之行脊椎穿刺法者，当用血清换水之后，辄感剧烈之头痛，故婴儿太小者，不能任受，则尚未臻完善之境。且此种血清，上海常感缺乏，更无论内地。惟有此丸，专能治此病。不佞四年前治虹口殷楚记小孩，于无可如何之中，发见上方。殷楚记小孩八岁，病由发热，惊风转属而来，颈项反折，头后脑与背相附著，其颈之弯曲如黄瓜，病二十余日，颈弯曲六日不变不动，百药不效。病孩之父，声言不惜财，不

炎症者。有急性兩三日即死者。亦有慢性五七日不變不動者。有神昏譫語者。亦有神氣比較清楚者。總之無論若何變化。頸項反折。是其主症。所謂頸項反折。並非角弓反張。角弓反張是全身反張作弧形。頸項反折乃僅僅頭向後仰。此病最惡劣。一見頸項反折。便可以百藥不効。自古無治法。西國亦只有脊椎穿刺一法。據說有最新發明的一種血清能治此病。百人之中。可愈四十多人。然成人之行脊椎穿刺法者。當用血清換水之後。輒感劇烈之頭痛。故嬰兒太小者。不能任受。則尚未臻完善之境。且此種血清。上海常感缺乏。更無論內地。惟有此丸。專能治此病。不佞四年前治虹口殷楚記小孩。於無可如何之中。發見此方。殷楚記小孩八歲。病由發熱。驚風轉屬而來。頸項反折。頭後腦與背相附著。其頸之彎曲如黃瓜。病二十餘日。頸彎曲六日不變不動。百藥不效。病孩之父。聲言不惜財。不

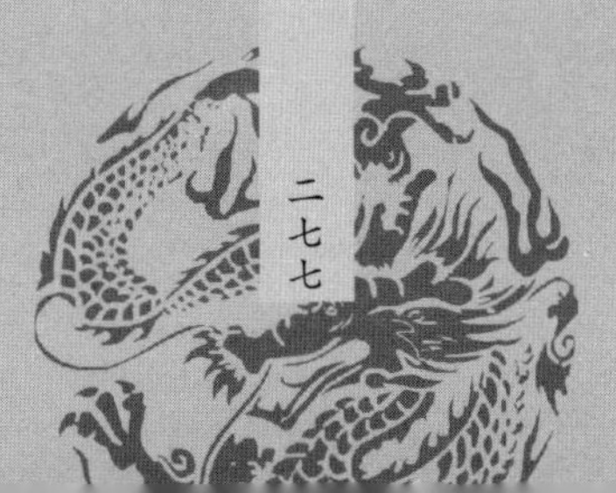

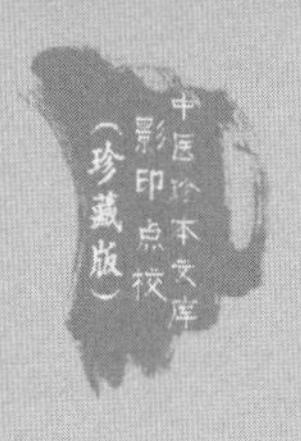

責備醫生。但願有法。吾乃以九元之代價。修合藥丸六十餘粒。每六時服藥一粒。兩粒後其頸項覺痠頭仰得減。知已中病。繼續再進。僅六粒而頭仰全除。殷即以餘藥相贈。嗣是値此病用此藥。其效如響。無論男婦老幼。無投不利。惟舊有風濕。更患腦脊髓膜炎症。則結果不良除此之外。可謂十全。且愈期不出三日。計此四年中修合此丸。已達二百餘元。向因其價太貴。且用時爲量甚少。故病家須用此丸時。一例不取貲。今已效驗眞確。且無流弊。故敢出而問世。用法凡見頸項反折頭向後仰。不論兼症若何。用西洋參、當歸身、細生地各一錢。酒炒龍胆草三分煎湯。化服丸藥一粒。隔六小時再服一粒。其效如響。如其病兒牙關勁强。藥不得入。可用丸一粒搗碎。指醮擦其牙齦。其口卽開。

（意）凡藥須與病對證。故有一病卽有一藥。絕無一藥能治萬病之事。此丸

责备医生，但愿有法。吾乃以九元之代价，修合药丸六十余粒，每六时服药一粒，两粒后其颈项觉痠头仰得减，知已中病。继续再进，仅六粒而头仰全除。殷即以余药相赠，嗣是值此病用此药，其效如响。无论男妇老幼，无投不利。惟旧有风湿，更患脑脊髓膜炎症，则结果不良。除此之外，可谓十全。且愈期不出三日，计此四年中修合此丸，已达二百余元。向因其价太贵，且用时为量甚少，故病家须用此丸时，一例不取赀，今已效验真确，且无流弊，故敢出而问世。用法凡见颈项反折，头向后仰，不论兼症若何，用西洋参、当归身、细生地各一钱，酒炒龙胆草三分，煎汤，化服丸药一粒，隔六小时再服一粒，其效如响。如其病儿牙关劲强，药不得入，可用丸一粒捣碎，指醮（蘸）擦其牙龈，其口即开。

（意）凡药须与病对证，故有一病即有一药，绝无一药能治万病之事，此丸

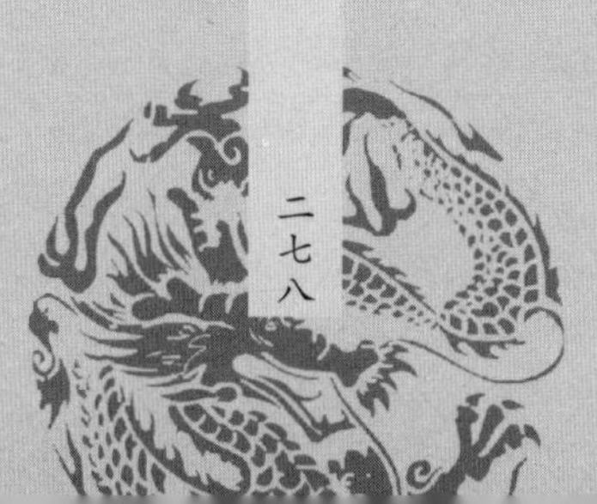

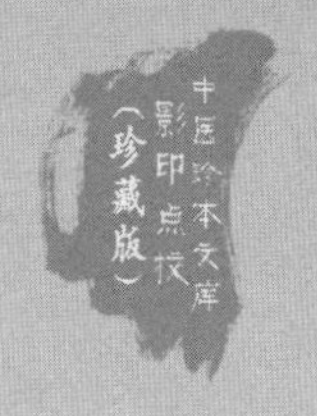

确是非常之效。然只能治上列之病，用时须照仿单，可保万无一失。若未见惊风证据，千万勿存一预防的意思，冒昧予服。若照仿单服，绝无流弊。寻常惊药，往往令儿不慧，此丸绝对无之。

回天再造丸

（方药）蕲蛇四两　当归二两　血竭八钱　没药一两　川楝肉二两　龟版一两　元参二两　天麻二两　白芷二两　当门子五钱　犀角八钱　两头尖二两　毛姜一两　全蝎二两五钱　冬白术一两　乳香一两　细辛一两　首乌二两　熟附子一两　制松香五钱　青皮一两　黄芪二两　山羊血五钱　制香附一两　广地龙五钱　赤芍一两　麻黄二两

確是非常之效。然祇能治上列之病。用時須照仿單。可保萬無一失。若未見驚風證據。千萬勿存一預防的意思。冒昧予服。若照仿單服。絕無流弊。尋常驚藥。往往令兒不慧。此丸絕對無之。

回天再造丸

（方藥）蘄蛇四兩　當歸二兩　血竭八錢

沒藥一兩　川楝肉二兩　龜版一兩　元參二兩

天麻二兩　白芷二兩　當門子五錢　犀角八錢

兩頭尖二兩　毛姜一兩　全蠍二兩五錢　冬白朮一兩

乳香一兩　細辛一兩　首烏二兩　熟附子一兩

製松香五錢　青皮一兩　黃芪二兩　山羊血五錢

製香附一兩　廣地龍五錢　赤芍一兩　麻黃二兩

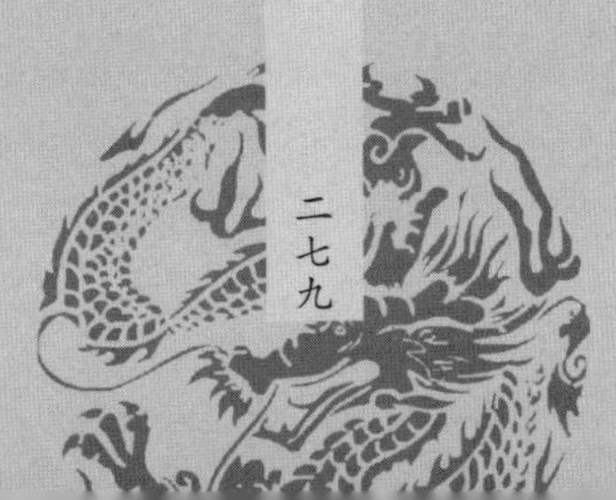

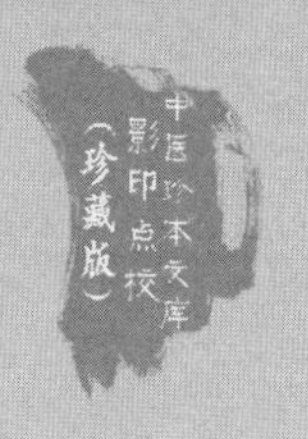

烏藥一兩　大黃一兩　紅麴八錢　虎脛骨二兩

熟地二兩　母丁香一兩　威靈仙二兩五錢　草蔻仁二兩

防風二兩　羌活一兩　甘草二兩　白蔻仁二兩

姜黃二兩　川芎二兩　葛根二兩五錢　冰片二錢五分

藿香二兩　姜蠶一兩　川萆薢二兩　天竹黃一兩

廣三七一兩　犀黃二錢五分　沉香一兩　桑寄生一兩五錢

茯苓二兩　肉桂二兩　辰砂一兩　穿山甲二兩

（說明）中風之症狀。通常習見者。爲半身不遂。口眼喎斜。語言蹇澀。古籍名此爲類中。此兩字先不妥當。余初習醫時。因如此之病爲類中。必更有所謂眞中者。乃徧考各書。杳不可得也。患中風者。喉間多痰。有因以痰爲中風之病源。又此病往往見脣舌乾絳諸熱象。有因以火爲中風之病源。此更

乌药一两　大黄一两　红曲八钱　虎胫骨二两　熟地二两　母丁香一两　威灵仙二两五钱　草蔻仁二两　防风二两　羌活一两　甘草二两　白蔻仁二两　姜黄二两　川芎二两　葛根二两五钱　冰片二钱五分　藿香二两　姜蚕一两　川萆薢二两　天竹黄一两　广三七一两　犀黄二钱五分　沉香一两　桑寄生一两五钱　茯苓二两　肉桂二两　辰砂一两　穿山甲二两

【说明】中风之症状，通常习见者，为半身不遂，口眼㖞斜，语言蹇涩，古籍名此为类中。此两字先不妥当，余初习医时，因如此之病为类中，必更有所谓真中者。乃遍考各书，杳不可得也。患中风者，喉间多痰，有因以痰为中风之病源。又此病往往见唇舌干绛诸热象，有因以火为中风之病源，此更

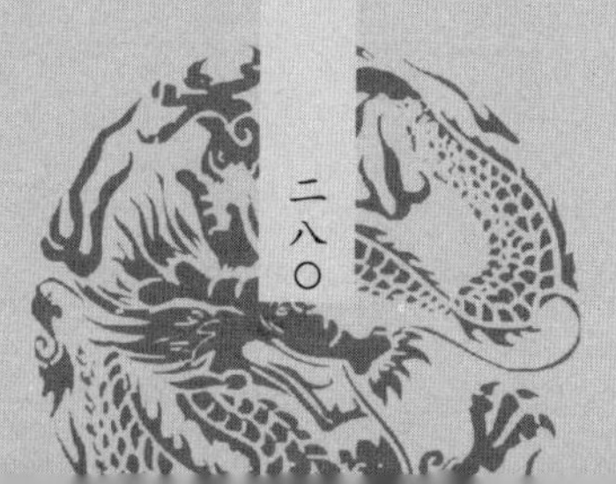

不妥当，须知此为神经病。痰与火，皆由神经失职所致，况此病有大多数无痰，而有少数属寒证，须重用附子、吴萸者。现在西医谓是脑充血，其病之经路与小孩惊风略相似，而病源则甚深远，迥非惊风之比。我国医书对于此病之治法，最有价值者，为《千金方》，此丸方虽《千金方》无之，却是千金派。所谓千金派者，其用药与《伤寒》、《金匮》之讲君、臣、佐、使者迥然不同，乃聚四五十味药浑和之，使之正负相消，宽猛相济，别出一总和之效力。此种药方之来源，当远在周秦，意汉书《艺文志》所载经方，即是此类。孙真人收集而保存之，成为千金，今此回天丸方有是许效力，亦即此理，其来源当亦甚远，特无从考证耳。

【用法】凡中风猝然昏迷，手脚抽搐，有两目上视者，亦有不上视者，有手握者，亦有手开张者，有便溺不禁者。不论何种，急用此丸一粒，开水化开，扶病

不妥當。須知此爲神經病。痰與火。皆由神經失職所致。況此病有大多數無痰。而有少數屬寒證。須重用附子吳萸者。現在西醫謂是腦充血。其病之經路與小孩驚風略相似。而病源則甚深遠。迥非驚風之比。我國醫書對於此病之治法。最有價值者。爲千金方。此丸方雖千金方無之。卻是千金派。所謂千金派者。其用藥與傷寒金匱之講君臣佐使者迥然不同。乃聚四五十味藥渾和之。使之正負相消。寬猛相濟。別出一總和之效力。此種藥方之來源。當遠在周秦。意漢書藝文志所載經方。即是此類。孫眞人收集而保存之。成爲千金。今此回天丸方有是許效力。亦卽此理。其來源當亦甚遠。特無從考證耳。

（用法）凡中風猝然昏迷。手腳抽搐。有兩目上視者。亦有不上視者。有手握者。亦有手開張者。有便溺不禁者。不論何種。急用此丸一粒。開水化開。扶病

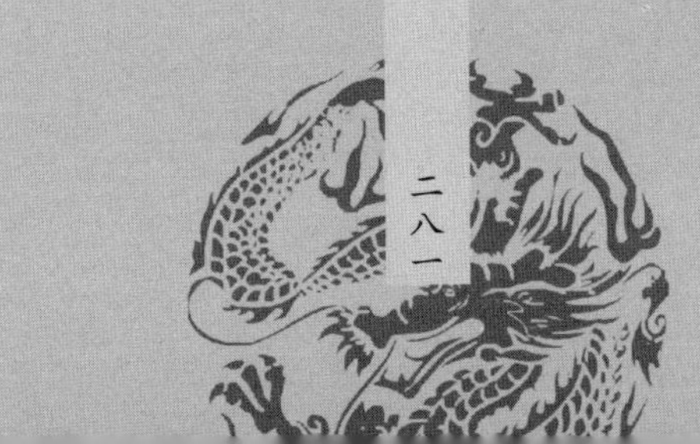

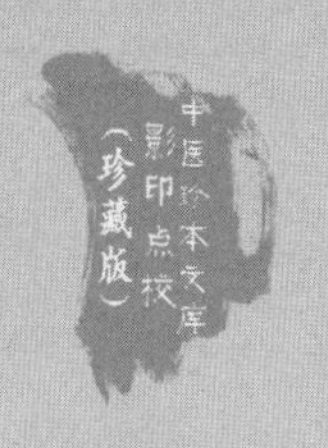

人仰臥。徐徐灌之。但悉數下咽便有良效。然此時效力表面直看不出。兩點鐘後。再灌一粒。服第二粒時。便不如第一粒之艱難。從此每隔六點鐘服藥一粒。痰多可用胆草、竹瀝、半夏。火盛(如目赤脣乾舌絳)用菊花、鈎尖、鮮生地。風盛(卽抽搐利害)用虎骨、天麻、獨活。虛甚者可以加參。若諸證並見。卽諸藥並用。又有全見寒象。痰窒不通而有冷汗者。可重用附子、吳萸。凡諸藥分量須延醫生臨時酌量配合。以上爲急救法。有病重兩三日不能清醒者。只堅守此法。不疾不徐。鍥而不舍。服丸二三十粒。自然清醒。清醒之後。卽是危險時期已過。當用調理法。

病緩者。須緩治。病急者須急救。此一定不易之理。故霍亂吐瀉當救以大劑姜附。因其勢暴。藥須與病相得故也。中風在猝然發作之時。爲勢何嘗不暴。但危險時期旣過。卽屬慢性。此病往往種因於少年之時。結果於中

人仰卧，徐徐灌之，但悉数下咽便有良效。然此时效力，表面直看不出，两点钟后，再灌一粒，服第二粒时，便不如第一粒之艰难。从此每隔六点钟服药一粒，痰多可用胆草、竹沥、半夏；火盛（如目赤、唇干舌绛）用菊花、钩尖、鲜生地；风盛（即抽搐利害）用虎骨、天麻、独活；虚甚者可以加参。若诸证并见，即诸药并用，又有全见寒象，痰窒不通而有冷汗者，可重用附子、吴萸，凡诸药分量，须延医生临时酌量配合。以上为急救法，有病重两三日不能清醒者，只坚守此法，不疾不徐，锲而不舍，服丸二三十粒，自然清醒。清醒之后，即是危险时期已过，当用调理法。

病缓者，须缓治，病急者须急救，此一定不易之理。故霍乱吐泻当救以大剂姜附，因其势暴，药须与病相得故也。中风在猝然发作之时，为势何尝不暴，但危险时期既过，即属慢性，此病往往种因于少年之时，结果于中

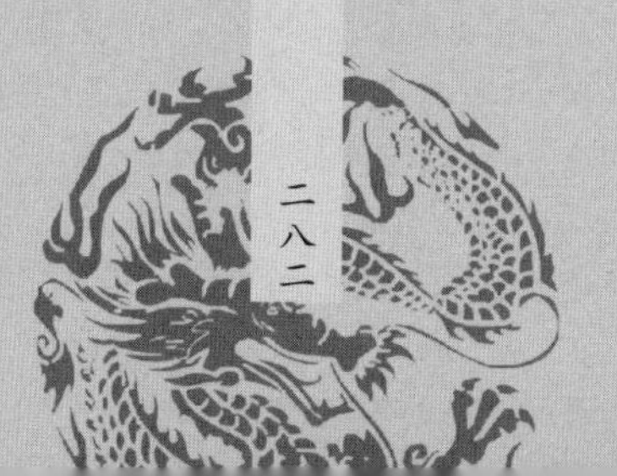

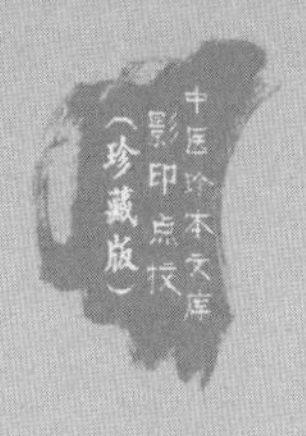

年之后，其伏因甚远，故其愈极难。既入调理时期，便只能缓药缓治，一面清心寡欲，以修身养性，期以半年一年，可以得尺寸之效。盖各种慢性病，皆须俟体中细胞生灭，经一度新陈代谢，然后可愈。中风之原因为神经钝麻或萎缩。钝麻者可冀以渐恢复，萎缩者只能使病毒归入一处，而维持其余不病之处，使不与病处同化，欲其恢复，欲其不同化，莫妙于缓缓常服。

丙种宝月丹

（方药）白薇一两八钱　泽兰一两二钱　当归六钱　白芷九钱　卷柏二两　桂心一两五钱　藁本一两二钱　川芎六钱，酒洗　石膏二两　桃仁一两五钱　麦冬一两二钱　人参九钱　蜀椒炒出汗，一两八钱　茯苓一两二钱　橘皮三钱

年之後。其伏因甚遠。故其愈極難。既入調理時期。便只能緩藥緩治。一面清心寡欲。以修身養性。期以半年一年。可以得尺寸之效。蓋各種慢性病。皆須俟體中細胞生滅。經一度新陳代謝。然後可愈。中風之原因爲神經鈍麻或萎縮。鈍麻者可冀以漸恢復。萎縮者祇能使病毒歸入一處。而維持其餘不病之處。使不與病處同化。欲其恢復欲其不同化。莫妙於緩緩常服。

丙種寶月丹

（方藥）白薇一兩八錢　澤蘭一兩二錢　當歸六錢
白芷九錢　卷柏二兩　桂心一兩五錢　藁本一兩二錢
川芎六錢酒洗　石膏二兩　桃仁一兩五錢　麥冬一兩二錢
人參九錢　蜀椒一兩八錢炒出汗　茯苓一兩二錢　橘皮三錢

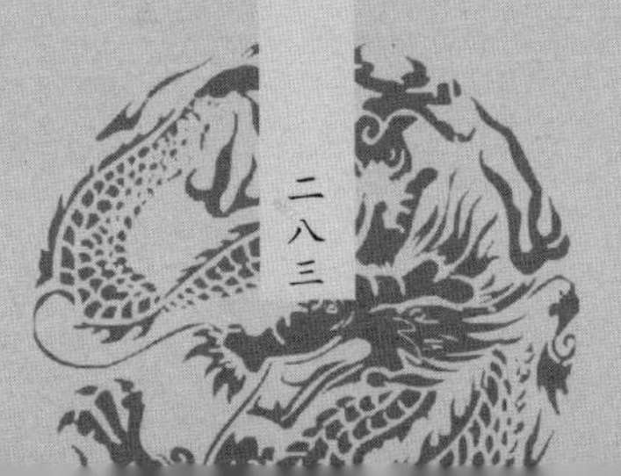

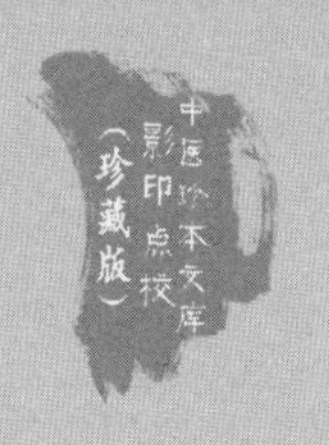

炒車前一兩八錢　蒲黃一兩五錢　赤石脂六錢　紫石英三兩
菴閭子二兩　蛇床子六錢炒　覆盆子一兩五錢　乾地黃一兩八錢
泡乾薑一兩八錢　白龍骨一兩二錢　炙遠志一兩二錢　太乙餘糧一兩二錢
北細辛一兩八錢　上藥蜜丸如梧子大

(說明)女子欲求生育。必先經期準確。顏色正當。此丸功能調經種子。藥性平和。功效王道。無論經期超前落後。或經前經後。腹痛或色黑不多。或色淡如黃水。或經來腥臭。或經來結塊如猪肝。或腰痠帶下。或白淫赤帶等等。此丸悉能治之。幷能治痞塊、癥瘕、乳岩、頸癧等痼疾。須少服常服。以漸取效。病淺者二十日見功。病深者百日全愈。病大深者二百日全愈。

(服法)每服兩小粒。每日一服。開水下。食遠服。病重者每日早晚各一次。亦每次兩小粒。不可間斷。

論醫集終

炒车前一两八钱　蒲黄一两五钱　赤石脂六钱　紫石英三两　菴蔺子二两　蛇床子六钱，炒　覆盆子一两五钱　干地黄一两八钱　泡干姜一两八钱　白龙骨一两二钱　炙远志一两二钱　太乙余粮一两二钱　北细辛一两八钱

上药蜜丸如梧子大。

【说明】女子欲求生育，必先经期准确，颜色正当，此丸功能调经种子，药性平和，功效王道。无论经期超前落后，或经前经后，腹痛或色黑不多，或色淡如黄水，或经来腥臭，或经来结块如猪肝，或腰酸带下，或白淫赤带等等，此丸悉能治之，并能治痞块、症瘕、乳岩、颈疬等痼疾，须少服常服，以渐取效。病浅者二十日见功，病深者百日全愈，病大深者二百日全愈。

【服法】每服两小粒，每日一服，开水下，食远服。病重者每日早晚各一次，亦每次两小粒，不可间断。

论医集终

附

一、古今重量换算

(一)古称以黍、铢、两、斤计量而无分名

汉、晋:1 斤 =16 两,1 两 =4 分,1 分 =6 铢,1 铢 =10 黍。

宋代:1 斤 = 16 两,1 两 = 10 钱,1 钱 = 10 分,1 分 = 10 厘,1 厘 =10 毫。

元、明、清沿用宋制,很少变动。

古代药物质量与市制、法定计量单位换算表解

时代	古代用量	折合市制	法定计量
秦代	一两	0. 5165 市两	16. 14 克
西汉	一两	0. 5165 市两	16. 14 克
东汉	一两	0. 4455 市两	13. 92 克
魏晋	一两	0. 4455 市两	13. 92 克
北周	一两	0. 5011 市两	15. 66 克
隋唐	一两	0. 0075 市两	31. 48 克
宋代	一两	1. 1936 市两	37. 3 克
明代	一两	1. 1936 市两	37. 3 克
清代	一两	1. 194 市两	37. 31 克

注:以上换算数据系近似值。

(二)市制(十六进制)重量与法定计量的换算

1 斤(16 市两) =0. 5 千克 =500 克

1 市两 =31. 25 克

1 市钱 =3. 125 克

1 市分 =0. 3125 克

1 市厘 =0. 03125 克

(注:换算时的尾数可以舍去)

(三)其他与重量有关的名词及非法定计量

古方中“等分”的意思是指各药量的数量多少全相等，大多用于丸、散剂中，在汤剂、酒剂中很少使用。其中，1 市担 = 100 市斤 = 50 千克，1 公担 = 2 担 = 100 千克。

二、古今容量换算

(一)古代容量与市制的换算

古代容量与市制、法定计量单位换算表解

时代	古代用量	折合市制	法定计量
秦代	一升	0.34 市升	0.34 升
西汉	一升	0.34 市升	0.34 升
东汉	一升	0.20 市升	0.20 升
魏晋	一升	0.21 市升	0.21 升
北周	一升	0.21 市升	0.21 升
隋唐	一升	0.58 市升	0.58 升
宋代	一升	0.66 市升	0.66 升
明代	一升	1.07 市升	1.07 升
清代	一升	1.0355 市升	1.0355 升

注：以上换算数据仅系近似值。

(二)市制容量单位与法定计量单位的换算

市制容量与法定计量单位的换算表解

市制	市撮	市勺	市合	市升	市斗	市石
换算		10 市撮	10 市勺	10 市合	10 市升	10 市斗
法定计量	1 毫升	1 厘升	1 公升	1 升	10 升	100 升

(三)其他与容量有关的非法定计量

如刀圭、钱匕、方寸匕、一字等。刀圭、钱匕、方寸匕、一字等名称主要用于散剂。方寸匕，作匕正方一寸，以抄散不落为度；钱匕是以汉五铢钱抄取药末，以不落为度；半钱匕则为抄取一半；一字即以四字铜钱作为工具，药末遮住铜钱上的一个字的量；刀圭即十分之一方寸匕。

1 方寸匕≈2 克（矿物药末）≈1 克（动植物药末）≈2.5 毫升（药液）

1 刀圭≈1/10 方寸匕

1 钱匕≈3/5 方寸匕

图书在版编目（CIP）数据

临证笔记·论医集合集 / 恽树珏撰 .—影印本 .— 太原 : 山西科学技术出版社 , 2010.10（2021.8 重印）

（中医珍本文库影印点校：珍藏版）

ISBN 978-7-5377-3782-1

Ⅰ . ①临… Ⅱ . ①恽… Ⅲ . ①中医学临床—经验—中国—现代 ② 医论—汇编—中国——现代 Ⅳ . ① R249.7

中国版本图书馆 CIP 数据核字 (2010) 第 188037 号

校注者：

张清怀　高　慧　郭晋辉　常雪健　胡双元　杨俊清　刘　强

马海鹏　叶　宏　赵建民　刘正武

临证笔记·论医集合集

出 版 人　阎文凯

撰　　者　恽树钰

责任编辑　杨兴华

封面设计　吕雁军

出版发行　山西出版传媒集团·山西科学技术出版社

地址：太原市建设南路 21 号　邮编　030012

编辑部电话　0351-4922078

发行部电话　0351-4922121

经　　销　各地新华书店

印　　刷　山东海印德印刷有限公司

开　　本　880mm × 1194mm　1/32

印　　张　9.125

字　　数　223 千字

版　　次　2010 年 10 月第 1 版

印　　次　2021 年 8 月山东第 2 次印刷

书　　号　ISBN 978-7-5377-3782-1

定　　价　34.00 元